牙周病症及治疗图解精析

主　编　　陈铁楼　　　主　审　　闫福华

中国出版集团有限公司

世界图书出版公司
北京　广州　上海　西安

图书在版编目（CIP）数据

牙周病症及治疗图解精析 / 陈铁楼主编. —北京：
世界图书出版有限公司北京分公司，2023.6
ISBN 978-7-5192-9264-5

Ⅰ. ①牙… Ⅱ. ①陈… Ⅲ. ①牙周病－诊疗－图解 Ⅳ. ①R781.4-64

中国国家版本馆CIP数据核字（2023）第099503号

书　　名　牙周病症及治疗图解精析
YAZHOU BINGZHENG JI ZHILIAO TUJIE JINGXI

编　　者　陈铁楼
责任编辑　金　博

出版发行　世界图书出版有限公司
地　　址　北京市东城区朝内大街137号
邮　　编　100010
电　　话　010-64038355（发行）　64033507（总编室）
网　　址　http://www.wpcbj.com.cn
邮　　箱　wpcbjst@vip.163.com
销　　售　新华书店
印　　刷　三河市国英印务有限公司
开　　本　889 mm × 1194 mm　1/16
印　　张　20
字　　数　460千字
版　　次　2023年6月第1版
印　　次　2023年6月第1次印刷
国际书号　ISBN 978-7-5192-9264-5
定　　价　220.00元

序 1

牙周病是最常见的口腔疾病，不但引起牙周组织的破坏，导致牙齿松动、脱落，还与糖尿病、心血管疾病等多种系统疾病密切相关。因此牙周病的防治一直受到人们的广泛关注，也是牙周病专科医生及口腔其他学科医师所关心的问题。由于我国牙周病患者数量多，而牙周病专科医师人数少，并且牙周病与口腔其他专科关系密切，因此，无论口腔全科或专科的医师学习和掌握不同牙周病症的诊治技术和方法都有重要的意义。虽然已有较多相关牙周病学教材及参考著作，但目前针对牙周病症诊治图谱并有详细分析的著作比较少。《牙周病症及治疗图解精析》正是针对这一需求进行编写的，这是一部以彩色图谱形式对临床常见的牙周病症及诊治过程进行展示的专著。本专著通过彩图，依次按照牙龈病症及治疗、牙周病症及治疗、牙周病症的手术治疗、牙周病症的多学科联合治疗等进行了详细展示，每一章节均选择典型的牙周病症病例，对患者基本情况、病史、检查、诊断、治疗计划、预后等方面进行描述，再通过图谱形式展示牙周病症的治疗过程，最后针对牙周病症的概念、诊治和疗效进行评述。本专著重点突出了牙周病症的多学科联合治疗及疗效分析，包括牙周与修复的联合治疗、牙周与牙髓的联合治疗、牙周与正畸的联合治疗、牙周与种植的联合治疗等；手术治疗包括清创性手术、再生性手术和美容性手术，并以专门的章节进行了展示。

该专著是作者治疗团队根据几十年的牙周病临床治疗经验进行的总结，并参阅了最新书籍和文献编写而成，专著内的临床病例选择力求具有代表性，既有大量实际操作技术图片，又有科学理论分析，体现了新、精、全的特点。本专著的出版将在我国牙周病学临床、教学等方面发挥较大作用，是一本具有较高参考价值的牙周病症及治疗的实用教材和参考用书，可用于相关医疗和教育人员的自学和临床教学参考使用，特别是对年轻的口腔医师、基层口腔医生、口腔全科医师尽快掌握牙周病症的诊治方法和提高临床操作水平必备的著作。因此，我很高兴将其推荐给读者，希望有所裨益，并造福于广大牙周疾病患者。

中华口腔医学会牙周病学专业委员会主任委员
南京大学医学院附属口腔医院 教授、主任医师、博士生导师
闫福华
2021 年 7 月于南京

序 2

牙周病是人类最常见的口腔疾病，是牙齿缺失的主要原因，不仅影响口腔健康，而且与全身健康和疾病有密切关系。我国牙周病患病率高于发达国家，但由于各种原因就诊率并不高，耽误了最佳的治疗时机，导致牙齿松动脱落。我国人口众多，牙周病患者数量庞大，随着生活水平的快速提高，人们对牙周治疗的需求也随之增加。但目前国内牙周病专业医师仍极其匮乏。面对这一现实，一方面要积极加强牙周病防治措施宣传，另一方面要积极培养牙周专业人才，发展壮大牙周专业队伍，以适应牙周病患者日益增长的诊断治疗需求。

在临床实践中，为了使年轻口腔医师或全科口腔医师能更快更好地掌握牙周诊疗技术和方法，本书作者编写了一本以彩色图谱为主要形式和内容的牙周病诊治书籍。本书选择了临床典型的牙周病病例，对患者基本情况、病史、检查、诊断、治疗计划、预后等方面进行描述，然后通过图谱形式展示牙龈病和牙周病的非手术治疗和手术治疗全过程，并对每个牙周病患者的诊治和疗效进行评述。重点突出了牙周病的多学科联合治疗过程和疗效，包括牙周与修复的联合治疗、牙周与牙髓的联合治疗、牙周与正畸的联合治疗、牙周与种植的联合治疗等；牙周手术治疗包括清创性手术、再生性手术和美容性手术。另外，对激光、高频电刀和高压氧等技术在牙周病治疗中的作用也专章进行描述。

本书是作者根据多年的临床经验积累，参阅了大量专业文献书籍，付出了辛勤劳动。其中的病例经过精心选择，既有理论，又有大量实际操作，体现了精、新、全的特点。

该书主要以图谱形式全方位展示了牙周病的一系列诊断和治疗方法，非常实用，尤其对于年轻的牙周医师、口腔全科医师、基层口腔医师提高牙周病临床治疗水平和操作技能而言，是非常值得拥有的参考书。因此，我将之推荐给读者，希望读者们从中受益。

中华口腔医学会牙周病学专业委员会原主任委员
空军军医大学口腔医学院 主任医师、教授、博士生导师
吴织芬
2021 年 7 月于上海

前言

牙周病是最常见的口腔疾病，是牙齿缺失的主要原因，与全身健康和疾病密切相关。我国人口众多，目前国内牙周病专业医师匮乏。为了使年轻口腔医师或全科口腔医师更快更好地掌握牙周病诊疗技术和方法，本书作者编写了一本以彩色图谱为主要形式和内容的牙周病诊治书籍。使读者能通过彩色图谱形象地了解临床常见牙周病及相关症状的概念、诊治过程及预后，为有效诊治患者提供参考。

本书包括五部分：第一部分牙龈病症及治疗，用彩图形式展现牙龈出血、菌斑性龈炎、青春期龈炎、增生性龈炎、药物性龈炎、坏死性龈炎、牙龈瘤患者病史特点、诊治过程及疗效；第二部分牙周病症及治疗，重点展示了牙周脓肿、牙齿松动、牙龈退缩、食物嵌塞、咬合创伤患者的病史、检查、诊治过程及预后；第三部分牙周病症的手术治疗，系统介绍了牙周清创性手术、再生性手术、美容性手术的特点、治疗步骤和疗效，展示了翻瓣术、牙龈切除术、植骨术、引导组织再生术、牙冠延长术等牙周手术的方法、技巧和预后;第四部分牙周病症的多学科联合治疗，分别展现了牙周与修复的联合治疗、牙周与牙髓的联合治疗、牙周与正畸的联合治疗、牙周与种植的联合治疗在牙周病症诊治过程的应用和疗效；第五部分其它技术对牙周病症治疗，重点介绍了激光对增生性龈炎的作用、高频电刀对牙龈增生的作用、高压氧对重度牙周炎的作用及疗效，使读者通过典型病例图片了解这些技术对牙龈增生和牙周炎的治疗过程和疗效。本书选择临床典型牙周病症患者，对其基本情况、病史特点、检查、诊断、治疗计划及预后进行描述，再通过图谱形式展示牙龈病和牙周病症的非手术治疗和手术治疗全过程，最后对每个牙周病症进行了评述。

牙周病及相关症状的诊治是临床常见的难题之一，成功有效的诊治不但对牙周健康有重要意义，还对口腔义齿修复、口腔正畸矫正、牙种植的成功和牙髓病诊治有较大作用。该书涵盖了牙周病症的基础治疗、非手术治疗、药物治疗、手术治疗、多学科联合治疗、维护性治疗、其他技术对牙周病症的治疗等，对常见的牙周手术均用单独章节加以详述。因此，本书对口腔全科医师、基层口腔医师、年轻牙周医师提高牙周病症临床治疗水平和操作技能很实用，是非常值得拥有的参考书。

由于我们水平有限，在编写中难免出现不足或错误之处，敬请读者不吝赐教，以便再版时更正。感谢金博女士在本书出版和彩图编排中的大力支持和帮助。

中华口腔医学会牙周病学专业委员会常委
上海市牙周病学专委会副主任委员
海军军医大学第一附属医院全军口腔中心 教授、主任医师、博士生导师
陈铁楼
2021 年 7 月于上海

总目录 Contents

第1部分

牙龈病症及治疗

第1章　牙龈出血

病例1 牙龈出血伴牙龈增生

患者：曹某，女，30岁。

主诉：牙龈自发性出血3天。

病史：从16岁开始刷牙出血，逐渐加重，未作治疗，近1年来咬硬物出血，自发性出血较常见，否认血液系统疾病及其他系统病史。

检查：口腔卫生差，牙石菌斑多，下前牙和右侧上后牙牙龈红肿，轻度增生，探诊出血，牙周袋大于3mm。根尖片和全景片见牙槽骨吸收不明显。

病症诊断：牙龈出血。

诊断依据：

牙龈红肿多年，口腔卫生差，龈缘有出血痕迹。

治疗计划：

① 口腔卫生宣教，② 龈上洁治和龈下刮治，③ 下前牙行牙龈切除和成形术，④ 牙周维护治疗。

处理：

分期牙周基础治疗、手术治疗、维护性治疗，局部冲洗和漱口。

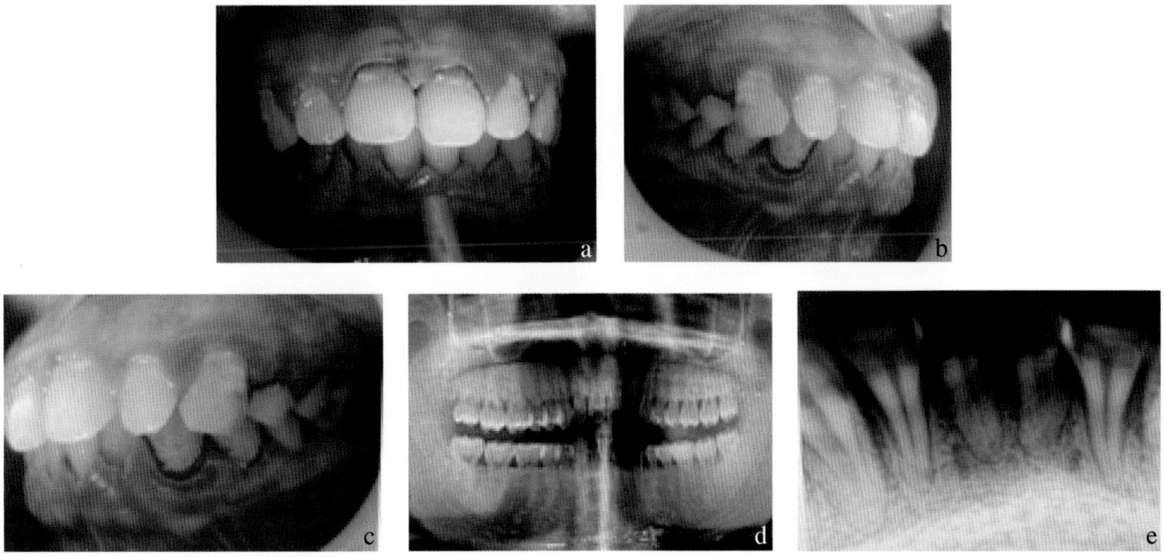

图 1–1　初诊时口内照和X线片：上、下前牙牙龈红肿，增生，龈缘自发性出血痕迹，菌斑牙石位于龈缘。

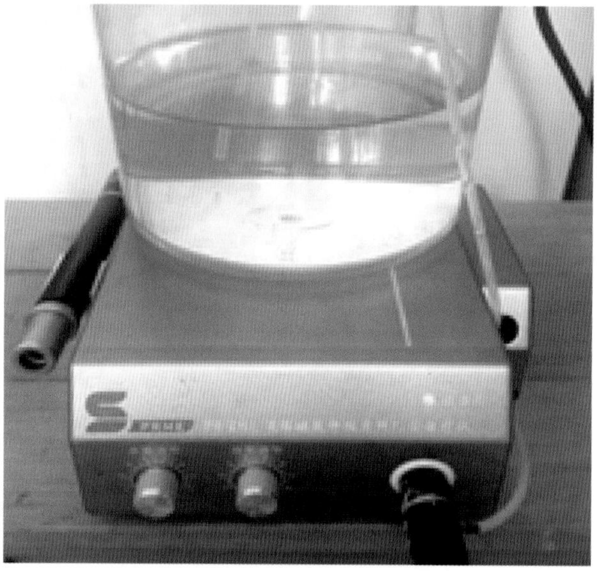

图 1–2　龈上洁治术所用器械：用品瑞公司无痛牙科治疗器械作龈上洁治术和龈下刮治术。

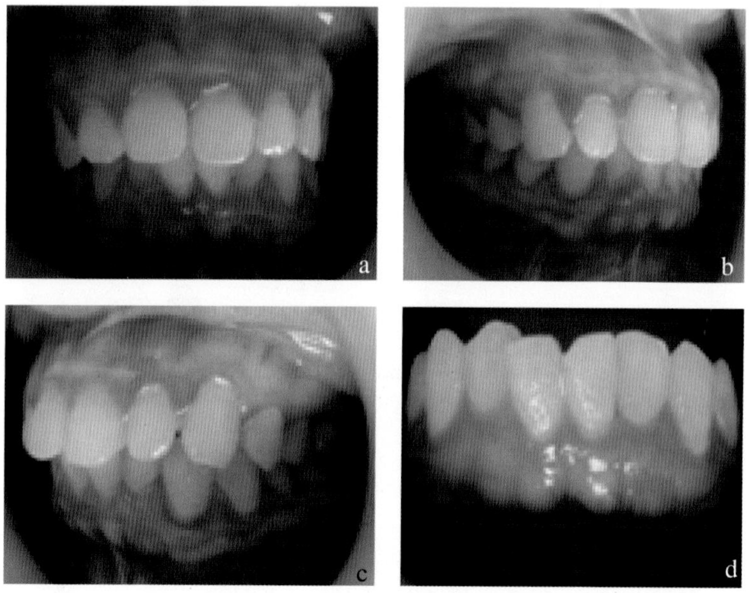

图 1–3　龈上洁治术后 1 周口内照：牙龈红肿和出血好转。

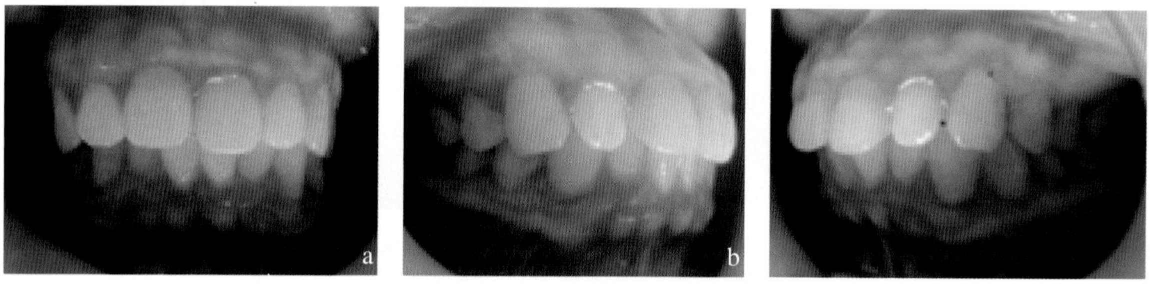

图 1–4　龈下刮治术后 2 周口内照：牙龈红肿出血明显改善，下前牙仍有轻度增生。

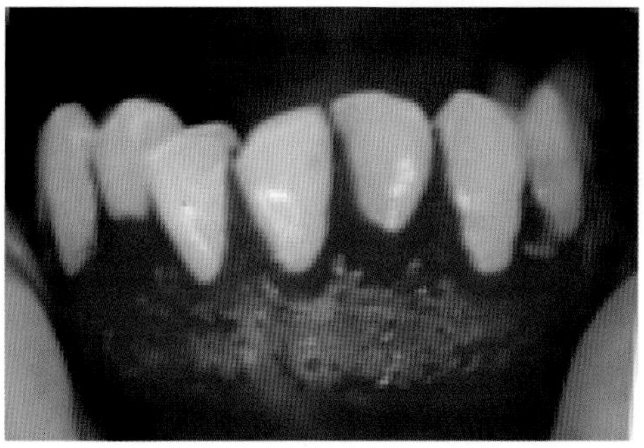

图 1-5　下前牙牙龈切除和牙龈成形术后当时口内局部照：牙龈形态良好。

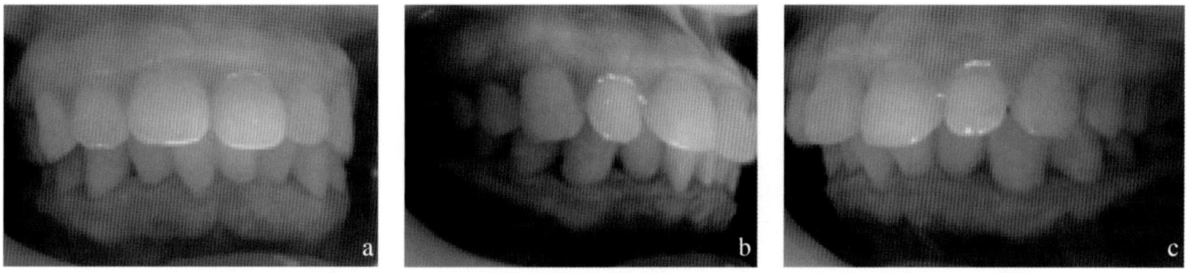

图 1-6　下前牙术后 2 周口内照：牙龈术区伤口愈合良好，无红肿。

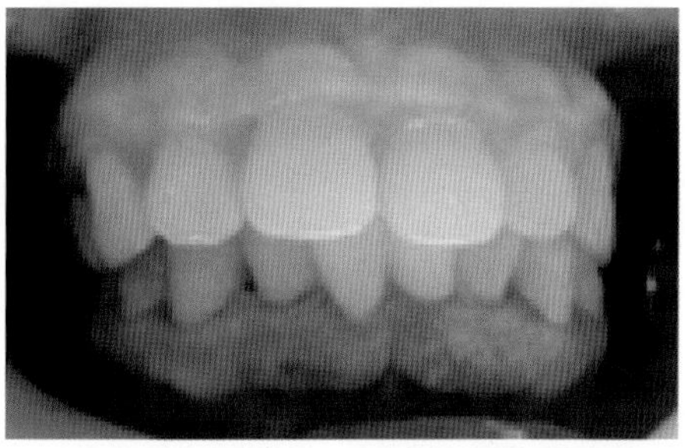

图 1-7　下前牙术后 12 个月口内照：上、下前牙牙龈无红肿，未见复发。

病例2（牙周炎相关性）牙龈出血

患者：吕某，女，56 岁。

主诉：牙龈自发性出血 1 天。

病史：10 年前开始刷牙出血，近 1 年来加重，口服消炎药好转，未作局部治疗，否认血液系统疾病及其他系统病史。

检查：口腔卫生差，46 牙和 47 牙牙龈退缩，红肿，龈缘自发性出血，探诊出血，牙周袋 5~7mm，全景片和根尖片见 46 牙和 47 牙牙槽骨吸收 2 度，余牙牙槽骨吸收 1~3 度。
病症诊断：牙龈出血。

诊断依据：

牙龈红肿、退缩，口腔卫生差，食物嵌塞，牙槽骨吸收。

治疗计划：

① 口腔卫生宣教，② 龈上洁治和龈下刮治，③ 药物治疗，④ 调𬌗，⑤ 牙周维护。

处理：

分期作牙周基础治疗、药物治疗、维护性治疗，配合局部冲洗和漱口。

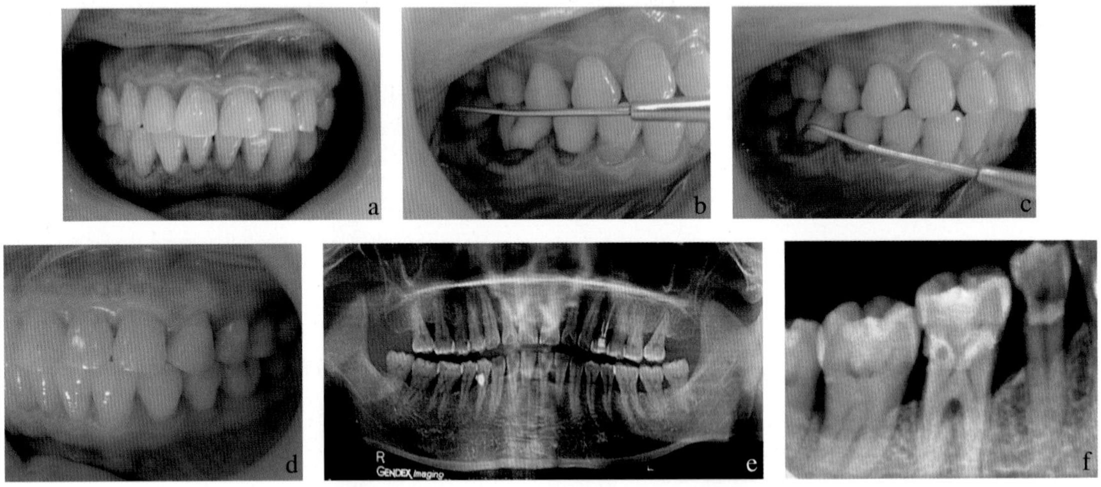

图 1-8　初诊时口内照和 X 线片：46 牙和 47 牙牙龈红肿，自发性出血，PD=5~7 mm，龈缘有菌斑牙石，余牙牙龈轻度红肿。46 牙和 47 牙牙槽骨吸收 2 度，其余牙牙槽骨吸收 1~2 度。

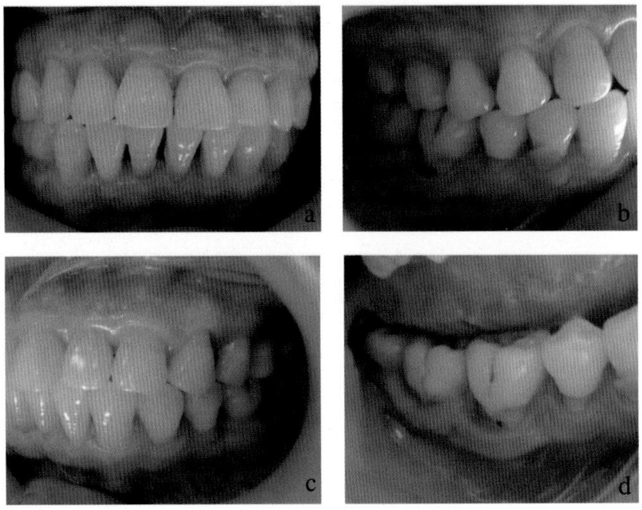

图 1-9　龈上洁治和龈下刮治后 1 周口内照：牙龈红肿和出血好转。

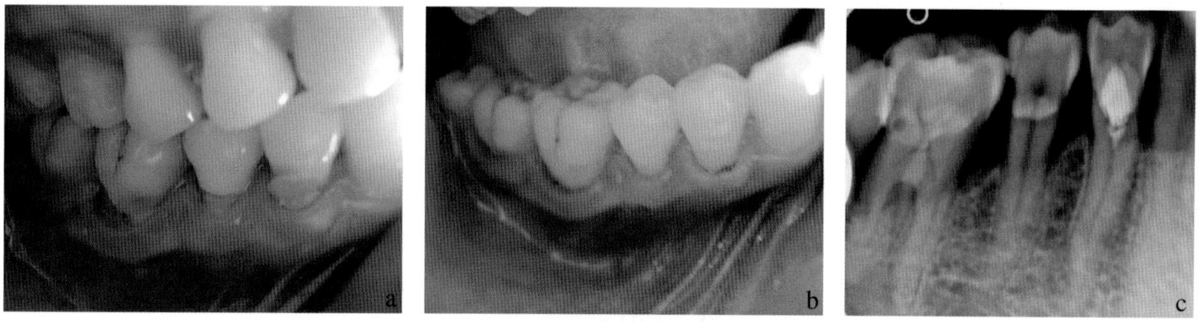

图 1-10　龈下刮治后 2 周楔状缺损充填前后及调𬌗后口内局部照及 X 线片：楔状缺损充填后牙面光滑，菌斑滞留因素去除，牙槽骨吸收 2 度。

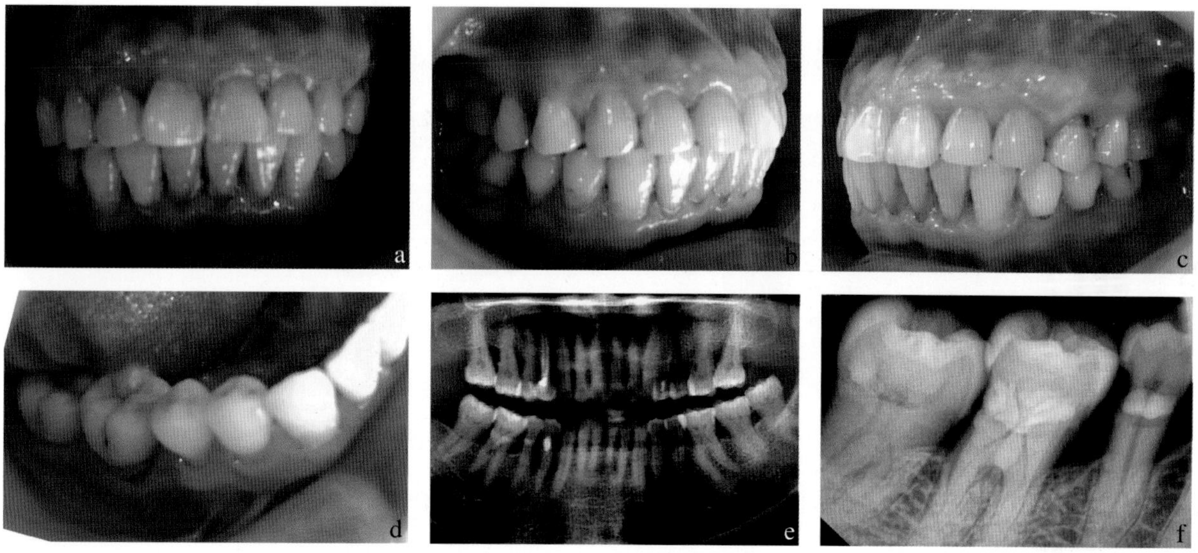

图 1-11　龈下刮治后 8 年口内照及 X 线片：未见牙龈出血复发，牙槽骨吸收 2 度，未见明显加重。

病例3（牙龈乳头增生性）牙龈出血

患者：唐某，女，31 岁。

病史：5 年来刷牙或咬硬物时出血，近来加重，口服消炎药未见好转，未作局部治疗，否认血液系统疾病及其他系统病史。

检查：口腔卫生一般，下前牙牙龈红肿或增生，探诊出血，牙周袋 4~5mm，全景片和根尖片见下颌切牙牙槽骨吸收 1 度，余牙牙槽骨吸收 0~1 度。

病症诊断：牙龈出血

诊断依据：

牙龈红肿和增生，探诊出血，口腔卫生一般，牙槽骨吸收 1 度。

治疗计划：

① 口腔卫生宣教，② 龈上洁治和龈下刮治，③ 局部冲洗，④ 牙周维护。

处理：

分期作牙周基础治疗、局部冲洗治疗、维护性治疗。

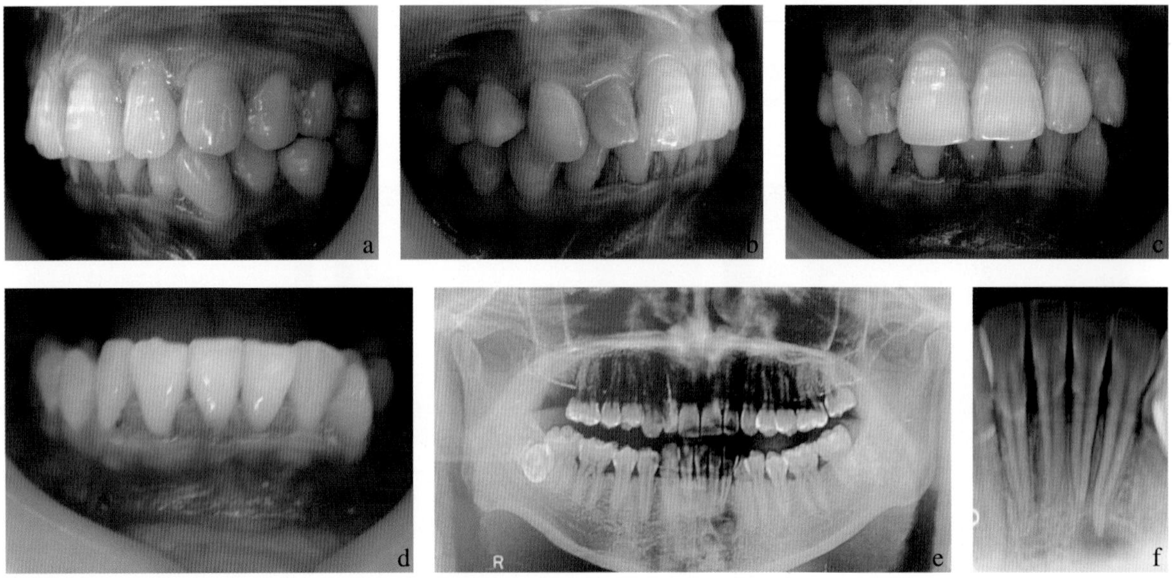

图 1-12　初诊时口内照及 X 线片：下前牙牙龈乳头红肿增生，探诊出血明显，牙槽骨吸收 1 度。

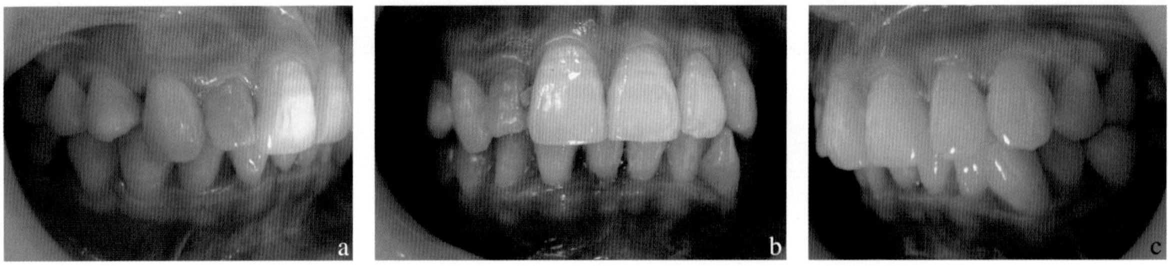

图 1-13　龈上洁治后 1 周口内照：牙龈乳头红肿和出血好转。

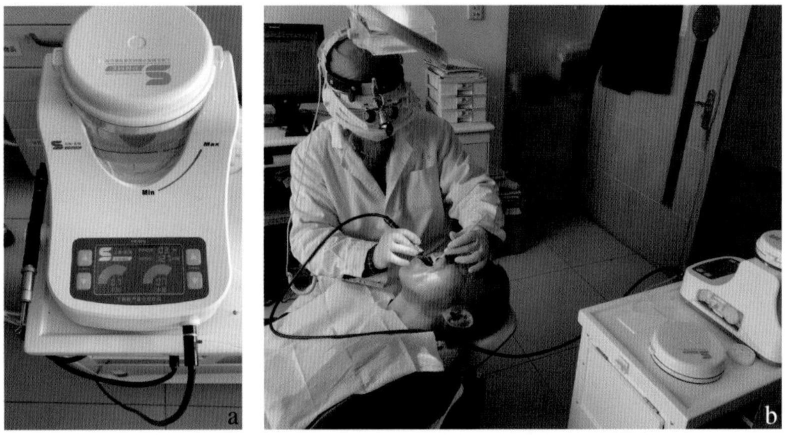

图 1-14　龈上洁治和龈下刮治术后使用的洁牙机及操作过程

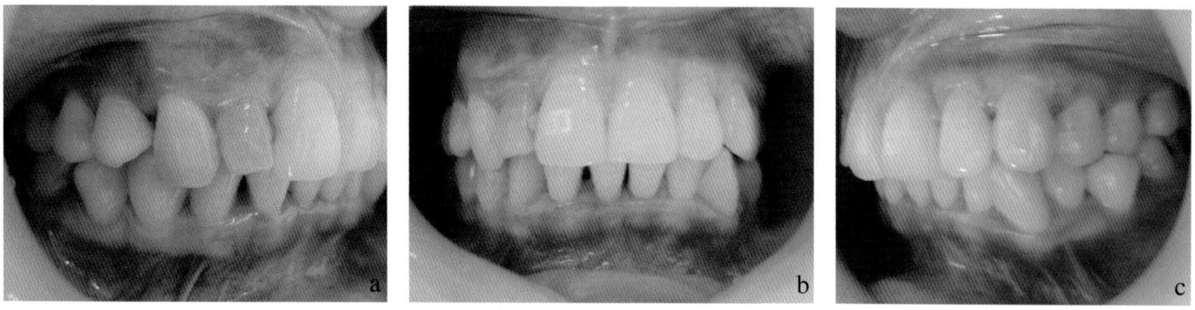

图 1-15 龈下刮治后 1 周口内照：牙龈出血消失

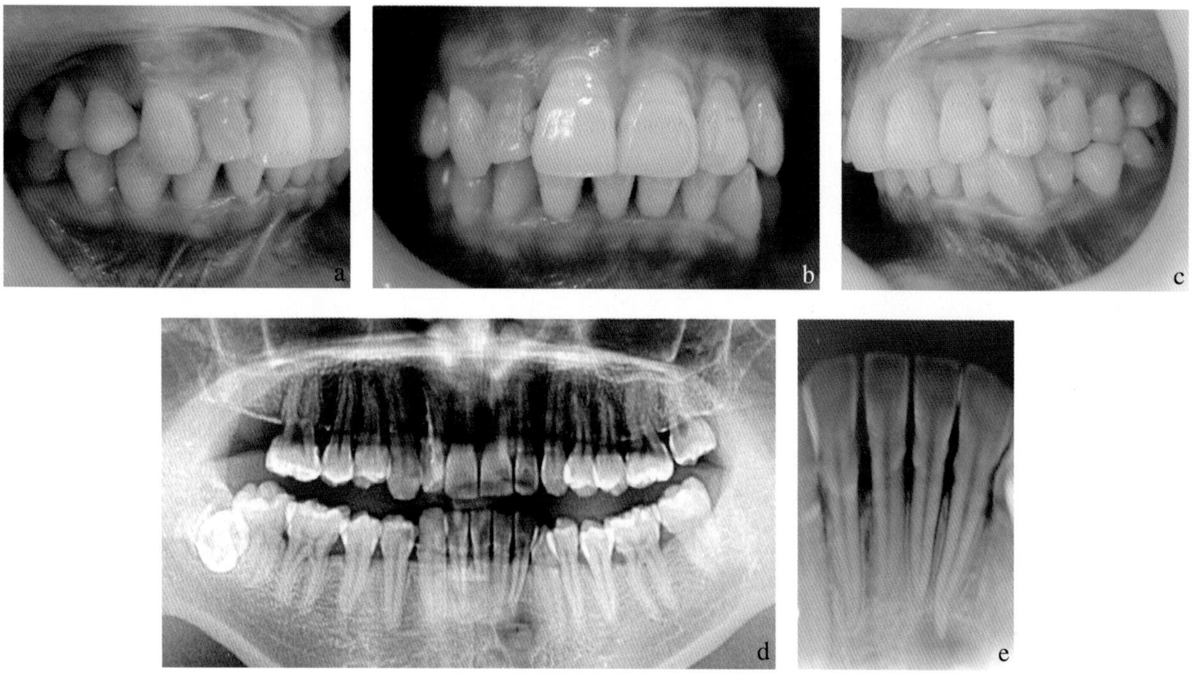

图 1-16 治疗后 1 年口内照及 X 线片：牙龈乳头红肿和出血未见复发，牙槽骨吸收 1 度，未见明显加重。

病例 4（不良修复体相关性）牙龈出血

患者：庄某，男，59 岁。

主诉：间断性牙龈自发性出血 2 年。

病史：8 年前上前牙佩戴此修复体，近 2 年来开始牙龈咬硬物时出血，口服消炎药未见好转，未作局部治疗，否认血液系统疾病及其他系统病史。

检查：口腔卫生差，21 牙缺失，11 牙、21 牙和 22 牙为不良修复体固定桥，牙龈红肿伴增生，龈缘自发性出血及探诊出血，X 线片见 11 牙和 22 牙牙槽骨吸收 1 度。

病症诊断：牙龈出血

诊断依据：

上前牙不良修复体，牙龈红肿和增生，牙龈缘自发性出血。

治疗计划：

① 口腔卫生宣教，② 牙周塞治剂止血，③ 拆除不良修复体，④ 重新制作烤瓷桥，⑤ 牙周维护。

处理：

分期作牙龈局部止血、拆除不良修复体、局部药物治疗、制作烤瓷桥、牙周维护。

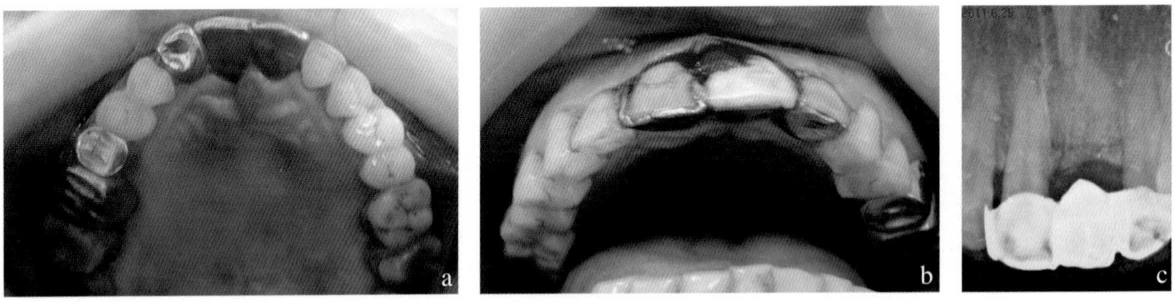

图 1-17　初诊时口内照及上前牙X线片：上前牙不良修复体，修复体颈缘牙龈红肿增生，自发性出血明显，可见菌斑牙石滞留。

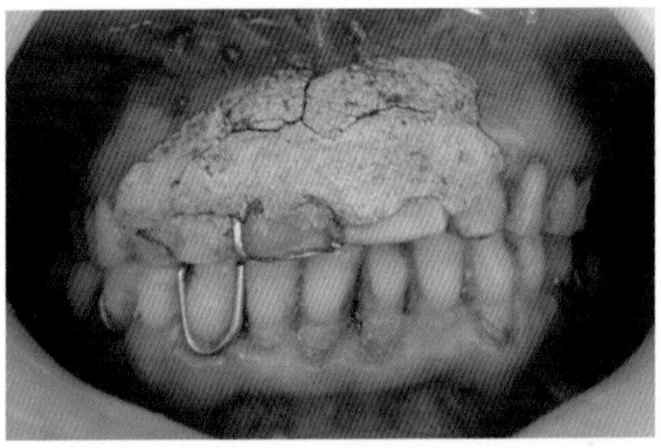

图 1-18　应急止血口内照：3% 过氧化氢冲洗后用牙周塞治剂止血。

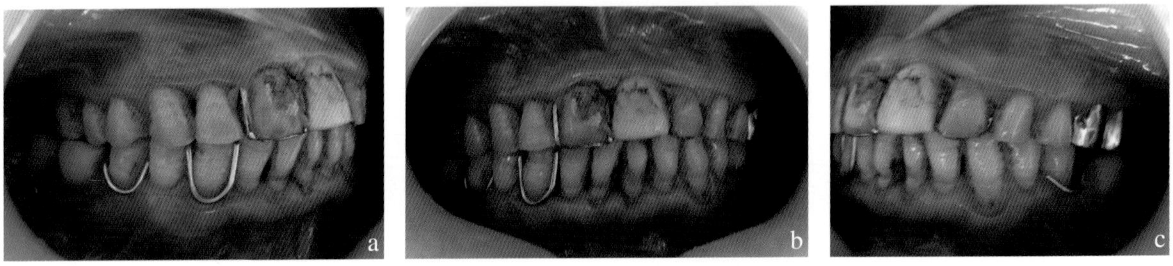

图 1-19　牙周塞治 1 周后口内照：牙龈自发性出血和牙龈炎症改善。

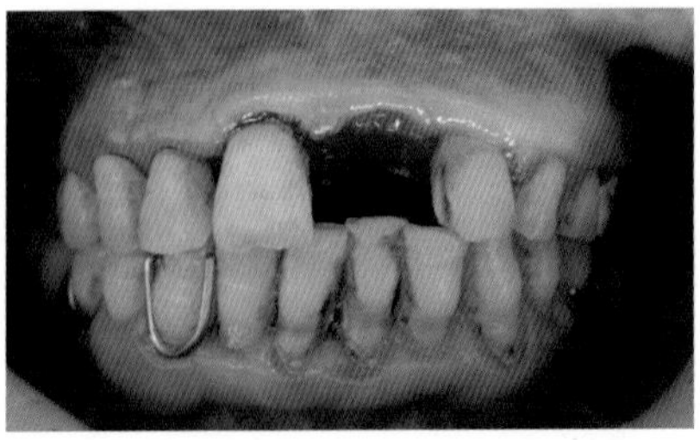

图 1-20　拆除不良修复体当时口内照：牙龈红肿，龈缘溃烂。

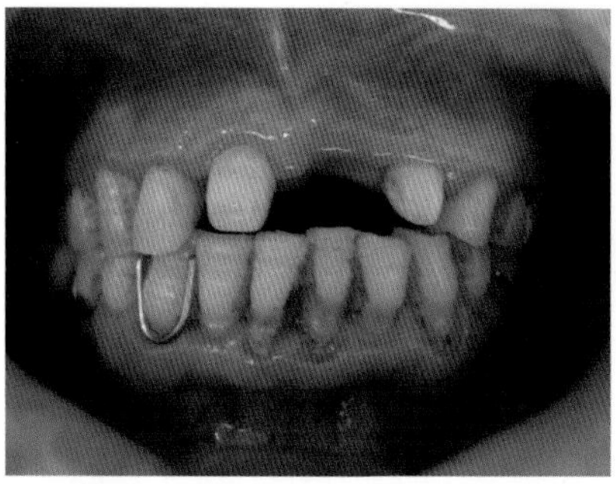

图 1-21　拆除不良修复体后 3 周备牙后口内照：牙龈炎症明显好转。

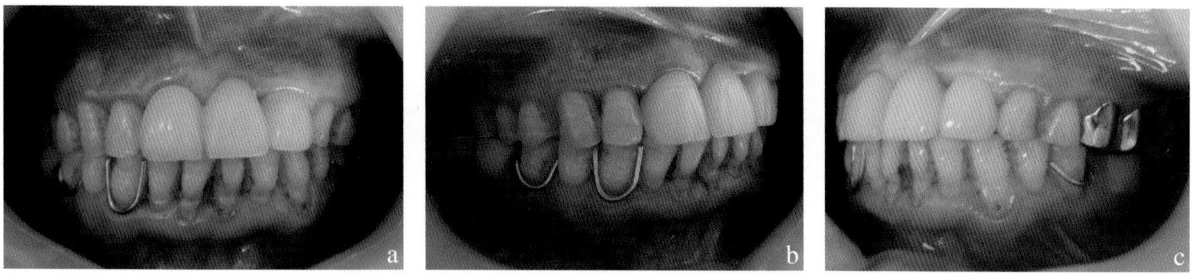

图 1-22　烤瓷冠桥修复后 4 周口内照：牙龈形态颜色与牙齿协调美观。

病例5（牙列不齐相关性）牙龈出血

患者：季某，女，24 岁。
主诉：下前牙自发性出血 2 个月。
病史：2 个月前开始下前牙刷牙或咬硬物时出血，近 1 周自发性出血，口服消炎药无效，未作局部治疗，否认血液系统疾病及其他系统病史。
检查：下前牙排列不齐，牙龈炎性增生，牙龈乳头和龈缘自发性出血，探诊出血，全景片和根尖片见全口牙槽骨吸收 0~1 度。
病症诊断：牙龈出血。

诊断依据：

下前牙排列不齐，牙龈红肿和增生，自发性出血，牙槽骨吸收 1 度。

治疗计划：

① 口腔卫生宣教，② 龈上洁治和龈下刮治，③ 局部冲洗，④ 牙周维护治疗。

处理：

分期作龈上洁治和龈下刮治、局部冲洗、牙周维护治疗。

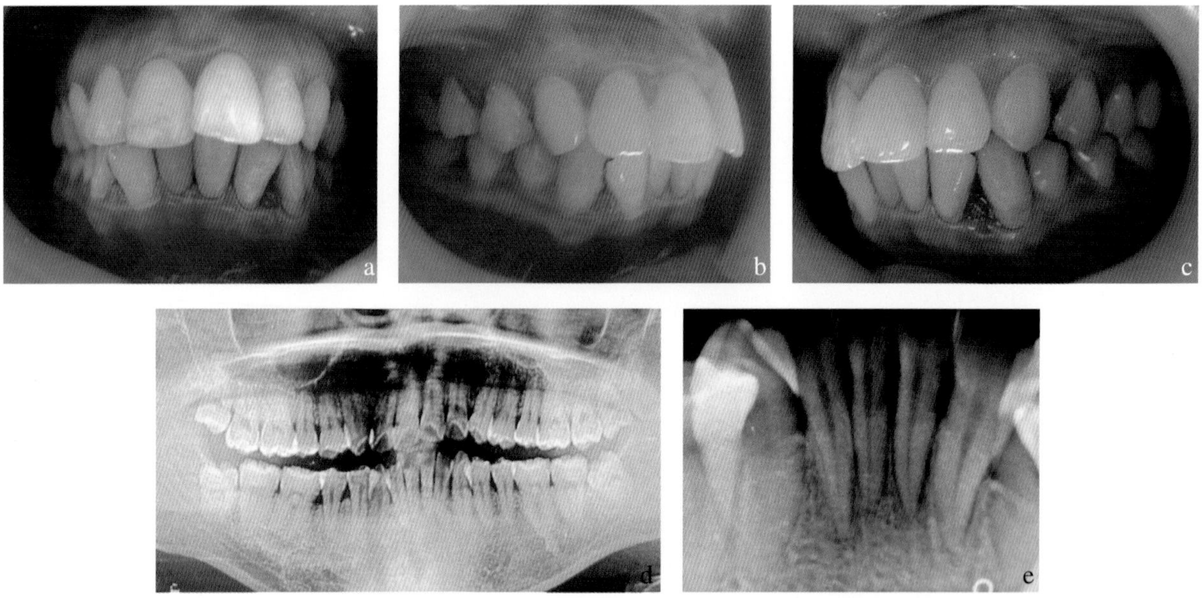

图 1-23　初诊时口内照和 X 线片：深覆盖，下前牙排列不齐，牙龈红肿增生，32 牙和 33 牙牙龈乳头增生，自发性出血和探诊出血。牙槽骨吸收 1 度。

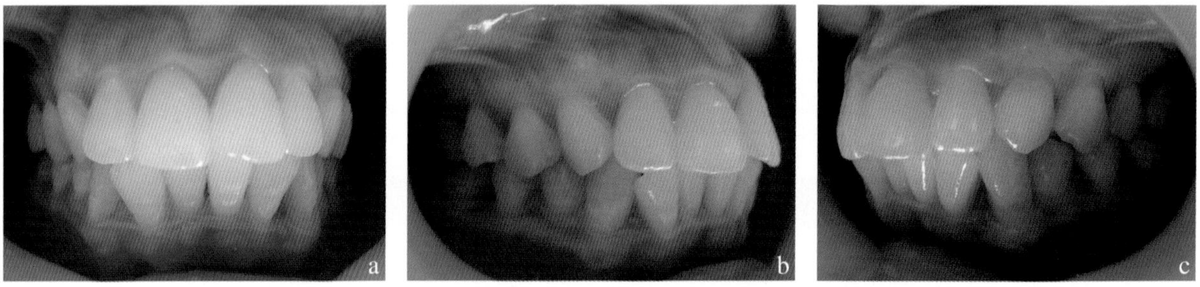

图 1-24　龈上洁治后 1 周口内照：牙龈炎症和出血好转

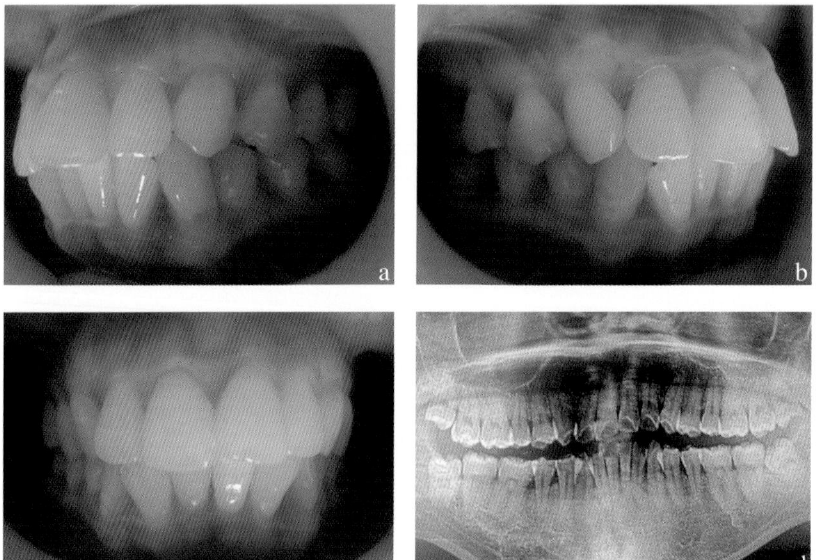

图 1-25　龈下刮治后 4 周口内照：牙龈出血消失，未见复发，牙槽骨状况稳定

[述评]

牙龈出血（gingival bleeding）是指牙龈自发性或因机械刺激引起的局部或全口牙龈的流血。轻者仅在吮吸、刷牙、咀嚼食物时唾液中带有血丝，重者在牙龈受到机械刺激时出血较多，或自发性出血。牙龈出血多见于牙周炎和牙龈炎患者，原因包括 1. 局部因素：①菌斑、牙石聚集，可由食物嵌塞、不良修复体、不良口腔卫生习惯引起牙周组织炎症，如菌斑性牙龈炎、牙周炎。② 其他局部刺激及不良习惯，机械、化学、不良修复体和不良矫治器刺激引起牙龈炎症，如增生性龈炎、牙周炎。③过敏反应，如浆细胞性龈炎，④ 牙龈外伤及牙周手术；2. 全身因素：① 内分泌改变，性激素和黄体酮激素升高引发非特异性炎症，导致牙龈出血和牙龈增生。如青春期龈炎、妊娠期龈炎及牙龈瘤；② 全身性疾病，如血液系统疾病、糖尿病、心血管疾病等导致全身免疫力下降；③吸烟、抗凝血药物服用。牙龈出血分为被动性出血和主动性出血：①被动性出血：在刷牙、进食、吸吮时牙龈毛细血管破裂出现渗血，血量少，经过冷水含漱后可自行停止；②主动性出血：指无任何刺激时引起牙龈大量出血，不易止住，与全身健康状况有关。根据患者进食硬物或刷牙出血、自发出血，及口内存在牙龈出血的局部因素，如牙龈炎、牙石、牙周袋、局部创伤等可诊断。治疗包括：① 急性牙龈出血应先止血，如填塞止血海绵、压迫出血部位、缝扎牙龈乳头、牙周塞治及全身用止血药物等。②去除局部刺激因素，如龈上洁治、龈下刮治去除菌斑牙石，治疗食物嵌塞，去除不良修复体、矫治器、纠正口腔不良习惯，培养良好口腔卫生习惯，如早晚刷牙、牙线、牙签使用。③ 对全身健康有关牙龈出血，应及时检查，如血常规、凝血、肝肾功能等，针对系统疾病及时治疗。

本章 5 例牙龈出血患者中，第 1 例为牙龈增生性牙龈出血，第 2 例为牙周炎相关性牙龈出血，第 3 例为牙龈乳头增生伴牙龈出血，第 4 例为不良修复体相关性牙龈出血，第 5 例为牙列不齐相关性牙龈出血。在治疗时首先对牙龈出血应急处理，包括用牙周塞治剂、填塞止血海绵、棉球压迫止血、缝扎牙龈乳头、盐酸肾上腺素局部应用及全身用止血剂等。待止血后分别行龈上洁治和龈下刮治，治疗食物嵌塞，去除不良修复体，并对牙龈增生者行牙龈切除和牙龈成形术，对不良修复体拆除后重新制作义齿。上述 5 例患者均获得了良好疗效。对 5 例患者随访发现，有 1 例 8 年未见明显复发，2 例 1 年疗效稳定，2 例在 4 周时牙周状况稳定，未见复发。说明牙龈出血经过严格规范的对症治疗可取得良好的疗效；口腔卫生宣教和牙周维护对疗效长期稳定，减少复发有重要意义。

参考文献

[1] Bondon-Guitton E,Mourgues T,Rousseau V,et al.Gingival bleeding, a possible serious adverse drug reaction: an observational study in the French Pharmacovigilance Database. J Clin Periodontol, 2017, 44:898-904.

[2] Rosing CK,Cavagni J,Gaio EJ,et al.Efficacy of two mouthwashes with cetylpyridinium chloride: a controlled randomized clinical trial. Braz Oral Res, 2017，31:e47

[3] Hujoel PP,Lingstrom P. Nutrition, dental caries and periodontal disease: a narrative review. J Clin Periodontol,2017,44(Suppl 18):S79-S84.

[4] Abduljabbar T,Vohra F,Kellesarian SV,et al. Efficacy of scaling and root planning with and without adjunct Nd:YAG laser therapy on clinical periodontal parameters and gingival crevicular fluid interleukin 1-beta and tumor necrosis factor-alpha levels among patients with periodontal disease: A prospective randomi zed split-mouth clinical study. JPhotochem Photobiol，B. 2017,169:70-4.

[5] Kumar S,Tadakamadla J,Zimmer-Gembeck M,et al. The effect of parenting practices on the severity of gingival bleeding in children. J Periodontol, 2017,88(8) :744-51.

[6] Gicquel C,Moulis F,Chenaf C,et al. Duloxetine and gingival bleeding: a case-report and reviews of

the French and World PharmacoVigilance Databases and literature. Eur J Clin Pharmacol, 2017, 73:1197-8.

[7] Haas AN,Wagner TP,Muniz FW,et al.Effect of essential oil mouthwashes on plaque and gingivitis. Evidence-Based Dentistry, 2017,18(2):39-40.

[8] 陈铁楼，周以钧，吕玉麟. 过氧化氢与牙周病防治. 广东牙病防治杂志, 1997,5(1):61-2.

[9] Ferreira DM, Knorst JK, Menegazzo GR,et al. Effect of individual and neighborhood social capital on gingival bleeding in children: A 7-year cohort study. J Periodontol, 2021, 92(10): 1430-40.

[10] Sarwer-Foner SND,Barasuol JC,Vieira RS. Impact of social media on the oral hygiene habits of children and adolescents: a randomized controlled clinical trial. Gen Dent, 2021, 69(1): 70-76.

[11] Veynachter T, Orti V, Moulis E, et al. Prevalence and associated factors of self-reported gingival bleeding. A multicenter study in France. Int J Environ Res Public Health,2020, 17(22): 8563.

第2章　菌斑性龈炎

病例1 菌斑性龈炎

患者：陈某，女，33岁。

主诉：间断性刷牙出血1个月。

病史：5年前刷牙间断性出血，时好时坏，口服消炎药好转，近1个月咬硬物出血，逐渐加重。否认血液系统疾病及其他系统病史。

检查：口腔卫生差，龈缘处有大量牙石、软垢，牙龈红肿，探诊出血，牙周袋深度3~4mm，拍全景片显示全口牙牙槽骨吸收不明显。

诊断：菌斑性龈炎。

诊断依据：

牙龈红肿多年，口腔卫生差，牙槽骨未见吸收。

治疗计划：

① 口腔卫生宣教，② 龈上洁治术和龈下刮治术，③ 牙周维护治疗。

处理：

按治疗计划分期作龈上洁治术、龈下刮治术、牙周维护性治疗。

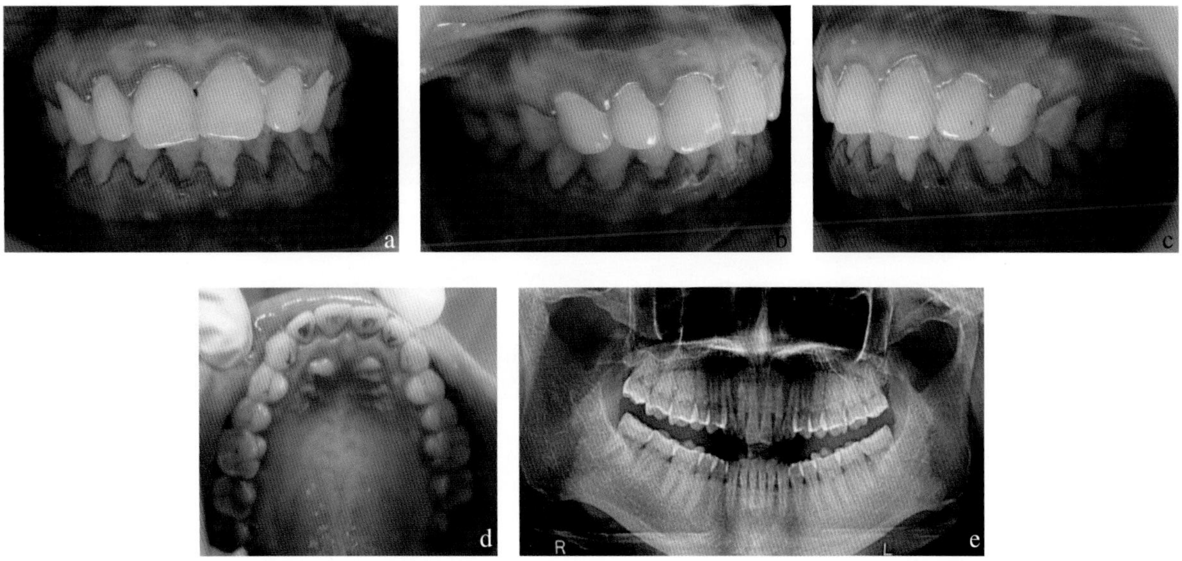

图 2–1　初诊时口内正侧位照及全景X线片：口腔卫生差，牙石软垢位于牙龈缘处，牙龈红肿，探诊出血，牙槽骨吸收不明显。

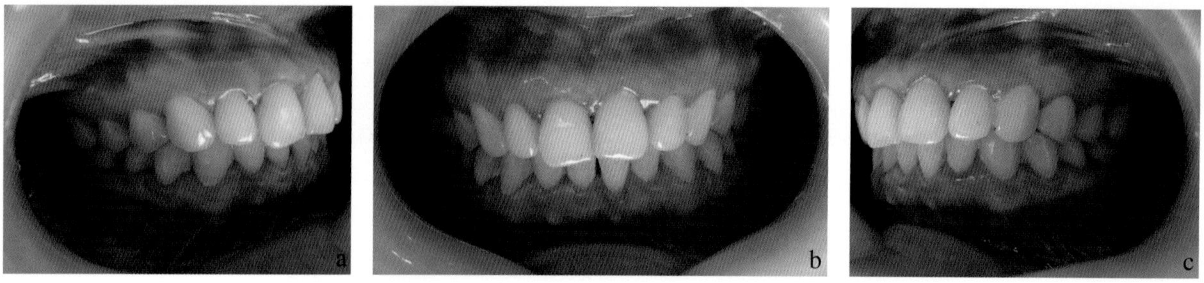

图 2-2　龈上洁治术后 1 周口内照：牙龈红肿好转

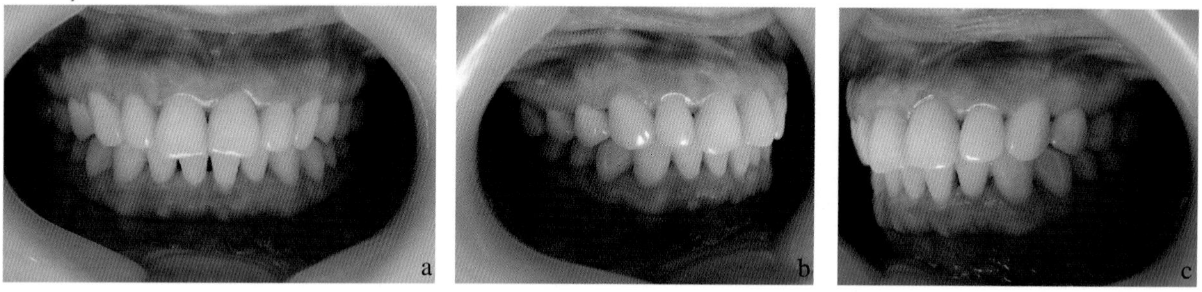

图 2-3　龈下刮治术后 1 周口内照：牙龈红肿明显改善

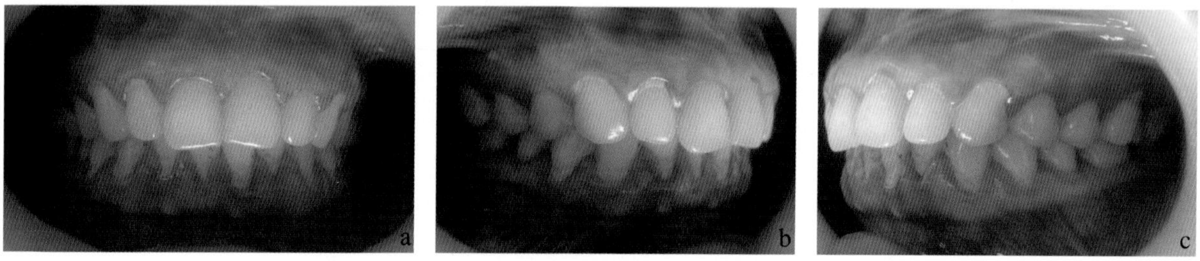

图 2-4　治疗后 2 年口内照：牙龈炎复发需要再治疗

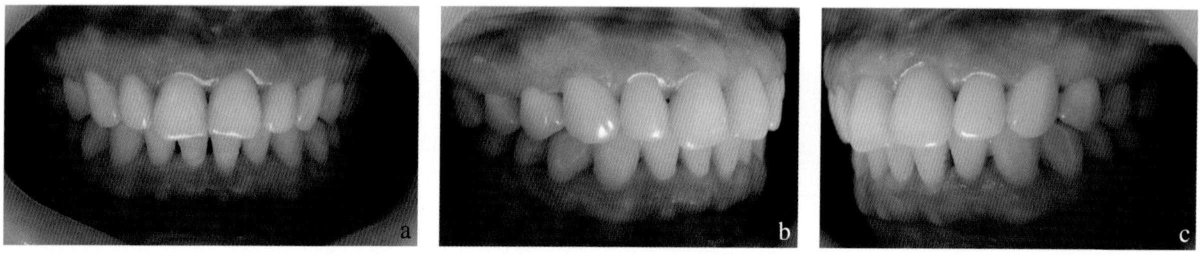

图 2-5　龈上洁治术和龈下刮治术后 2 周口内照：牙龈炎症好转

病例2 菌斑性龈炎

患者：周某，女，27 岁。

主诉：间断性刷牙出血 1 年。

病史：1 年前开始，刷牙间断性出血，时好时坏，口服消炎药好转，近 1 个月咬硬物出血，逐渐加重。否认血液系统疾病及其他系统病史检查：口腔卫生差，龈缘处有较多牙石和软垢，牙龈缘及龈乳头红肿，探诊出血，牙周袋深度3~4mm，拍全景片显示牙槽骨吸收不明显。
诊断：菌斑性龈炎

诊断依据：

牙龈红肿，牙龈缘附近有较多的菌斑、牙石堆积，无明显牙周附着丧失和牙槽骨吸收。

治疗计划：

① 口腔卫生宣教，② 龈上洁治术和龈下刮治术去除菌斑、牙石，③ 牙周维护治疗。

处理：

分期作龈上洁治术、龈下刮治术、牙周维护治疗。

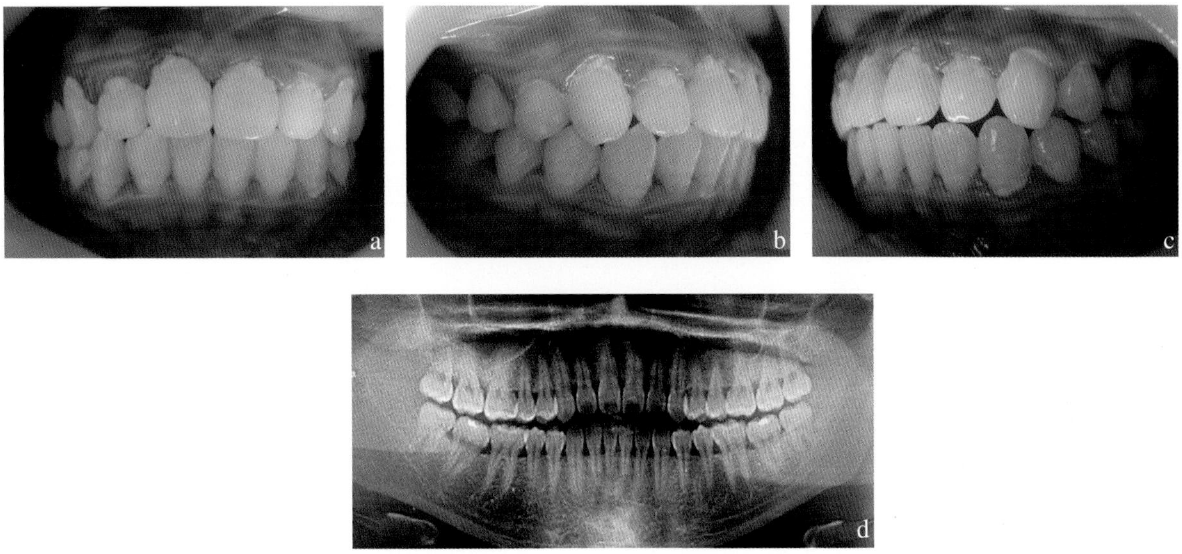

图 2-6　初诊时口内正侧位照及全景X线片：龈缘有较多菌斑和牙石，牙龈缘红肿，探诊出血，牙槽骨吸收不明显。

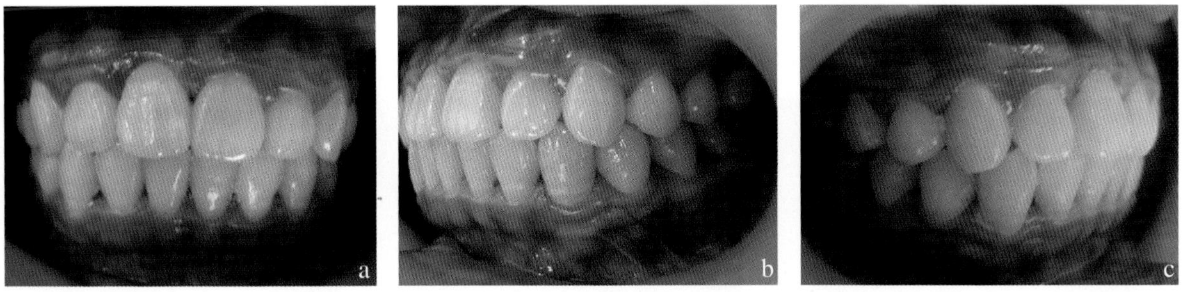

图 2-7　龈上洁治术后1周口内照：牙龈红肿明显好转

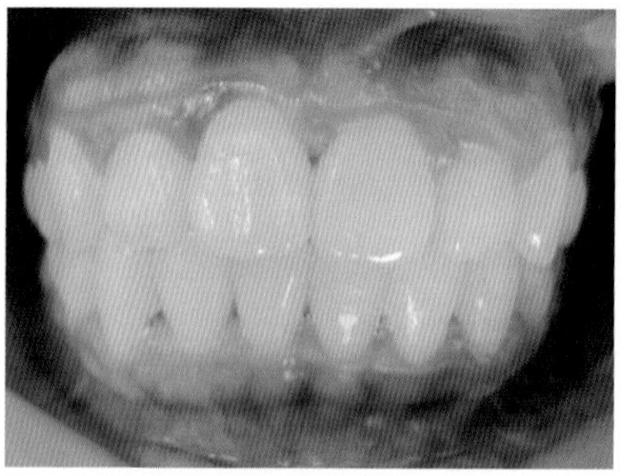

图 2-8　龈下刮治术后 4 周：牙龈颜色基本恢复健康。

病例3 菌斑性龈炎

患者：张某，女，29 岁。
主诉：刷牙间断性出血 3 年。
病史：3 年来刷牙或咬硬物间断性出血，自己口服消炎药好转，易复发，近 1 个月咬硬物出血加重。否认血液系统疾病及其他系统病史
检查：龈缘、牙石、软垢较多，牙龈红肿，牙龈炎症程度与牙石软垢量相关，探诊出血，牙槽骨吸收不明显。
诊断：菌斑性龈炎。

诊断依据：

牙龈缘附近有较多菌斑、牙石堆积，牙龈红肿，无明显牙周附着丧失和牙槽骨吸收。

治疗计划：

① 口腔卫生宣教，② 龈上洁治术和龈下刮治术去除菌斑牙石及其他菌斑滞留因素，③ 牙周维护治疗。

处理：

分期作龈上洁治术、龈下刮治术、牙周维护治疗。

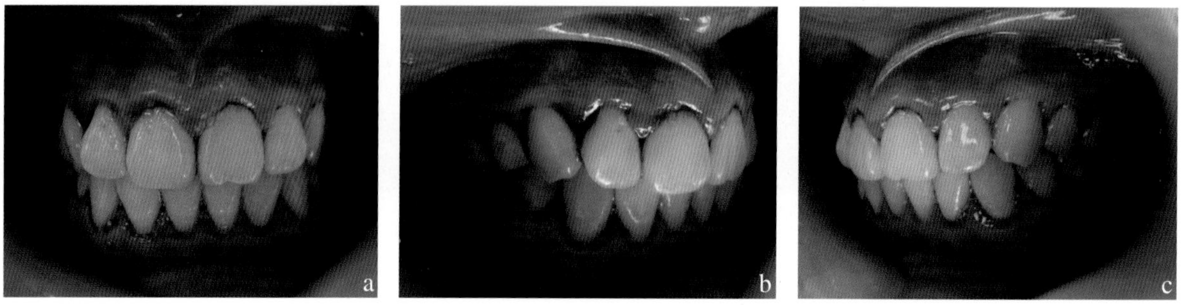

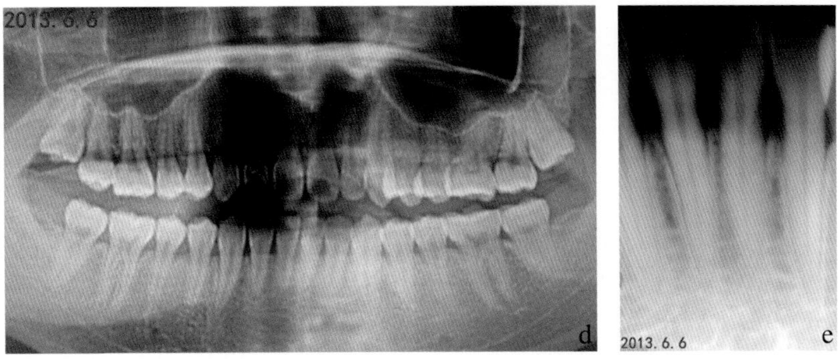

图 2–9　初诊时口内照及 X 线片：牙龈缘处有较多牙石、软垢，牙龈红肿，探诊出血，龈缘处可见自发性出血痕迹，牙槽骨吸收不明显。

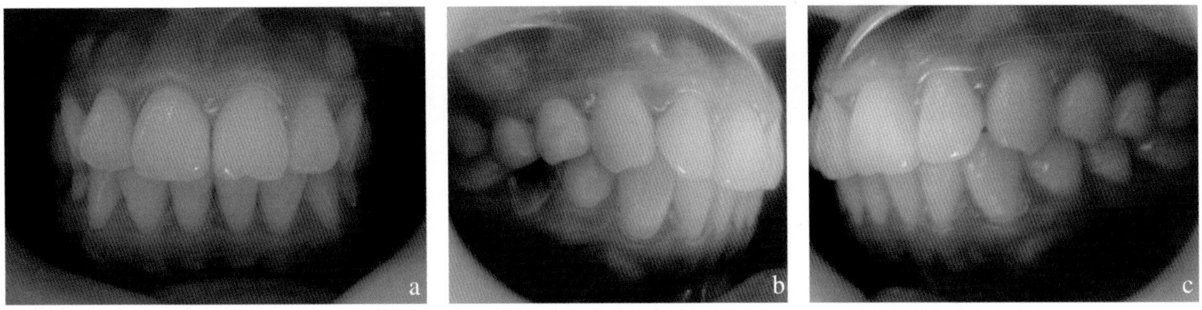

图 2–10　龈上洁治术和龈下刮治术后 1 周口内照：牙龈红肿消失

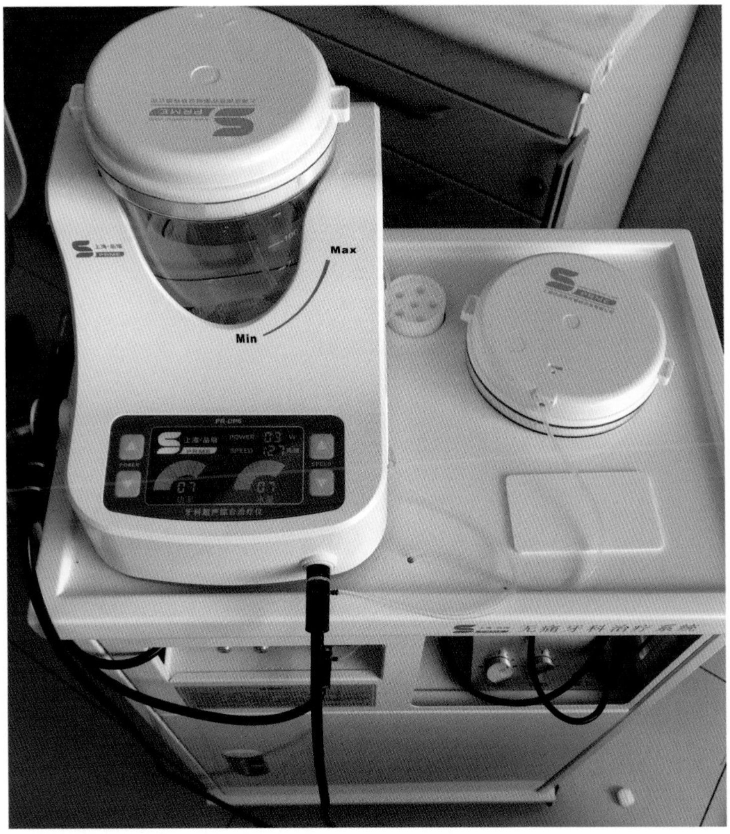

图 2–11　龈上洁治术和龈下刮治术所使用的牙科超声综合治疗仪（上海品瑞医疗器械有限公司）。

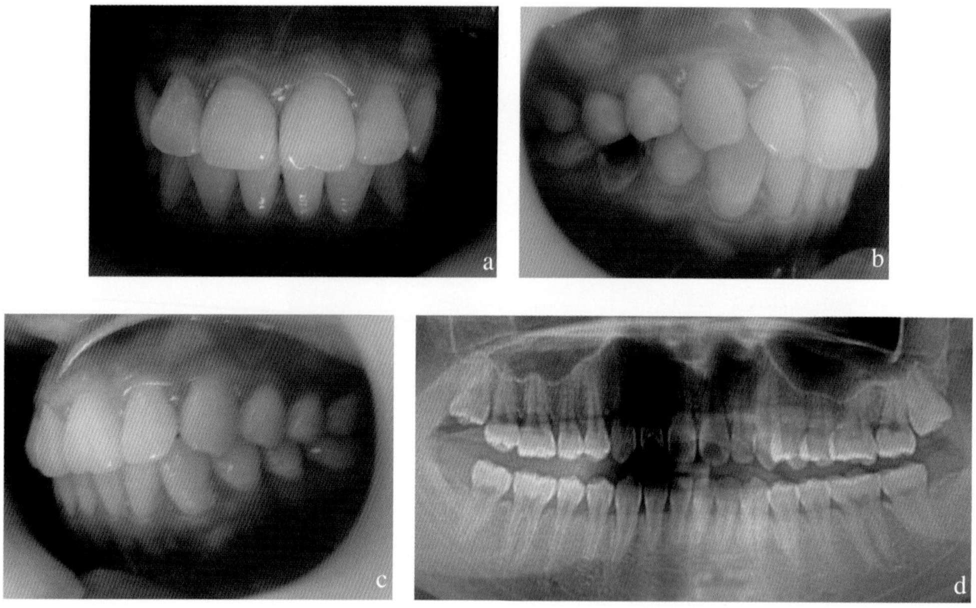

图 2-12 龈下刮治术后 2 年口内照及 X 线片：牙周维护良好未见明显复发。

[述评]

菌斑性龈炎（Plaque induced gingivitis）又称为慢性龈炎（chronic gingivitis），牙龈炎的炎症主要位于游离龈和龈乳头，是最常见的牙龈疾病。根据牙龈的色、形、质改变，龈缘附近有明显菌斑、牙石堆积，及菌斑滞留因素等，无牙周袋和附着丧失、无牙槽骨吸收即可诊断。治疗包括：① 口腔卫生指导（oral hygiene instruction），② 通过龈上洁治和龈下刮治术等去除菌斑牙石及菌斑滞留因素，③ 定期复查复治，防止复发。菌斑性龈炎发病率高，诊治简单，预后良好，但容易复发，如不定期行牙周维护可发展为牙周炎，因此预防其发生和复发尤为重要。

本章 3 个病例均为青年患者，经过口腔卫生宣教，龈上洁治和龈下刮治术取得了良好的疗效，有 2 例随访 2 年，其中病例 3 未见复发，病例 1 牙龈炎复发，与其未按时刷牙有关。病例 2 随访 4 周未见复发。由此可见良好的菌斑控制对维护牙周健康有重要意义。

参考文献

[1] Lee J, Nho YH,Yun SK,et al.Use of ethanol extracts of Terminalia chebula to prevent periodontal disease induced by dental plaque bacteria. BMC Complement Altern Med，2017;17(1):113

[2] Zeza B,Farina R,Pilloni A,et al. Clinical outcomes of experimental gingivitis and peri-implant mucositis treatment with professionally administered plaque removal and photodynamic therapy. Int J Dent Hygiene, 2017,15:1-7

[3] Van Leeuwen MPV,Rosema NAM,Versteeg PA,et al.Long-term efficacy of a 0.07% cetylpyridinium chloride mouth rinse in relation to plaque and gingivitis: a 6-month randomized, vehicle-controlled clinical trial. Int J Dent Hygiene, 2015,13(2):93-103

[4] Supranoto SC,Slot DE,Addy M,et al.The effect of chlorhexidine dentifrice or gel versus

chlorhexidine mouthwash on plaque, gingivitis, bleeding and tooth discoloration: a systematic review. Int J Dent Hygiene, 2015,13(2):83-92.

[5] Matsuo M, Okudera T, Takahashi S,et al. Microcirculation alterations in experimentally induced gingivitis in dogs. Anat sci int，2017,92:112-7

[6] Huang S, Li Z,He T,et al.Microbiota-based Signature of Gingivitis Treatments: A Randomized Study. Sci Rep,2016, 6:24705.

[7] Teng F,He T,Huang S,et al. Cetylpyridinium chloride mouth rinses alleviate experimental gingivitis by inhibiting dental plaque maturation. Int J Oral Sci, 2016,8(3):182-90

[8] 陈铁楼 . 坚持有效刷牙预防牙周疾病 . 海军医学杂志 , 2003,24(3):283-4.

[9] 陈铁楼，蔺世龙，周以钧，等 . 牙周洁治和刮治对牙龈微循环的作用研究 . 现代口腔医学杂志，2007,21(1):4-6.

[10] Nimbulkar G, Garacha V, Shetty V, et al. Microbiological and Clinical evaluation of Neem gel and Chlorhexidine gel on Dental Plaque and Gingivitis in 20-30 Years Old Adults: A Randomized Parallel-Armed, Double-Blinded Controlled Trial. J Pharm Bioallied Sci, 2020,12(Suppl 1): S345-S351.

[11]Elkerbout TA,Slot DE,Van Loveren C, et al. Will a chlorhexidine-fluoride mouthwash reduce plaque and gingivitis. Int J Dent Hyg,2019,17(1):3-15.

[12] Cantore S,Ballini A,Saini R, et al. Efficacy of a combined sea salt-based oral rinse with xylitol against dental plaque, gingivitis, and salivary Streptococcus mutans load. J Biol Regul Homeost Agents, 2018, 32(6): 1593-7.

第3章 青春期龈炎

病例1 青春期龈炎

患者：朱某，女，15岁。
主诉：刷牙间断性出血2年。
病史：2年来刷牙和咬硬物出血，口服消炎药好转，但时好时坏，近1个月咬硬物出血明显，牙龈肿胀加重。否认血液系统疾病及其他系统病史。
检查：患者为青春期，龈缘处有较多的牙石、软垢，牙龈炎症程度与牙石量相关，探诊出血，牙龈红肿明显，拍全景片显示牙槽骨吸收不明显。
诊断：青春期龈炎

诊断依据：

青春期，牙龈缘附近有较多的菌斑、牙石堆积，牙龈红肿，无明显牙周附着丧失和牙槽骨吸收。

治疗计划：

① 口腔卫生指导，② 龈上洁治和龈下刮治术去除菌斑、牙石；③ 定期牙周维护治疗。

处理：

按治疗计划分期作龈上洁治术、龈下刮治术、牙周维护治疗。

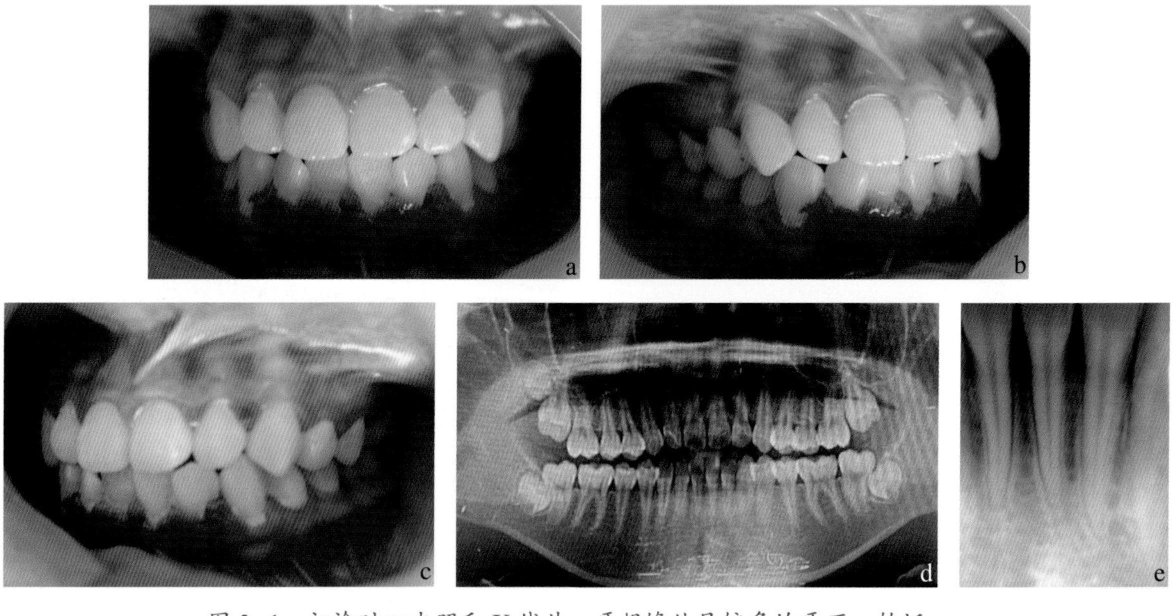

图 3-1　初诊时口内照和 X 线片：牙龈缘处见较多的牙石、软垢
牙龈缘和龈乳头红肿，探诊出血；牙槽骨吸收不明显

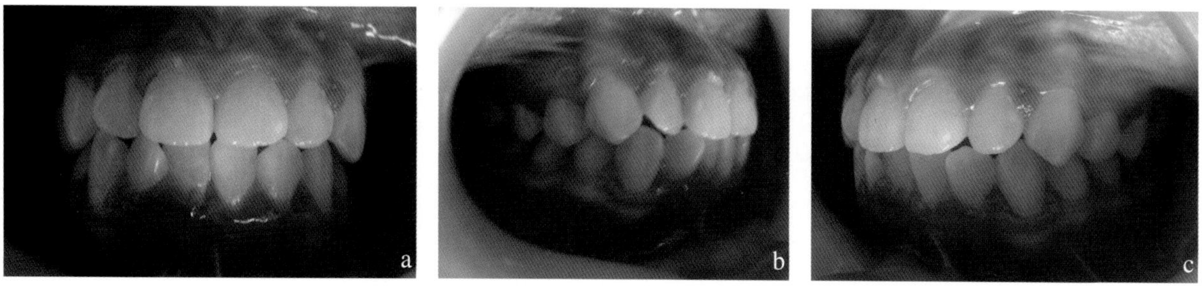

图 3-2　龈上洁治术后 1 周口内照：牙龈红肿好转

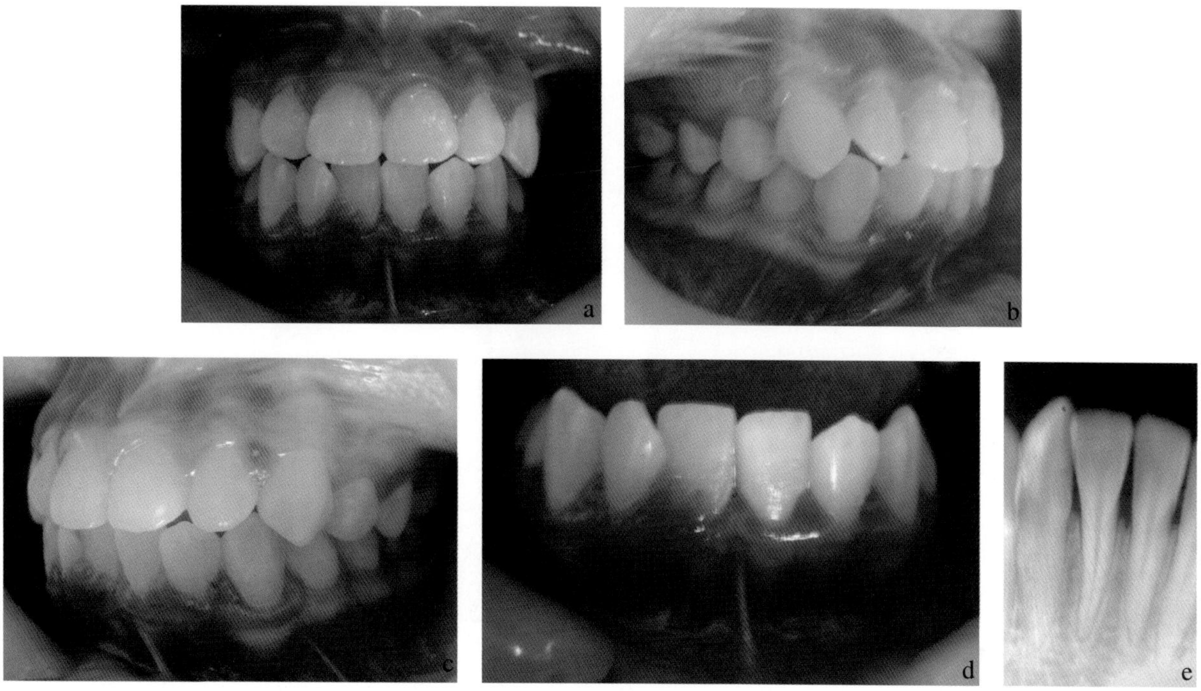

图 3-3　龈下刮治后 2 周口内照及 X 线片：牙龈炎症明显好转，但个别牙龈乳头轻度红肿，继续行龈下刮治和局部冲洗治疗。

病例 2　青春期龈炎（伴牙龈增生）

患者：陈某，男，16 岁。

主诉：上前牙牙龈出血伴肿胀 1 年。

病史：1 年前开始刷牙和咬硬物出血，疲劳时加重，口服消炎药好转，近 1 个月牙龈肿胀和咬硬物时出血加重，前牙牙龈增生明显，影响美观，否认血液病及其他系统病史。

检查：前牙为对刃𬌗，上下颌咬合不良，21 牙牙龈增生明显，覆盖牙面达中部，上前牙牙龈红肿，伴明显增生，龈缘处有较多的牙石软垢，右侧后牙为反𬌗，探诊出血，拍 X 线根尖片牙槽骨无明显吸收。

诊断：青春期龈炎。

诊断依据：

牙龈缘附近有较多菌斑和牙石堆积，牙龈红肿伴明显增生，探诊出血，牙槽骨吸收 0 ~ 1 度。

治疗计划：

① 口腔卫生指导，② 龈上洁治和龈下刮治术去除菌斑、牙石，③ 牙龈切除和牙龈成形术，④ 定期牙周维护治疗。

处理：

按治疗计划分期作龈上洁治术、龈下刮治术、牙龈切除术、牙周维护治疗。

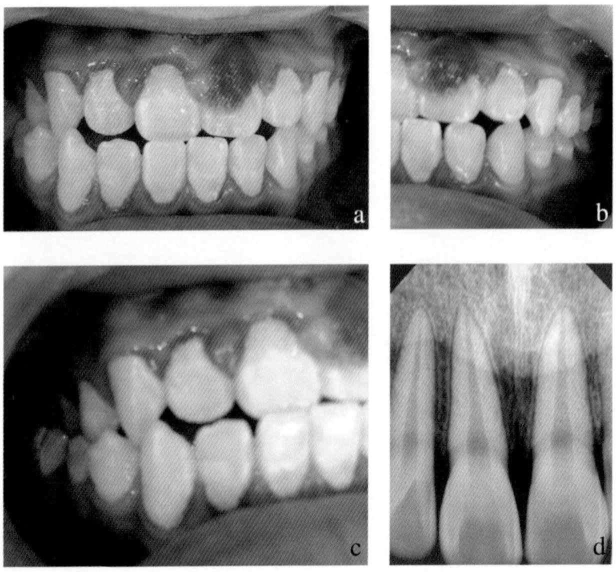

图 3–4　初诊口内正侧位照和 X 线片：牙石、软垢位于牙龈缘处，上前牙牙龈红肿增生，探诊出血，前牙为对刃殆，X 线片见牙槽骨未见明显吸收。

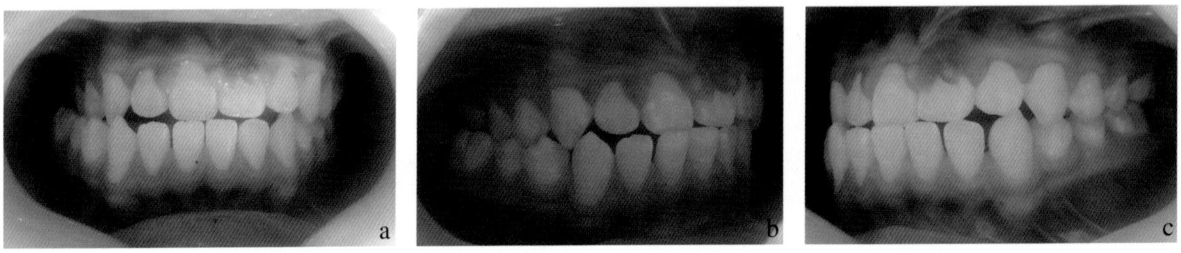

图 3–5　龈上洁治术和龈下刮治术后 1 周：牙龈红肿明显好转

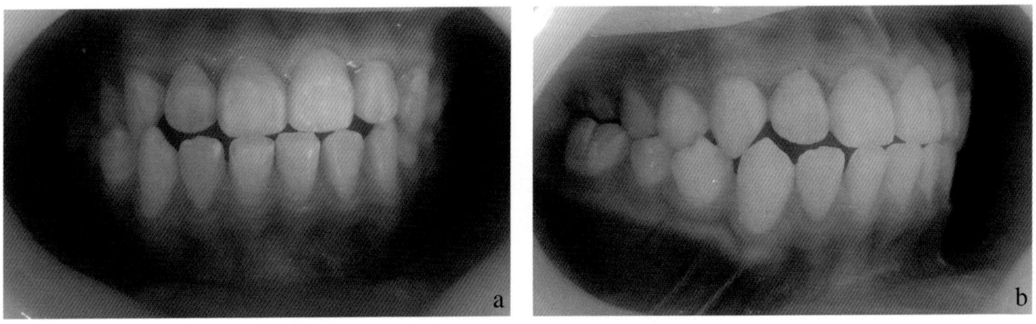

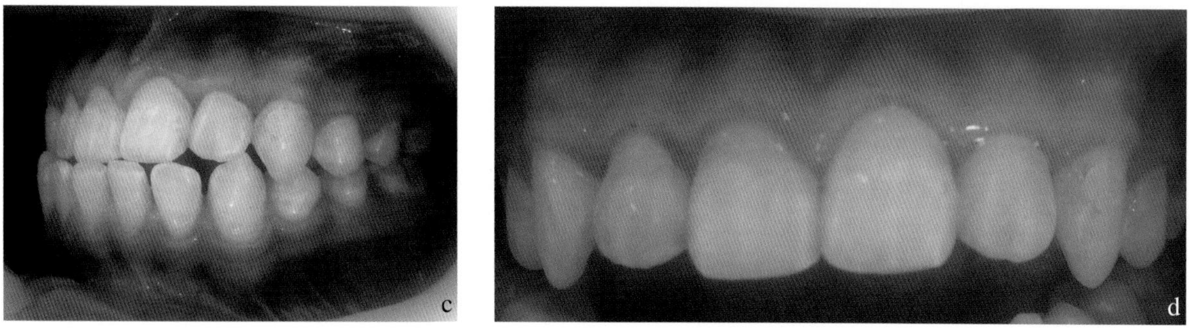

图 3-6　牙龈切除术后 2 周：牙龈颜色和形态恢复正常

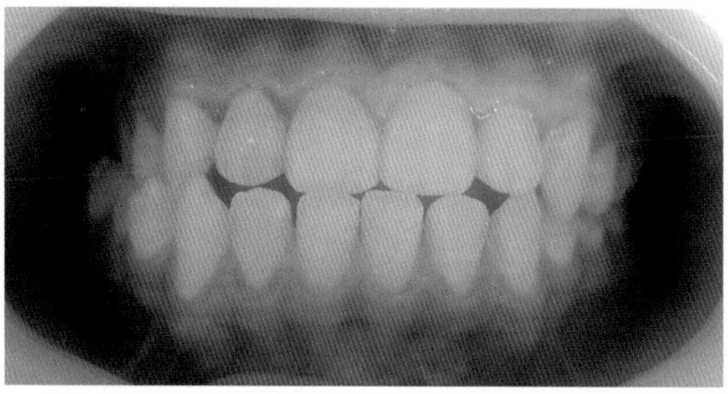

图 3-7　手术后半年：牙龈颜色和形态良好，未见复发。

[述评]

青春期龈炎（Puberty-associated gingivitis）是与青春期体内因内分泌改变所诱发的牙龈炎症，为非特异性慢性炎症，表现为明显出血倾向，与菌斑和内分泌明显相关。在青春期前后发病，牙龈红肿增生超过局部刺激程度，口腔卫生较差，可伴有错㭭、佩戴矫治器或不良习惯。治疗时先行口腔卫生指导，洁治和刮治术控制菌斑，纠正不良习惯，改正不良矫治器或修复体，牙龈切除术（gingivectomy）和牙龈成形术 (gingivoplasty) 纠正增生的牙龈组织，注意定期行牙周维护治疗。

本章 2 例均为 15 ~ 16 岁的青春期患者，其中病例 2 伴有明显的牙龈增生，先经过菌斑控制明显好转，再实施牙龈切除成形术，观察半年牙龈炎症增生未见复发，病例 1 经过龈下刮治后 2 周牙龈炎症基本消失，但个别牙龈乳头轻度红肿，可能与青春期激素分泌影响疗效，可继续行牙周基础治疗。

参考文献

[1] Morinushi T,Lopatin D,Van Poperin N.The relationship between gingivitis and the serum antibodies to the microbiota associated with periodontal disease in children with Down's syndrome. J Periodontol,1997, 68(7):626-631.

[2] Monbelli A,Lang NP,Burgin WB,et al.Microbial changes associated with the development of puberty gingivitis. J Periodont Res,1990,25(6):331-338.

[3] Addy M,Hunter ML,Kingdon A,et al.An 8-year study of changes in oral hygiene and periodontal health during adolescence. Int J Paediatric Dent,1994, 4(2):75-80

[4] Tiainen L,Asikainen S,Saxen L.Puberty-associated gingivitis. Community Dent Oral Epidemiol,1992,20(2):87-89.

[5] Oh TJ,Eber R, Wang HL.Periodontal diseases in the child and adolescent. J Clin Periodontol, 2002,29(5):400-410.

[6] Malta CP,Guerreiro GG,Dornelles NM,et al. Caregivers' Perceptions Regarding Oral Health Status of Children and Adolescents with Cerebral Palsy. J Clin Pediatr Dent,2020,44(3):161-167.

[7] Papadimitriou A,Kouvelis G,Fanaropoulou T,et al. Effects of Self-ligating Orthodontic Appliances on the Periodontal Health of Adolescents: A Prospective Cohort Study. Oral Health Prev Dent, 2021, 19(1):129-135.

[8] Chen Y,Wong WK,Seneviratne JC,et al. Associations between salivary cytokines and periodontal and microbiological parameters in orthodontic patients. Medicine (Baltimore), 2021, 100(10): e24924.

[9] Folayan MO,Tantawi ME,Chukwumah NM,et al Associations between depression and gingivitis among adolescents resident in semi-urban South-West Nigeria. BMC Oral Health, 2021, 21(1):55.

第4章　增生性龈炎

病例1 增生性龈炎

患者：严某，女，25岁。
主诉：前牙间断性牙龈红肿出血3年。
病史：3年来刷牙和咬硬物出血，时轻时重，口服消炎药好转，未作局部治疗，近1个月牙龈肿胀和咬硬物出血加重，否认血液系统及其他系统病史。
检查：牙排列不齐，牙石、软垢位于龈缘处，牙龈红肿明显，探诊出血，牙龈明显增生X线片见牙槽骨吸收1度。
诊断：增生性龈炎。

诊断依据：

牙龈缘处有较多菌斑和牙石堆积，牙龈红肿出血，伴明显增生，牙槽骨未见明显吸收。

治疗计划：

① 口腔卫生指导，② 龈上洁治术和龈下刮治术去除菌斑、牙石；③ 牙龈切除术和牙龈成形术，④ 牙周维护治疗。

处理：

分期作龈上洁治术、龈下刮治术、牙龈切除和成形术、牙周维护治疗。

预后：

未作牙周维护导致增生性龈炎复发。

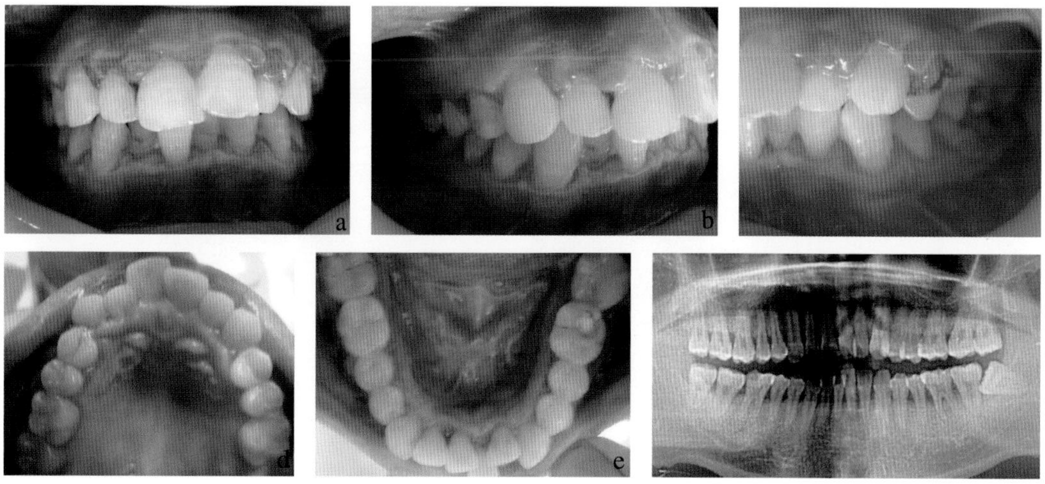

图4-1　初诊口内照和X线片：牙龈缘有较多牙石、软垢，前牙牙龈红肿增生，探诊出血，牙槽骨无明显吸收

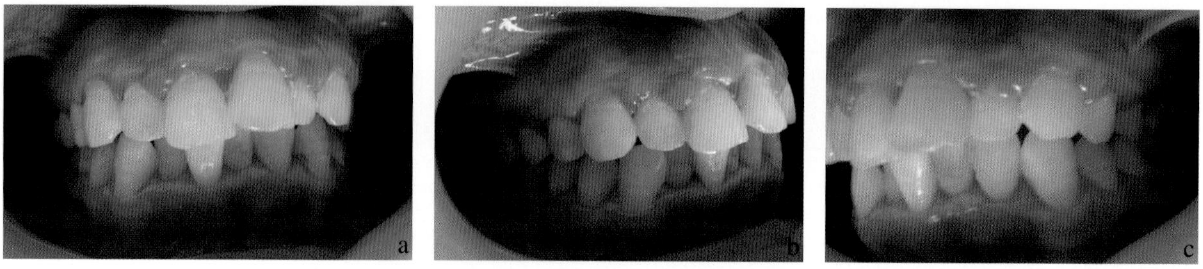

图 4-2　龈上洁治术和龈下刮治术后 1 周口内照：牙龈红肿好转。

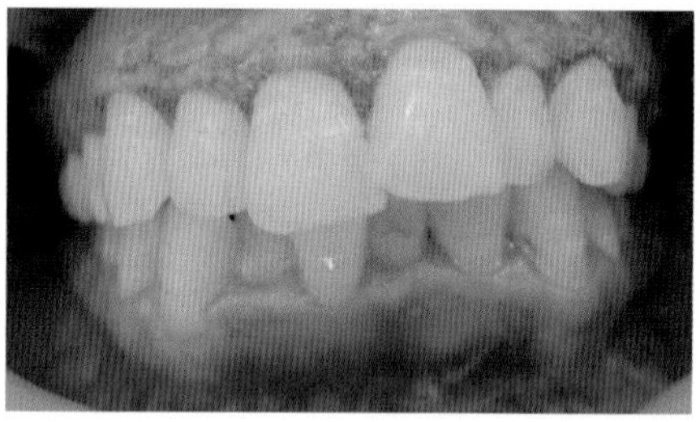

图 4-3　牙龈切除术后 1 周口内照：伤口无明显红肿，但未完全愈合

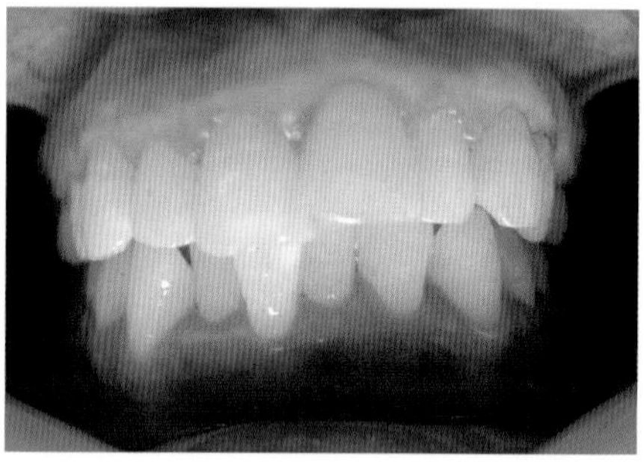

图 4-4　牙龈切除和牙龈成形术后 2 周口内照：牙龈伤口愈合，无明显红肿。

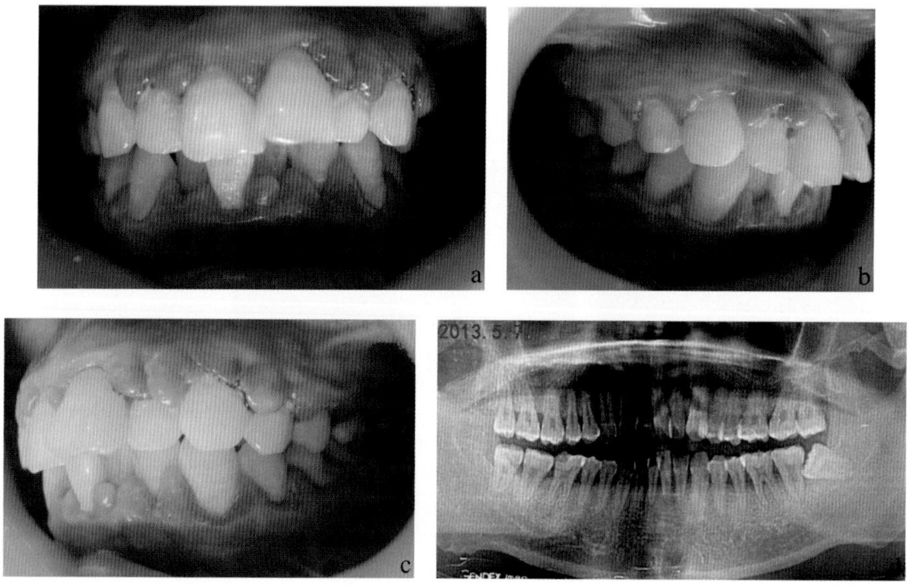

图 4-5　牙周治疗 4 年后口内照及 X 线片：因未作牙周维护治疗，增生性龈炎复发，牙龈红肿，龈乳头增生明显，牙槽骨吸收 0 ~ 1 度。

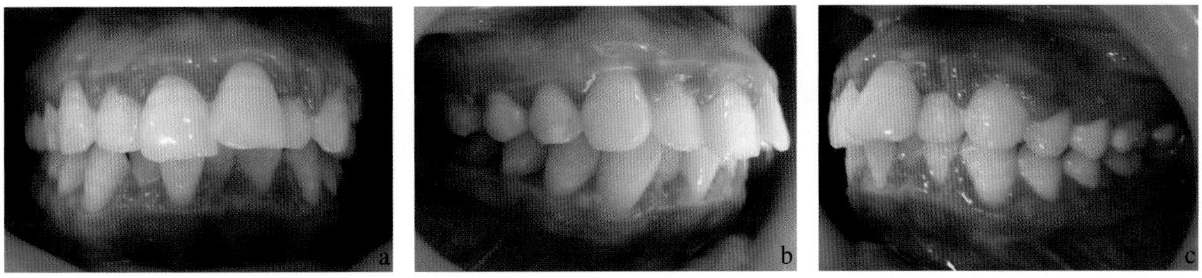

图 4-6　龈上洁治术后 1 周口内照：牙龈炎症明显好转

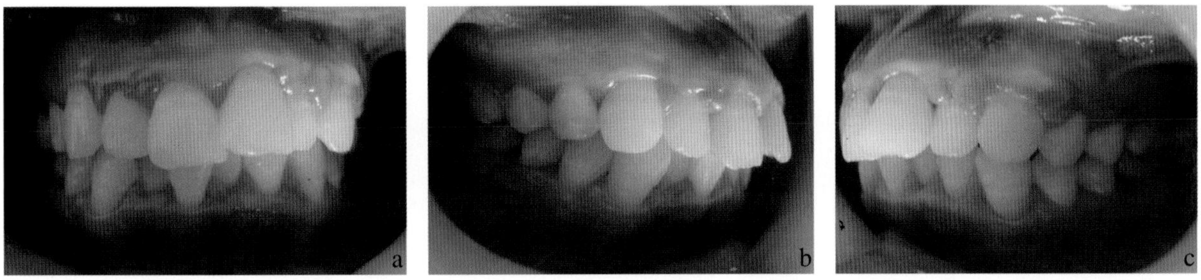

图 4-7　龈下刮治术后 1 周口内照：牙龈红肿好转，龈乳头增生需行牙龈切除成形术

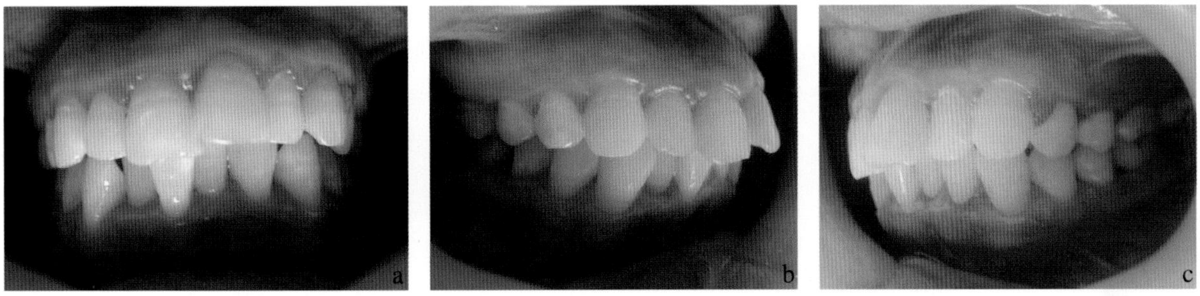

图 4-8　上下前牙分别作牙龈切除成形术后 1 个月口内照：牙龈形态基本恢复正常，继续行牙周维护治疗。

病例2 增生性龈炎

患者：陈某，男，23 岁。

主诉：上下前牙牙龈红肿增生 2 年。

病史：2 年来刷牙一直出血，近 1 年牙龈明显肿胀，咬硬物出血，口服消炎药好转，近 1 个月牙龈肿胀明显，下前牙牙龈增生，影响美观。否认血液系统疾病及其他系统病史。

检查：前牙排列不齐，大量牙石位于龈缘和龈袋内，前牙牙龈龈缘和龈乳头明显红肿，下前牙牙龈乳头增生明显，与牙面分离，余牙牙龈乳头和龈缘轻度红肿，探诊出血，全景片显示牙槽骨无明显吸收。

诊断：增生性龈炎。

诊断依据：

患者牙排列不齐，牙龈乳头增生呈条索状，探诊出血，牙龈缘和龈袋内有较多牙石，无明显牙槽骨吸收。

治疗计划：

① 口腔卫生宣教，② 龈上洁治术和龈下刮治术去除菌斑牙石；③ 局部用 3% 过氧化氢冲洗，④ 牙周维护治疗。

处理：

分期作口腔卫生宣教、龈上洁治术、龈下刮治术、局部药物冲洗、牙周维护治疗。

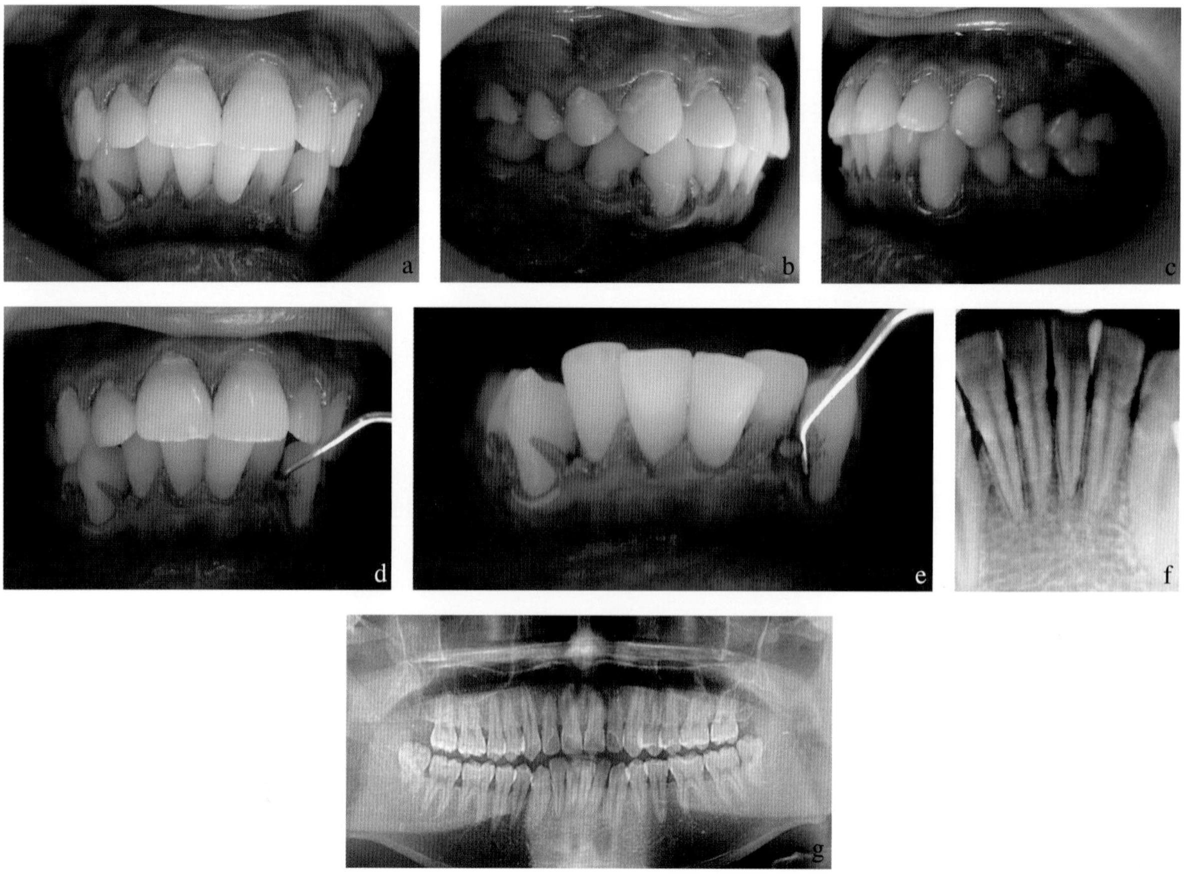

图 4-9　初诊口内照和 X 线片：前牙排列不齐，牙龈龈缘和龈乳头明显红肿和增生，大量牙石位于龈缘和龈袋内，下前牙牙龈乳头增生明显，与牙面分离，X 线片见牙槽骨吸收不明显。

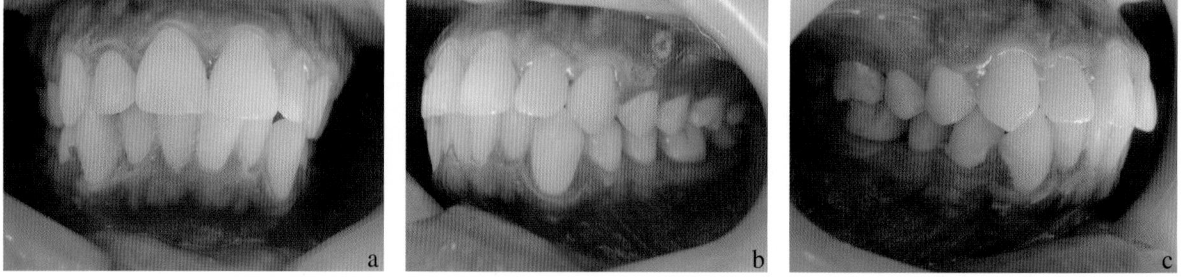

图 4-10　龈上洁治术和龈下刮治术后 1 周口内照：牙龈红肿和增生明显好转

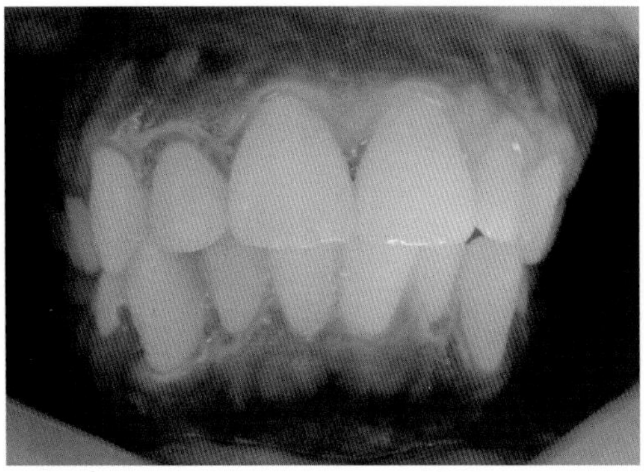

图 4-11　龈下刮治术后 1 个月口内照：牙龈颜色和形态基本恢复正常，未见复发。

病例3 增生性龈炎

患者：周某，女，25岁。
主诉：下前牙牙龈增生1年。
病史：1年前开始上、下前牙牙龈感觉不适，明显红肿，刷牙和咬硬物时出血，且逐渐加重，口服消炎药好转，有时自发性出血，近1个月上前牙牙龈增生影响美观，否认血液系统疾病及其他系统病史。
检查：42牙舌侧倾斜，唇侧牙龈红肿，增生，上、下前牙牙龈及龈乳头红肿，与牙面分离，袋内及龈缘有大量牙石，探诊出血明显，无松动，全景X线片显示牙槽骨吸收不明显。
诊断：增生性龈炎。

诊断依据：

患者牙排列不齐，牙龈乳头和龈缘红肿伴明显增生，牙槽骨吸收不明显。

治疗计划：

① 口腔卫生宣教，② 龈上洁治术和龈下刮治术，③ 牙周维护治疗。

处理：

分期作口腔卫生宣教、龈上洁治术和龈下刮治术、牙周维护治疗。

预后：

牙周基础治疗后愈合，未按时复诊发展为牙周炎。

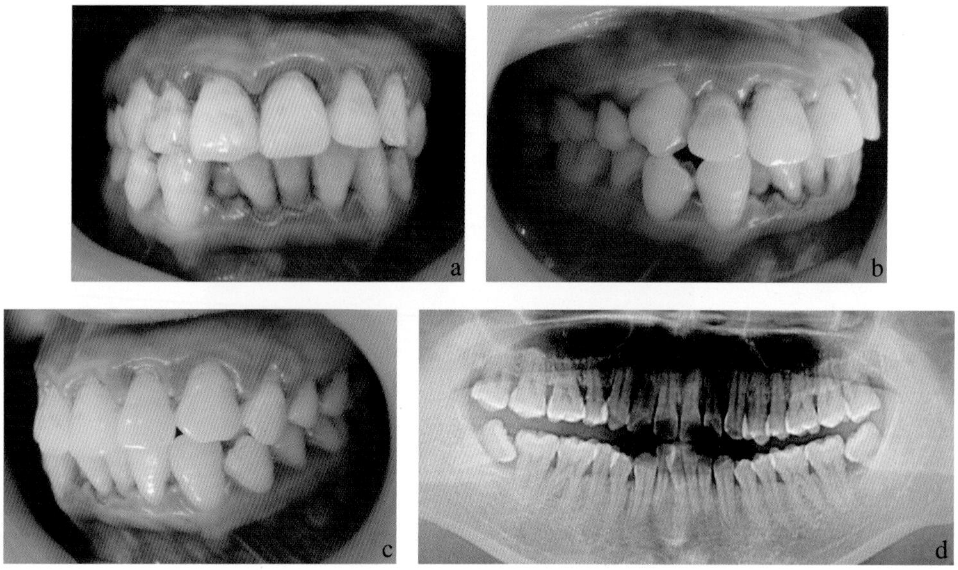

图 4-12　初诊口内照和 X 线片：42 牙位于牙列舌侧，食物嵌塞，牙龈乳头和龈缘明显红肿增生，其余前牙牙龈红肿，牙石位于龈缘和龈沟，牙不松动，牙槽骨吸收不明显。

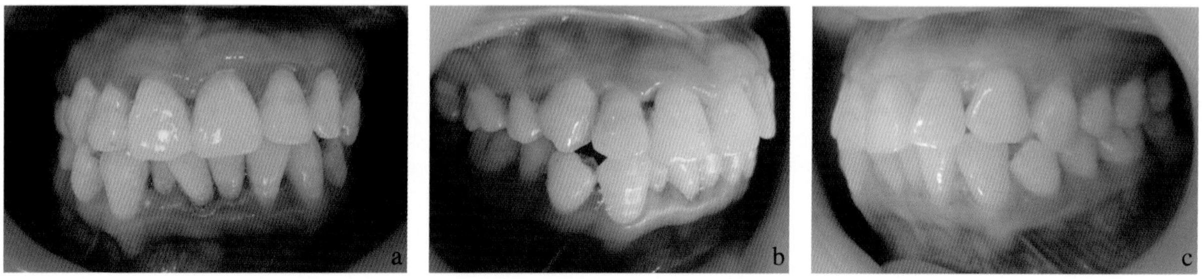

图 4-13　龈上洁治术和调𬌗后 1 周口内照：牙龈红肿好转

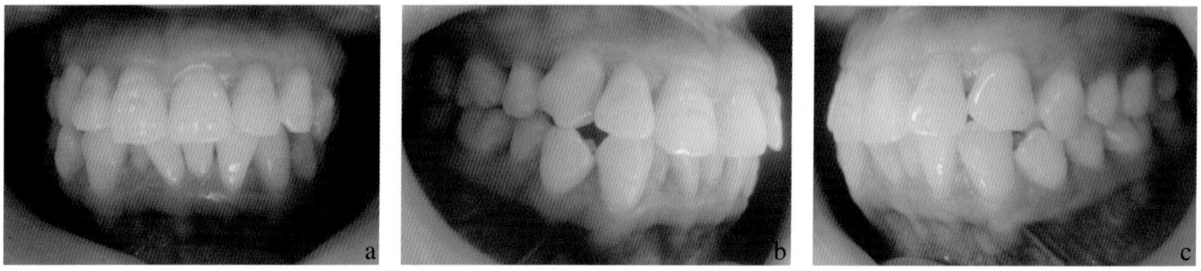

图 4-14　龈下刮治术后 1 周口内照：牙龈形态和颜色恢复正常，牙龈增生消失。

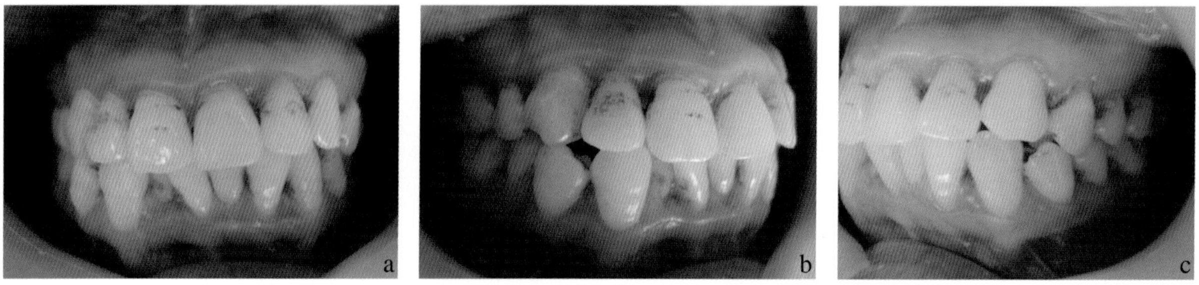

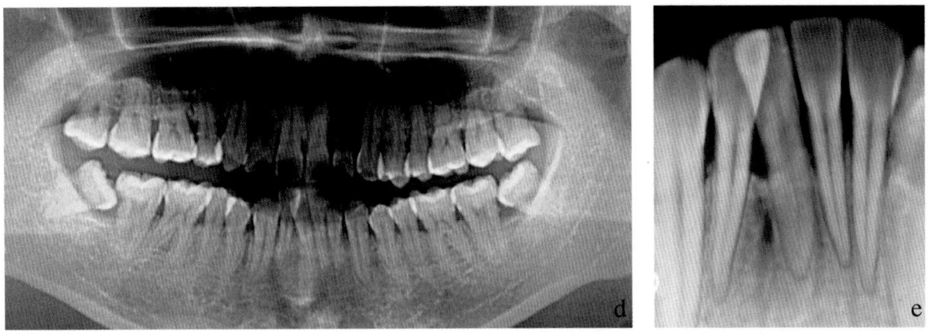

图 4–15　龈下刮治术后 4 年口内照及 X 线片：由于未按时作牙周维护治疗，牙龈红肿和增生复发，龈袋内有牙石，牙面色素多，全景 X 线片和根尖片显示牙槽骨吸收 1 ～ 2 度，已发展为牙周炎。

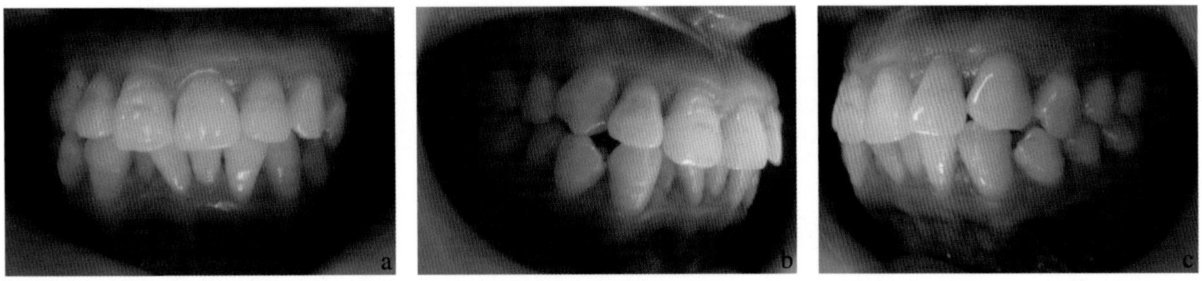

图 4–16　龈下刮治术后 3 周口内照：牙龈红肿消失，但前牙龈缘有一定退缩，与牙槽骨吸收和牙周附着丧失有关

病例 4　增生性龈炎（融合牙引起）

患者：吴某，男，31 岁。
主诉：上前牙牙龈红肿增生 3 年。
病史：3 年前开始刷牙带血，近 1 年牙龈红肿加重，咬硬物出血，口服消炎药好转，近 1 个月牙龈肿胀增生明显，覆盖牙面，影响美观。否认血液系统疾病及其他系统病史。
检查：22 牙为融合牙，22 牙和 23 牙间龈乳头红肿增生明显，余牙牙龈乳头和龈缘轻度红肿，菌斑，牙石位于增生的龈缘处，探诊出血，全景 X 线片显示牙槽骨无明显吸收。
诊断：增生性龈炎。

诊断依据：

患者 22 牙为融合牙，牙龈乳头增生呈球状，探诊出血，牙龈缘有较多菌斑和牙石堆积，牙槽骨无明显吸收。

治疗计划：

① 口腔卫生指导，② 龈上洁治术和龈下刮治术去除菌斑、牙石；③ 融合牙根管治疗；④ 牙龈切除术联合牙龈冠向复位术，⑤ 烤瓷冠修复，⑥ 牙周维护治疗。

处理：

分期作口腔卫生宣教、龈上洁治术和龈下刮治术，22 牙根管治疗、牙龈切除术和牙龈冠向复位术、22 牙烤瓷冠修复、牙周维护治疗。

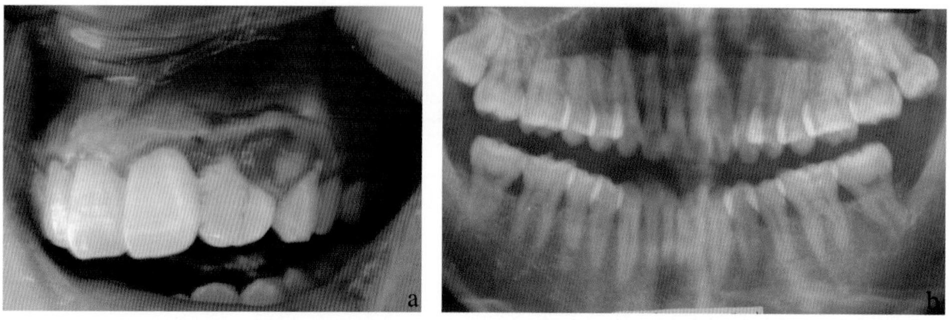

图 4-17　初诊时口内照及全景 X 线片：22 牙为融合牙，22 牙和 23 牙牙龈乳头红肿增生，探诊出血，牙石软垢位于增生的牙龈缘处，其余牙龈缘轻度红肿；22 牙和 23 牙牙槽骨未见明显吸收

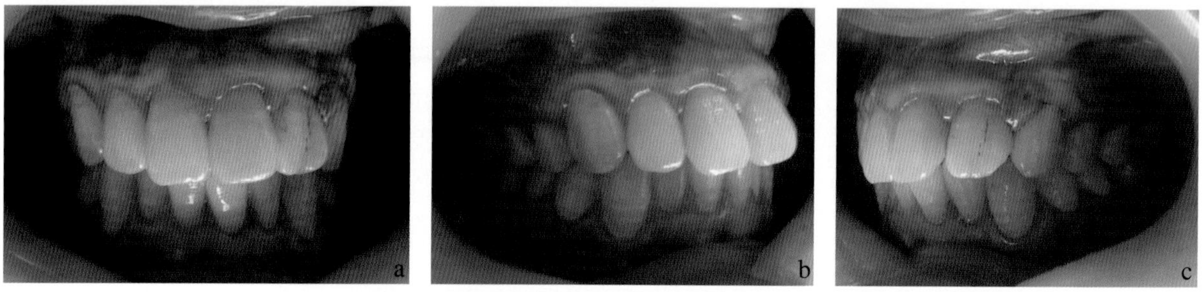

图 4-18　龈上洁治术和龈下刮治术后 1 周口内照：22 牙和 23 牙牙龈增生明显好转

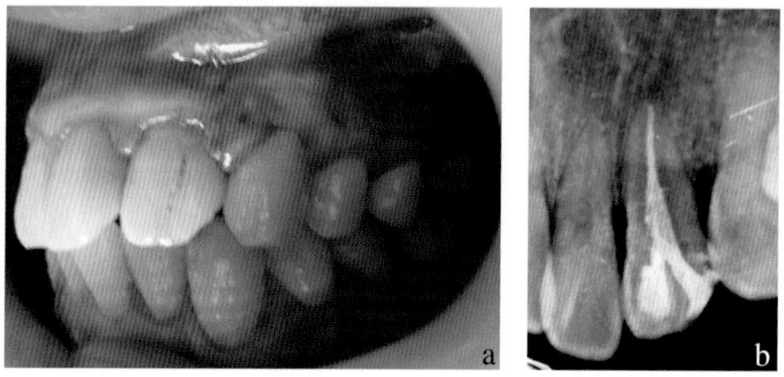

图 4-19　根管治疗结束后 1 周口内照及 X 线片

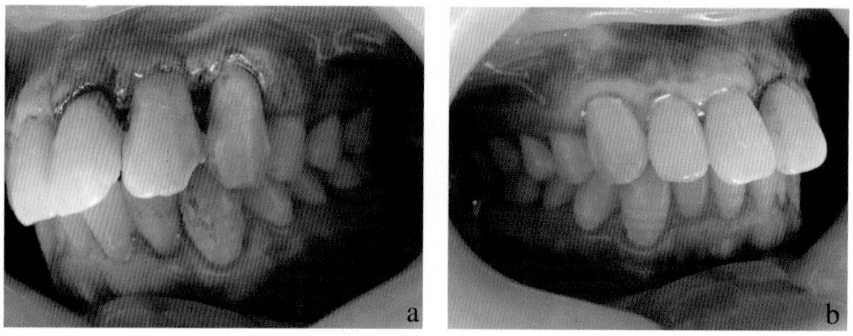

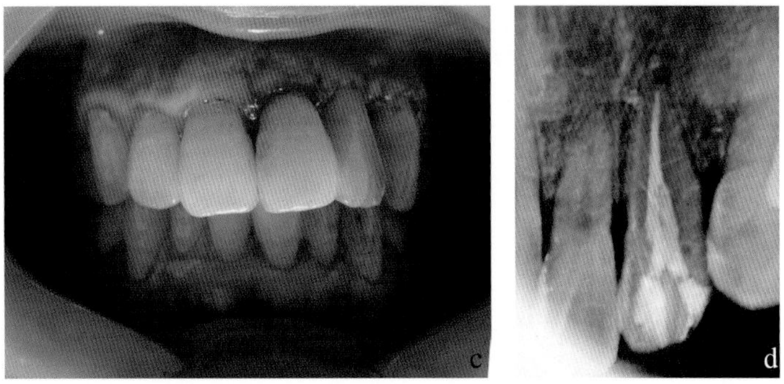

图 4-20　牙龈切除术及牙龈冠向复位术后 1 周口内照及 X 线片：牙龈缘稍红肿，牙槽骨吸收 1 ～ 2 度

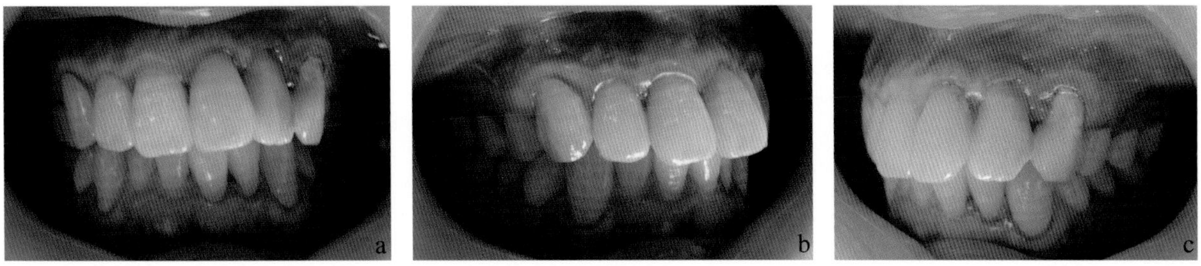

图 4-21　术后 2 个月口内照：22 牙和 23 牙手术伤口已基本愈合，牙龈乳头稍红，牙龈形态基本正常

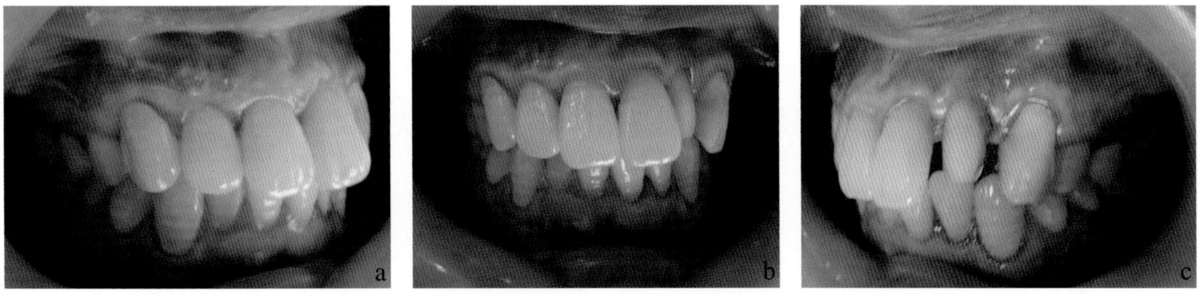

图 4-22　术后 3 个月 22 牙备牙后口内照

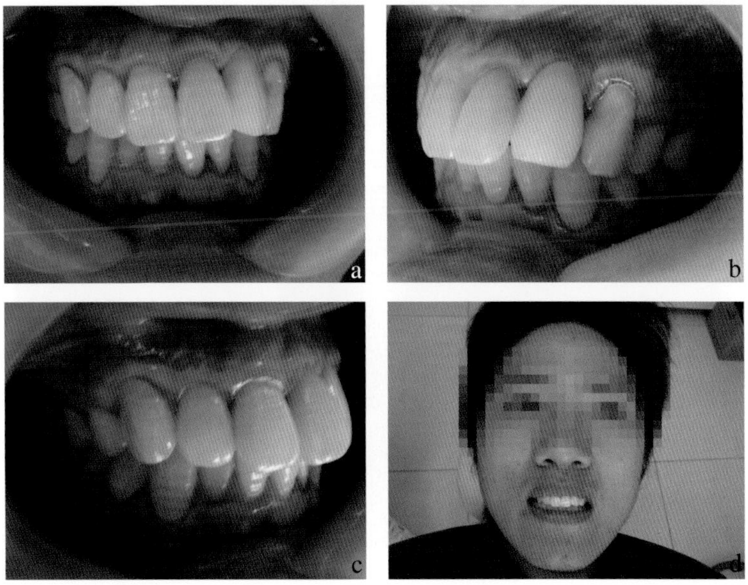

图 4-23　术后 6 个月烤瓷修复后口内照和微笑照：牙龈颜色和形态正常，牙龈和牙齿形态协调美观

病例5 增生性龈炎(正畸相关)

患者：刘某，男，17岁

主诉：上前牙牙龈增生2年。

病史：2年前开始正畸，刷牙不标准引起上前牙刷牙出血，逐渐加重，近1年牙龈明显红肿，咬硬物出血加重，口服消炎药效果不明显，近1个月上前牙牙龈乳头增生明显，影响美观。否认血液系统疾病及其他系统病史。

检查：上、下前牙牙龈乳头和龈缘明显红肿，伴牙龈乳头增生，正畸托槽和钢丝已拆除，全景X线片牙槽骨无明显吸收。

诊断：增生性龈炎。

诊断依据：

患者为青少年，拆除正畸托槽并洗牙后，牙龈乳头和龈缘增生较明显，牙槽骨吸收不明显。

治疗计划：

① 口腔卫生宣教，② 局部用3%过氧化氢冲洗治疗，③ 牙龈切除术和牙龈成形术，④ 牙周维护治疗。

处理：

分期作口腔卫生宣教、局部药物治疗、牙龈切除术和牙龈成形术、牙周维护治疗。

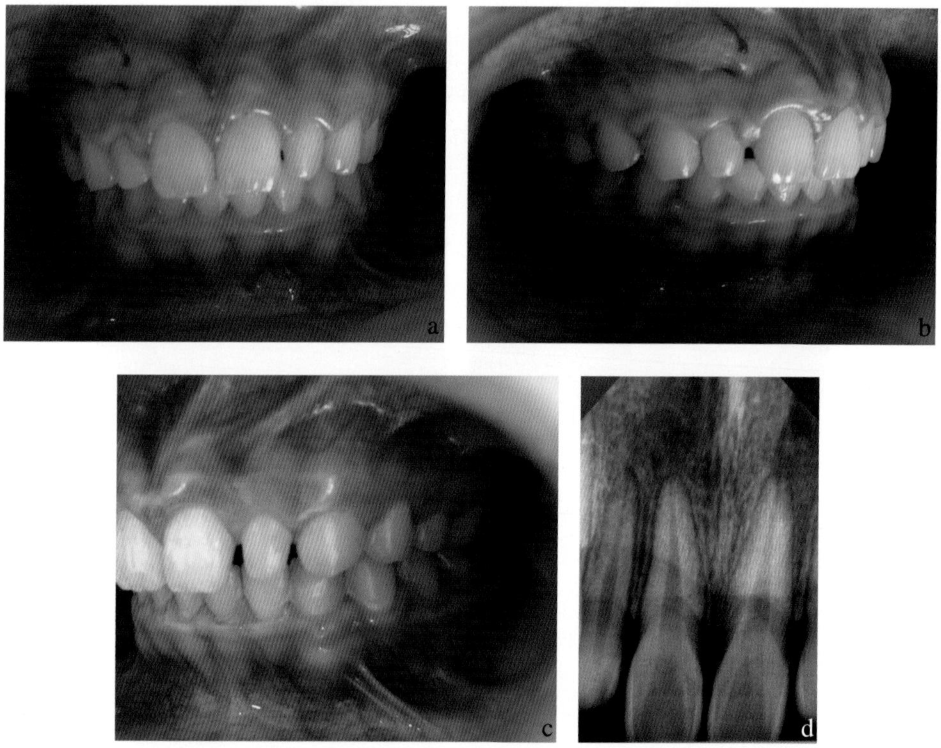

图4-24 初诊时口内照及X线片：上、下前牙牙龈乳头和龈缘明显红肿，牙龈乳头增生，上前牙牙龈乳头增生更明显，牙槽骨无明显吸收。

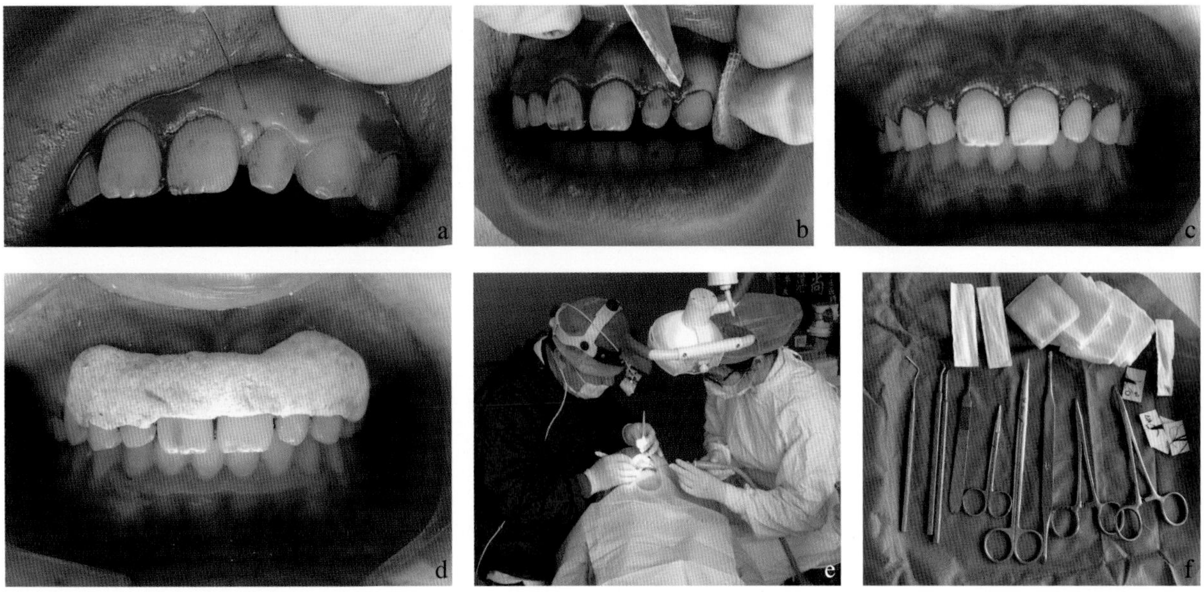

图 4-25　牙龈切除和牙龈成形术中照：龈上洁治术后 1 周待龈缘急性炎症好转后行牙龈切除和成形术，在阿替卡因麻醉下，在手术区定点、切除增生牙龈、修整牙龈形态、冲洗、敷牙周塞治剂。

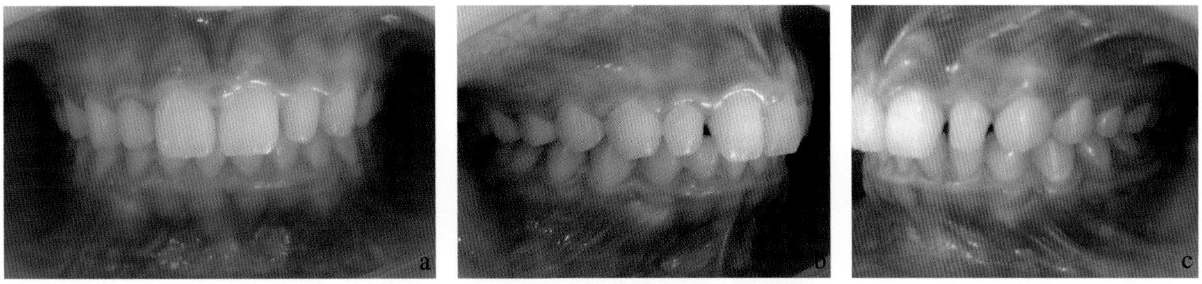

图 4-26　牙龈切除术后 2 个月口内照：牙龈形态和颜色恢复正常

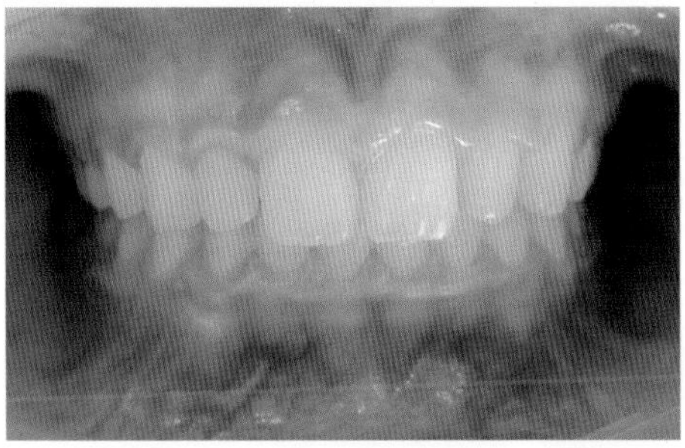

图 4-27　牙龈切除术后 1 年口内照：手术区牙龈增生未见复发，牙龈颜色和形态稳定

病例6 增生性龈炎(个别牙反殆相关)

患者：陆某，女，23 岁。

主诉：下前牙牙龈肿胀出血 6 个月。

病史：6个月前开始，下前牙刷牙和咬硬物出血，有时自发性出血，口服消炎药好转，近来牙龈增生明显，影响美观。否认血液系统疾病及其他系统病史。
检查：牙排列不齐，12牙反殆，42牙牙龈红肿增生，有牙石位于龈袋内，探诊出血明显，其余前牙牙龈龈乳头和龈缘较红肿。
诊断：增生性龈炎。

诊断依据：

患者牙排列不齐，12 牙反殆，牙龈乳头和龈缘增生。

治疗计划：

① 口腔卫生宣教，② 调殆，③ 龈上洁治术和龈下刮治术，④ 牙周维护治疗。

处理：

分期作口腔卫生宣教、调殆、龈上洁治术和龈下刮治术、牙周维护治疗。

预后：

增生性龈炎发展为牙周炎。

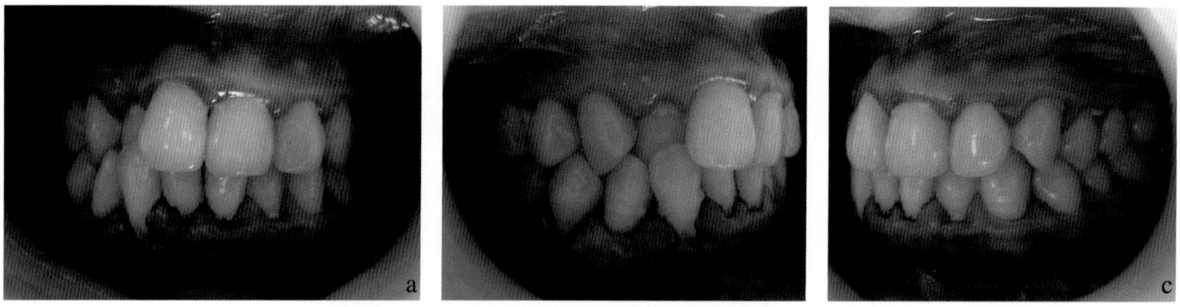

图 4-28　初诊时口内照：全口牙牙龈乳头和龈缘明显红肿伴增生，牙石位于龈袋内，42 牙牙龈缘退缩，并与牙面分离。

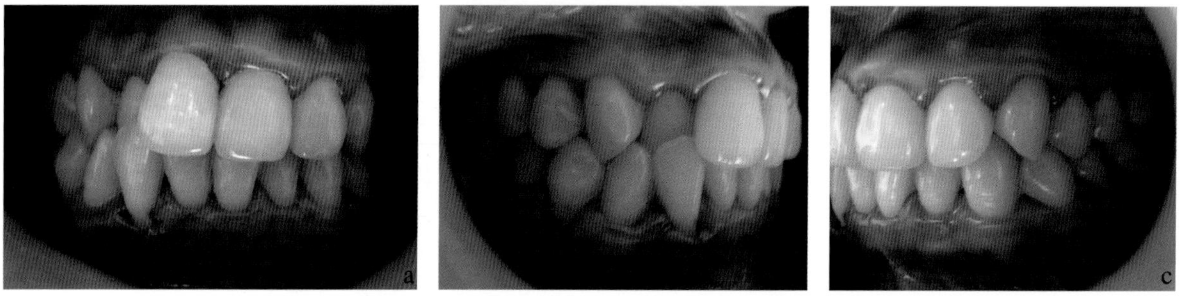

图 4-29　龈上洁治术和调殆后 1 周口内照：牙龈红肿好转

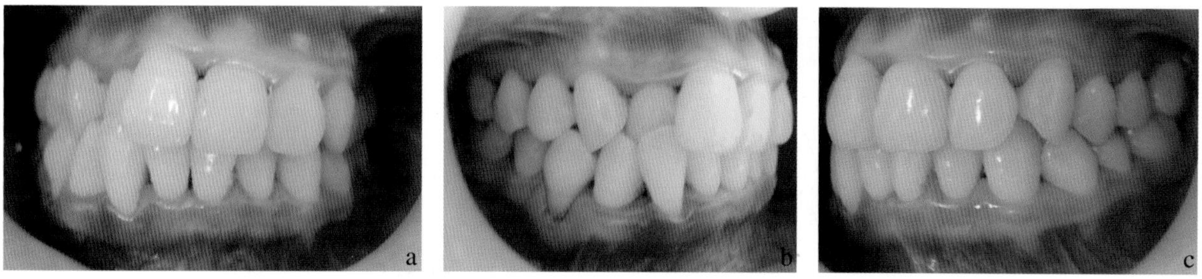

图 4-30　龈下刮治术后 1 周口内照：牙龈形态和颜色恢复正常，牙龈增生消失。

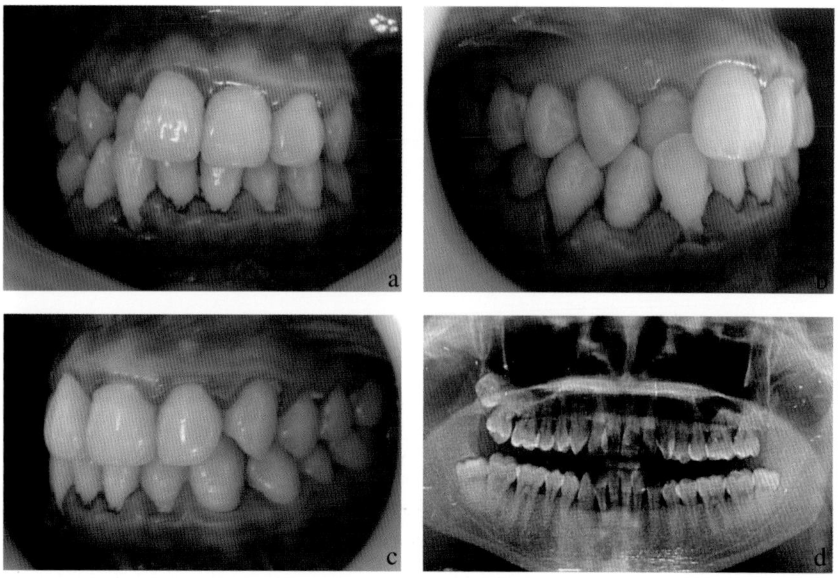

图 4-31　龈下刮治术后5年口内照及X线片：下前牙由于未按时做牙周维护导致增生性龈炎复发，42 牙龈乳头和牙龈红肿增生明显，袋内有牙石，其余前牙牙龈红肿，全景 X 线片见牙槽骨吸收 1 度，已发展为牙周炎。

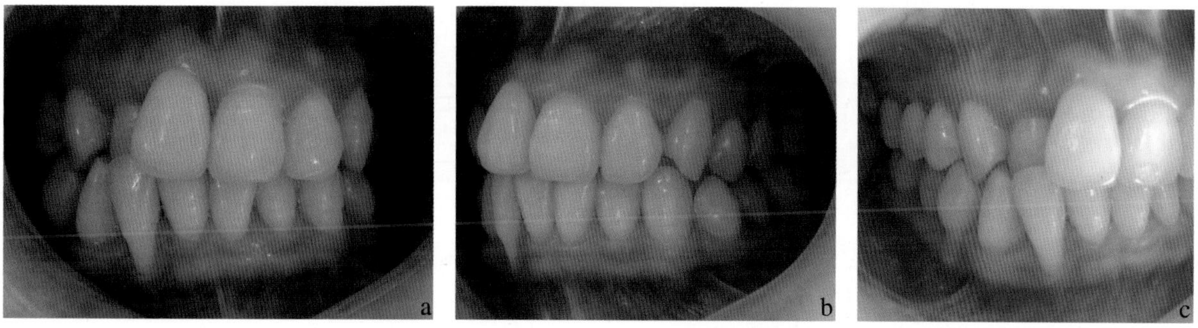

图 4-32　龈上和龈下刮治术后 2 周口内照：牙龈红肿好转，但 42 牙牙龈已退缩明显，且龈缘位置下移，与 12 牙反𬌗有关。

病例7 增生性龈炎(活动义齿压迫相关)

患者：张某，男，75岁。

主诉：上颌前牙牙龈肿痛1年。

病史：10年前开始佩戴全口活动义齿，1年前开始上颌前牙咬合痛，自觉牙龈肿胀明显，口服消炎药无明显改善。否认系统性疾病病史。

检查：全口活动义齿，义齿牙船面磨损严重，上下颌为无牙颌，上颌前牙区牙龈因义齿压迫，牙龈明显增生呈粗大的长条状，牙龈红肿。

诊断：增生性龈炎。

诊断依据：

佩戴全口活动义齿10年，义齿磨损严重，为全口无牙颌，上颌前牙区牙龈增生，红肿。

治疗计划：

① 口腔卫生宣教，② 局部3%过氧化氢冲洗，③ 牙龈切除术和牙龈成形术，④ 制作活动义齿，⑤ 牙周维护治疗。

处理：

分期作口腔卫生宣教、牙龈切除术和牙龈成形术、重新制作活动义齿、牙周维护性治疗。

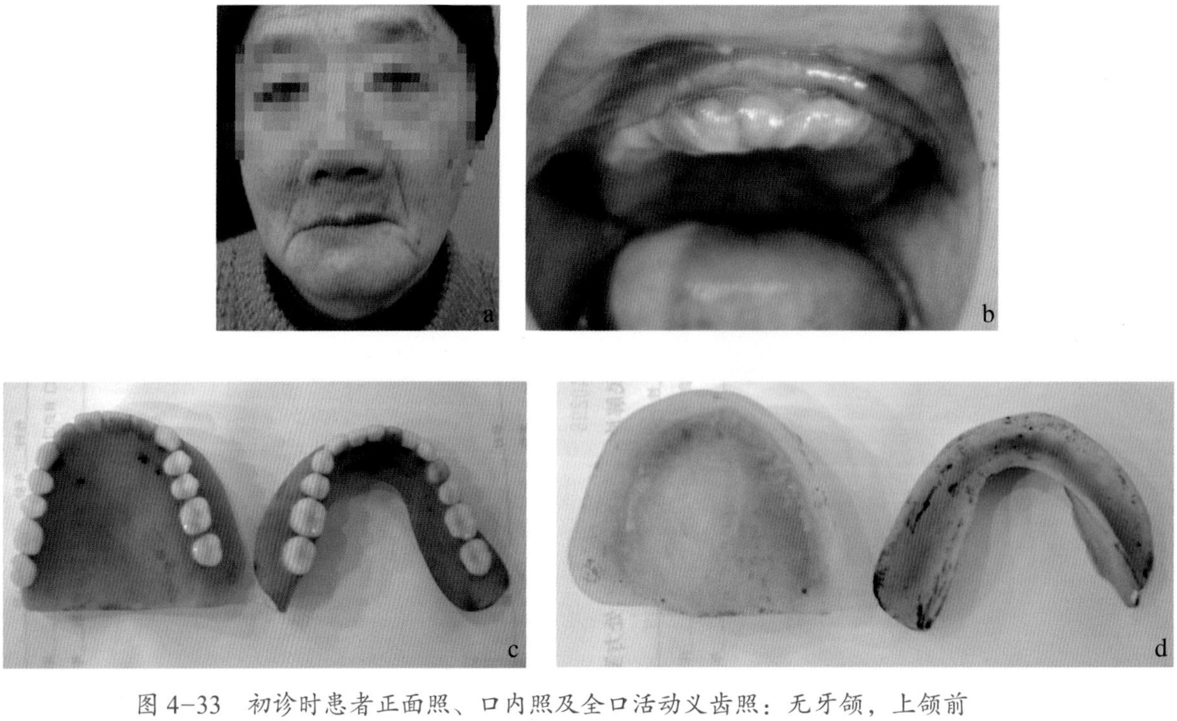

图4-33 初诊时患者正面照、口内照及全口活动义齿照：无牙颌，上颌前牙区牙龈沿前牙牙床呈粗大条索状增生，活动塑料牙磨损严重。

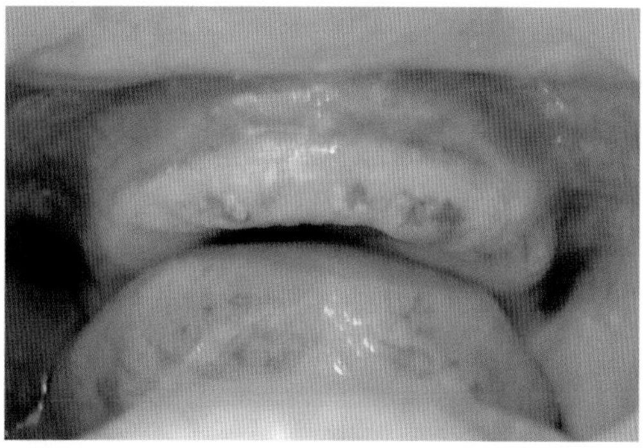

图 4-34 牙龈切除成形术后 1 周口内照：牙龈形态恢复正常，伤口基本愈合（建议 3 个月后活动义齿修复及口腔健康维护治疗）。

[述评]

增生性龈炎（hyperplastic gingivitis）是指牙龈组织在慢性炎症基础上受到局部刺激发生的炎症性增生，表现为牙龈组织明显炎症性肿胀，伴有细胞和胶原增生，属于牙龈组织的慢性炎症性增生，与菌斑牙石等局部刺激有密切关系。常发生于青少年，多位于上下前牙唇侧。主要特点为早期牙龈呈深红或暗红色，松软光亮，探诊出血，龈缘肥厚，龈乳头呈球状增生，覆盖牙面，探诊深度大于 3mm；中晚期时牙龈炎症程度减轻，龈乳头和龈缘呈坚韧实质性肥大，质地较硬有弹性，牙龈增生后局部易堆积菌斑，加重炎症反应，出现牙龈出血、口臭和局部肿胀。根据发病年龄、部位和增生牙龈的色、形、质特点可明确诊断。治疗：①口腔卫生宣教，②洁治术去除牙石等局部刺激因素和菌斑滞留因素，③用 3% 过氧化氢冲洗、涂碘制剂和西帕依固龈液等漱口水漱口，④牙龈切除和成形术，⑤牙周维护治疗。

在本章选择的 7 个病例中，有 3 例与牙排列不齐有关，1 例与融合牙有关，1 例与曾作正畸有关，1 例与个别牙反𬌗有关，1 例与长期佩戴不合适的活动义齿有关。这些病例经牙周基础治疗、3% 过氧化氢冲洗、牙龈切除术和成形术等措施均达到了预期的疗效。但由于某些患者未能按时实施牙周维护治疗，导致增生性龈炎复发（1 例）或发展为牙周炎（2 例）。在这些病例中观察最长的为 5 年，该患者发展为牙周炎，2 例观察 4 年分别出现增生性龈炎复发或发展为牙周炎，可见牙周维护对于增生性龈炎远期疗效的维持很重要，因为牙龈增生往往有龈袋出现或加深，容易导致菌斑滞留引起牙龈炎症和增生。

参考文献

[1] Clark JBJ,Tuily SJ,Marshall HD. Sequence analysis of the Ras-MAPK pathway genes SOS1, EGFR & GRB2 in silver foxes (Vulpes vulpes): candidate genes for hereditary hyperplastic gingivitis. Genetica, 2014，142(6):517-23.

[2] Martha K,Mezei T,Jancsi K. A histological analysis of gingival condition associated with orthodontic treatment. Rom J Morphol Embryol,2013，54(3 Suppl):823-7.

[3] Hanisch M,Frohiich LF,Kleinheinz J. Gingival hyperplasia as first sign of recurrence of granulomatosis with polyangiitis (Wegener's granulomatosis): case report and review of the literature. BMC Oral Health, 2017，17(1):33.

[4] Scheiba N,Schakel K. Successful treatment of a boy with hyperplastic granulomatous gingivitis using fumaric acid esters. J German Society Dermatology,2016,14(12):1306-7.

[5] Thompson G,Benwell N,Hollingsworth P,et al.Two cases of granulomatosis polyangiitis presenting with Strawberry gingivitis and a review of the literature. Seminars Arthritis Rheumatism, 2018, 47:520-3.

[6] França K,Rezende Batista M,Fragelli CMB,et al. Oral Health Status of Children Who Require In-Home Medical Care. J Dent Child (Chic) ,2021, 88(1):29-34.

[7] Vincent-Bugnas S, Borsa L, Gruss A, et al. Prioritization of predisposing factors of gingival hyperplasia during orthodontic treatment: the role of amount of biofilm. BMC Oral Health, 2021,21(1):84.

[8] Rosa EP, Murakami-Malaquias-Silva F, Schalch TO, et al. Efficacy of photodynamic therapy and periodontal treatment in patients with gingivitis and fixed orthodontic appliances: Protocol of randomized, controlled, double-blind study. Medicine (Baltimore), 2020,99(14): e19429.

第5章　药物性牙龈增生

病例1 药物性牙龈增生

患者：杨某，男，47岁。
主诉：全口牙龈增生8年。
病史：8年前因患癫痫口服苯妥英钠，牙龈逐渐红肿，最早出现在前牙，之后后牙牙龈红肿，口腔消炎药好转，未作局部治疗，近来牙龈增生加重覆盖牙面，影响咀嚼和美观，否认血液系统疾病及其他系统病史。
检查：上下前牙牙龈明显增生，呈结节状和球状，覆盖牙面过半，后牙牙龈红肿增生，色红，质地坚韧。龈缘有牙石，探诊出血不明显，松动度0～1度，全景X线片见牙槽骨吸收1～3度，后牙多个牙缺失。
诊断：药物性牙龈增生。

诊断依据：

服用苯妥英钠8年，全口牙龈乳头和龈缘明显增生，覆盖牙面超过1/2，松动度0～1度，全景X线片显示牙槽骨吸收1～3度，后牙多个牙缺失。

治疗计划：

① 口腔卫生宣教，② 停止服用苯妥英钠，③ 通过洁治术和龈下刮治术去除菌斑、牙石等局部刺激因素及菌斑滞留因素，④ 局部用3%过氧化氢冲洗，⑤ 牙龈切除术和成形术去除增生牙龈，必要时用翻瓣术清创治疗，⑥ 牙周维护治疗。

处理：

分期作口腔卫生宣教、龈上洁治术和龈下刮治术、牙龈切除和成形术、牙周维护治疗。

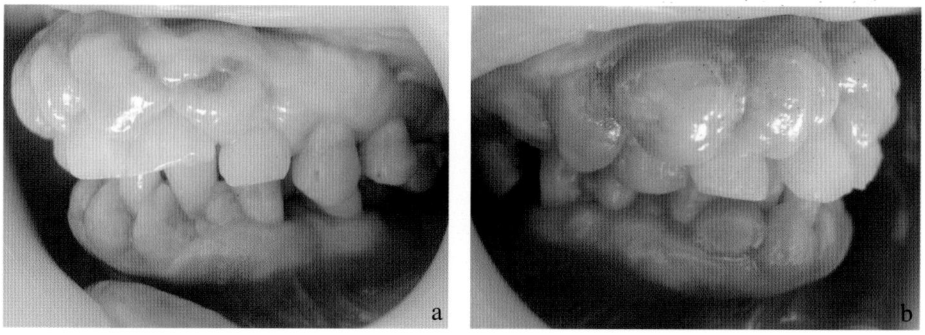

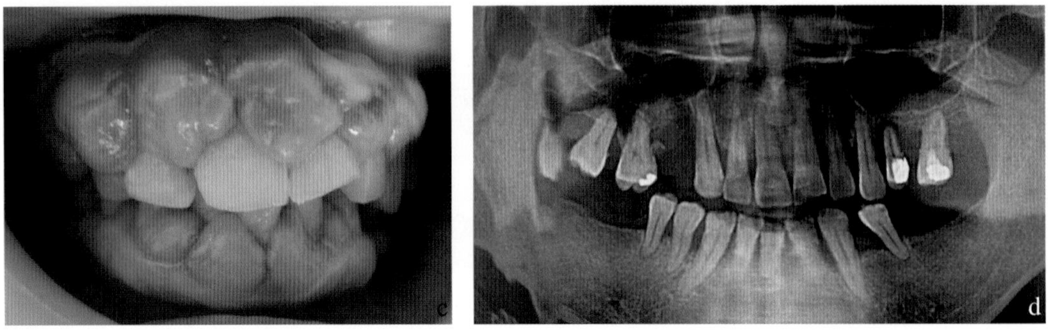

图 5-1　初诊时口内照及全景 X 线片：上下前牙牙龈明显增生，覆盖牙面 1/2，呈球状，后牙牙龈红肿增生，色红，质地坚韧。龈缘处见少许软垢和牙石，探诊出血不明显，松动度 0 ～ 1 度，全景 X 线片示牙槽骨吸收 1 ～ 3 度，后牙多个牙缺失。

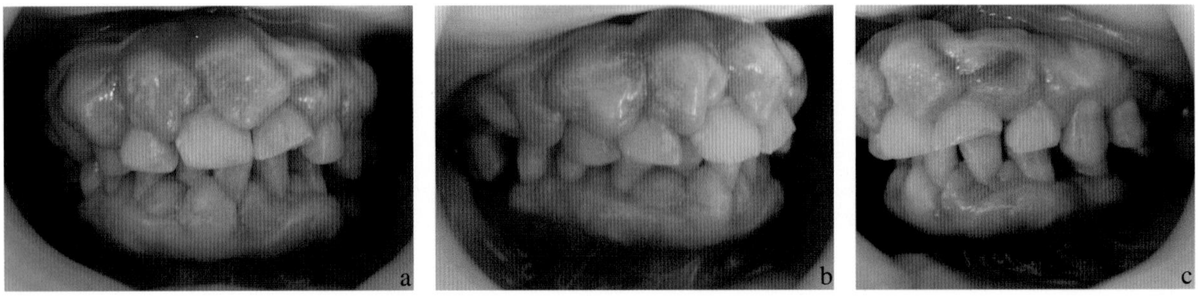

图 5-2　龈上洁治术和调𬌗后 1 周口内照：牙龈乳头和龈缘红肿稍好转，

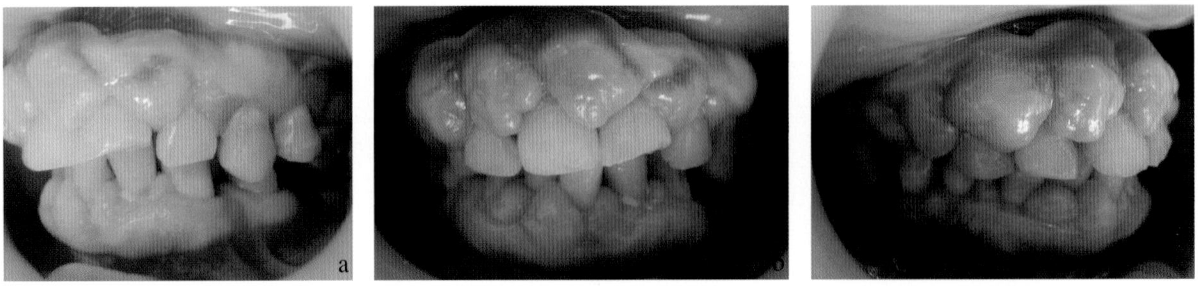

图 5-3　龈下刮治术后 1 周口内照：牙龈颜色接近正常，牙龈增生需手术切除。

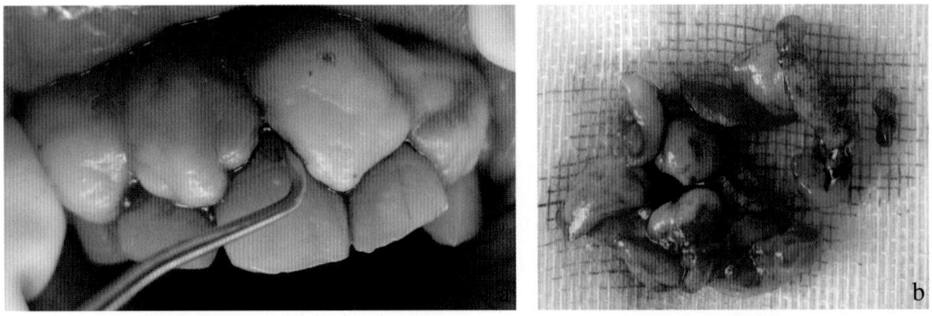

图 5-4　牙周手术中口内照：局麻下行牙龈切除和牙龈成形术并结合翻瓣术，修整牙龈形态。

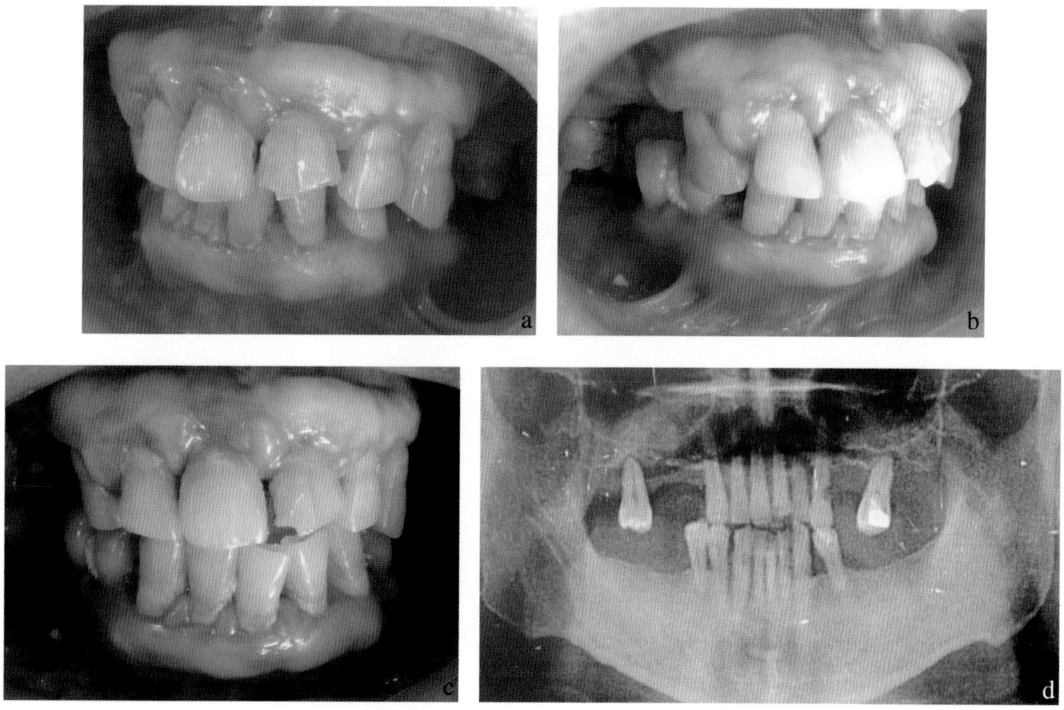

图 5-5　前牙术后 6 年口内照及 X 线片：增生炎症组织明显好转，牙龈形态明显改善，前牙龈缘轻度红肿伴退缩，全景 X 线片示牙槽骨吸收 1 ~ 3 度。

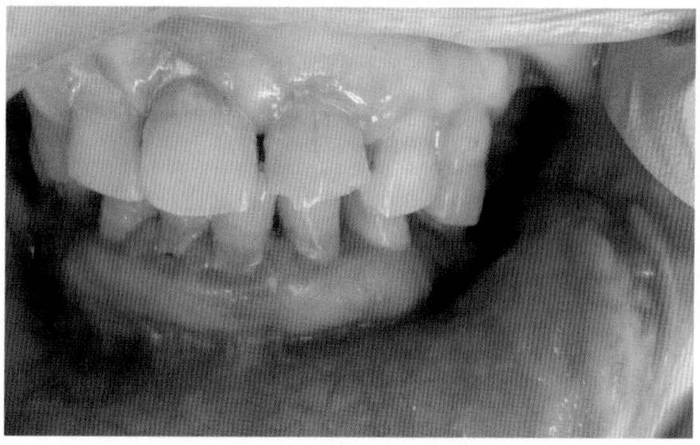

图 5-6　前牙术后 6 年下唇部及口内照：23 牙伸长及与对殆牙过紧咬合咬伤下唇左侧黏膜，距离左侧口角 1cm 处有长期咬伤所致的较深慢性溃疡面。

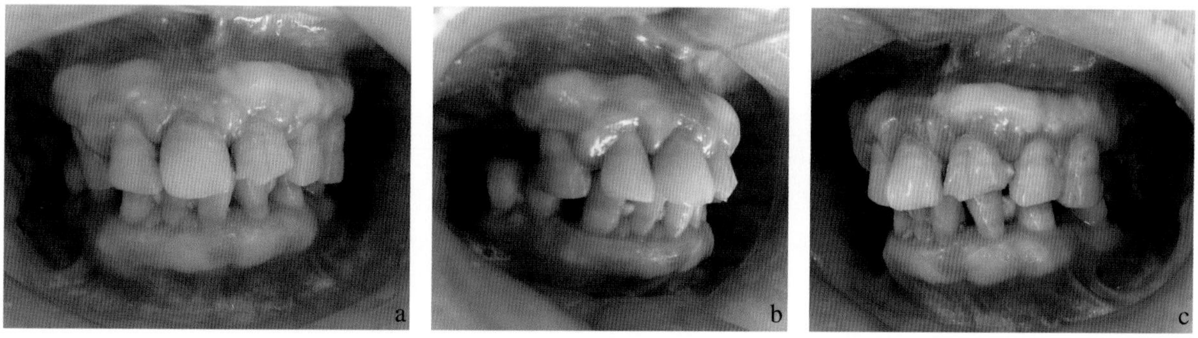

图 5-7　龈上洁治术后和龈下刮治术后 2 周口内照：牙龈红肿好转，上前牙牙龈乳头增生，继续作牙龈形态修整术。

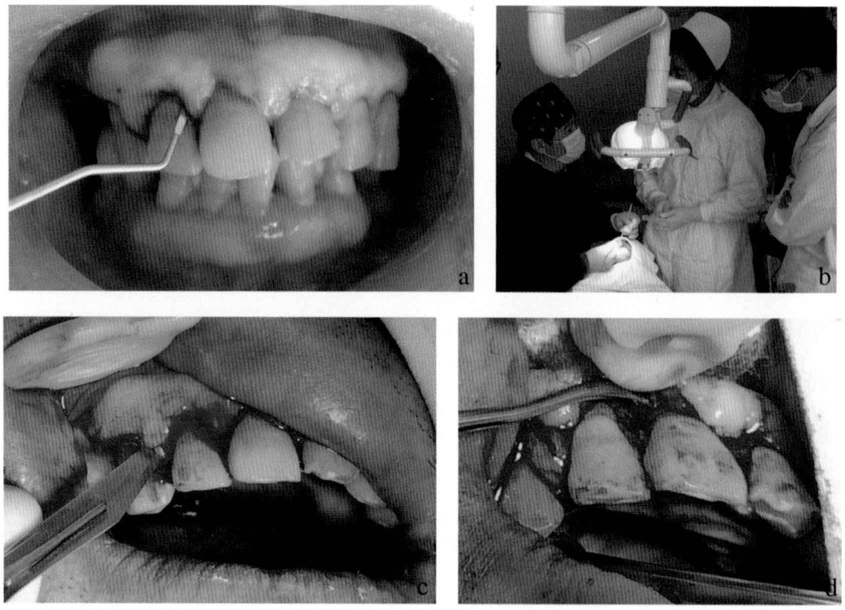

图 5-8　牙周手术术中口内照：在必兰麻局麻下行上前牙牙周翻瓣术及牙龈切除和成形术。

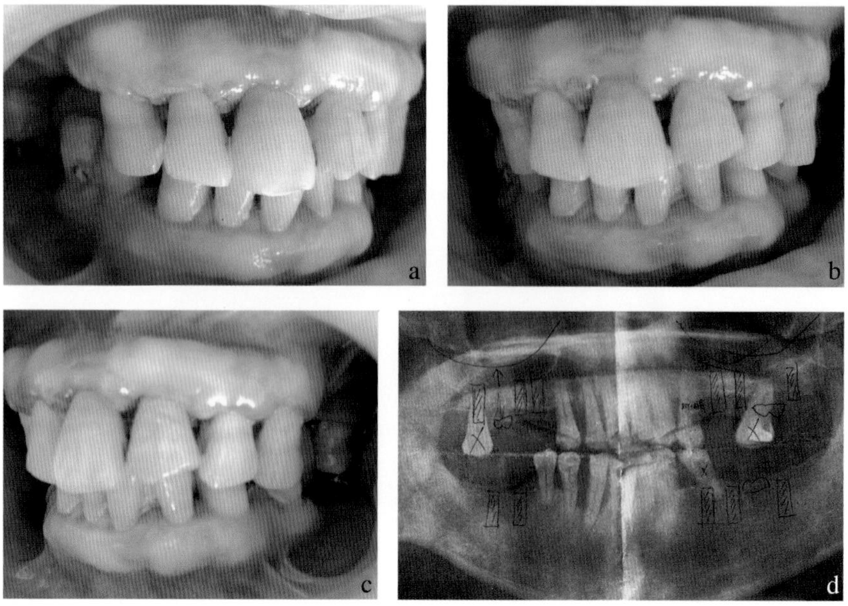

图 5-9　上前牙翻瓣及牙龈形态修整术后 1 周口内照及X线片：牙龈形态良好，牙龈乳头和龈缘稍红肿。

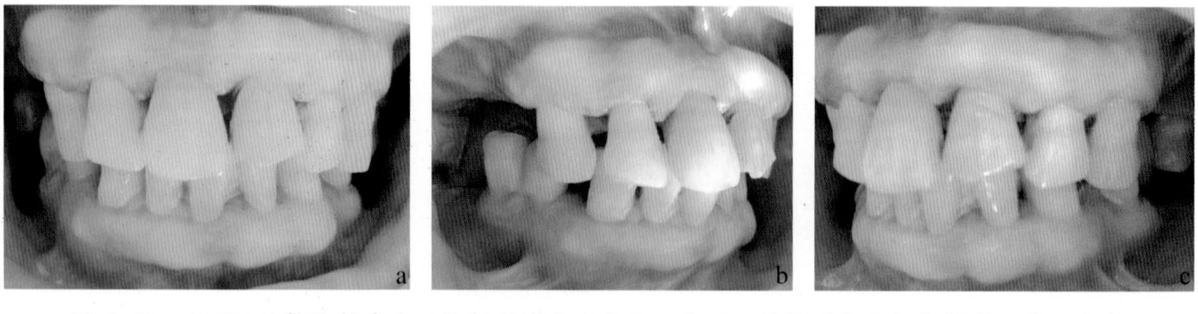

图 5-10　用 3% 过氧化氢冲洗及局部刮治术后半年口内照：牙龈形态和颜色恢复正常，患者满意。后期根据牙周愈合、牙齿缺失、患者经济和意愿选择合适修复方法，如种植修复、固定桥修复和活动义齿修复等。

病例2 药物性牙龈增生

患者：徐某，女，32岁。
主诉：全口牙龈增生6年。
病史：6年前因患癫痫口服苯妥英钠，4个月后上下前牙牙龈红肿，10个月后后牙牙龈红肿增生，口服消炎药稍好转，随着服药时间延长牙龈增生明显，未作局部治疗，近1年来牙龈增生明显并部分覆盖牙面，影响咀嚼和美观。否认血液系统疾病及其他系统病史。
检查：上下前牙牙龈明显增生呈球状，覆盖牙面1/3～1/2，后牙牙龈红肿增生比前牙稍轻，色粉红，质地坚韧，龈缘少许软垢和牙石，探诊出血不明显，无明显松动，全景X线片示牙槽骨吸收1度。
诊断：药物性牙龈增生。

诊断依据：

服用苯妥英钠6年，全口牙龈乳头和龈缘明显增生呈球状，上下前牙明显加重，覆盖牙面，牙槽骨吸收1度。

治疗计划：

① 口腔卫生宣教，② 停止服用苯妥英钠，③ 龈上洁治术和龈下刮治术去除菌斑、牙石，④ 局部用3% 过氧化氢冲洗，⑤ 牙龈切除术和牙龈成形术，⑥ 牙周维护治疗防止复发。

处理：

分期作口腔卫生宣教、龈上洁治术和龈下刮治术、牙龈切除和成形术、牙周维护治疗。

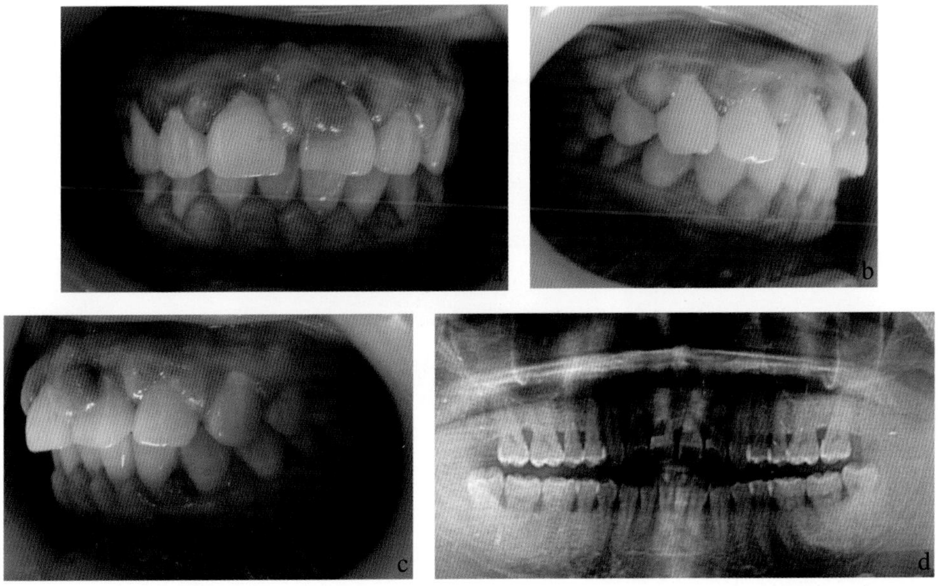

图 5-11　初诊时口内照及全景X线片：上下前牙牙龈明显增生呈球状，个别牙覆盖牙面1/3至1/2，后牙牙龈红肿增生比前牙稍轻，色粉红，质地坚韧，龈缘少许软垢和牙石，探诊出血不明显，无明显松动，全景X线片显示牙槽骨吸收1度。

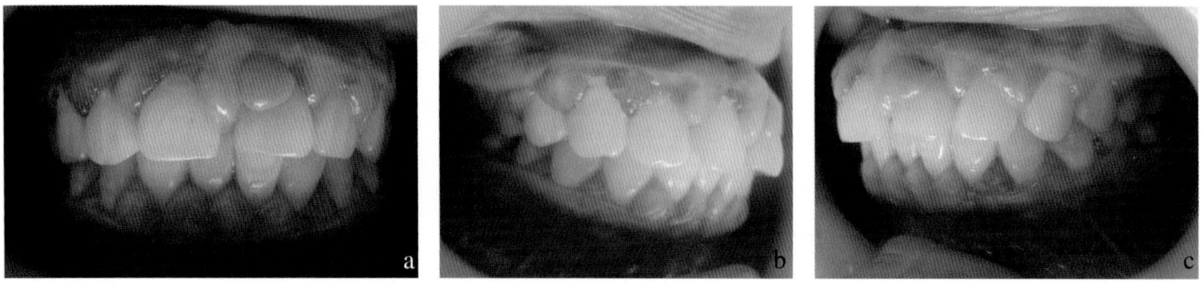

图 5-12　龈上洁治术后 1 周口内照：牙龈乳头和龈缘处红肿稍好转。

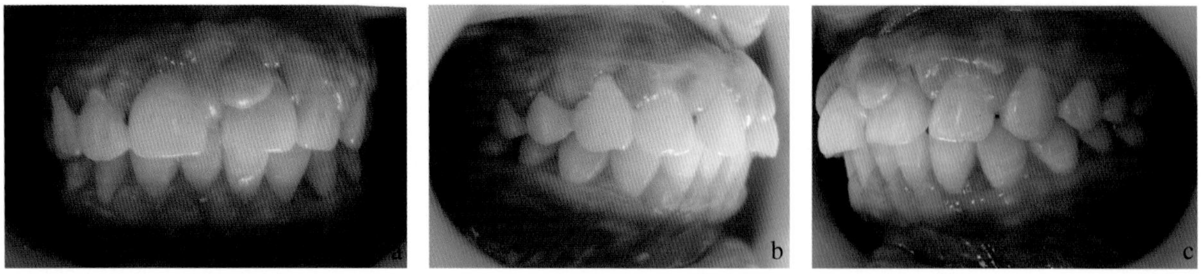

图 5-13　龈下刮治术后 1 周口内照：牙龈红肿明显减轻，11 牙和 21 牙牙龈乳头增生明显，需行手术切除。

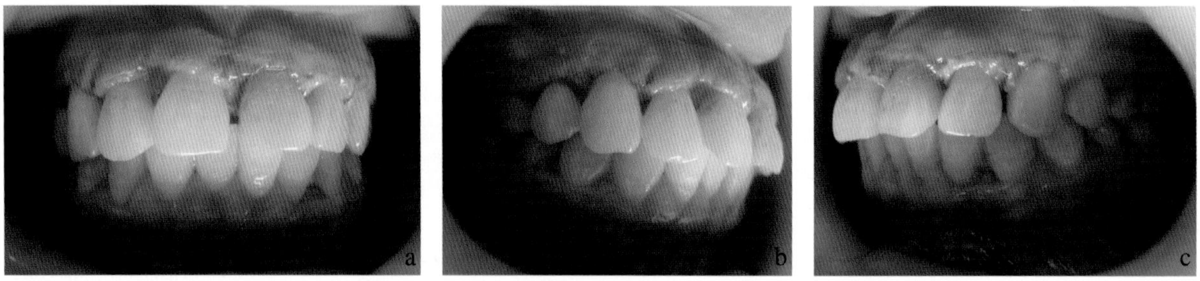

图 5-14　局麻下行上前牙牙龈切除和牙龈成形术后 1 周口内照：牙龈形态好转，伤口未完全愈合。

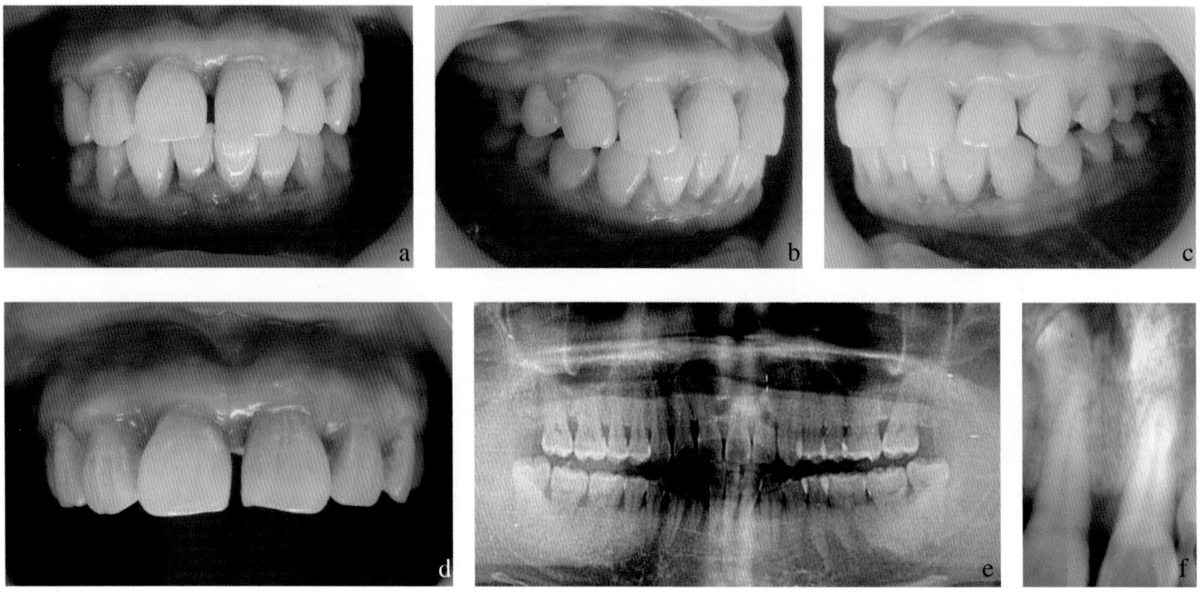

图 5-15　上前牙术后 6 个月口内照及 X 线片：牙龈边缘和牙龈乳头形态和颜色明显改善。

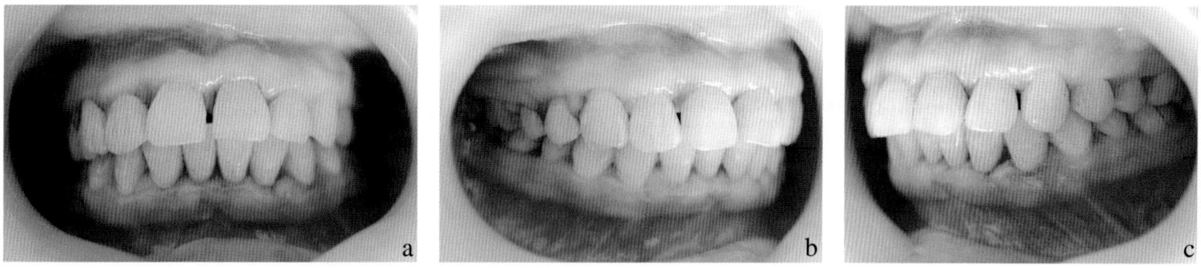

图 5-16 上颌前牙术后 10 个月及下颌牙牙龈切除术后 1 个月口内照；
牙龈形态和颜色明显改善，基本恢复正常，患者满意。

[述评]

药物性牙龈增生（drug-induced gingival hyperplasia）是指长期全身服用药物引起牙龈纤维性增生和体积增大。与牙龈增生有关的药物包括三类：抗癫痫药苯妥英钠，用于治疗癫痫；免疫抑制剂环孢素（cyclosporine），用于器官移植；钙通道拮抗剂硝苯地平，治疗高血压。菌斑引起的炎症可促进药物性牙龈增生的发生。特点为：服药后 3 个月可发病，好发于前牙龈乳头，之后扩展至全口牙龈。增生牙龈可覆盖牙面，多数呈结节状、球状和分叶状，颜色为红或粉红，质地坚韧；口腔卫生不良、龋病、不良修复体和矫治器等可加重牙龈增生。根据牙龈实质性增生和长期服药病史可诊断。治疗包括：①口腔卫生宣教，②停止使用引起牙龈增生的药物，③通过洁牙术和刮治术去除菌斑、牙石刺激因素，并消除菌斑滞留因素，④局部用 3% 过氧化氢冲洗，⑤牙龈切除术和牙龈成形术治疗增生牙龈，必要时用翻瓣术，⑥牙周维护治疗防止复发。

本章 2 个病例均为长期服用苯妥英钠所致，经过口腔卫生宣教、龈上洁治术、龈下刮治术、牙龈切除术、牙龈成形术或翻瓣术、局部药物治疗等均达到了好的疗效。1 例患者牙龈增生严重经过利用牙周基础治疗和两次手术配合局部药物，观察半年效果良好，且未见复发；1 例经过牙周基础治疗和手术治疗观察 10 个月疗效稳定，达到了治疗目的。

参考文献

[1] Namikawa K,Maruo T,Honda M, et al.Gingival overgrowth in a dog that received long-term cyclosporine for immune-mediated hemolytic anemia. Can Ver J.2012, 53(1):67-70

[2] Du H,Gao M,Qi C,et al.Drug-induced gingival hyperplasia and scaffolds: they may be valuable for horizontal food impaction. Med Hypotheses. 2010, 74(6):984-5.

[3]Li N,Liu N,Zhou J,et al.Inflammatory environment induces gingival tissue-specific mesenchymal stem cells to differentiate towards a pro-fibrotic phenotype. Biol Cell. 2013, 105(6):261-75

[4] Livada R,Shiloah J. Calcium channel blocker-induced gingival enlargement. J Hum Hypertens. 2014, 28(1):10-4.

[5] Madi M,Shetty SR,Babu SG,et al.Amlodipine-induced Gingival Hyperplasia - A Case Report and Review. West Indian Med J. 2015,64(3):279-82

[6] Hatahira H, Abe J, Hane Y,et al. Drug-induced gingival hyperplasia: a retrospective study using spontaneous reporting system databases. Journal Pharmaceutical Health Care Sciences, 2017,3:19

[7] 陈铁楼,周以钧，吴织芬. 牙龈炎分类研究进展. 牙体牙髓牙周病学杂志,1998,8（2）:150-2.

[8] Lauritano D, Moreo G, Limongelli L, et al. Drug-Induced Gingival Overgrowth: A Pilot Study on

the Effect of Diphenylhydantoin and Gabapentin on Human Gingival Fibroblasts.Int J Environ Res Public Health,2020, 17(21):56-61.

[9] Quach H,Ray-Chaudhuri A. Calcium channel blocker induced gingival enlargement following implant placement in a fibula free flap reconstruction of the mandible: a case report. J Implant Dent.2020, 6(1):47.

[10] Alshargabi R,Sano T,Yamashita A,et al. SPOCK1 is a novel inducer of epithelial to mesenchymal transition in drug-induced gingival overgrowth. Sci Rep,2020,10(1):9785.

[11] Chen TL, et al. Do patients with rheumatoid arthritis need regular periodontal treatment. Oral Diseases, 2022; 1-3. DOI: 1111/odi. 14488.

第6章　坏死性龈炎

病例1 坏死性龈炎（失活剂外泄相关）

患者：陶某，女，59岁。
主诉：右下后牙封药后牙龈肿痛3天。
病史：4天前因右下后牙牙神经痛去某医院治疗，封药2天后牙龈红肿，轻度疼痛和不适，口服消炎药无效即来本院就诊。否认全身系统疾病史。
检查：46牙暂封材料部分脱落，远中封药不严密，见牙龈灰色坏死，轻度红肿，松动度0度，46牙根尖片显示牙槽骨吸收1度。
诊断：坏死性龈炎（伴部分骨坏死）

诊断依据：

46牙牙髓封砷失活剂病史，龋坏位于邻面，封药不严密，牙龈灰色坏死。

治疗计划：

① 清除坏死牙龈组织和坏死骨组织，② 局部用3%过氧化氢反复冲洗，③ 46牙根管治疗，④ 46牙烤瓷冠修复。

处理：

分期作坏死牙龈和骨组织清除、3%过氧化氢冲洗、根管治疗、烤瓷冠修复。

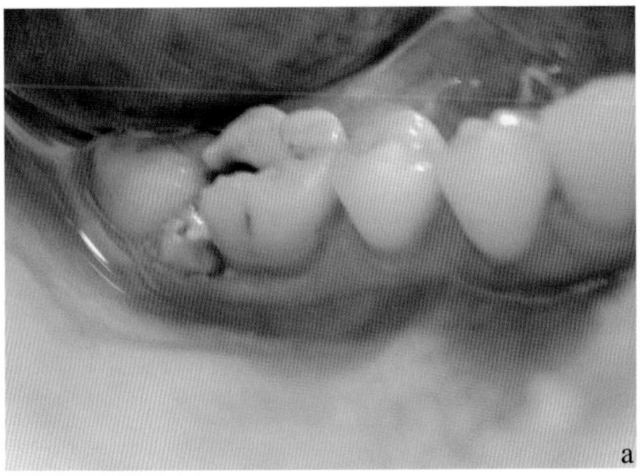

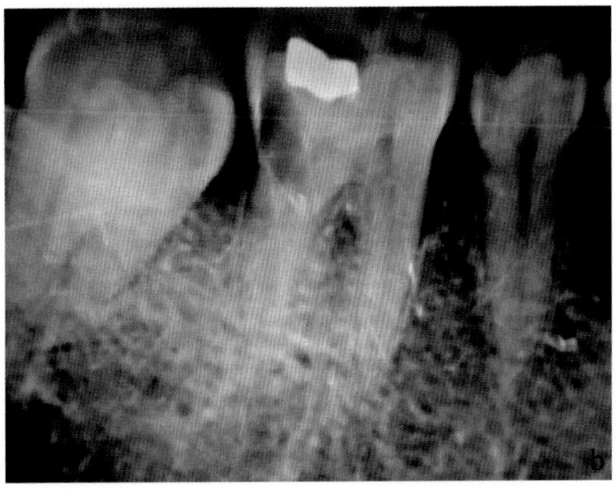

图6-1　初诊时口内局部照和X线片：46牙远中龋坏封药暂封材料部分脱落，46牙和47牙之间牙龈乳头，灰色坏死，牙龈肿胀，松动度0度，46牙牙槽骨吸收1度。

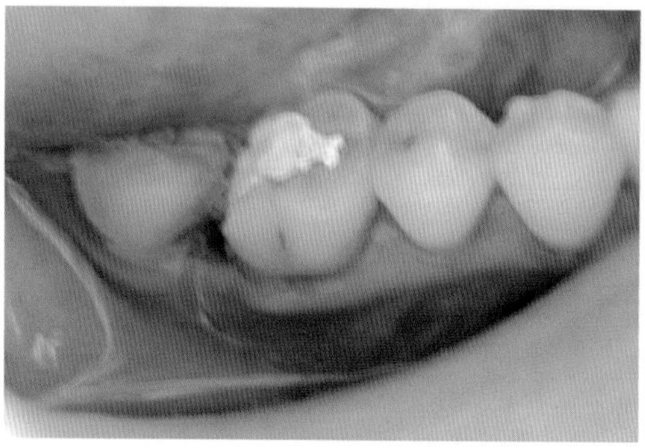

图 6-2　清除坏死牙龈组织和死骨组织及 3% 过氧化氢冲洗后 1 周口内照：牙龈坏死组织多数去除，46 牙远中仍有黑色残留物。

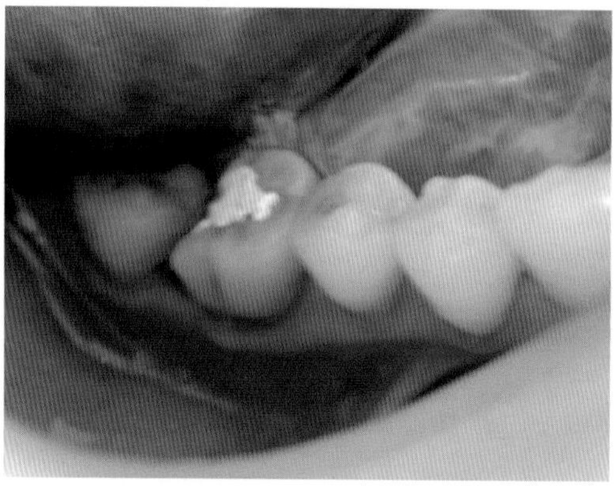

图 6-3　清除坏死牙龈组织和死骨组织及 3% 过氧化氢冲洗后 2 周口内照：46 牙远中黑色部分已基本消失，牙龈颜色逐渐恢复正常。

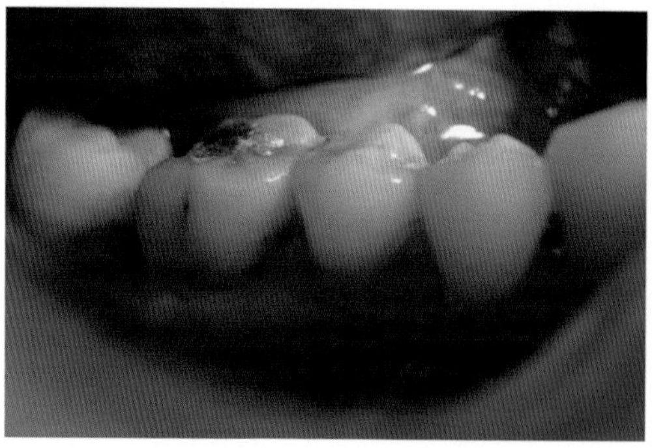

图 6-4　46 牙根管治疗及冲洗后 1 个月口内照：牙龈颜色完全恢复正常，牙龈乳头缺失。

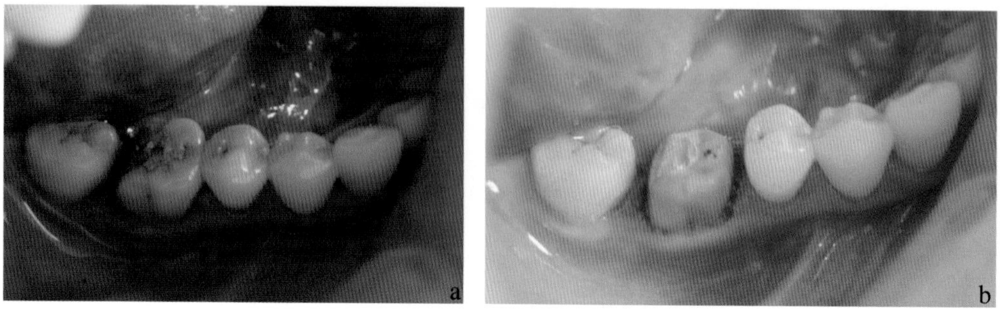

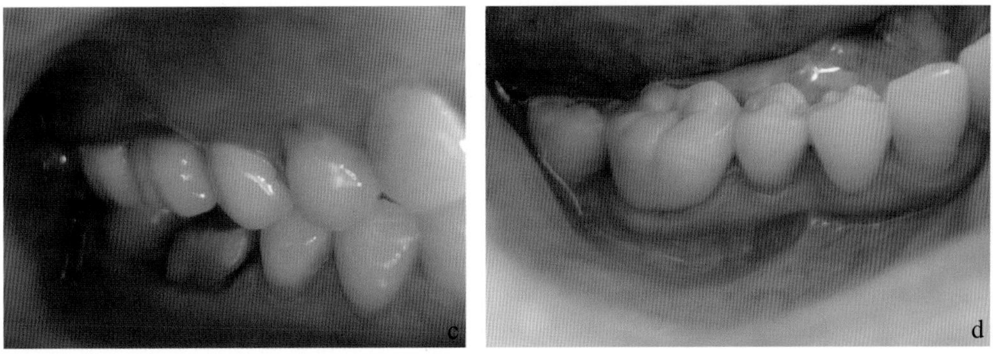

图 6-5　46 牙远中牙龈治疗后两个半月口内照：46 牙远中牙龈炎症消失，46 牙与 47 牙之间牙间隙较大。46 牙备牙后烤瓷冠修复后 1 周，患者满意。

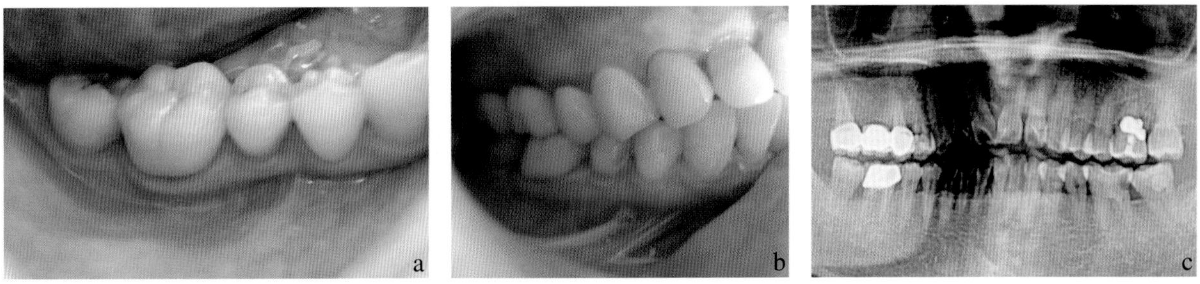

图 6-6　46 牙烤瓷修复后 1 年口内照及 X 线片：牙龈颜色和形态稳定，未见复发，咬合关系良好，46 牙远中牙槽骨高度稍低于近中。

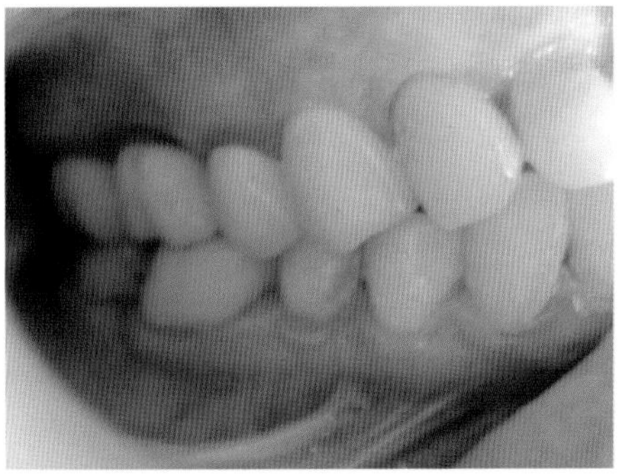

图 6-7　46 牙烤瓷修复后 5 年：牙龈颜色和形态未见异常，牙龈炎未见复发。

[述评]

坏死性龈炎（acute necrotizing gingivitis）是发生在牙龈边缘的坏死性炎症，发生在口腔黏膜称为坏死性口炎，是由奋森螺旋体和厌氧菌梭形杆菌引起，此两种微生物平时可存活于牙间隙、龈沟与牙周袋内，当身体抵抗力降低、口腔卫生差时易诱发致病菌繁殖而引发致病。急性坏死性龈炎多见于儿童，起病急，发病快，早期牙龈边缘及龈乳头红肿，之后迅速坏死，使龈缘变平，龈乳头刀削样缺损，表面覆盖灰褐色污秽假膜，患处牙龈易出血，疼痛明显，口内有特殊口臭，如得不到控制可使骨坏死、牙槽骨暴露和严重时牙齿松动脱落。病变可波及唇、颊黏膜，上覆灰黑色假膜，周围黏膜充血、水肿，开始仅累及少数牙齿，随后病变迅速扩大，牙龈乳头坏死时，中央凹陷如火山口状；重者可有低热、疲乏、颌下淋巴结肿大。慢性坏死性龈口炎多发生于成人的个别牙齿的牙龈缘及龈乳头，轻度坏死，出现出血、疼痛、口臭等，若不及时治疗可发展为牙周炎。治疗包括：①多发生于儿童及青年，起病急，发展快，后果严重，早期应尽早及时诊治，发病期间加强口腔护理；②急性期可先轻轻除去坏死组织并初步刮除大块牙石，局部用 3% 过氧化氢溶液冲洗和含漱，涂 2% 龙胆紫或 1% 碘酊，或甲硝唑药膜贴敷；③重症可用青霉素或口服甲硝唑等，适当补充 B 族维生素和维生素 C。

砷毒性坏死性牙龈炎（Arsenic trioxide-induced gingival necrosis）是干髓术中使用三氧化二砷失活牙髓时因失活剂外露引起的牙龈坏死性炎症。砷是一种细胞原浆毒，与体内蛋白酶的巯基有很强亲和力，易与丙酮酸氧化酶的巯基结合成酶—砷复合体，使酶失去活性，影响细胞氧化及代谢，导致细胞死亡，使牙龈坏死，还可直接损害毛细血管，使其扩张松弛，通透性增加。根据用三氧化二砷失活牙髓病史，结合牙龈坏死表现即可诊断。治疗包括：①先轻轻清除坏死牙龈组织，②反复用 3% 过氧化氢冲洗和涂 1% 碘制剂，严重时口服甲硝唑和头孢类消炎药，③注意口腔卫生。预防包括：在作干髓术时尽量少用砷失活剂，改用多聚甲醛制剂，必须用时要严密封药，以免外露。本章中 1 个病例为在治疗牙髓炎时用三氧化二砷失活牙髓，封药不严密引起的牙龈和骨组织坏死，治疗时先轻轻去除坏死组织和骨组织，再反复用 3% 过氧化氢冲洗，根管治疗后行烤瓷冠修复，取得了良好的疗效，经过 5 年观察，未见复发，牙龈基本恢复正常，牙槽骨未见明显吸收加重。

参考文献

[1] Lu PC，Wu JH，Chen CM，et al. Arsenic Trioxide-Induced Mandibular Osteomyelitis. J Oral Maxillofac Surg,2015, 73(9):1761-5.

[2] Marty M,Noirrit-Esclassan E,Diemer F,et al.Arsenic trioxide-induced osteo-necrosis treatment in a child: mini-review and case report. Eur Arch Paediatr Dent, 2016,17:419-22.

[3] Magister MJ,Crist H,Oberman BS. Rapid Progression of Necrotic Lesion of the Mandibular Gingiva in a Pancytopenic Patient. Invasive necrotizing fungal gingivitis. JAMA Otolaryngology-Head & Neck Surgery,2015,141(10):937-8.

[4] Dufty J,Gkranias N,Petrie A,et al.Prevalence and treatment of necrotizing ulcerative gingivitis (NUG) in the British Armed Forces:a case-control study.Clin Oral Invest,2017,21:1935-44.

[5] Kato H,Imamura A.Unexpected Acute Necrotizing Ulcerative Gingivitis in a Well-controlled HIV-infected Case. Intern Med, 2017,56:2223-7.

[6] Chen G, Sung PT.Gingival and localized alveolar bone necrosis related to the use of arsenic trioxide paste—two case reports. J Formosan Medical Association,2014,113(3):187-90.

[7] 陈铁楼，张建新，洪法廉. 三氧化二砷加碘甘油失活牙髓初探. 口腔医学杂志,1995,15(1):40-1.

[8] Kilmukhametova YH,Batig VM,Ostafiichuk MA,et al. Indicators of antioxidant protection of blood in necrotizing ulcerative gingivitis in experimental animals. J Med Life, 2021, 14(1):68-74.

[9]Yousefi L,Leylabadlo HE,Pourlak T,et al. Oral spirochetes: Pathogenic mechanisms in periodontal disease. Microb Pathog, 2020, 144:104193.

[10] Siddiqui AZ,Vellappally S,Fouad H,et al. Bactericidal and clinical efficacy of photochemotherapy in acute necrotizing ulcerative gingivitis. Photodiagnosis Photodyn Ther, 2020,29:101668.

第7章　牙龈瘤

病例1 前牙牙龈瘤

患者：杨某，女，67岁。
主诉：上前牙牙龈肿块2年。
病史：2年前上前牙牙龈肿胀，刷牙出血，发现在上前牙牙龈乳头处形成肿块，近半年牙龈明显肿胀，伴瘤样增生，口服消炎药红肿好转，但牙龈肿块未见明显减小，近1个月牙龈肿胀增生覆盖牙面，影响美观。否认血液系统疾病及其他系统病史。
检查：12牙和13牙唇侧龈乳头处见椭圆形牙龈瘤样肿块，直径约1.5cm，有蒂，质地中等、色红，不痛，X线片显示牙槽骨吸收2度，牙周膜稍增宽。
有菌斑和牙石位于牙龈缘处，探诊出血少。
诊断：12牙和13牙龈乳头牙龈瘤。

诊断依据：

牙龈乳头增生呈椭圆形肿块，质地中等，有蒂，牙龈缘有菌斑和牙石，牙槽骨吸收2度。

治疗计划：

① 口腔卫生宣教，② 龈上洁治术和龈下刮治术去除菌斑、牙石；③ 牙龈瘤切除联合牙龈冠向复位术；④ 牙周维护治疗。

处理：

分期作龈上洁治术和龈下刮治术，12牙和13牙牙龈乳头处牙龈瘤切除和牙龈冠向复位术，牙周维护治疗。

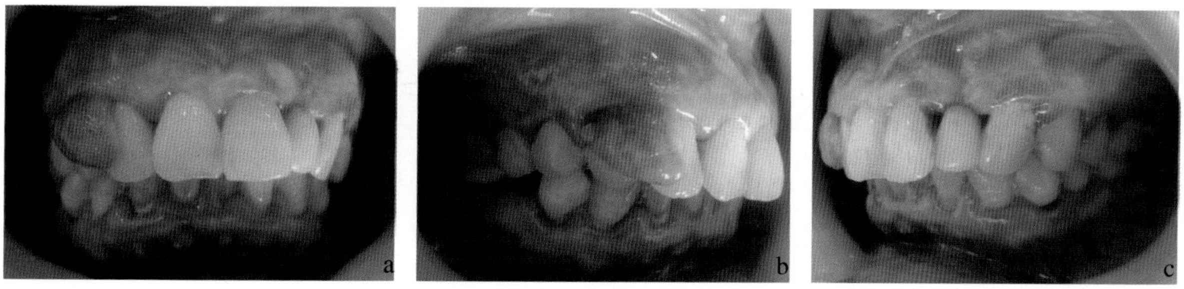

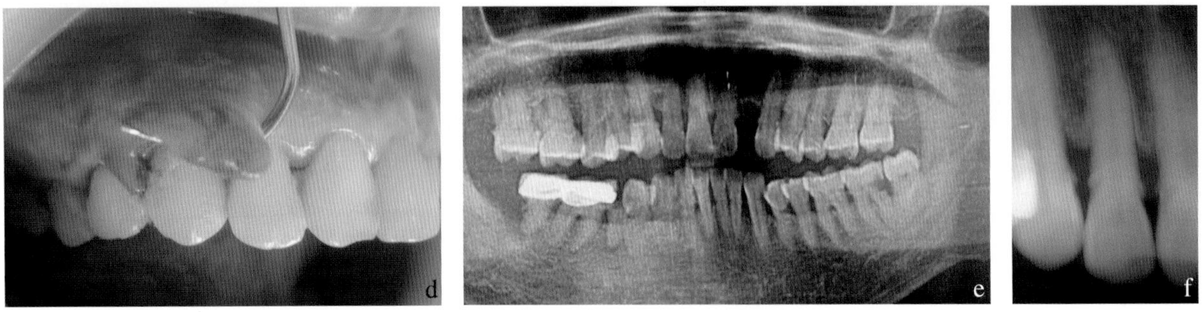

图 7-1　初诊时口内照及 X 线片：12 牙和 13 牙唇侧牙龈乳头处有 1.5cm 直径大小肿块，有蒂，质地中等、色红，有菌斑和牙石位于牙龈缘处，探诊出血；下前牙牙龈红肿明显，X 线片显示 12 牙和 13 牙之间牙槽骨吸收 1 ~ 2 度，其余牙槽骨吸收 1 ~ 3 度。

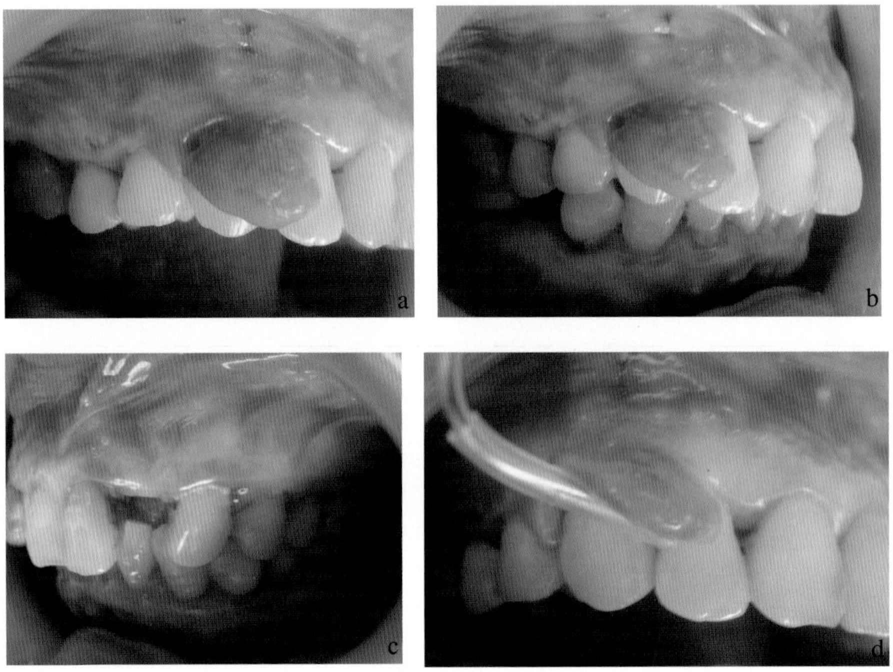

图 7-2　龈上洁治术和龈下刮治术后 1 个月口内照：12 牙和 13 牙牙龈瘤红肿明显好转，口腔其余牙牙龈红肿明显改善。

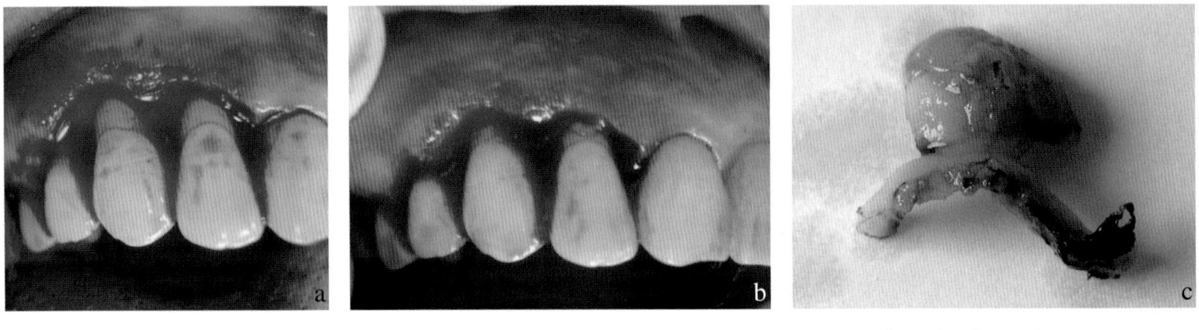

图 7-3　牙周手术术中照：行 12 牙和 13 牙牙龈瘤摘除及牙龈冠向复位术（a，b）；摘除的牙龈瘤及部分健康组织（c）。

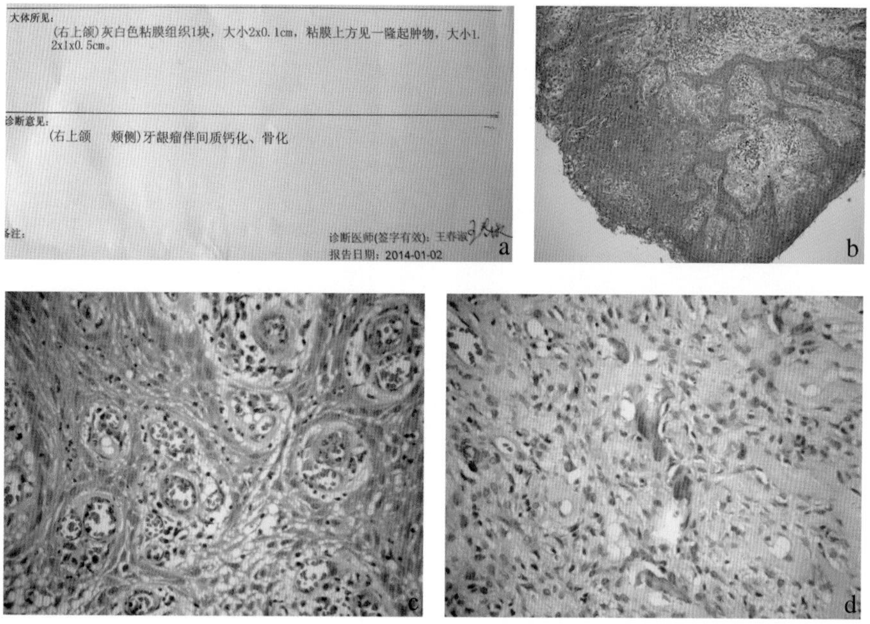
大体所见：
(右上颌)灰白色粘膜组织1块，大小2x0.1cm，粘膜上方见一隆起肿物，大小1.2x1x0.5cm。
诊断意见：
(右上颌　颊侧)牙龈瘤伴间质钙化、骨化
备注：
诊断医师(签字有效)：王春敏
报告日期：2014-01-02

图 7-4　牙龈瘤组织病理学 HE 染色结果：上皮层为类鳞状上皮样增生，牙龈固有层见大量微血管，浆细胞之间有骨样钙化及微血管。

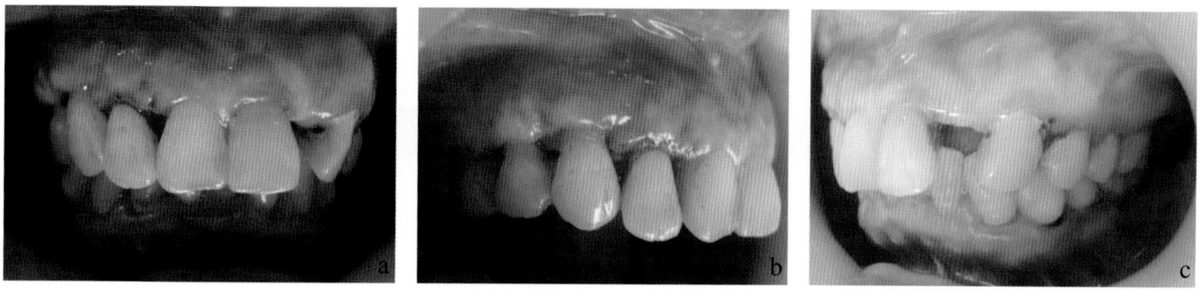

图 7-5　术后 10 天口内照：12 牙和 13 牙之间术区伤口生长良好，有少许渗血

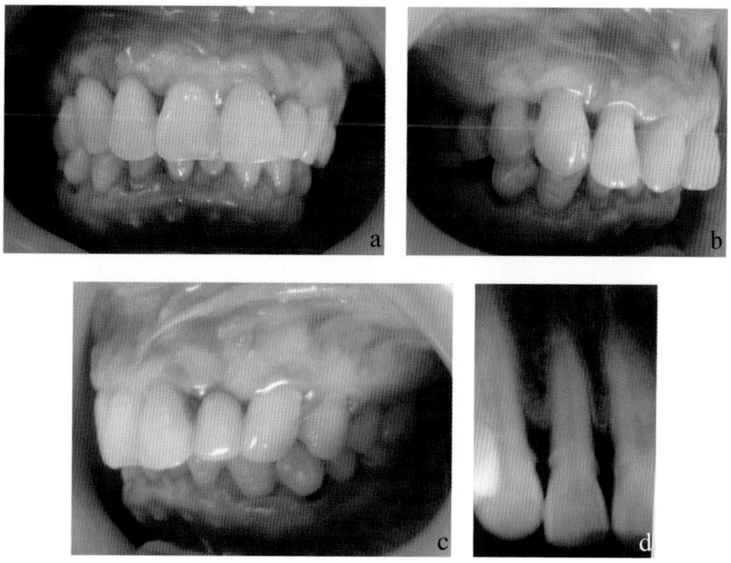

图 7-6　术后 2 个月口内照：12 牙和 13 牙牙龈瘤术区伤口愈合良好，牙龈无明显退缩，形态好，仅有龈乳头轻度退缩，与邻牙基本协调，牙槽骨吸收程度未见明显加重。

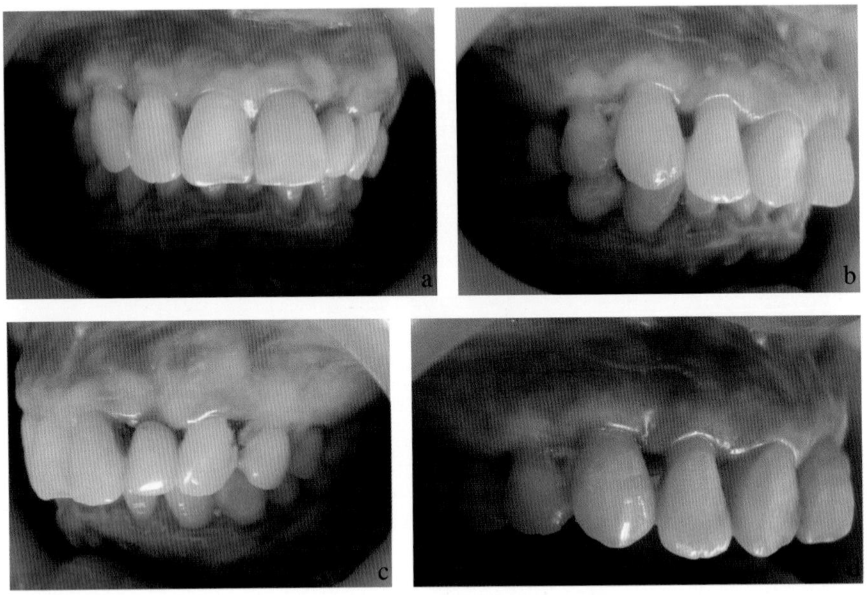

图 7-7　术后 6 个月口内照：术区伤口生长良好，牙龈颜色和形态良好，未见复发，患者满意。

病例 2　前牙牙龈瘤

患者：邱某，男，33 岁。
主诉：上前牙牙龈瘤样增生 3 年。
病史：3 年前上前牙牙龈肿胀，刷牙出血，近 1 年牙龈肿胀加重，牙龈增生明显，咬硬物出血减少，口服消炎药无明显改善，近 1 个月牙龈增生呈球状，覆盖牙面，影响美观。否认血液系统疾病及其他系统病史。
检查：11 牙和 21 牙唇侧牙龈乳头处有圆球样增生物，直径约 1cm，有蒂，质地中等、色红，有少许菌斑和牙石位于牙龈缘处，探诊出血少。X 线片显示牙槽骨吸收不明显。
诊断：11 牙和 21 牙之间龈乳头牙龈瘤。

诊断依据：

牙龈乳头增生呈圆球形，质地中等，有蒂，牙龈缘处有菌斑和牙石。

治疗计划：

① 口腔卫生宣教，② 龈上洁治术和龈下刮治术；③ 牙龈瘤切除联合牙龈冠向复位术；④ 牙周维护治疗。

处理：

分期作龈上洁治术和龈下刮治术，牙龈瘤切除和牙龈冠向复位术，牙周维护治疗。

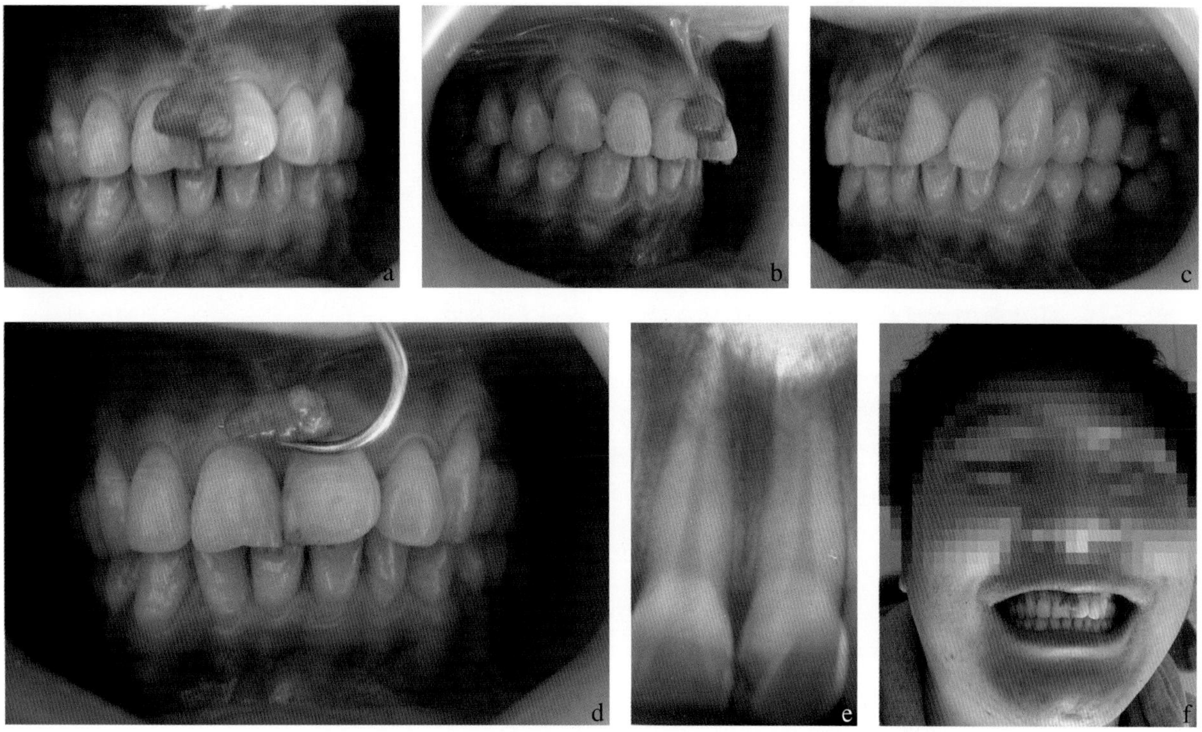

图 7–8　初诊时口内照和 X 线片：11 牙和 21 牙唇侧有一个 1cm 直径大小圆球样增生物，有蒂，质地中等、色红，有菌斑和牙石位于牙龈缘处，探诊出血不明显；下前牙牙龈红肿，无明显增生，X 线片显示病变区牙槽骨吸收不明显。

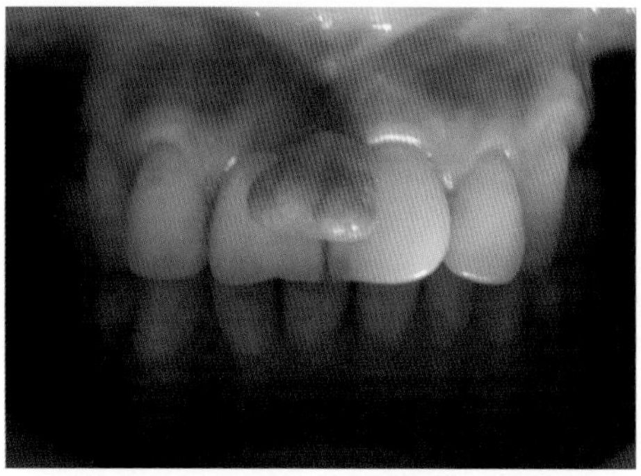

图 7–9　龈上洁治术和龈下刮治术后 1 个月口内照：牙龈红肿明显好转。

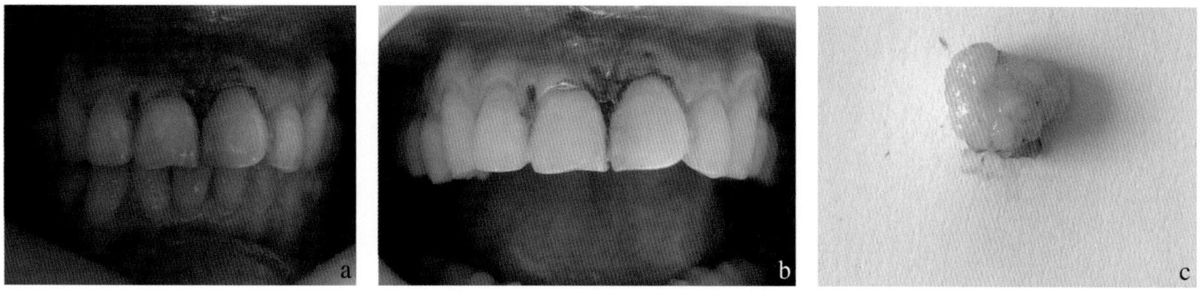

图 7–10　牙龈切除和牙龈成形术（a，b）及摘除的牙龈瘤组织（c）。

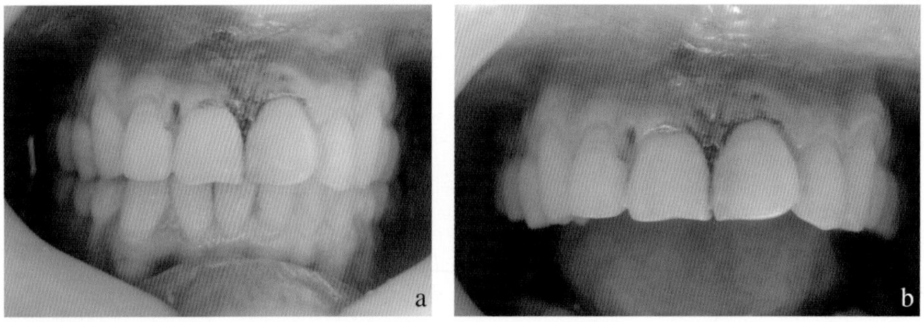

图 7-11　11 牙和 21 牙牙龈瘤摘除后 7 天口内照：手术区域牙龈伤口稍红，上皮未完全愈合，牙龈无明显红肿。

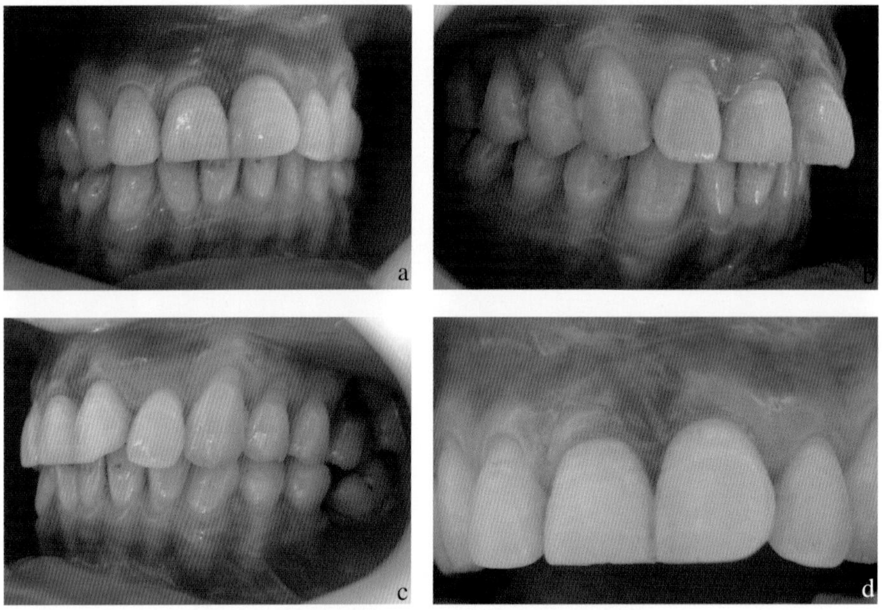

图 7-12　牙龈瘤术后 3 周口内照：手术区域牙龈上皮完全愈合，无明显红肿

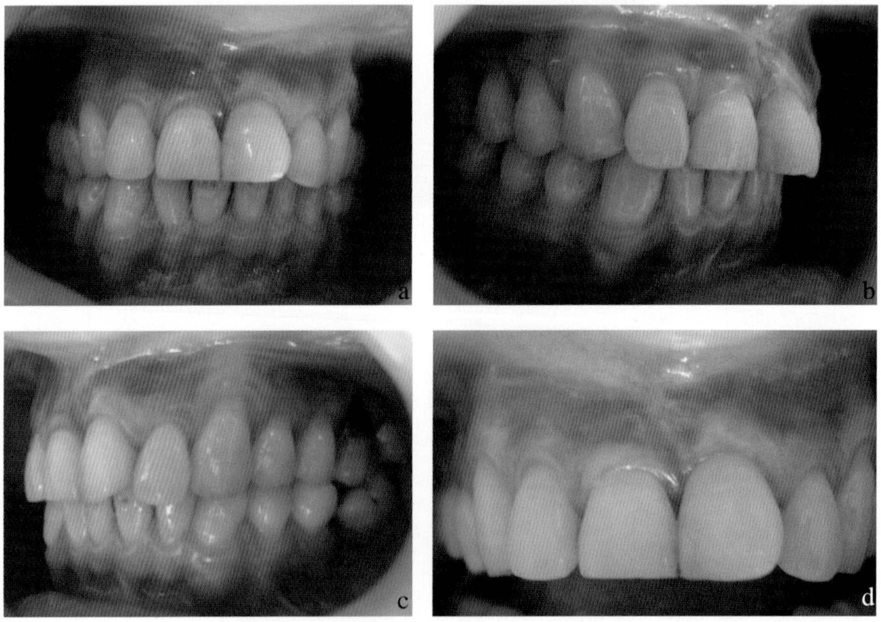

图 7-13　术后 1 年口内照：口腔卫生好，牙龈无明显红肿，术区牙龈颜色和形态良好，牙龈瘤未见复发，患者满意。

病例3 前牙牙龈瘤

患者：丁某，女，28岁。
主诉：上前牙牙龈瘤样肿块3年。
病史：3年前上前牙牙龈肿胀，刷牙出血，之后牙龈增生明显，口服消炎药无明显改善，近6个月牙龈增生呈球状，覆盖牙面，刷牙出血减少，口服消炎药无明显改善，影响美观。否认血液系统疾病及其他系统病史。
检查：22牙和23牙唇侧有1.4cm直径大小圆球样牙龈增生，有蒂，质地中等、色红，无明显菌斑和牙石，探诊出血不明显；下前牙牙龈无明显红肿，X线片示病变区骨吸收不明显。
诊断：22牙和23牙龈乳头牙龈瘤

诊断依据：

牙龈乳头增生呈圆球样，色红，质地中等，有蒂，牙龈缘无明显菌斑和牙石。

治疗计划：

① 口腔卫生宣教，② 牙龈瘤切除术联合牙龈冠向复位术，③ 牙周维护治疗。

处理：

分期作牙龈瘤切除术和牙龈冠向复位术、牙周维护治疗。

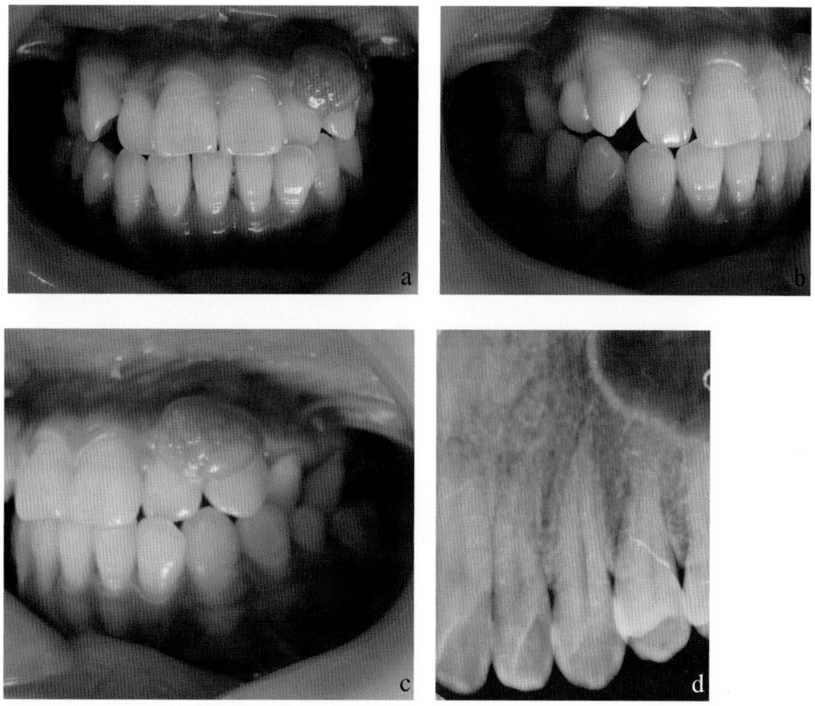

图 7-14 初诊时口内照及X线片：22牙和23牙唇侧有1.4cm直径大小圆球样牙龈增生，有蒂，质地中等、色红，无明显菌斑和牙石，探诊出血不明显；下前牙牙龈红肿不明显，X线片显示病变区牙槽骨吸收不明显。

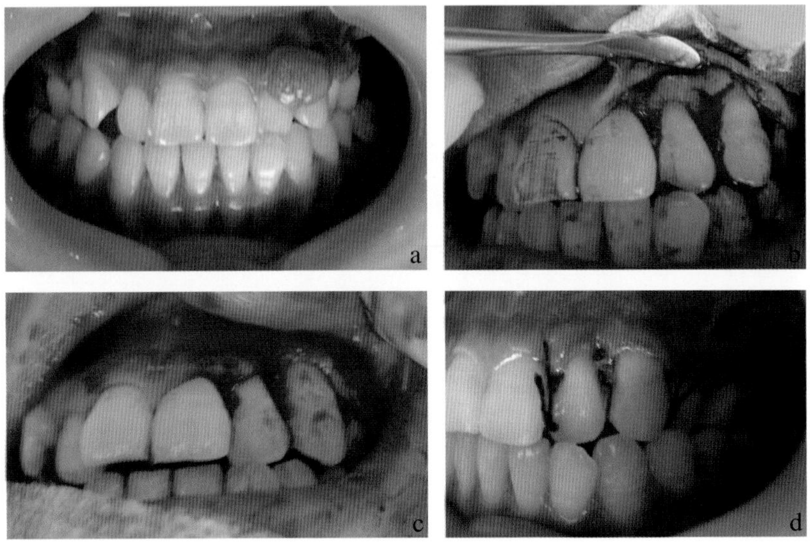

图 7-15　牙周手术中口内照：局部冲洗消除牙龈炎症后行牙龈瘤切除术和牙龈冠向复位术：在局麻下沿龈瘤外侧 1mm 处切除牙龈瘤，后沟内切口，翻起黏膜骨膜瓣，去除根面和牙龈内壁肉芽组织，根面平整后行牙龈冠向复位术、缝合后伤口处敷牙周塞治剂。

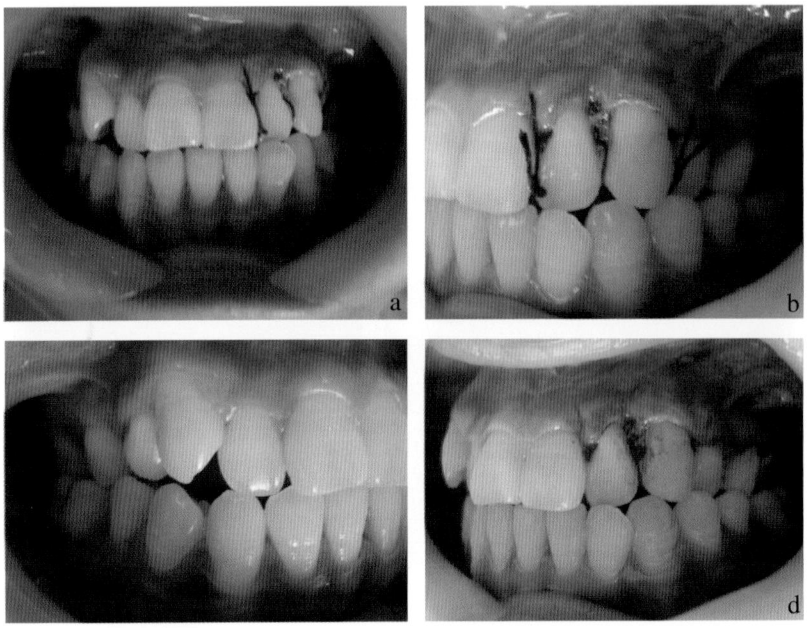

图 7-16　术后 10 天口内照：术区伤口初步愈合，龈乳头轻度红肿。

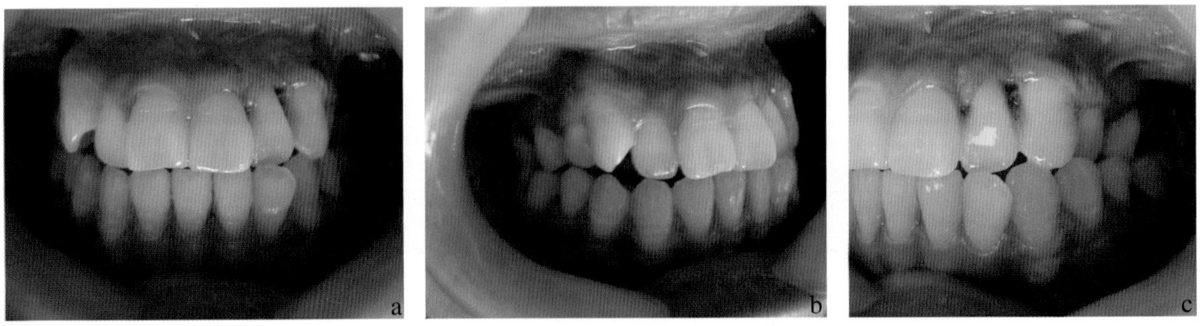

图 7-17　术后 3 周口内照：手术区域牙龈伤口基本愈合，牙龈乳头轻度退缩

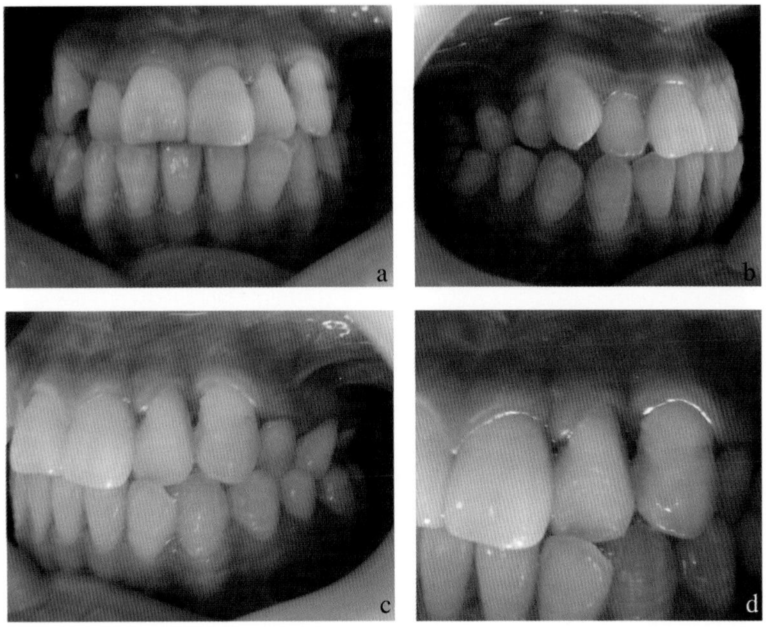

图 7-18　术后 3 个月口内照：术区牙龈无明显红肿，有少许菌斑。牙龈颜色和形态良好，与邻牙协调，牙龈瘤未见复发，

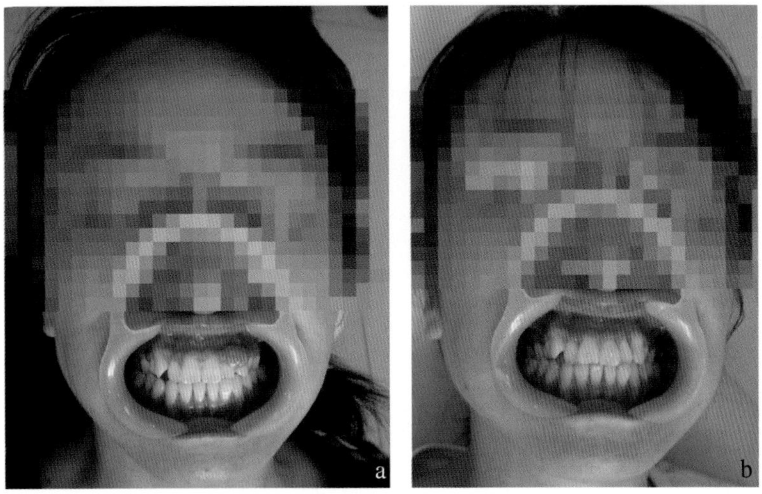

图 7-19　术前和术后半年比较

病例4 后牙牙龈瘤

患者：付某，女，53 岁。

主诉：右下后牙牙龈瘤样肿块 4 年。

病史：4 年前右下后牙牙龈肿胀，刷牙出血，之后牙龈增生明显，咬硬物出血，口服消炎药稍好转，2 年前曾在外院作牙龈瘤摘除术并拔除 47 牙，近 2 个月自觉牙龈瘤复发，口服消炎药效果不佳，来院就诊，否认血液系统疾病及其他系统病史。

检查：47 牙颊侧远中有 0.6x1.4cm 不规则形态的牙龈增生病损，牙龈轻度红肿，从牙颈部环抱牙齿，自发性出血，无蒂，质地中等偏软，龈缘有明显菌斑和牙石，探诊出血明显；X 线片显示 47 牙远中牙槽骨吸收 1 度。

诊断：47 牙颊侧远中牙龈瘤。

诊断依据：

47 牙牙龈增生为不规则形状，色红，质地为中等偏软，牙龈红肿，无蒂，牙龈缘有菌斑和牙石。

治疗计划：

① 口腔卫生宣教，② 牙龈瘤切除术并拔除患牙，③ 牙周维护治疗。

处理：

分期作牙龈瘤切除术和拔牙术、牙周维护治疗。

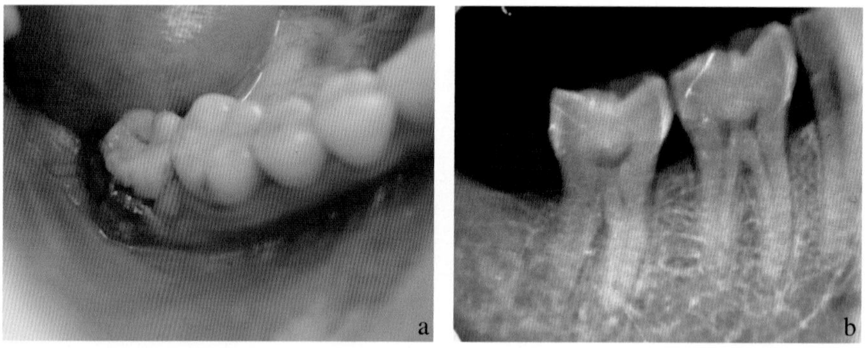

图 7–20　初诊时口内照及 X 线片：47 牙颊侧及远中牙颈部有 0.6 × 1.4cm 不规则形态的牙龈增生病损，环抱牙颈部，牙龈稍红肿，渗血，无蒂，质地中等偏软，龈缘有明显菌斑和牙石，探诊出血明显；X 线片显示 47 牙远中牙槽骨吸收 1 度。

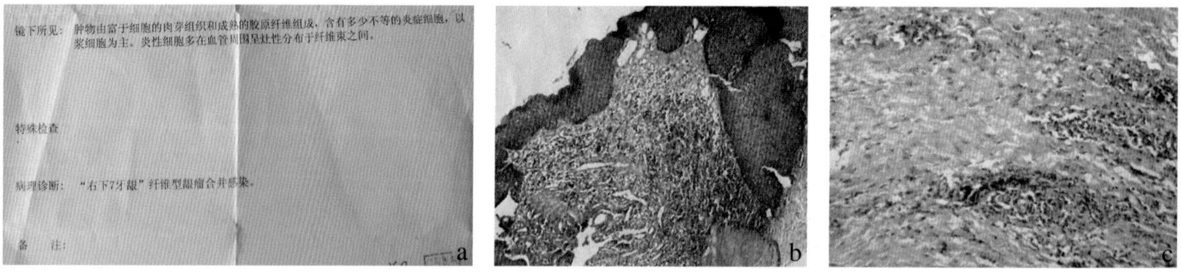

图 7–21　牙龈瘤切除术病理报告及 HE 染色结果：局部冲洗待急性炎症好转后，自病变区 1mm 处切口行牙龈瘤摘除术和拔除 47 牙，刮除病损处牙槽骨和牙周膜。病理检查为纤维型牙龈瘤，肿物由肉芽组织和成熟的胶原纤维组成，炎细胞多在血管周围，呈灶性分布于纤维束之间，且以浆细胞为主。

牙龈瘤术后 1 年复发，见 46 牙远中牙龈增生类似于原来 47 牙不规则牙龈增生。在局麻下从距离病变区 1.5mm 处行牙龈瘤切除（保留 46 牙不拔除）。术中切除龈瘤后，翻瓣刮除病损处牙周膜和牙槽骨，缝合伤口。

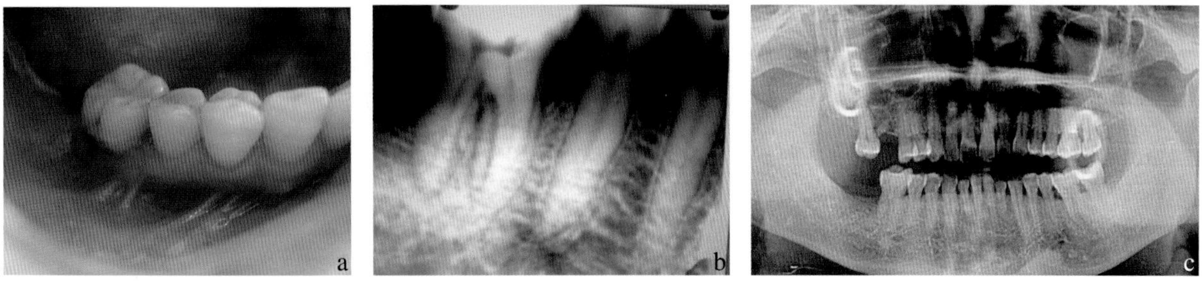

图 7-22　术后 1 周口内照及 X 线片：术区牙龈伤口稍红，龈乳头轻度红肿，46 牙远中牙槽骨吸收 2 ~ 3 度。

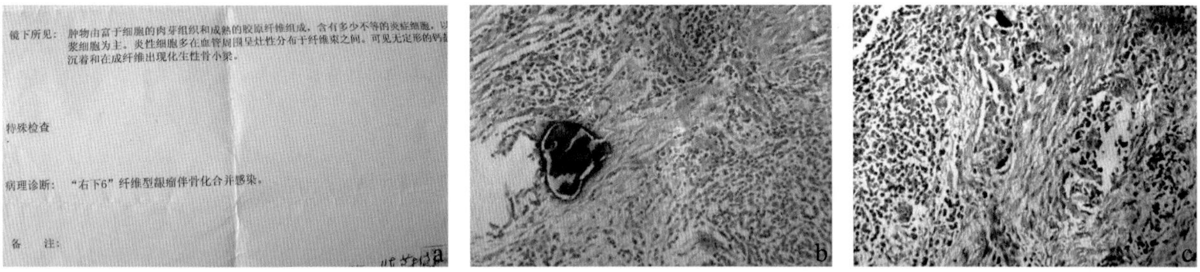

图 7-23　切除 46 牙牙龈瘤病理报告：为纤维型龈瘤伴骨化合并感染，由肉芽组织和成熟胶原纤维组成，在纤维之间有无定型钙化块和骨化，牙龈固有层炎细胞多在血管周围，呈灶性分布于纤维束之间，且以浆细胞为主。

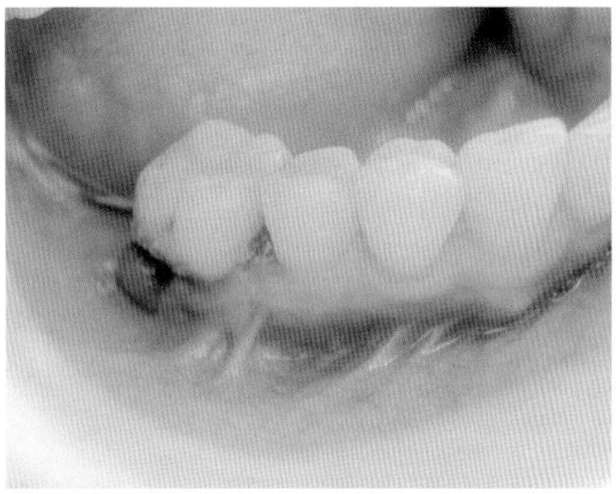

图 7-24　术后 2 周口内右下后牙照：牙龈稍红肿，伤口愈合欠佳。继续随访观察，注意口腔卫生。

[述评]

牙龈瘤（epulis）是牙龈生长的局限性反应性增生物，为较常见的瘤样病损。多由残根、牙石、不良修复体等引起，与机械刺激和慢性炎症有关，多由局部刺激和炎症反应所引起。好发于龈乳头，呈圆形、椭圆形、分叶状，大小不一，可有蒂，血管性和肉芽肿性牙龈瘤质地软、色红；纤维性者质地较硬，色粉红，不痛，较大的牙龈瘤可引起牙槽骨吸收，牙周膜增宽。根据上述表现可诊断。治疗包括：①口腔卫生宣教，②去除牙石、菌斑和不良修复体等刺激物，③手术切除牙龈瘤，刮净牙周膜和部分牙槽骨，以免复发，④牙周维护治疗。

本章 4 个病例中有 3 例为上颌前牙牙龈瘤，1 个为后牙牙龈瘤。在治疗上前牙的 3 个病例时，先通过龈上洁治术和龈下刮治术去除菌斑牙石消除炎症，再用牙龈切除术和牙龈成形术切除牙龈瘤，再行牙龈冠向复位瓣术改善和预防牙龈退缩，均获得良好的疗效。2 例经过半年、1 例经过 1 年观察发现疗效稳定且美观，未见复发。有 1 例后牙牙龈瘤为 53 岁，经过 2 次手术病情得到基本控制，术后 2 周发现牙龈缘轻度红肿，由于后牙所涉及的病变较严重，必要时需拔除患牙，该病例为外地患者，复诊困难，远期疗效尚待进一步观察确定。

参考文献

[1] Truschnegg A,Pichelmayer M,Acham S,et al.Nonsurgical treatment of an epulis by photodynamic therapy. Photodiagnosis Photodynamic Therapy,2016,14:1-3.

[2] Chen TL,Wang XM,Zhang XH,et al. Therapeutic effects of diode laser on vascular epulis in esthetic area. J Indian Soc Periodontol, 2021, 25(1):75-7.

[3] Taga TT,Nonaka T,Manabe T,et al.Exophytic Tumor Growth After Incomplete Removal of Polypoid Malignant Melanoma of the Maxillary Gingiva: A Case Report and Review of the Literature. J Oral Maxillofac Surg,2016,74:2328e1-e8.

[4] Truschnegg A,Acham S,Kiefer BA,et al.Epulis: a study of 92 cases with special emphasis on histopathological diagnosis and associated clinical data. Clin Oral Invest,2016,20(7):1757-64.

[5] Johnson KM,Shainker SA,Estroff JA,et al.Prenatal Diagnosis of Congenital Epulis: Implications for Delivery. J Ultrasound Med,2017,36:449-51.

[6] Wong AKC,Ramli R,Mustaffa MW,et al.Congenital epulis: A rare benign tumour. Med J Malaysia,2016,71(5):300-1.

[7] 曹采方. 牙周病学. 第 2 版. 北京：人民卫生出版社，2003. 109-125.

[8] Zhang B,Tan X,Zhang K,et al.A study of cell proliferation using immunohistological staining: A case report of congenital granular cell epulis. Int J Pediatr Otorhinolaryngol,2016,88:58-62.

[9] Jiang Y,Fang B,Xu B,et al. The RAS-PI3K-AKT-NF-κB pathway transcriptionally regulates the expression of BCL2 family and IAP family genes and inhibits apoptosis in fibrous epulis. J Clin Lab Anal, 2020, 34(3):e23102.

[10] Lu W,Qi GG,Li XJ,et al. Gingival Plasma Cell Granuloma: A case report of multiple lesions. J Clin Pediatr Dent , 2020;44(6):436-41.

第2部分

牙周病症及治疗

第8章　牙周脓肿

病例1 牙周脓肿（松动牙烤瓷冠相关）

患者：张某，女，59岁。
主诉：上前牙烤瓷修复后牙龈肿痛6个月。
病史：1年前上中切牙根管治疗后行烤瓷桥修复，6个月前上前牙牙龈红肿，之后形成瘘管，有脓液溢出，口服消炎药好转，之后又复发，否认全身系统性疾病病史。
检查：11牙和21牙烤瓷桥修复，21牙唇侧瘘管，有脓液流出，牙周袋8mm，其余牙牙龈稍红，未见明显肿胀，21牙牙槽骨吸收2～3度。
病症诊断：21牙牙周脓肿。

诊断依据：

21牙烤瓷修复后，唇侧瘘管，牙龈轻度红肿。

治疗计划：

① 口腔卫生宣教，② 牙周脓肿切开引流，③ 龈上洁治术和龈下刮治术后用3%过氧化氢冲洗，④ 口服消炎药，⑤ 牙周维护治疗。

处理：

分期作牙周脓肿切开引流、龈上洁治术和龈下刮治术、3%过氧化氢冲洗牙周袋、口服消炎药、牙周维护治疗。

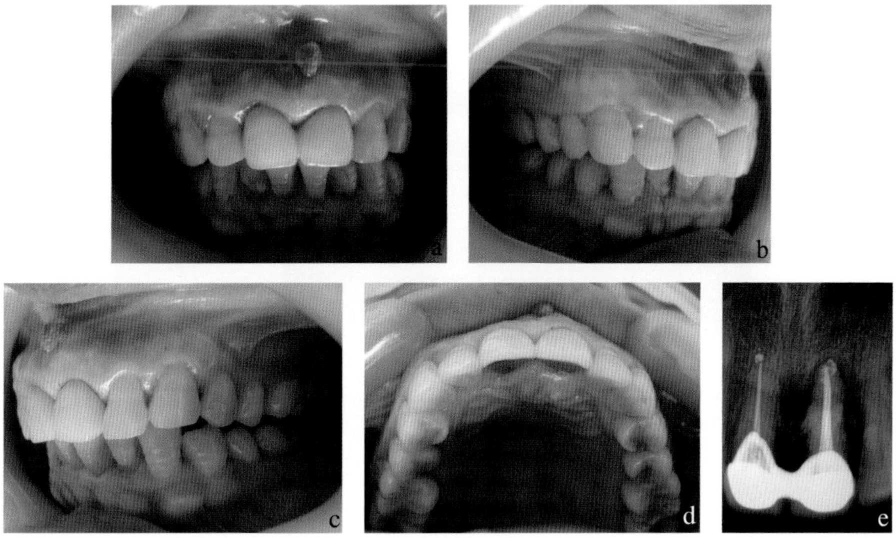

图8-1　初诊时口内照及X线片：11牙和21牙烤瓷桥修复，21牙唇侧牙周脓肿伴瘘管，牙周袋8mm，其余牙牙龈稍红，未见明显肿胀，21牙牙槽骨吸收2～3度。

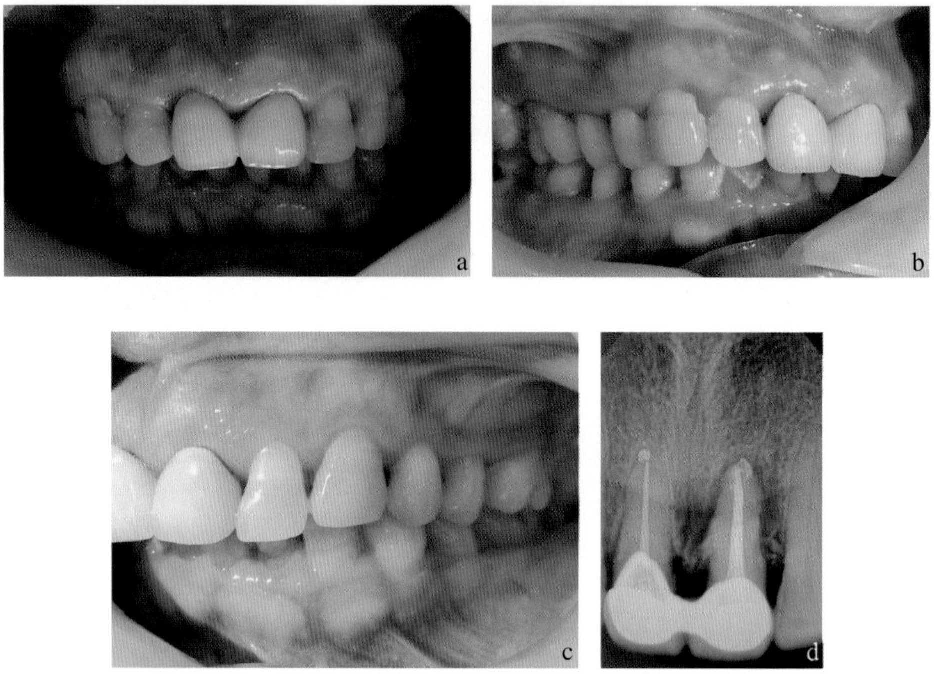

图 8-2 治疗 2 周后口内照及 X 线片：局部龈上洁治术和龈下刮治术后用 3% 过氧化氢轻轻冲洗牙周袋，口服甲硝唑片 0.2 克 / 次，每日 3 次 + 头孢克洛胶囊 0.25 克 / 次，每日 3 次，共 4 天，21 牙牙周脓肿消失，牙龈红肿好转，牙槽骨吸收未见加重。

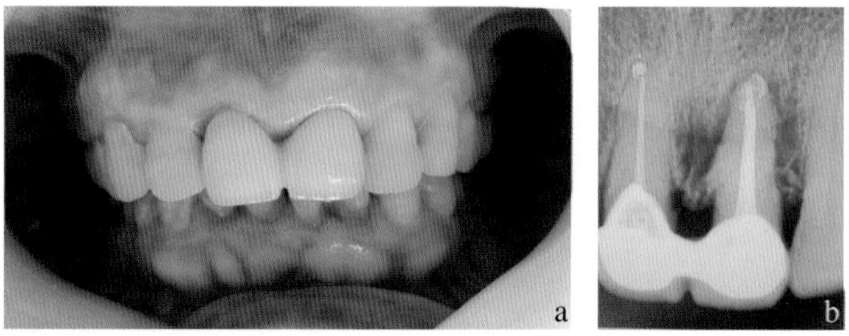

图 8-3 治疗后 4 个月口内照及 X 线片：牙龈未见明显红肿，牙龈健康，牙槽骨吸收未见加重，骨密度增加。

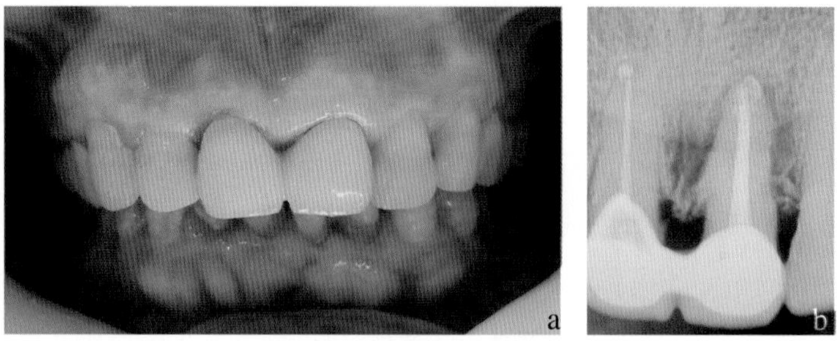

图 8-4 治疗后 1 年口内照及 X 线片：牙龈无明显红肿，牙周脓肿未见复发，21 牙牙槽骨密度增加。

病例2 牙周脓肿（牙周牙髓联合病变相关）

患者：张某，女，54岁。
主诉：右下后牙间断性牙龈肿痛3个月。
病史：3个月前开始右下后牙牙龈肿胀，伴有刷牙出血，口服消炎药好转，近1周加重，口服消炎药无效，未作局部治疗，否认血液系统疾病及其他系统病史。
检查：46牙牙周牙髓联合病变，牙龈红肿，牙周袋8mm，有脓液流出，X线片见46牙远中牙周膜增宽，根分叉骨吸收，近远中根尖阴影，牙槽骨吸收1～2度。
病症诊断：46牙牙周脓肿。

诊断依据：

牙龈红肿、牙周袋8mm，瘘管，有脓液流出，根分叉骨吸收，牙槽骨吸收1～2度。

治疗计划：

① 口腔卫生宣教，② 龈上洁治术和龈下刮治术，③ 3%过氧化氢冲洗牙周袋，④ 口服消炎药，⑤ 46牙根管治疗，⑥ 牙周维护治疗。

处理：

分期作局部龈上洁治术、龈下刮治术、3%过氧化氢冲洗牙周袋、根管治疗、牙周维护治疗。

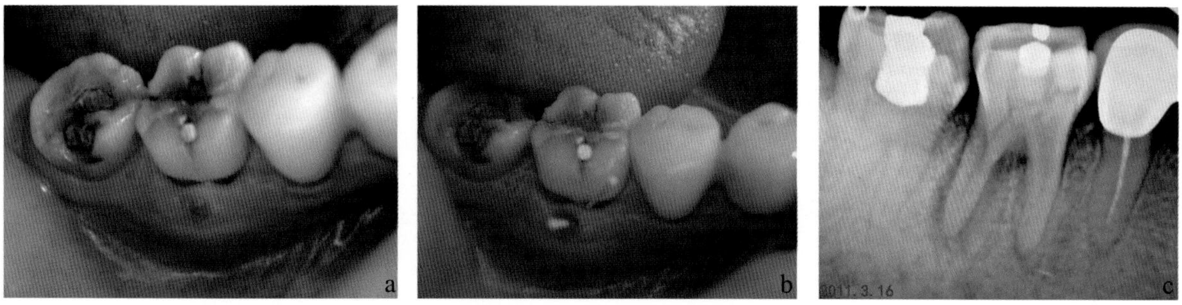

图8-5 初诊时口内右下后牙照及X线片：46牙牙周牙髓联合病变，牙龈红肿，牙周袋8mm，有脓液流出，殆面银汞合金充填，近中复合树脂充填。46牙远中牙周膜增宽，根分叉处牙槽骨吸收，近远中根尖阴影，牙槽骨吸收1～2度。

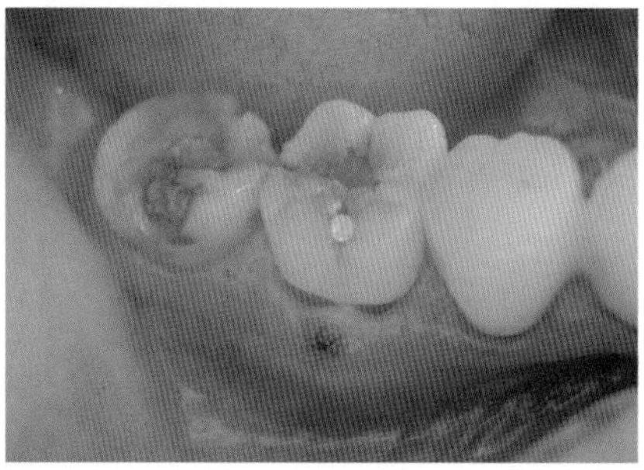

图8-6 牙周基础治疗1周右下后牙口内照：局部龈上洁治术和龈下刮治术后用3%过氧化氢冲洗牙周袋，口服甲硝唑片+头孢克洛胶囊，见46牙牙周脓肿好转。

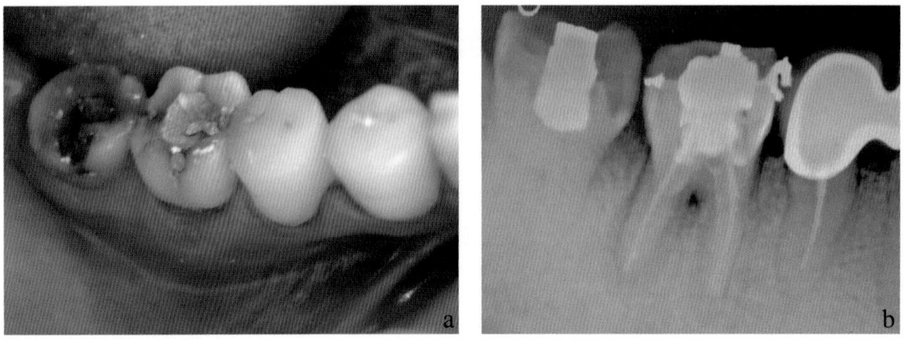

图 8-7 根管治疗后 2 周右下后牙口内照及 X 线片:46 牙牙周脓肿完全愈合，46 牙牙龈红肿消失，轻度退缩，根管充填良好，根尖阴影稍好转，牙槽骨吸收稍改善。

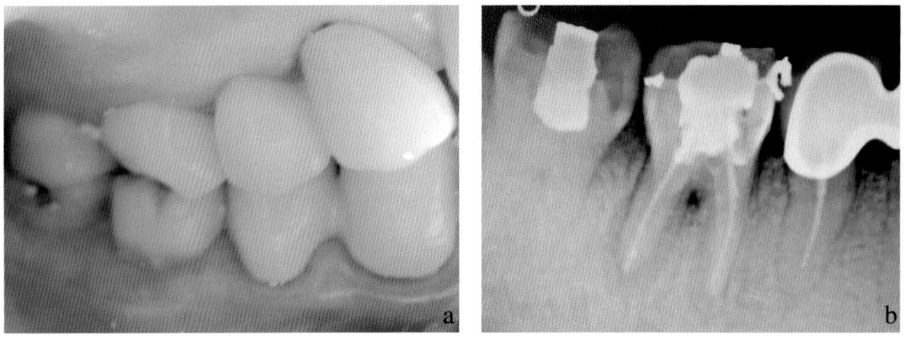

图 8-8 治疗结束后 6 个月口内照及 X 线片：46 牙牙龈红肿消失，牙龈轻度退缩，牙周脓肿未见复发，牙槽骨密度明显改善，建议烤瓷冠修复，牙周科定期随访。

病例3 牙周脓肿（牙周牙髓联合病变相关）

患者：张某，男，41 岁。

主诉：左下后牙间断性牙龈肿痛 2 年。

病史：2 年前烤瓷修复后不久左下后牙牙龈开始出现肿痛，有时牙龈化脓，口服消炎药好转，近 1 个月加重，口服消炎药效果差，即来就诊，否认全身系统性疾病病史。

检查：36 牙烤瓷冠修复，颊侧牙龈脓肿伴颊侧瘘管，牙周袋 6mm，有脓液溢出。X 线片见 36 牙根尖阴影，近远中牙槽骨吸收 1 ～ 2 度，根分叉处牙槽骨轻度吸收。

病症诊断：36 牙烤瓷冠修复后牙周脓肿。

诊断依据：

牙龈红肿瘘管、牙周袋 6mm，有脓液流出，根分叉病变，牙槽骨吸收 1 ～ 2 度。

治疗计划：

① 口腔卫生宣教，② 36 牙龈上洁治术、龈下刮治术，③ 3% 过氧化氢冲洗牙周袋，④ 拆除烤

瓷冠，⑤ 36 牙根管治疗，⑥ 36 牙烤瓷冠修复，⑥ 牙周维护治疗。

处理：

分期作龈上洁治术、龈下刮治术、3% 过氧化氢冲洗牙周袋、36 牙拆除烤瓷冠、根管治疗、烤瓷冠再修复，牙周维护治疗。

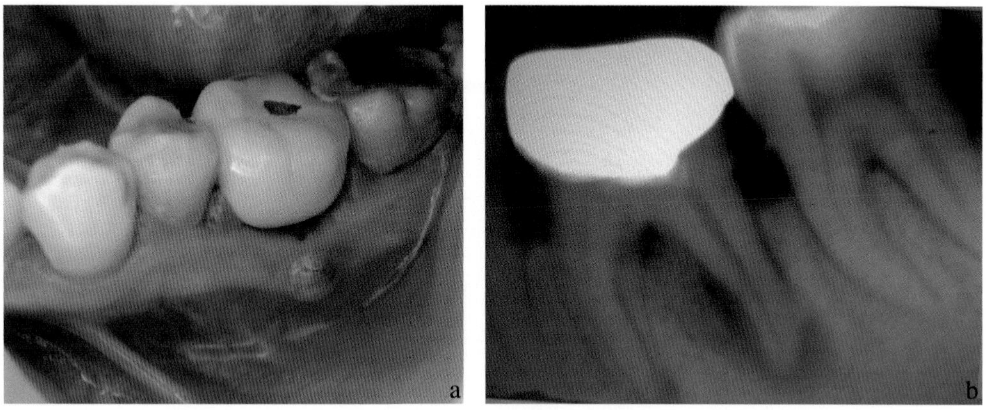

图 8-9　初诊时右下后牙口内照及 X 线片：36 牙烤瓷修复，冠缘与龈缘有间隙，牙周牙髓联合病变，36 牙颊侧牙龈脓肿伴瘘管，牙周袋 6mm，有脓液溢出。36 牙根分叉及近远中牙槽骨吸收 1 ～ 2 度，根尖阴影。

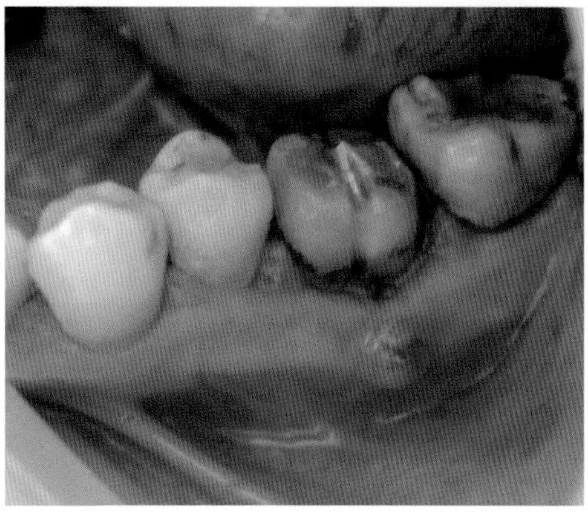

图 8-10　拆除 36 牙烤瓷冠后口内照：36 牙颊侧牙龈瘘管、牙龈红肿，行局部龈上洁治术、龈下刮治术、牙周袋内 3% 过氧化氢冲洗。

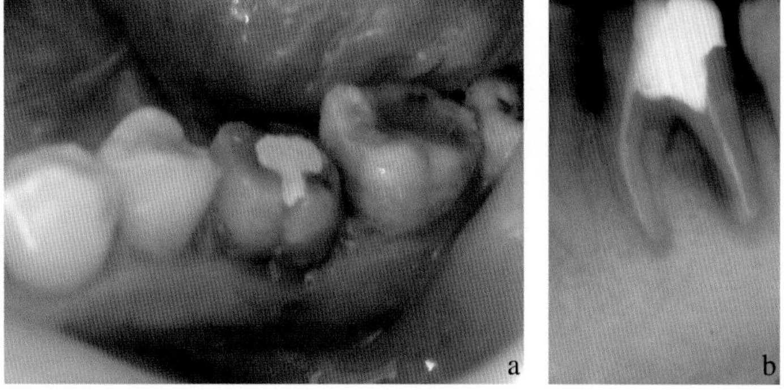

图 8-11　36 牙根管治疗后 1 周口内照和 X 线片：36 牙牙周脓肿及颊侧瘘管明显好转，牙龈轻度退缩，根管充填良好，根尖阴影轻度好转。

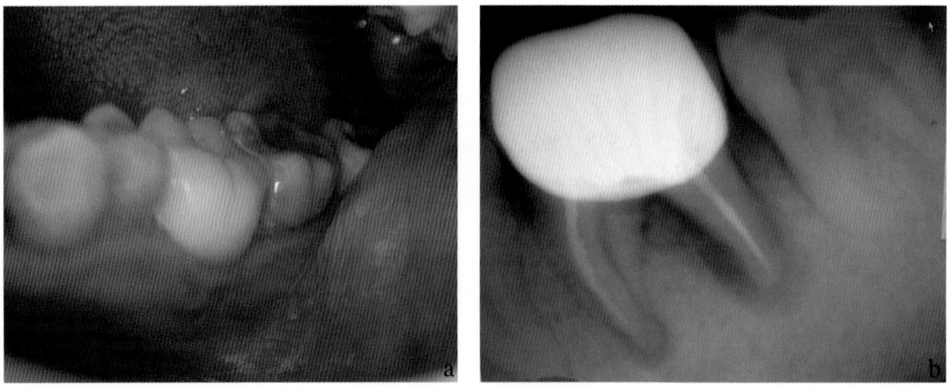

图 8-12　36 牙烤瓷修复后 1 周口内照及 X 线片：在 36 牙根管治疗后 1 个月行烤瓷冠修复，修复后 1 周见 36 牙牙龈红肿和瘘管消失，牙槽骨吸收好转。

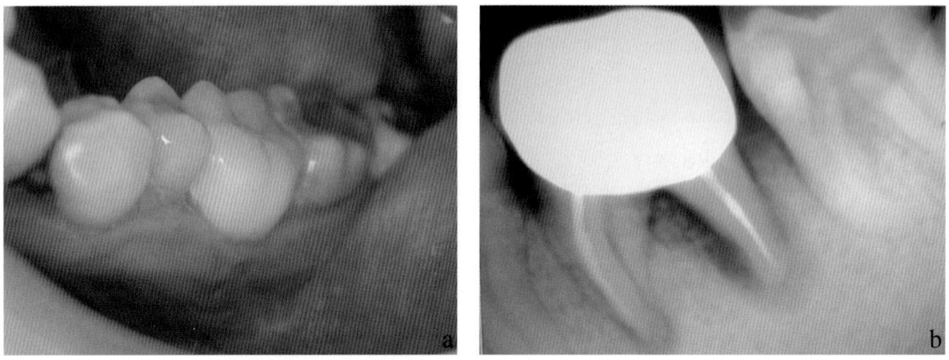

图 8-13　36 牙烤瓷修复后半年口内照及 X 线片：36 牙颊侧瘘管未见复发，牙龈无明显红肿，牙槽骨吸收区密度改善，阴影减小。

病例 4　牙周脓肿（重度牙周炎相关）

患者：张某，男，36 岁。

主诉：上前牙间断性牙龈脓痛 7 个月。

病史：7 个月前开始上前牙经常出现牙龈肿胀，有时牙龈出血，口服消炎药好转，近 1 个月加重，口服消炎药无效，明显肿胀，未作局部治疗，否认全身系统性疾病病史。

检查：口腔卫生差，21 牙唇侧牙周脓肿，松动 2 度，牙周袋 10mm，有脓液溢出，X 线片见牙槽骨吸收 3 度。

病症诊断：21 牙牙周脓肿。

诊断依据：

牙龈红肿、牙周袋 10mm，瘘管，有脓液溢出，21 牙松动 2 度，牙槽骨吸收 3 度。

治疗计划：

① 口腔卫生宣教，② 龈上洁治术、龈下刮治术，③ 3% 过氧化氢冲洗牙周袋，④ 牙周维护治疗。

处理：

分期作局部龈上洁治术、龈下刮治术、3% 过氧化氢冲洗牙周袋、牙周维护治疗。

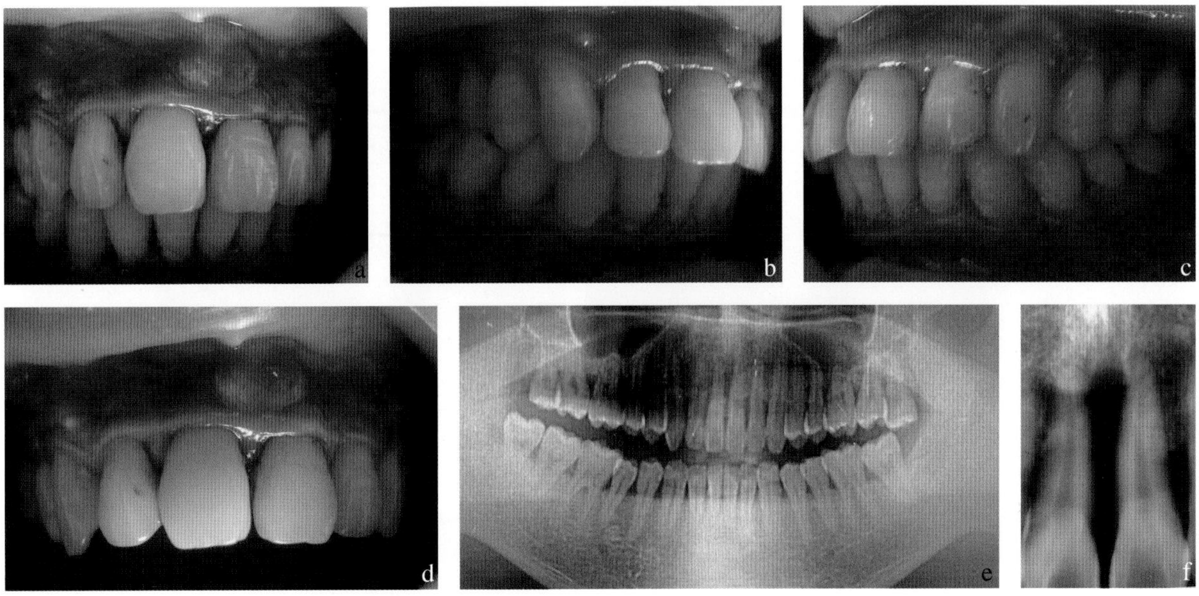

图 8-14　初诊时口内照及 X 线片：口腔卫生差，21 牙唇侧牙周脓肿，松动 2 度，牙周袋 10mm，有脓液溢出，X 线片见牙槽骨吸收 3 度。

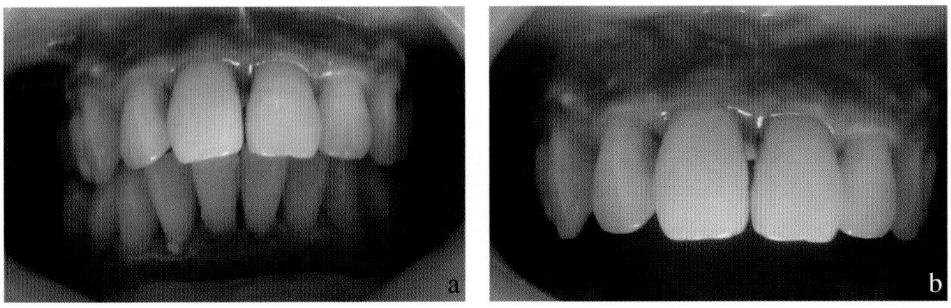

图 8-15　牙周基础治疗 1 周口内照：局部龈上洁治术和龈下刮治术后用 3% 过氧化氢反复冲洗牙周袋，口服甲硝唑片 0.2 克 / 次，每日 3 次 + 头孢克洛胶囊 0.25 克 / 次，每日 3 次，3 ~ 5d，牙周脓肿和牙龈炎症基本消失。

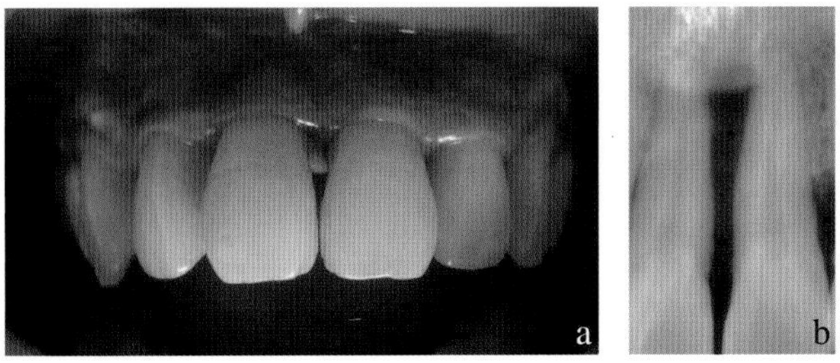

图 8-16　牙周基础治疗 3 个月口内照及 X 线片：21 牙牙周脓肿完全愈合，牙松动度好转，上前牙牙龈未见红肿，牙槽骨吸收和骨密度改善。

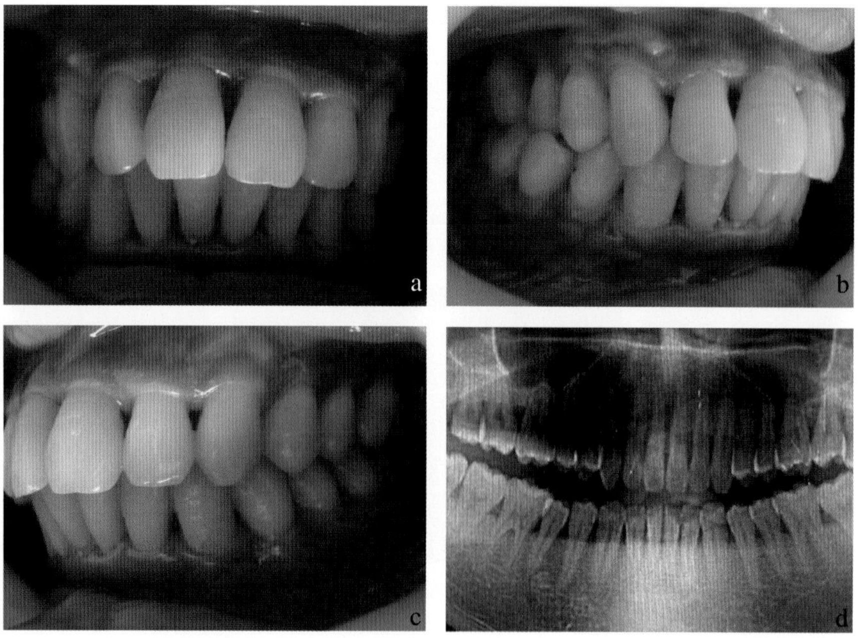

图 8-17　牙周基础治疗 6 个月口内照及 X 线片：21 牙牙龈轻度退缩，牙龈红肿消失，脓肿未见复发，牙松动度和牙槽骨吸收明显改善。

病例 5 牙周脓肿（上前牙根折相关）

患者：付某，男，46 岁。
主诉：上前牙烤瓷后间断性牙龈肿痛 3 年。
病史：20 年前上前牙行烤瓷冠修复，3 年来牙龈间断性肿痛，1 年来上前牙牙龈出现红肿并有脓液溢出，有时刷牙出血，口服消炎药好转，近 1 周来加重，口服消炎药无效，未作局部治疗，否认血液系统疾病和其他系统病史。
检查：11 牙和 21 牙烤瓷冠，牙龈红肿退缩，大量牙石位于龈缘，牙周袋 12mm，有脓液溢出，X 线片见 11 牙和 21 牙近根尖处折裂，牙槽骨吸收 3 度。
病症诊断：21 牙牙周脓肿。

诊断依据：

牙龈红肿伴瘘管，牙龈退缩，牙周袋 12mm，有脓液流出，牙槽骨吸收 3 度。

治疗计划：

① 口腔卫生宣教，② 3% 过氧化氢冲洗牙周袋，③ 拔除 11 牙和 21 牙，④ 龈上洁治术和龈下刮治术，⑤ 缺失牙修复，⑥ 牙周维护治疗。

处理：

分期作 3% 过氧化氢冲洗牙周袋、拔除 11 牙和 21 牙、龈上洁治术和龈下刮治术、缺失牙修复、牙周维护治疗。

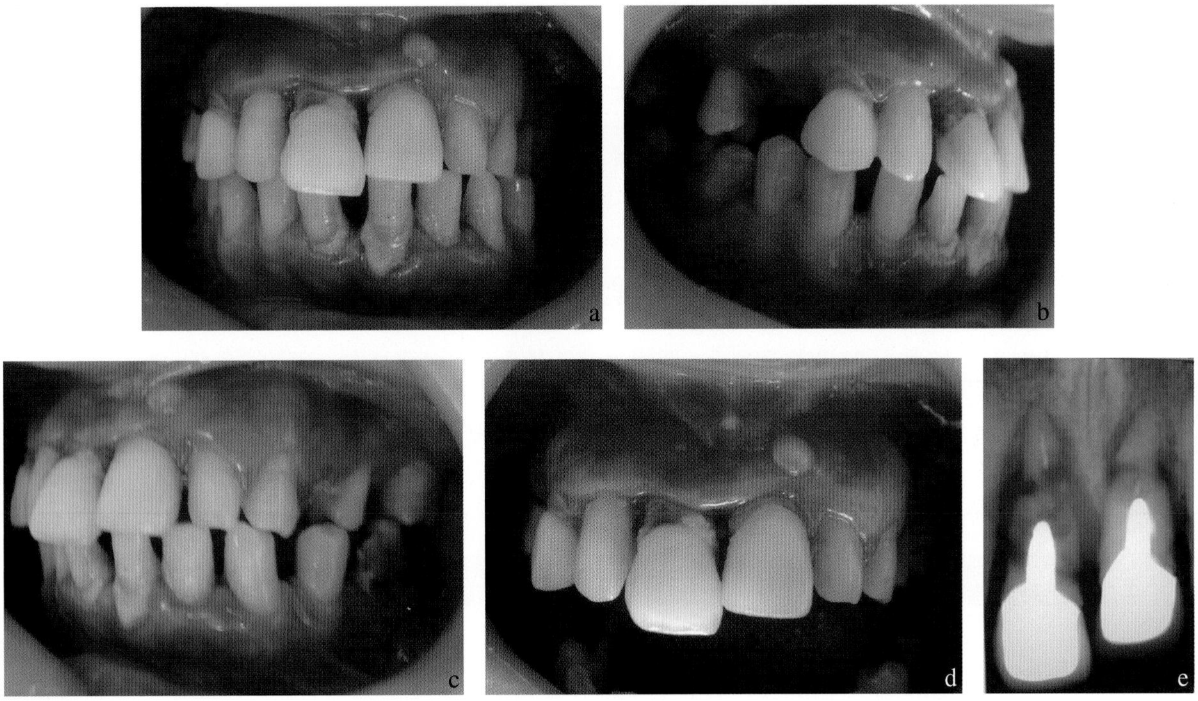

图 8-18　初诊时口内照及 X 线片：口腔卫生差，大量牙石位于龈缘，11 牙和 21 牙烤瓷冠，牙龈红肿和退缩，牙周袋 12mm，有脓液流出，11 牙伸长，21 牙唇侧瘘管，11 牙和 21 牙松动 2 ~ 3 度，其余牙牙龈红肿，不同程度松动或缺失，11 牙和 21 牙根折，牙槽骨吸收 3 度。

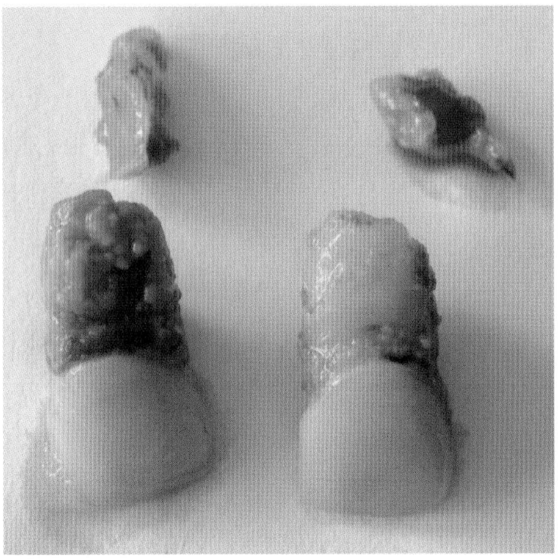

图 8-19　11 牙和 21 牙拔除术后离体牙照：3% 过氧化氢冲洗牙周袋，急性炎症消退后拔除 11 牙和 21 牙折裂牙，可见 11 牙和 21 牙根折及根面大量牙石。

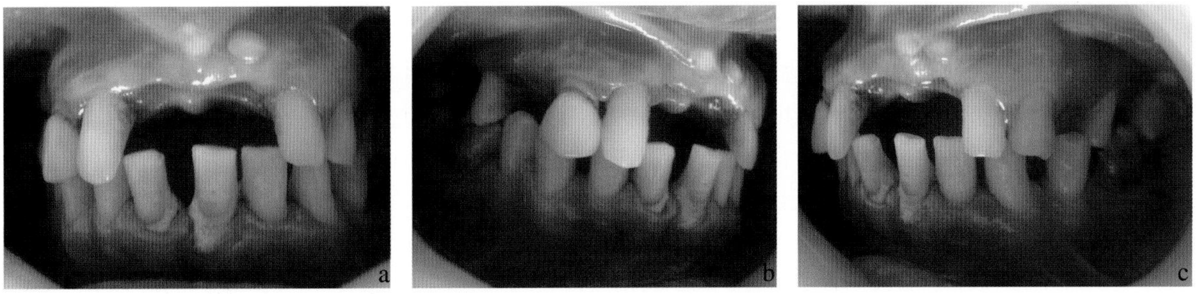

图 8-20　11 牙和 21 牙拔除术后 2 周口内照：牙龈炎症消失，牙周瘘管和脓肿好转。

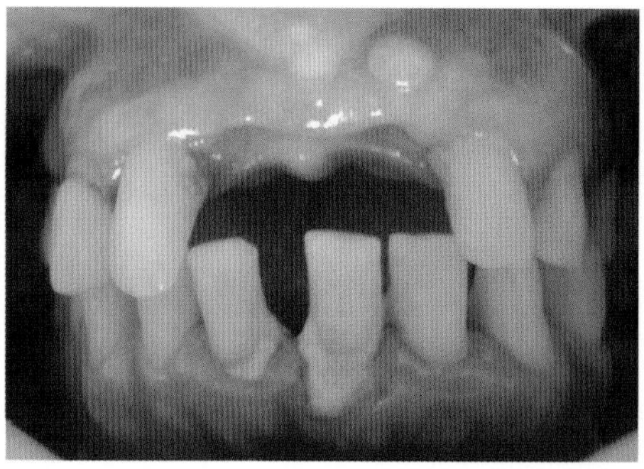

图 8-21　11 牙和 21 牙拔除术后 4 周口内照：拔牙创牙龈伤口愈合良好，牙龈红肿好转。

后续继续行龈上洁治术、龈下刮治术、缺失牙修复及牙周维护治疗。

[述评]

牙周脓肿（Periodontal abscesses）是位于牙周袋壁或深部牙周组织中的局限性化脓性炎症，可引起周围胶原纤维和牙槽骨破坏吸收，一般为急性过程，也可有慢性牙周脓肿，牙周炎发展到中、晚期出现深牙周袋后可伴发牙周脓肿。牙周脓肿可发生于下列情况：1. 深牙周袋内壁化脓性炎症向深部结缔组织扩展，而脓液无法排出时；2. 迂回曲折涉及多个牙面深牙周袋，脓性渗出物不能顺利引流时；3. 龈上洁治术或龈下刮治术时，动作粗暴，将牙石碎片和细菌推入牙周袋深部组织；4. 深牙周袋的刮治术不彻底，导致牙周袋的袋口虽然紧缩，但牙周袋底处的炎症仍然存在时；5. 牙髓治疗时根管或髓室底侧穿或底穿、牙根纵裂等；6. 机体抵抗力下降或有严重的全身疾病，如糖尿病时；7. 毒力较强牙周致病菌在牙周袋内定植和增殖时均可引起牙周脓肿。牙周脓肿一般为急性过程，可自行破溃排脓和消退，若不积极治疗，可成为慢性牙周脓肿。急性牙周脓肿发病突然，在患牙唇颊侧或舌腭侧牙龈形成椭圆形或半球状肿胀突起，牙龈发红、水肿，表面光亮，脓肿早期，炎症浸润广泛，使组织张力较大，疼痛较剧烈，可有搏动性疼痛。患牙有浮起感，叩痛，松动明显；脓肿后期，脓液局限，脓肿表面较软，扪诊可有波动感，疼痛稍减轻，脓液从袋内溢出或破溃。急性牙周脓肿可发生在单个牙齿，磨牙的根分叉处较为多见。一般无明显全身症状，可有局部淋巴结肿大，或白细胞轻度增多。慢性牙周脓肿常因急性期过后未及时治疗，或反复急性发作所致，牙龈表面有窦道开口，按压时有少许脓液溢出，叩痛不明显，有咬合不适感。牙周脓肿应联系病史、临床表现和 X 线片诊断。急性牙周脓肿治疗采用止痛、防止感染扩散及使脓液引流。在脓肿初期脓液尚未形成前，可清除大块牙石，冲洗牙周袋，将防腐收敛药或抗菌药置入牙周袋内，必要时全身给予抗生素。当脓液形成，出现波动时，可从牙周袋内或牙龈表面切开引流。再用生理盐水彻底冲洗脓腔，然后敷抗菌防腐药物，用盐水或 0.12% 氯己定溶液等含漱数日。对于咬合疼痛者，可调磨早接触点。慢性牙周脓肿可在牙周基础治疗后直接行牙周手术，根据不同情况，做脓肿切除术，或翻瓣术除净根面的菌斑牙石。

本章 5 例患者中，1 例为烤瓷修复前未作牙周系统治疗，2 例为牙周牙髓联合病变，1 例为重度牙周炎，1 例为因烤瓷修复后上前牙根折裂引起牙周脓肿。牙周脓肿治疗应根据发病原因作相应处理，首先应对牙周脓肿应急处理并消除急性炎症；待炎症消除后根据发病原因作相应处理，如龈上洁治术和龈下刮治术，或拆除烤瓷冠，或根管治疗，或拔除折裂牙等。上述 5 例患者根据发病原因均作了针对性有效治疗，达到了好的疗效。经过随访发现，1 例观察 1 年未见明显复发，3 例观察半年疗效稳定，1 例观察 4 周需要行牙周系统治疗。在牙周脓肿治疗中用 3% 过氧化氢冲洗牙周袋时要轻轻冲洗，不能用力，以免引起牙龈组织肿胀，并要嘱咐患者注意牙周维护治疗，以减少复发。

参考文献

[1] Robertson DP, Keys W, Rautemaa-Richardson R,et al. Management of severe acute dental infections. BMJ.2015, 350:h1300.

[2] Irshad M,Alam MK,Alawneh A,et al. Characterization and antimicrobial susceptibility of pathogens associated with periodontal abscess. Antibiotics (Basel), 2020, 9(10):654.

[3] Pini-Prato G, Magnani C, Rotundo R. Treatment of acute periodontal abscesses using the biofilm decontamination approach: a case report study.. Int J Periodontics Restorative Dent. 2016,36(1):55-63.

[4] Lewkowicz N,Mycko,MP, Przygodzka P,et al. Induction of human IL-10-producing neutrophils by LPS-stimulated Treg cells and IL-10. Mucosal Immunology. 2016, 9(2):364-78

[5] Lee MY, Kim YJ, Gu HJ,et al. A case of bacteremia caused by dialister pneumosintes and slackia exigua in a patient with periapical abscess. Anaerobe.2016, 38:36-8.

[6] Alagl AS. Periodontal abscess as a possible oral clinical sign in the diagnosis of undiagnosed diabetes mellitus of elderly in a dental clinic set up - a 7-year cross-sectional study. J Investigative Clin Dent,2017,8, e12217

[7] Miller DP, Hutcherson JA, Wang Y,et al.Genes Contributing to Porphyromonas gingivalis Fitness in Abscess and Epithelial Cell Colonization Environments. Frontiers in Cellular and Infection Microbiology. 2017,7:378.

[8] Yamamoto-Silva FP, de Freitas Silva BS, Batista AC,et al.. Chondroblastic osteosarcoma mimicking periapical abscess. J Appl Oral Sci 2017,25(4):455-461

[9] 陈铁楼, 周以钧,吕玉麟. 过氧化氢与牙周病防治. 广东牙病防治,1997,5(1):61-2

[10] Herrera D,Retamal-Valdes B,Alonso B,et al. Acute periodontal lesions (periodontal abscesses and necrotizing periodontal diseases) and endo-periodontal lesions. J periodontol, 2018,89 (Suppl 1):s85-s102.

[11] Sczepanik FSC,Grossi ML,Casati M,et al. Periodontitis is an inflammatory disease of oxidative stress: We should treat it that way. periodontol 2000, 2020, 84(1):45-68.

[12] Puletic M,Popovic B,Jankovic S, et al. Detection rates of periodontal bacteria and herpesviruses in different forms of periodontal disease. Microbiol Immunol, 2020, 64(12): 815-24.

第9章　牙齿松动

病例1 上前牙松动(牙周炎相关)

患者：沈某，女，40岁。
主诉：上前牙松动2年。
病史：2年前刷牙出血，后自发性出血，有时感觉轻度松动，口服消炎药好转，1年前上前牙伸长，牙龈退缩，6个月前上前牙出现轻度松动，有时较明显，且逐渐加重，否认血液系统疾病及其他系统病史。
检查：四环素牙，口腔卫生差，牙石软垢位于龈缘处，上前牙牙龈退缩，21牙伸长，11牙和21牙之间牙间隙较大，21牙松动1～2度，11牙松动1度。21牙牙槽骨吸收2～3度，11牙牙槽骨吸收1度，余留牙牙槽骨吸收1～2度。
病症诊断：上前牙松动。

诊断依据：

牙龈红肿，牙龈缘有菌斑和牙石，牙龈退缩，21牙伸长，松动1～2度，11牙松动1度。

治疗计划：

① 口腔卫生宣教，② 龈上洁治术和龈下刮治术，③ 21牙根管治疗，④ 烤瓷夹板固定松动牙，⑤ 牙周维护治疗。

处理：

分期作龈上洁治术、龈下刮治术、根管治疗、烤瓷夹板固定、牙周维护治疗。

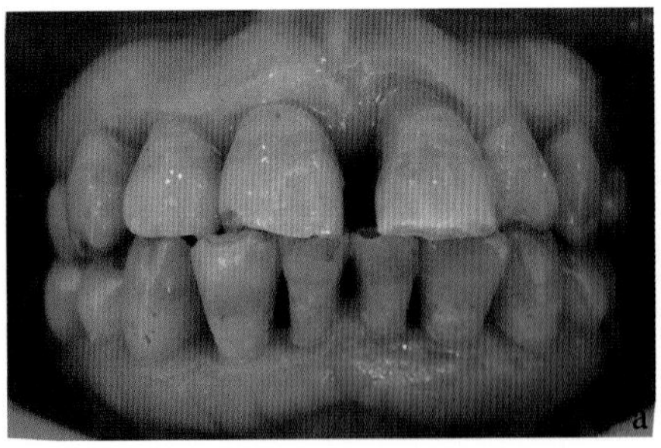
a

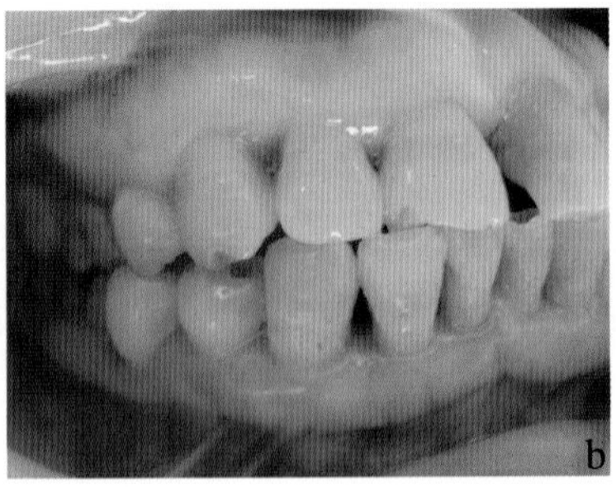
b

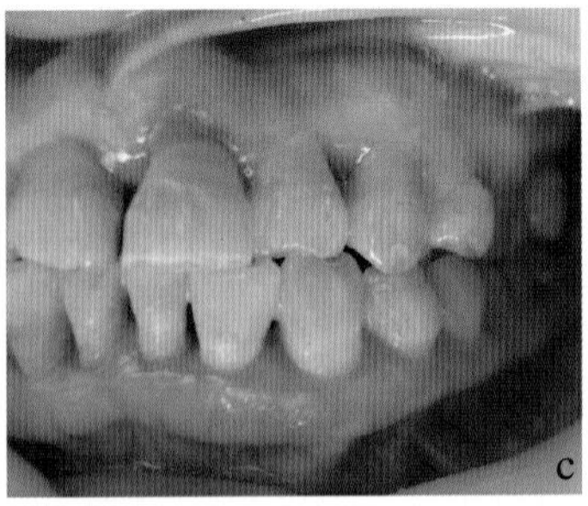
c

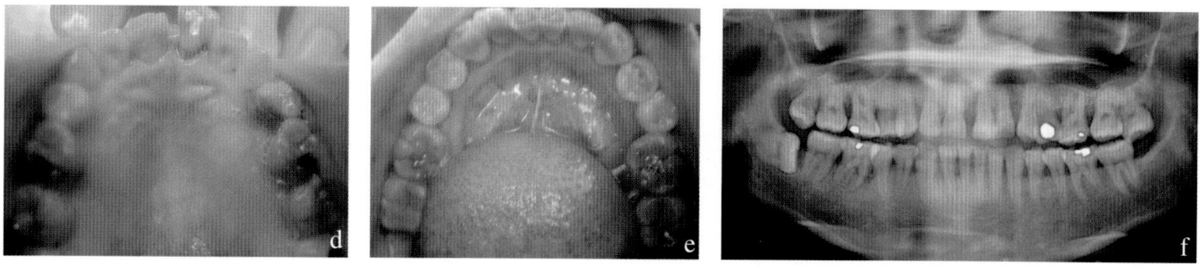

图 9-1　初诊时口内照及全景 X 线片：四环素牙，口腔卫生差，牙石软垢位于龈缘处，上前牙牙龈退缩，21 牙伸长，11 牙与 21 牙之间牙间隙较大，21 牙松动 1 ~ 2 度，11 牙松动 1 度。21 牙牙槽骨吸收 2 ~ 3 度，11 牙牙槽骨吸收 1 度，余留牙牙槽骨吸收 1 ~ 2 度。

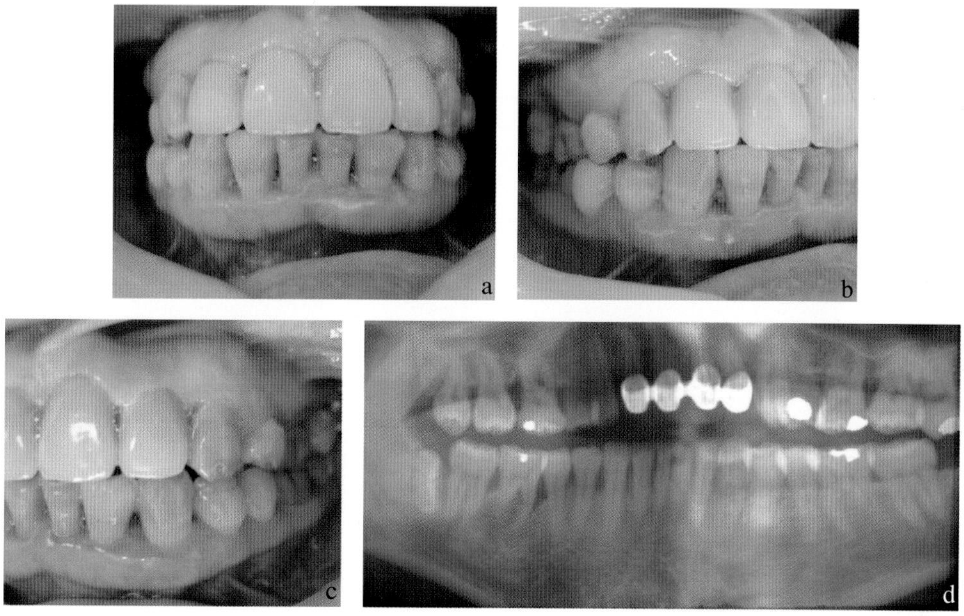

图 9-2　上前牙烤瓷夹板固定后 1 周口内照及全景 X 线片：上前牙经过牙周基础治疗、21 牙根管治疗后行上前牙烤瓷夹板固定，固定后 1 周牙龈颜色和形态良好，无牙龈红肿。

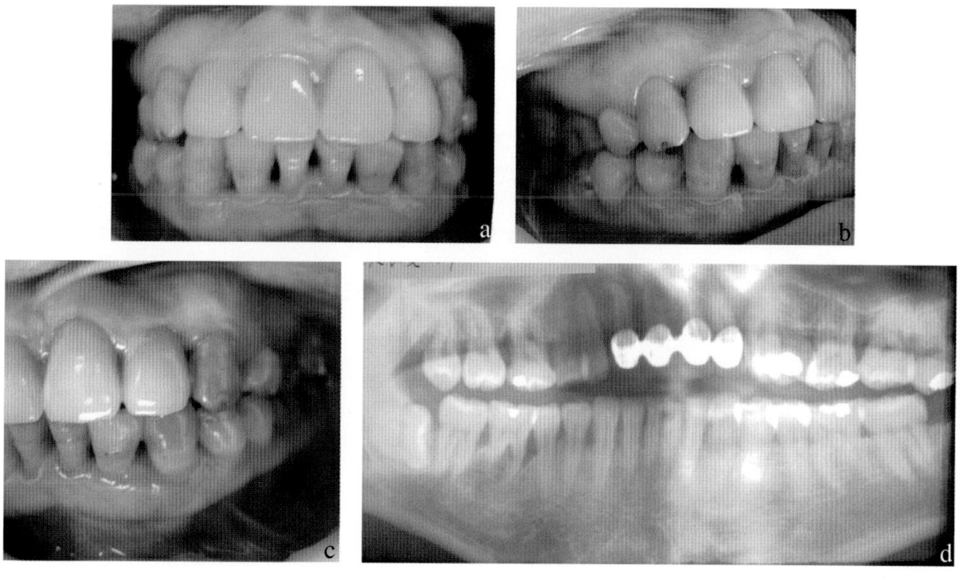

图 9-3　上前牙烤瓷夹板固定后 4 年口内照及全景 X 线片：上前牙牙龈无明显红肿，牙周夹板固定良好，牙槽骨未见明显吸收加重。

病例2 下前牙松动(牙周炎引起)

患者：黎某，女，30岁。
主诉：下前牙松动3年余。
病史：3年前刷牙出血，有时自发性出血，有时感觉松动加重，口服消炎药好转，2年前下前牙牙龈退缩，1年前开始下前牙出现松动，咬硬物无力，近来加重即来就诊，否认全身系统性疾病病史。
检查：口腔卫生差，下前牙排列不齐，牙石软垢位于龈缘处，21牙伸长，31牙松动3度，41牙、42牙、32牙松动2度，牙龈退缩，为重度牙周炎，16牙和26牙缺失，全景片见31牙牙槽骨吸收3度，其余牙牙槽骨吸收2～3度。
病症诊断：下前牙松动。

诊断依据：

下前牙牙龈红肿退缩，有菌斑和牙石，31牙松动3度，41牙、42牙、32牙松动2度，牙槽骨吸收1～3度。

治疗计划：

① 口腔卫生宣教，② 龈上洁治术和龈下刮治术，③ 拔除松动31牙，④ 下前牙缺失牙修复及烤瓷夹板固定松动牙，⑤ 牙周维护治疗。

处理：

分期作龈上洁治术和龈下刮治术、拔除松动的31牙、下前牙缺失牙修复及烤瓷夹板固定松动牙、牙周维护治疗。

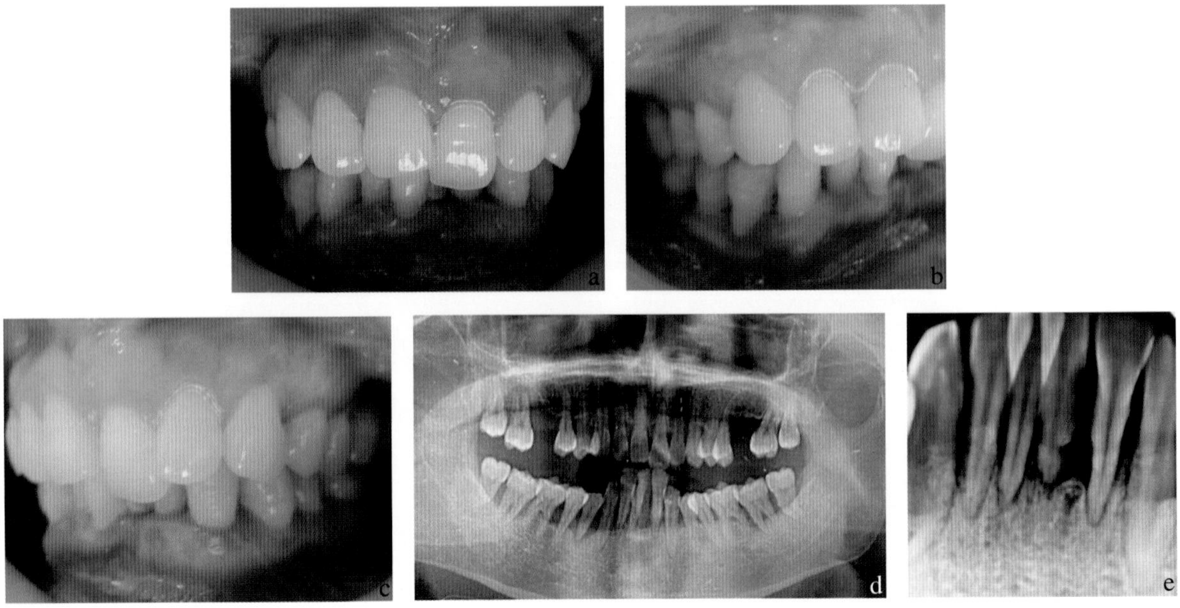

图9-4 初诊时口内照及X线片：口腔卫生差，下前牙排列不齐，牙石软垢位于龈缘处，21牙伸长，31牙松动3度，41牙、42牙、32牙松动2度，牙龈退缩，为重度牙周炎，16牙和26牙缺失；31牙牙槽骨吸收3度，其余牙牙槽骨吸收2～3度。

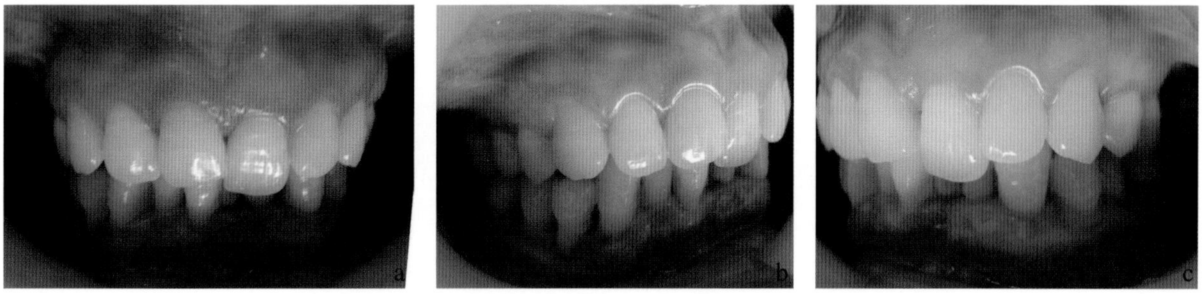

图 9–5　龈上洁治术和龈下刮治术后 1 周口内照：牙龈红肿好转。

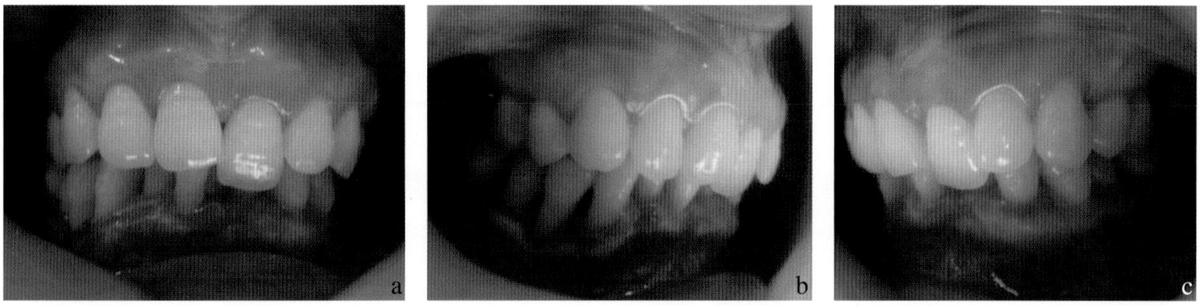

图 9–6　牙周基础治疗后 3 年口内照：牙龈无明显红肿，口腔卫生维护良好。

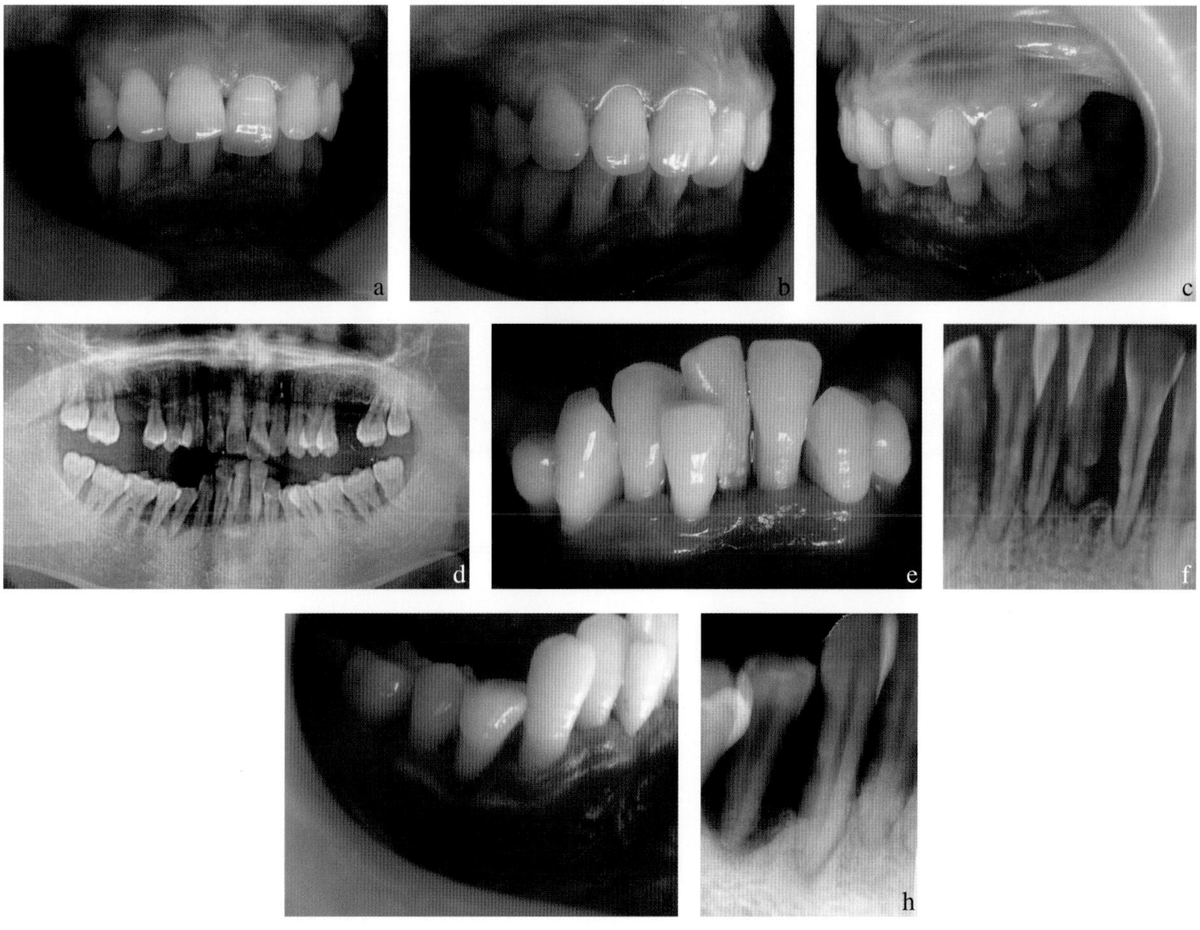

图 9–7　牙周基础治疗后 4 年口内照和 X 线片：31 牙和 44 牙松动 3 度，牙龈红肿 X 线片见 31 牙和 44 牙牙槽骨吸收达根尖。

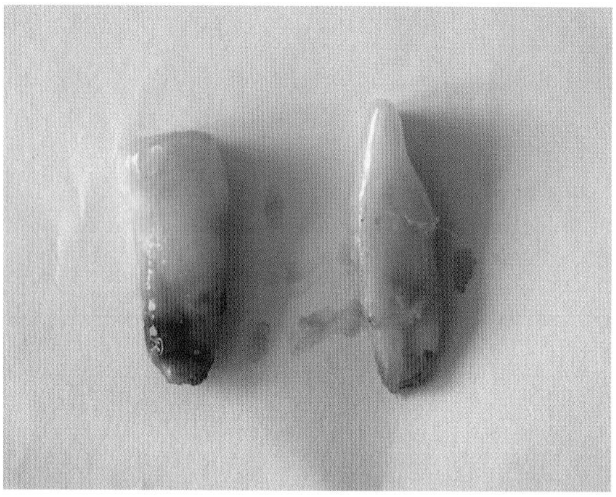

图 9-8　拔除 31 牙和 44 牙离体牙照片

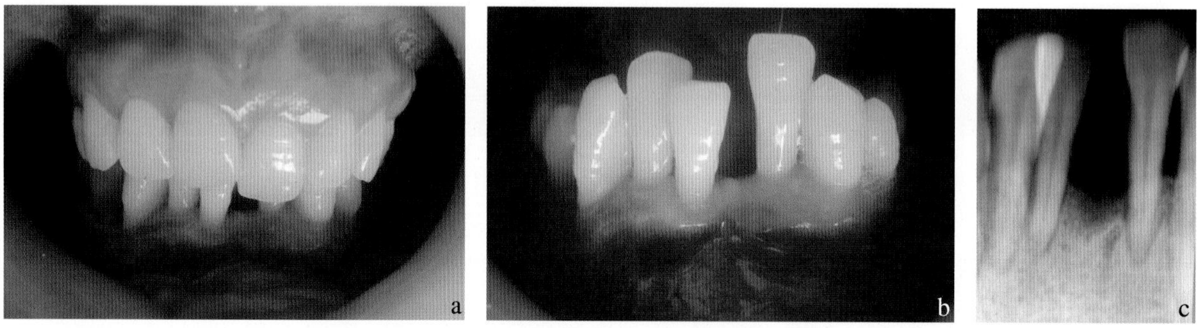

图 9-9　31 牙和 44 牙拔牙术后 1 个月口内照及 X 线片：牙龈无明显红肿，拔牙创骨生长良好。

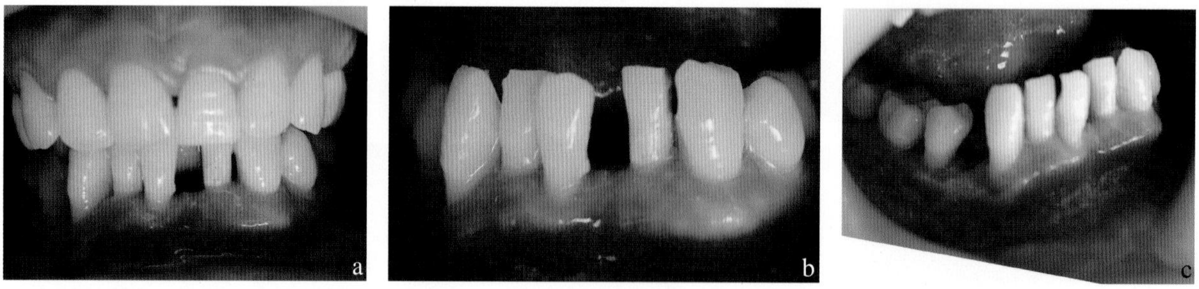

图 9-10　拔牙术后 3 个月口内照：下前牙牙龈无红肿，31 牙和 44 牙拔牙创生长良好，牙龈无明显红肿，未见明显炎症反应。

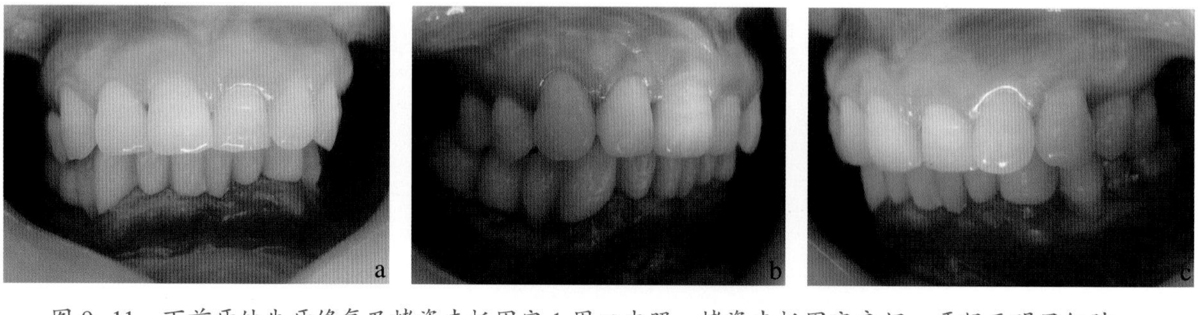

图 9-11　下前牙缺失牙修复及烤瓷夹板固定 1 周口内照：烤瓷夹板固定良好，牙龈无明显红肿。

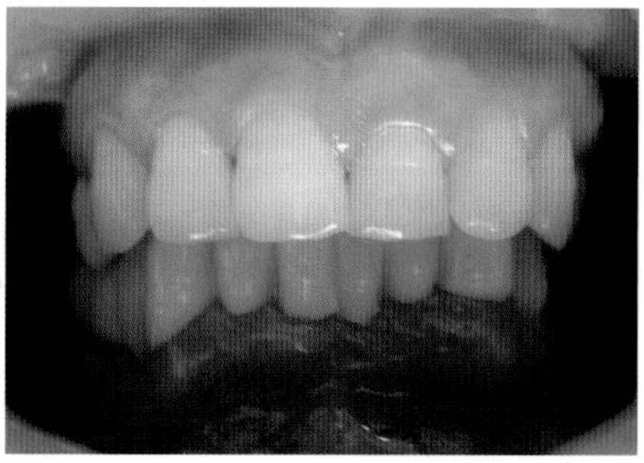

图 9-12　下前牙缺失牙修复及烤瓷夹板固定后 1 年口内照：烤瓷夹板未见异常，牙龈稍红无明显肿胀。

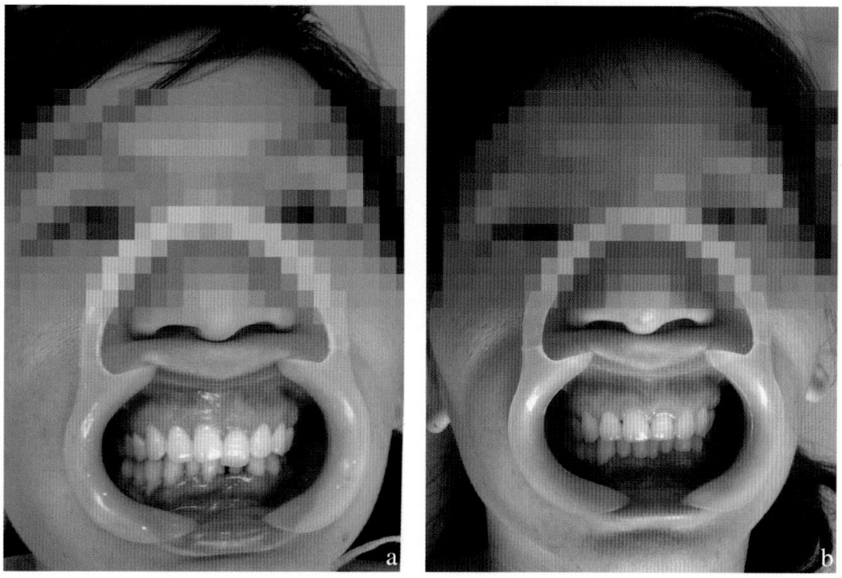

图 9-13　下前牙治疗前（a）与夹板固定 1 年后（b）比较。

病例3 上前牙松动（外伤性）

患者：王某，女，60岁。
主诉：上前牙脱位2小时。
病史：2小时前因摔倒致牙齿脱位，牙龈出血，即来就诊，否认系统性疾病病史。
检查：11牙和21牙外伤，明显脱出牙槽窝，比邻牙明显伸长，未完全脱出牙槽窝，牙龈红肿；X线片见11牙和21牙脱出牙槽窝5mm以上，未见牙折裂。
病症诊断：上前牙外伤性牙松动。

诊断依据：

外伤史，牙齿明显脱出牙槽窝，牙伸长，牙龈红肿，拍X线片见牙齿脱出牙槽窝，未见牙折裂。

治疗计划：

① 检查牙齿是否折裂及脱位情况，② 复位后松动牙固定，③ 龈上洁治术和龈下刮治术，④ 牙周维护治疗。

处理：

分期作松动牙固定、龈上洁治术和龈下刮治术、牙周维护治疗。

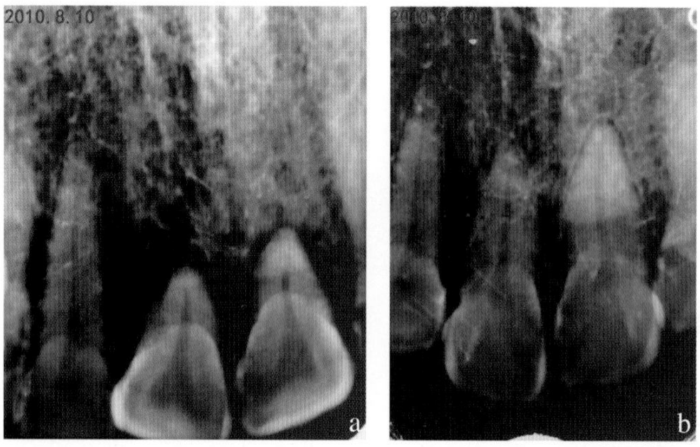

图 9-14　初诊时 X 线片及复位后 X 线片：口内检查见 11 牙和 21 牙脱位明显，已脱出牙槽窝 5mm 以上，X 线片见 11 牙和 21 牙脱出牙槽窝，复位后 X 线显示已复位。

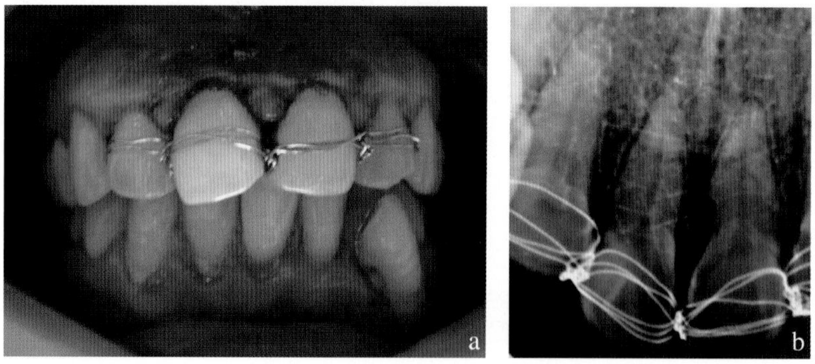

图 9-15　11 牙和 21 牙复位固定后口内照和 X 线片：钢丝固定上颌切牙形成夹板，牙龈缘和龈乳头红肿。

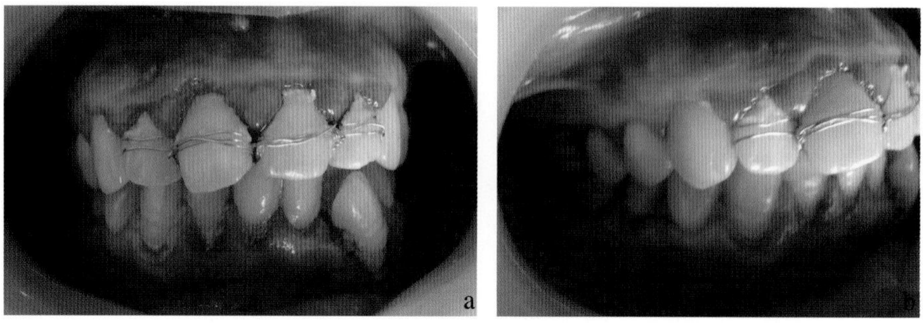

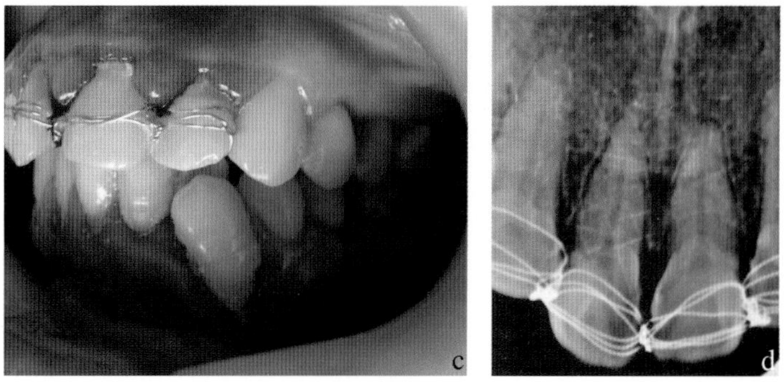

图 9-16　上颌切牙夹板固定 3 个月口内照及 X 线片：夹板固定良好，牙龈红肿，有牙石软垢位于龈缘，牙槽骨未见明显吸收。

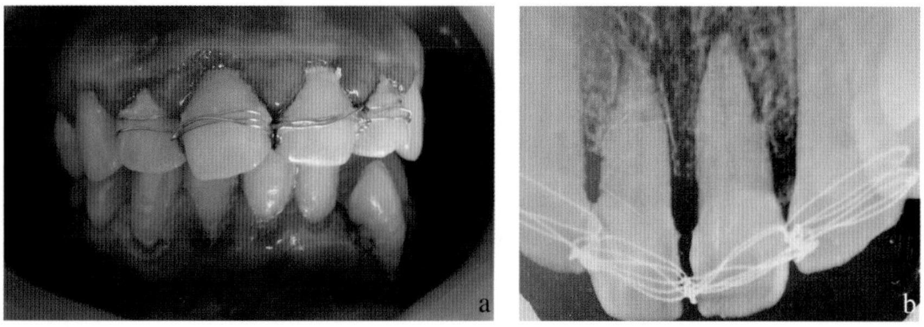

图 9-17　上颌切牙夹板固定 9 个月口内照和 X 线片：钢丝固定良好，未见钢丝松动脱落，钢丝边缘及龈缘牙石软垢聚集，牙槽骨明显恢复，建议拆除夹板。

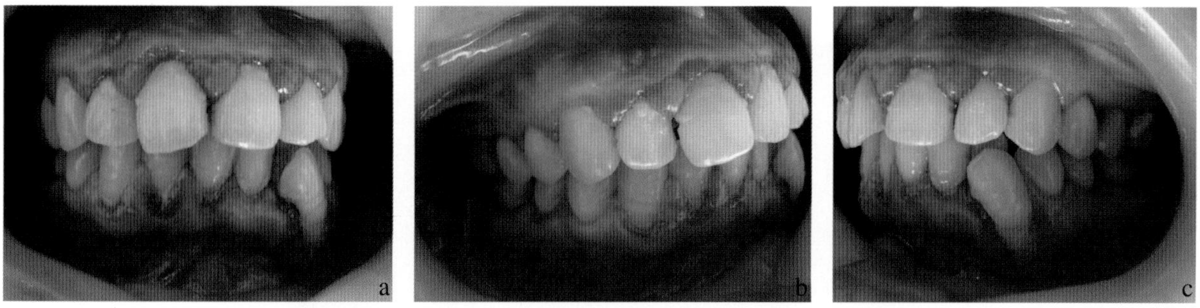

图 9-18　上颌切牙夹板固定 10 个月拆除钢丝夹板后口内照：牙齿排列基本正常，无松动，牙龈缘及龈乳头红肿，有牙石和软垢。

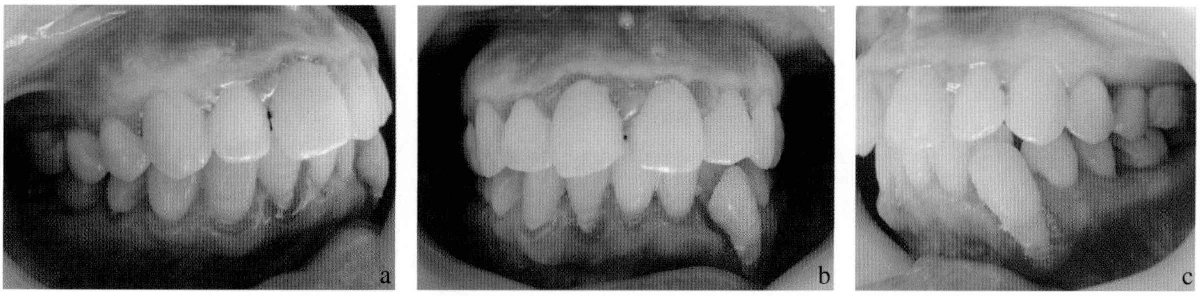

图 9-19　龈上洁治术和龈下刮治术 1 周口内照：牙龈缘及龈乳头红肿稍好转，牙龈乳头轻度增生。

继续行牙龈切除成形术，并作牙周维护治疗。

病例4 下前牙松动(重症牙周炎引起)

患者：周某，女，62岁。

主诉：下前牙松动2年。

病史：5年前刷牙出血或自发性出血，2年前下前牙开始出现松动，咬硬物无力，牙龈退缩，近1个月松动加重，要求保留牙齿，否认全身系统性疾病病史。

检查：口腔卫生差，下前牙牙龈退缩，牙间隙增大，牙石软垢位于龈缘，31牙缺失，42牙松动3度，41牙和32牙松动1度，X线片见42牙牙槽骨吸收3度，41牙和32牙牙槽骨吸收2度。

病症诊断：下前牙松动。

诊断依据：

重度牙周炎，下颌切牙松动1～3度，牙龈退缩，有菌斑和牙石，下前牙牙槽骨吸收1～2度。

治疗计划：

① 口腔卫生宣教，② 龈上洁治术和龈下刮治术，③ 下前牙钢丝结扎固定，④ 牙周维护治疗。

处理：

分期作口腔卫生宣教、龈上洁治术和龈下刮治术、钢丝夹板固定松动牙、牙周维护治疗。

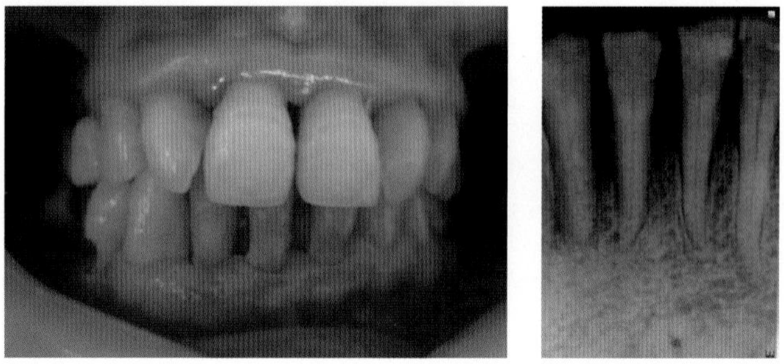

图 9-20 初诊时口内照及X线片：口腔卫生差，下前牙牙龈退缩，牙间隙增大，牙石软垢位于龈缘，31牙缺失，32牙和41牙松动1度，42牙松动3度，X线片见41牙和32牙牙槽骨吸收2度，42牙牙槽骨吸收3度。（由于42牙松动3度，只作简单的龈上洁治术后，应患者要求保留松动牙并作钢丝结扎固定）

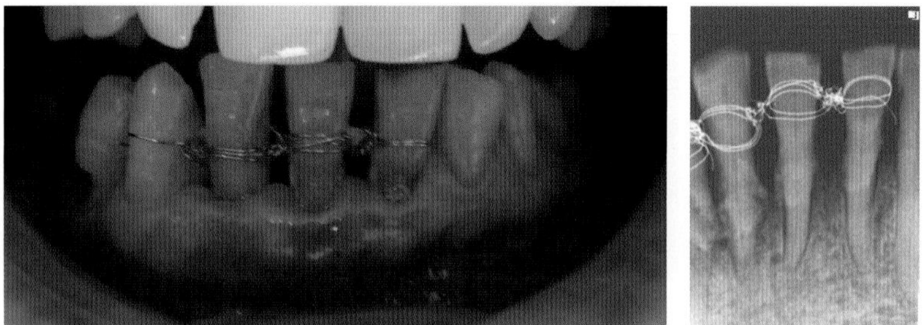

图 9-21 下前牙钢丝固定后1周口内照和X线片：31牙缺失，32牙到43牙已作钢丝结扎夹板固定。

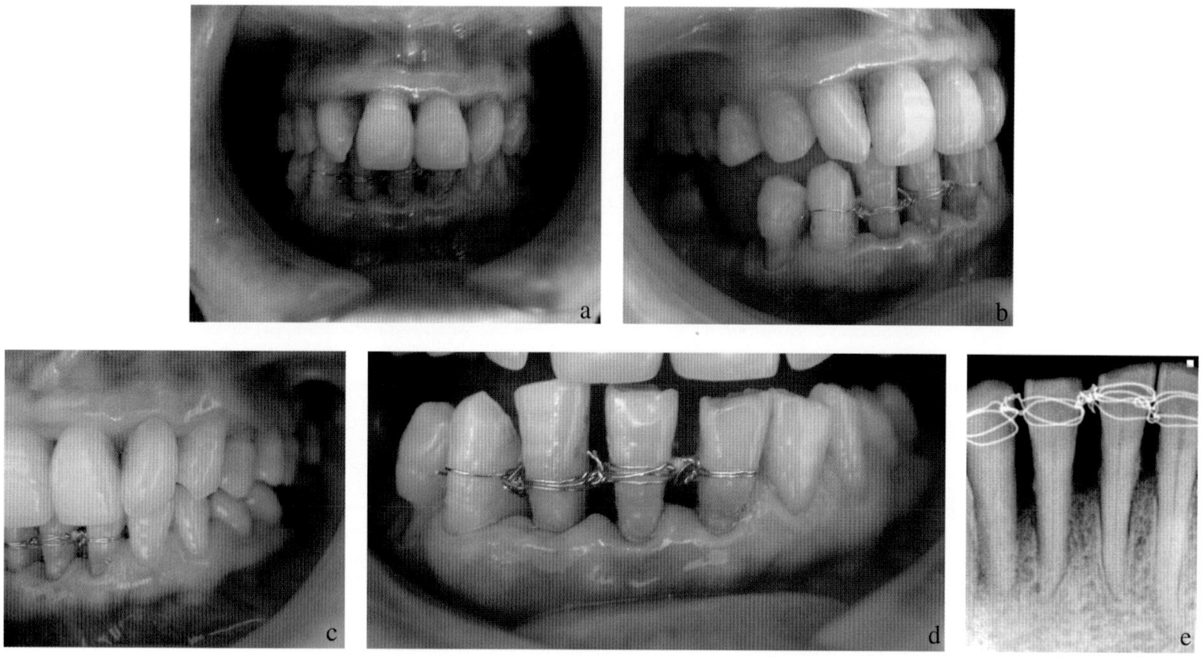

图9–22　下前牙钢丝结扎夹板固定5年口内照和X线片：牙龈稍红肿，钢丝结扎夹板完好，牙槽骨吸收明显改善，42牙牙槽骨明显再生，41牙、32牙牙槽骨均有一定再生。

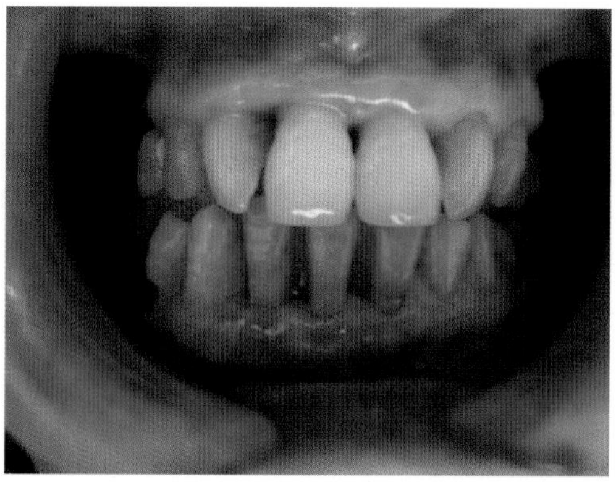

图9–23　下前牙钢丝结扎夹板固定后6年口内照，由于部分钢丝断裂，拆除结扎钢丝并作龈上洁治术后1周见牙龈无明显红肿，42牙松动1～2度，32牙和41牙无松动。患者要求继续钢丝结扎固定。

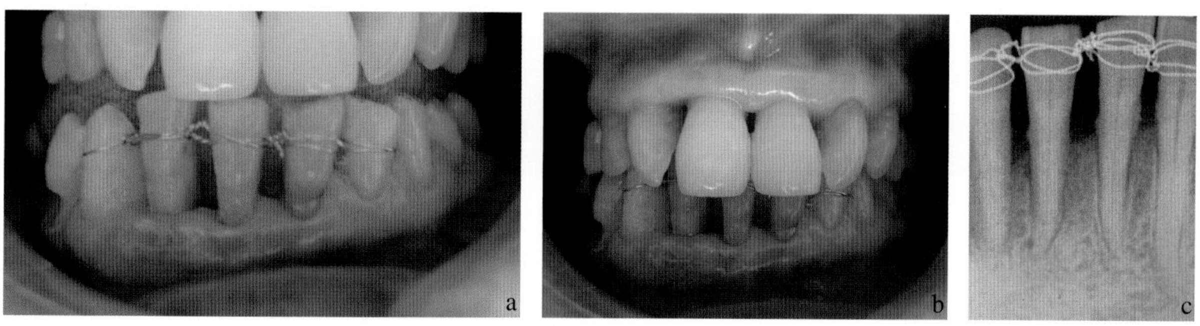

图9–24　下前牙钢丝结扎夹板固定1周口内照和X线片：牙龈无明显红肿，钢丝结扎夹板固定良好，牙槽骨有一定再生。

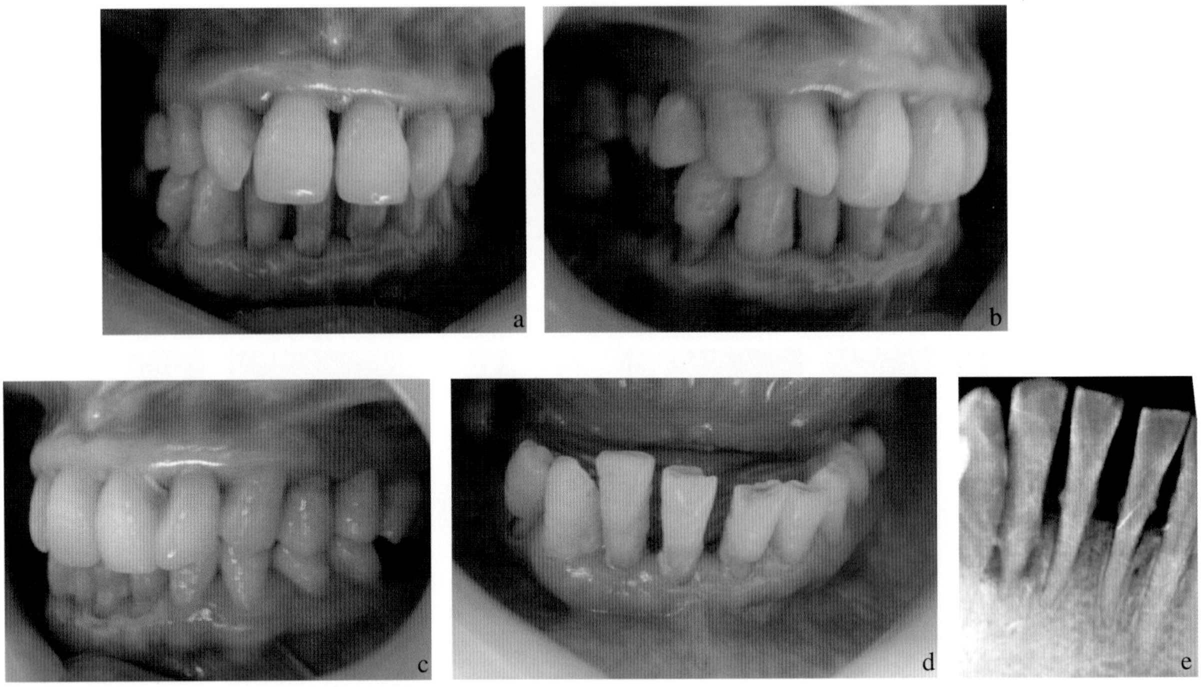

图 9-25　下前牙钢丝结扎夹板固定 10 年拆除夹板后口内照及 X 线片：42 牙、41 牙、32 牙无明显松动，牙龈无明显红肿。42 牙、32 牙和 41 牙牙槽骨未见明显吸收加重，骨密度增加，但 42 牙根尖有牙槽骨吸收阴影，可能与 42 牙牙髓坏死有关。

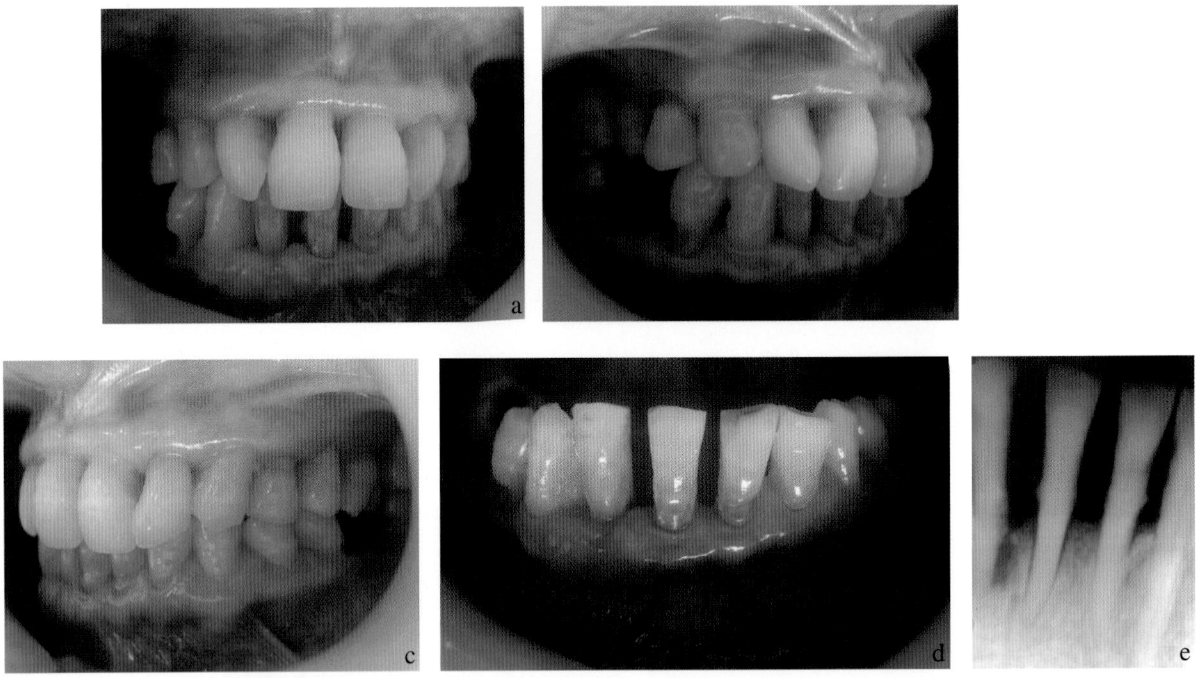

图 9-26　下前牙钢丝结扎固定夹板拆除后 3 年口内照及 X 线片：牙龈无明显红肿，未见下前牙松动，牙槽骨无明显吸收加重，42 牙根尖处骨吸收阴影，可能由于近根尖处侧枝根管引起牙髓坏死导致炎症反应，需行根管治疗，并继续定期作牙周维护治疗。

病例5 下前牙松动(重症牙周炎)

患者：张某，男，65岁。
主诉：下前牙松动6年。
病史：6年前开始刷牙出血或咬硬物出血，牙龈肿胀时感觉轻度松动，口服消炎药改善，3年前下前牙咬硬物无力，牙龈退缩，有时肿胀，近2个月松动明显加重，要求保留患牙，否认全身系统性疾病病史。
检查：重症牙周炎，口腔卫生差，有牙石位于龈缘，下前牙间隙较大，牙龈退缩，41牙松动3度，42牙、31牙和32牙松动1度，X线片见41牙牙槽骨吸收3度，42牙、31牙和32牙牙槽骨吸收2度。
病症诊断：下前牙松动。

诊断依据：

重度牙周炎，下前牙松动，牙龈退缩，牙间隙大，下切牙牙槽骨吸收2 ~ 3度。

治疗计划：

① 口腔卫生宣教，② 龈上洁治术和龈上刮治术，③ 下前牙玻璃纤维夹板固定，④ 钢丝夹板固定，⑤ 牙周维护治疗。

处理：

分期作口腔卫生宣教、龈上洁治术和龈下刮治术、松动牙固定、牙周维护治疗。

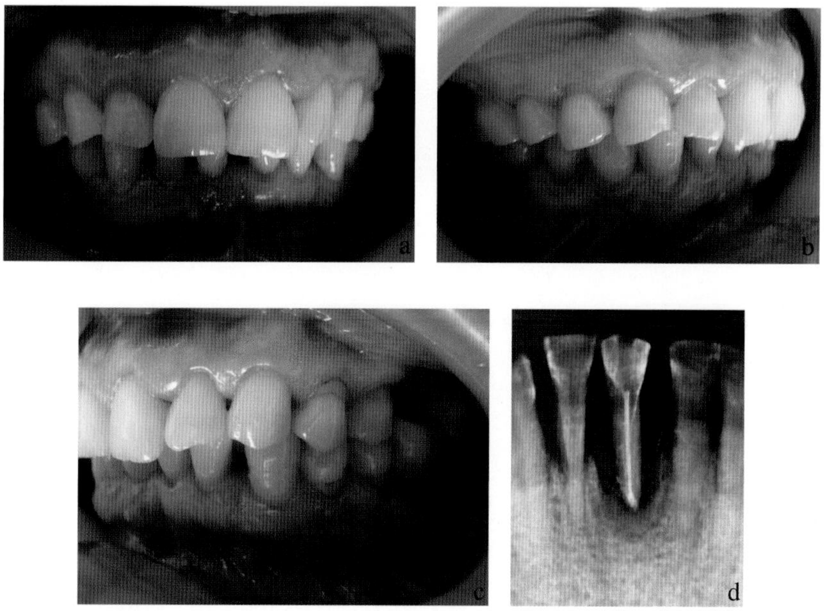

图 9-27　初诊时口内照及X线片：重症牙周炎，口腔卫生差，有牙石位于龈缘处，下前牙间隙较大，牙龈稍红肿伴退缩，41牙松动3度，42牙、31牙和32牙松动1度，X线片见41牙牙槽骨吸收3度，已作根管治疗，42牙、31牙和32牙牙槽骨吸收2度。（患者要求简单固定41牙以保留患牙，因41牙松动明显只能行龈上洁治术和初步龈下刮治1周后固定）

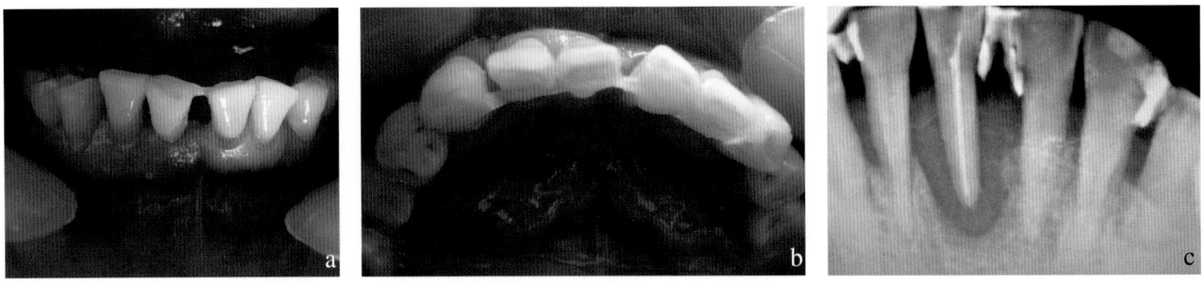

图 9–28　下前牙玻璃纤维联合树脂夹板固定 1 周口内照和 X 线片：玻璃纤维树脂夹板固定良好，41 牙牙龈红肿好转，31 牙和 41 牙间隙较大，41 牙尖周和牙槽骨吸收未见明显改善（嘱患者勿用下前牙咬硬物）。

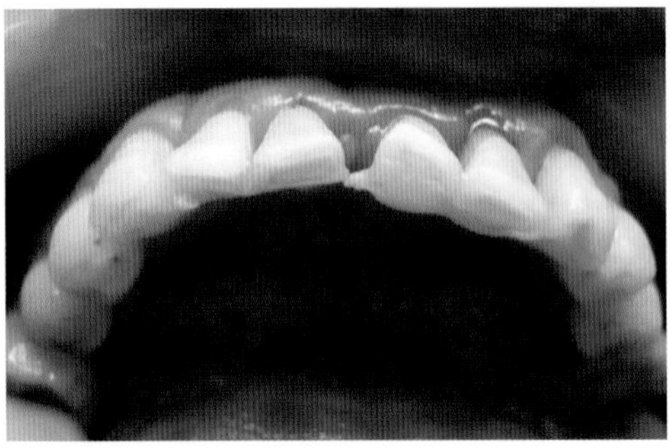

图 9–29　下前牙玻璃纤维联合树脂夹板固定 1 年纤维断裂口内照：玻璃纤维夹板折裂，牙龈无明显红肿。

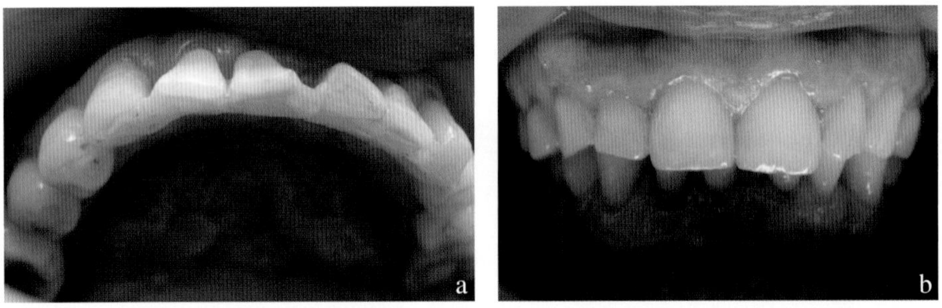

图 9–30　下前牙玻璃纤维联合树脂夹板重新固定 1 周口内照：夹板固定良好，牙龈无明显红肿。

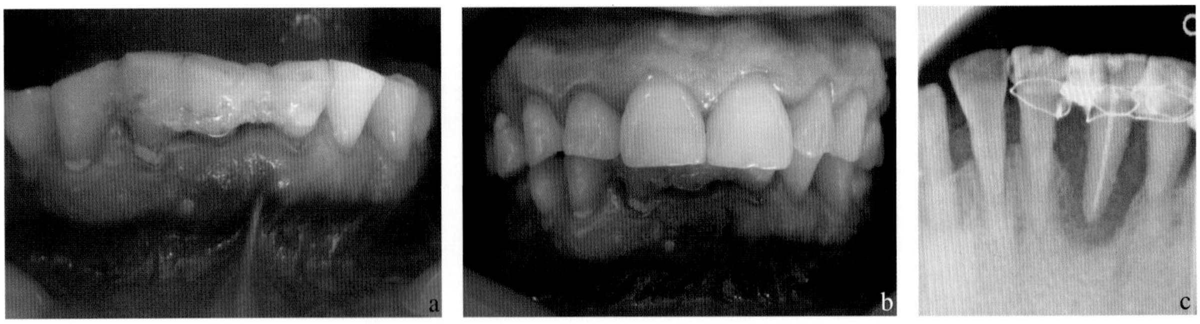

图 9–31　下前牙钢丝联合树脂夹板固定半年口内照和 X 线片：由于下前牙玻璃纤维联合树脂夹板固定半年后夹板折裂改用钢丝联合树脂夹板固定，牙龈无明显红肿，夹板固定良好，41 牙牙槽骨密度改善。

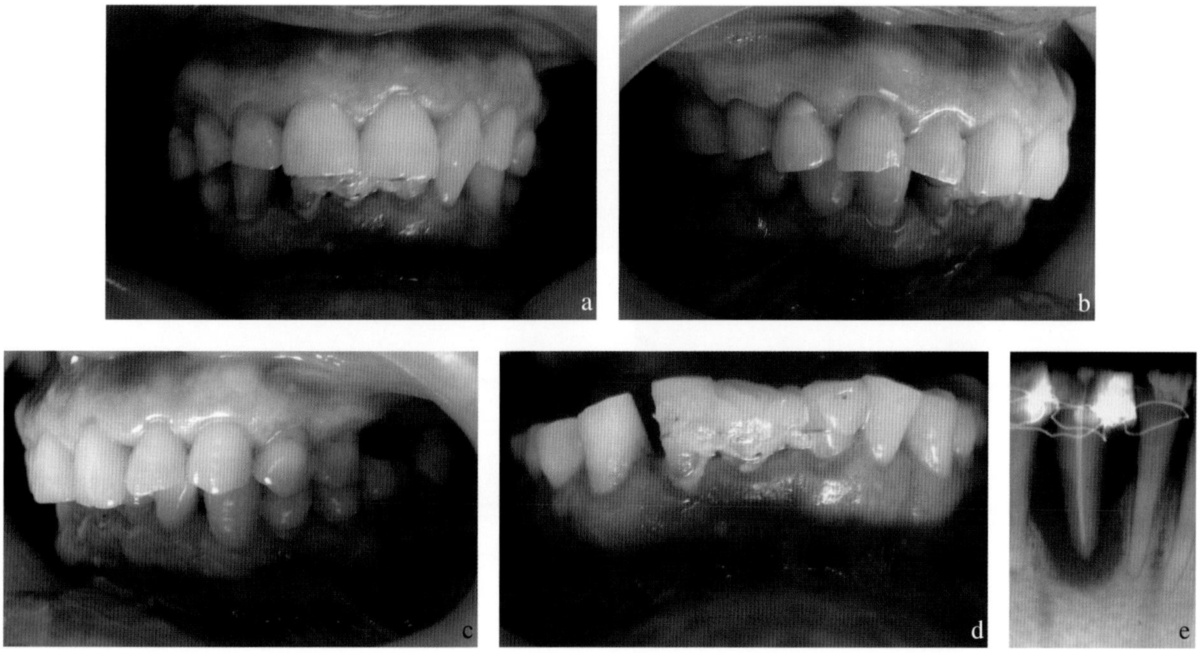

图 9-32　下前牙钢丝联合树脂夹板固定 3 年口内照及 X 线片：牙龈红肿，有较多牙石软垢位于结扎钢丝和树脂表面，牙槽骨吸收轻度加重，说明此种固定方法自洁作用较差，不宜长期使用，要求患者认真清洁口腔，定期牙周维护治疗。必要时拔除 41 牙，改作烤瓷夹板固定。

病例6 下前牙松动(重症牙周炎)

患者：孙某，女，72 岁。
主诉：下前牙松动 8 年。
病史：8 年前刷牙出血，牙龈退缩和肿胀，炎症时感觉下前牙轻度松动，5 年前下前牙开始咬硬物无力，牙龈退缩，2 年前用树脂联合钢丝夹板固定，近 2 个月树脂部分脱落，否认全身系统性疾病病史。
检查：口腔卫生差，下前牙钢丝联合树脂夹板固定，部分树脂脱落，牙石软垢多，位于龈缘处，牙龈红肿，X 线片见 31 牙、41 牙和 42 牙牙槽骨吸收 3 度，32 牙牙槽骨吸收 2 度。
病症诊断：下前牙松动。

诊断依据：

重度牙周炎，下前牙松动，钢丝联合树脂夹板固定，下切牙牙槽骨吸收 2 ~ 3 度。

治疗计划：

① 口腔卫生宣教，②龈上洁治术和龈下刮治术，③ 钢丝联合树脂夹板固定改用烤瓷夹板固定松动牙，④ 牙周维护治疗。

处理：

分期作口腔卫生宣教，龈上洁治术和龈下刮治术、钢丝树脂夹板改用烤瓷夹板固定、牙周维护治疗。

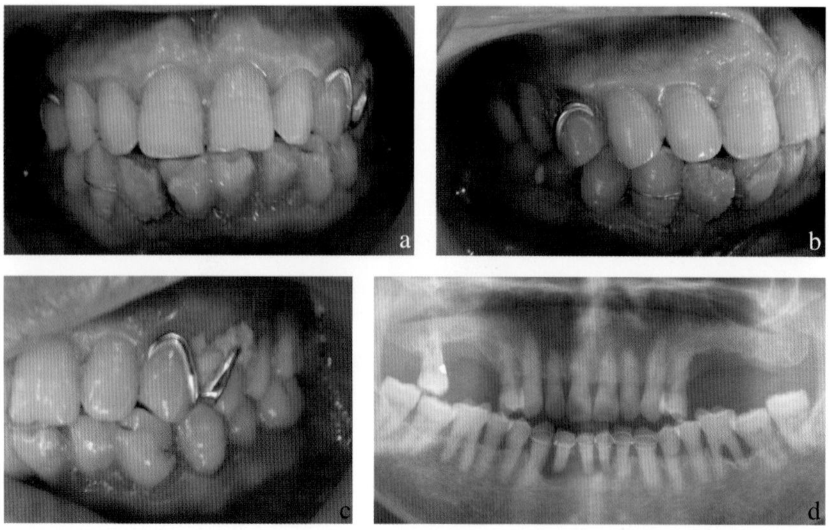

图 9-33　初诊时口内照及 X 线片：口腔卫生差，下前牙钢丝联合树脂夹板固定，部分树脂脱落，龈缘处有较多牙石、软垢，牙龈红肿，X 线片见 31 牙、41 牙和 42 牙牙槽骨吸收 3 度，32 牙牙槽骨吸收 2 度。重新用树脂修复脱落的树脂夹板并抛光。

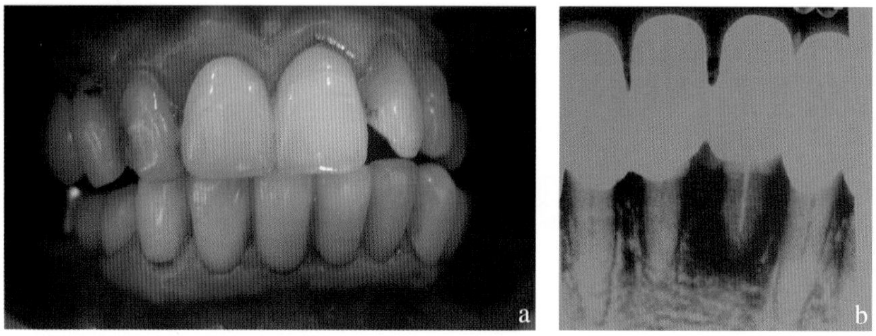

图 9-34　下前牙烤瓷夹板固定后 3 个月口内照及 X 线片：下前牙钢丝树脂夹板固定 4 年后树脂再次脱落，改用烤瓷夹板固定，牙龈形态和牙齿协调美观，41 牙、42 牙及 32 牙牙槽骨轻度再生，31 牙牙槽骨吸收达根尖，已做根管治疗。

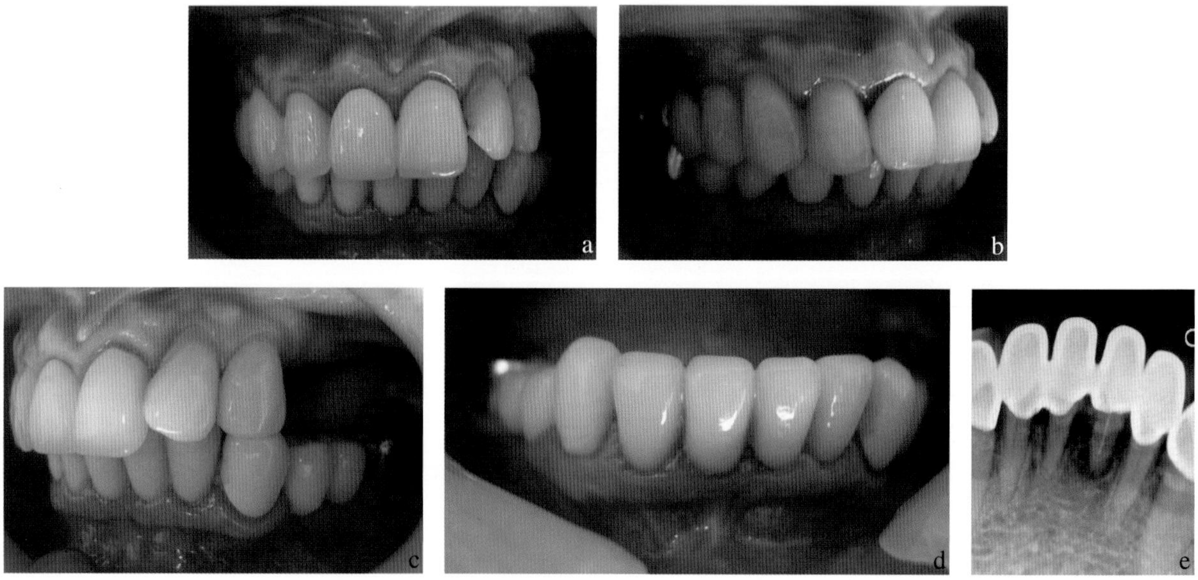

图 9-35　下前牙烤瓷夹板固定后 3 年口内照和 X 线片：牙龈缘轻度红肿，31 牙牙槽骨明显再生，根尖周围阴影，可能与根管治疗不彻底有关，建议重作根管治疗。

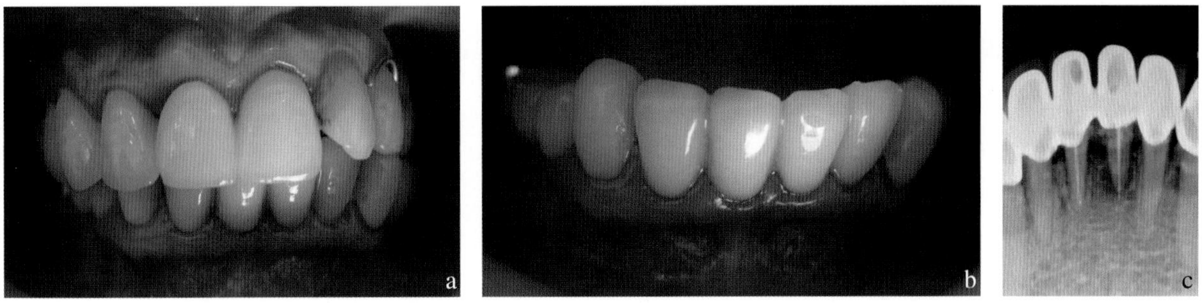

图 9-36　下前牙烤瓷夹板固定后 4 年口内照和 X 线片：31 牙和 41 牙根管充填良好，牙龈无红肿。

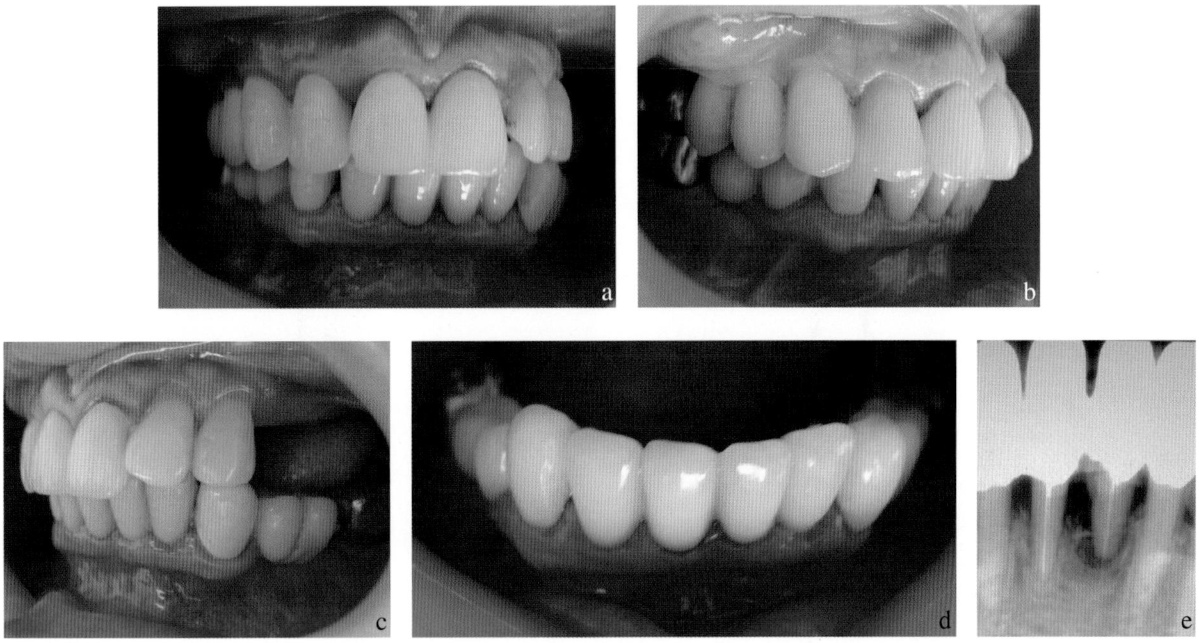

图 9-37　下前牙烤瓷夹板固定后 8 年口内照和 X 线片：烤瓷夹板固定良好，牙龈未见明显红肿，口腔卫生好，牙槽骨明显再生，31 牙近根尖处阴影未完全愈合。

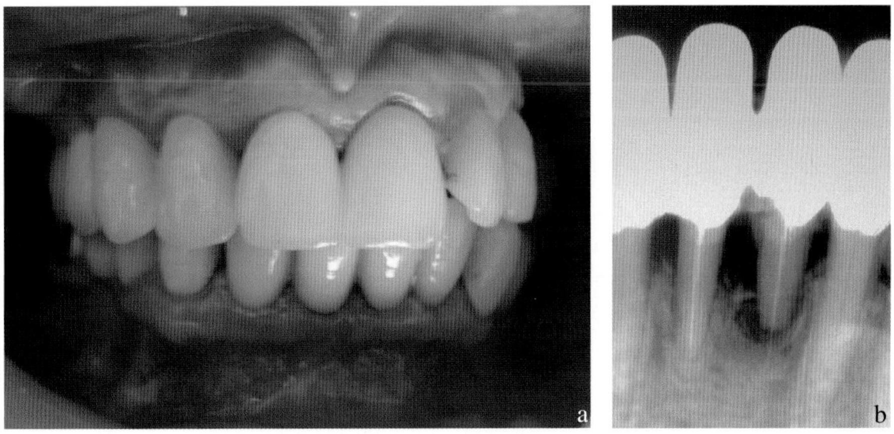

图 9-38　下前牙烤瓷夹板固定后 10 年口内照和 X 线片：夹板固定良好，下前牙牙龈未见明显红肿，牙槽骨明显增生，骨密度改善，31 牙近根尖处小阴影。

病例7 后牙松动（智齿拔牙后邻牙松动）

患者：黄某，女，45岁。

主诉：右下智齿拔除后邻牙松动。

病史：10 min前拔除右下8智齿，因48牙与47牙之间骨缺失导致拔除48牙后47牙松动，行松牙固定治疗，否认全身系统性疾病病史。

检查：48牙垂直阻生，48牙与47牙之间骨质缺失，拔除48牙后47牙松动1～2度。牙龈无红肿，拍X线片见48牙垂直阻生，与47牙根之间牙槽骨缺失。

病症诊断：拔除智齿后邻牙松动。

诊断依据：

拔牙史，邻牙松动，余未见异常。

治疗计划：

① 降低咬合，② 钢丝联合树脂夹板固定松动牙。

处理：

分别作调𬌗、松动牙固定、牙周维护治疗。

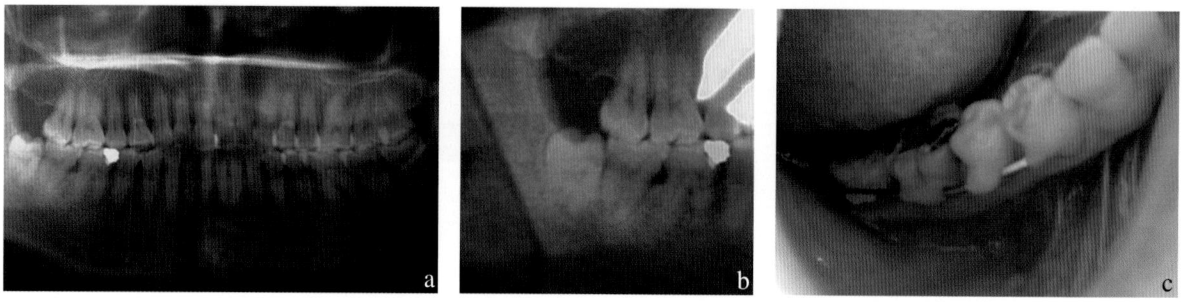

图 9-39　拔除48牙前X线片及拔除48牙后行松动牙固定口内照：48牙垂直阻生，48牙和47牙之间牙槽骨缺失，用粗钢丝和树脂固定44牙、45牙、46牙和47牙形成夹板，并降低咬合以防止𬌗创伤。

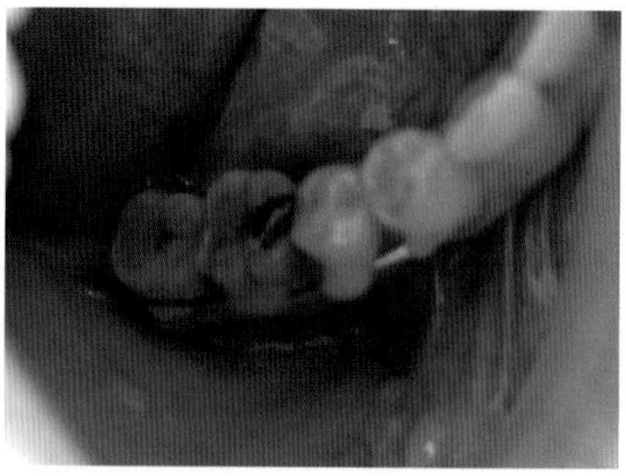

图 9-40　钢丝联合树脂夹板固定44牙至47牙后2个月口内照：夹板固定良好，牙龈无明显红肿，拔牙窝基本愈合。

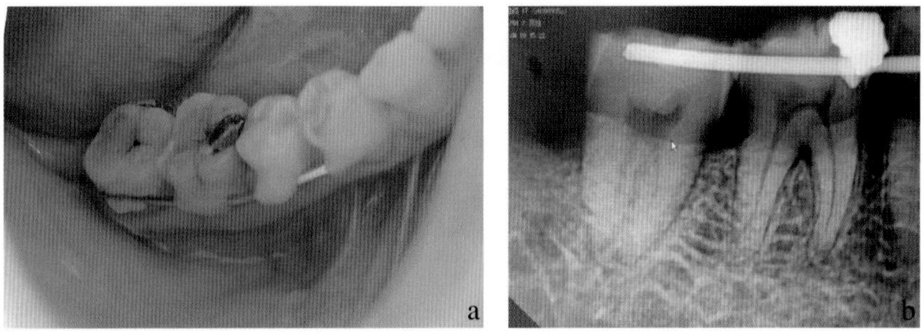

图 9-41　钢丝联合树脂夹板固定 44 牙至 47 牙后 3 个月口内照和 X 线片：夹板固定良好，牙龈无红肿，拔牙伤口已完全愈合，47 牙远中牙槽窝新骨已基本形成。

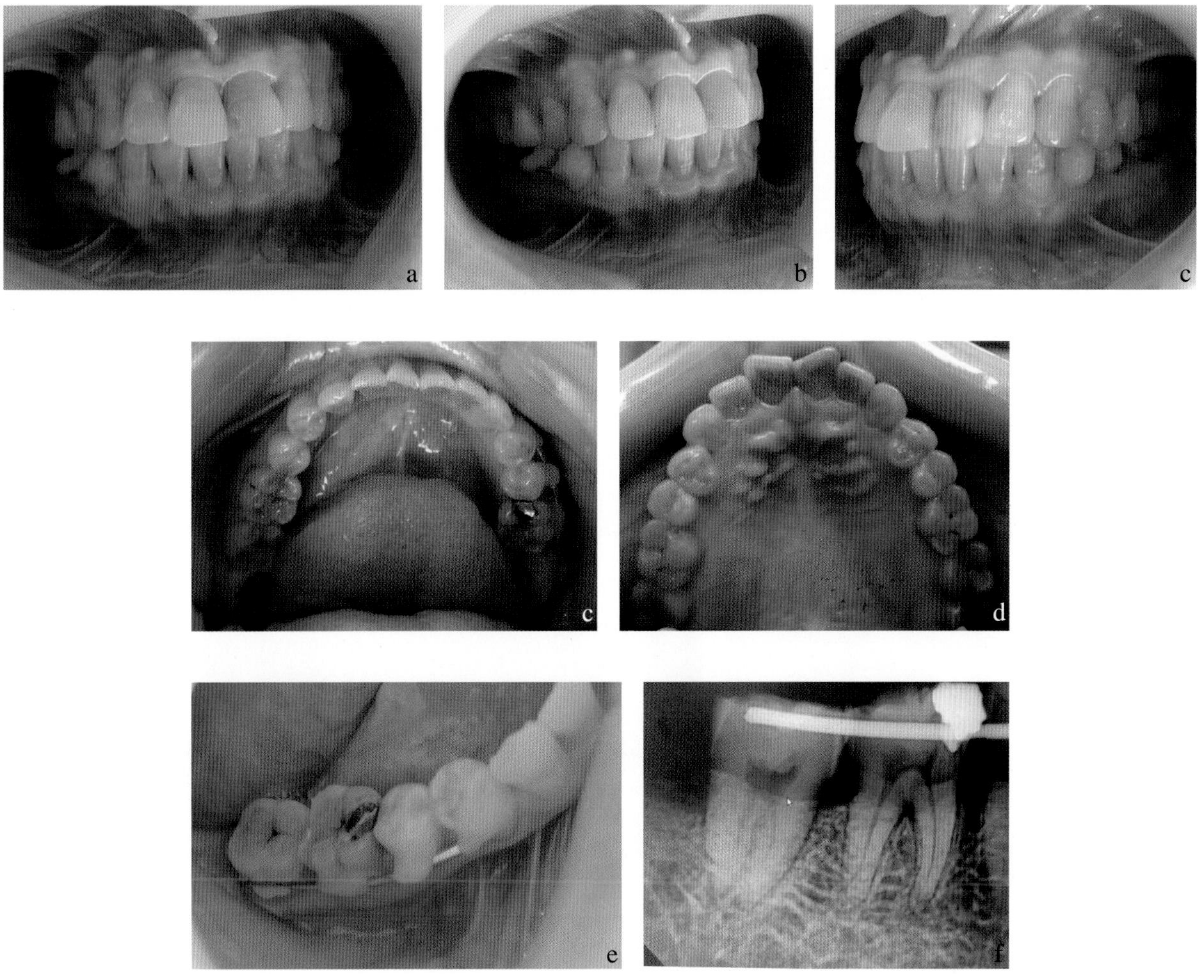

图 9-42　夹板固定半年后口内照和 X 线片：口腔卫生良好，钢丝联合树脂夹板未见脱落，47 牙远中牙槽骨愈合良好，建议拆除固定夹板。

病例8 后牙松动(重症牙周炎)

患者：王某，男，50岁。

主诉：右下后牙松动3年。

病史：3年前开始右下后牙刷牙出血和食物嵌塞，口服消炎药改善，之后逐渐松动，咬硬物无力，有时肿痛，近3个月松动加重即来就诊，患者坚决要求不拔牙，希望行松动牙固定，否认全身系统性疾病病史。

检查：重症牙周炎，口腔卫生差，48牙阻生，46牙和47牙松动1～2度，牙龈轻度退缩，44牙和45牙无明显松动，X线片见46牙牙槽骨吸收3度，47牙牙槽骨吸收2度，45牙远中牙槽骨吸收2度，44牙牙槽骨吸收不明显。

病症诊断：46牙和47牙松动。

诊断依据：

重度牙周炎，后牙松动，牙龈退缩，46牙和47牙牙槽骨吸收2～3度。

治疗计划：

① 口腔卫生宣教，② 龈上洁治术和龈下刮治术，③ 46牙和47牙根管治疗，④ 44～47牙在𬌗面用钢丝联合银汞合金或树脂形成固定夹板，⑤ 牙周维护治疗。

处理：

分期作口腔卫生宣教、龈上洁治术和龈下刮治术、根管治疗、松动牙固定、牙周维护治疗。

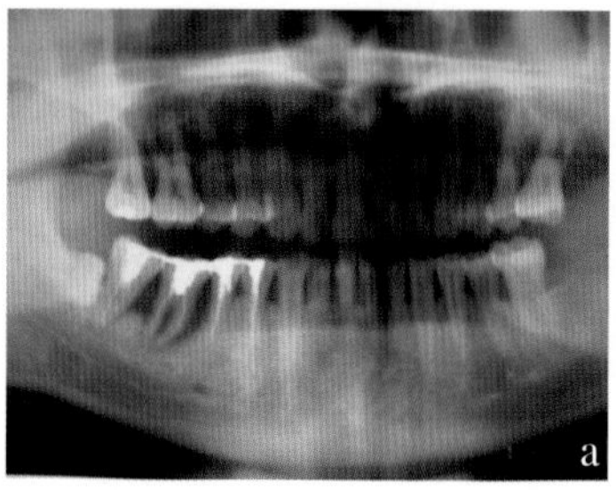

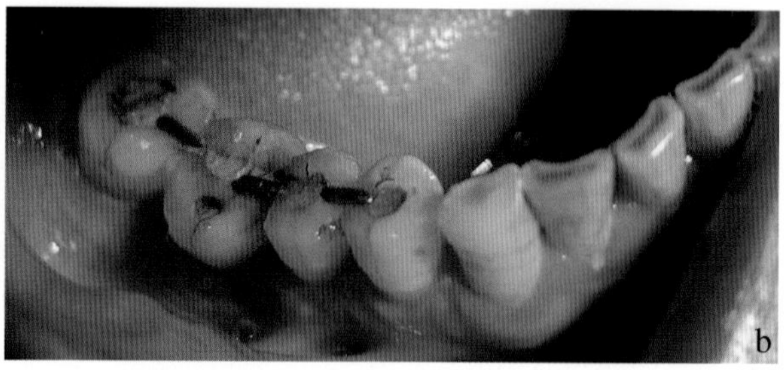

图9-43 右下后牙夹板固定2周后口内照及X线片：为重度牙周炎患者，经口腔卫生宣教、龈上洁治术和龈下刮治术后，行47牙、46牙、45牙和44牙根管治疗，再用自制马蹄形钢丝联合银汞合金在牙𬌗面形成固定夹板，2周后可见夹板固定良好，牙龈无明显红肿。

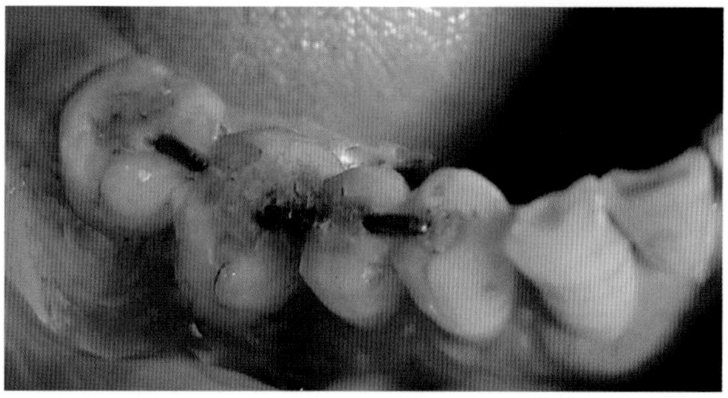

图 9-44　右下后牙夹板固定后半年口内照：夹板固定良好，未见钢丝断裂和充填物脱落，牙龈未见明显红肿，牙无明显松动，患者满意。（注意在夹板固定期间禁止用固定夹板处咬过硬食物，以防损坏）

[述评]

牙齿松动（loosening of tooth，tooth mobility）是指牙齿松动程度超过正常生理范围，牙齿在健康状态有一定活动度，主要为水平方向，垂直方向不超过 0.02mm。当某些因素造成牙齿活动度大于此范围称为牙齿松动。牙齿松动可急性发作或慢性进展，表现为咬合无力或不适，伴有牙齿疼痛。牙齿松动分为Ⅰ～Ⅲ度：Ⅰ度松动为颊舌向动度在 1mm 以内，其他方向无动度；Ⅱ度松动为颊舌向动度在 1 ～ 2mm 之间，或颊舌向及近远中向两个方向动度；Ⅲ度松动为颊舌向动度超过 2mm 或颊舌向、近远中向和垂直向三个方向动度。

牙齿松动原因主要为（1）牙周炎：咬物无力，当牙槽骨吸收超过牙根长度 1/2 时，牙齿支持力量减弱，使牙齿松动度增大，慢性牙周炎和侵袭性牙周炎均可引起牙齿松动，侵袭性牙周炎松动程度更重，进展更快，女性易发；（2）咬合创伤：若患有重度牙周炎时咬合创伤更明显；（3）外伤：多伴有疼痛或移位；（4）牙周膜急性炎症；（5）牙周手术；（6）女性激素水平改变；（7）牙根吸收变短：如乳牙替换期乳牙根吸收或根管治疗后牙根吸收。治疗：（1）由牙周炎引起者应行龈上洁治术、龈下刮治术去除牙石菌斑，定期复查，必要时牙周手术治疗，松动明显者应做松动牙固定以减少𬌗创伤；若牙齿松动Ⅲ度以上可拔除患牙；（2）咬合引起牙齿松动要调𬌗，并行牙周治疗；（3）外伤引起牙齿松动应尽早行夹板固定，若出现牙髓症状应根管治疗；（4）根尖周炎引起牙齿松动应根管治疗；（5）牙周手术后及女性激素水平引起松动不需处理，要维护口腔卫生；（6）乳牙替换时牙齿松动不需处理，若恒牙萌出及早拔除乳牙；（7）牙根吸收造成牙齿松动应拍 X 线片并及时治疗。预防要维持口腔卫生，定期口腔检查，定期行牙周洁治和刮治术。

本章 8 个病例，其中 2 例为牙周炎引起上前牙或下前牙松动，行牙周基础治疗后用烤瓷夹板固定观察 1 年或 4 年；1 例为外伤引起上前牙松动，用钢丝夹板固定 10 个月；1 例为牙周炎引起下前牙松动用钢丝夹板固定 10 年；1 例为牙周炎引起下前牙松动先用玻璃纤维夹板固定再改用钢丝固定 3 年；1 例为牙周炎引起下前牙松动先用钢丝固定 4 年再改用烤瓷夹板固定 10 年；1 例为拔牙后引起后牙松动用钢丝联合树脂夹板固定半年；1 例为牙周炎引起磨牙松动，在根管治疗后在𬌗面用钢丝联合银汞合金固定半年，这些患者经过龈上洁治术、龈下刮治术、松动牙固定及牙周维护治疗等措施达到了好的疗效。就 8 例患者诊治经验及本人体会表明，口腔卫生宣教和牙周维护对疗效有重要意义。玻璃纤维夹板固定虽然美观，但树脂容易脱落且易导致牙面菌斑滞留的缺点需要克服；钢丝夹板固定效果好，不易断裂为其优点，但钢丝不够美观及固定后菌斑滞留限制了大量应用；烤瓷夹板固定虽然需要磨除牙体组织，但烤瓷夹板美观自洁作用好和固定效果良好的特点不失为松动牙固定的较好方式。

参考文献

[1] Levinson SL,Barondess JA.Occult dental infection as a cause of fever of obscure origin. Am J Med,1979,66(3): 463-7.

[2] Solnit GS,Schneider RL. An alternative to splinting multiple implants: use of the ITI system. Journal of prosthodontics : official journal of the American College of Prosthodontists. 1998, 7(2):114-9.

[3] Yeluri R,Munshi AK. Fiber reinforced composite loop space maintainer: An alternative to the conventional band and loop. Contemporary clinical dentistry.2012, 3(Suppl 1):S26-S28.

[4] Meirelles L,Siqueira R,Garaicoa-Pazmino C, et al. Quantitative tooth mobility evaluation based on intraoral scanner measurements. J Periodontol,2020,91(2):202-8.

[5] Keilig L,Goedecke J,Bourauel C,et al. Increased tooth mobility after fixed orthodontic appliance treatment can be selectively utilized for case refinement via positioner therapy - a pilot study. BMC Oral Health, 2020, 20(1):114.

[6] David Duggan, Iain MacLeod An Osteosarcoma, Presenting as a Loose Maxillary Bridge, with Pain and Swelling.Dent Update, 2010, 37: 400–2

[7] Shetty SS,Rao V,Kudpaje A,et al. Tooth mobility: A plausible predictor of bony margins.Oral Oncol, 2019,93.

[8] 陈铁楼,刘国勤,蔺世龙，等. 冠桥固定重症牙周炎松动牙对牙龈微循环和牙周组织影响. 口腔医学研究，2012，28（3）：220-6.

[9] 陈铁楼. 重症牙周炎松动牙是拔还是留, 谁说了算.医学争鸣，2011, 2(4):20-2.

[10] 孟焕新. 牙周病学.第3版.北京：人民卫生出版社,2008：113-114.

[11] 曹采方. 临床牙周病学.北京：北京大学医学出版社,2009：123-124.

[12] Wucher T,Dippenaar AM,Wucher M. In-vivo determination of critical force levels using an intraoral electromechanical device to measure nonpathologic tooth mobility. Am J Orthod Dentofacial Orthop, 2017, 152(5): 592-600.

第10章　牙龈退缩

病例1 牙龈退缩(树脂贴面后)

患者：吕某，女，40岁。
主诉：牙发育不良树脂贴面后牙龈退缩5年。
病史：5年前因四环素牙将上下前牙制作树脂贴面，有时出现刷牙出血，牙龈轻度退缩，之后牙龈退缩逐渐加重，希望改善美观，否认血液系统疾病及其他全身系统疾病病史。
检查：上下前牙树脂贴面，牙龈缘处有少许牙石和色素，牙龈明显退缩伴牙龈轻度红肿，22牙唇侧瘘管。
病症诊断：牙龈退缩。

诊断依据：

树脂贴面后，牙龈退缩明显，伴牙龈轻度红肿。

治疗计划：

① 口腔卫生指导，② 龈上洁治术和龈下刮治术，③ 拔除22牙，④ 上前牙烤瓷修复，⑤ 牙周维护治疗。

处理：

分期作口腔卫生宣教、龈上洁治术、龈下刮治术、拔除22牙、烤瓷桥修复、牙周维护治疗。

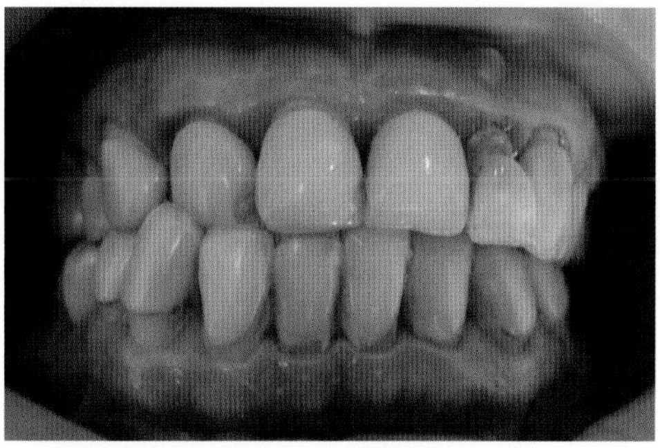

图10−1　初诊时口内正面照：前牙牙龈退缩明显，曾因牙发育不良行上下前牙唇侧贴面处理，牙龈轻度红肿，22牙牙龈瘘管及唇侧颈部龋坏，松动2度。

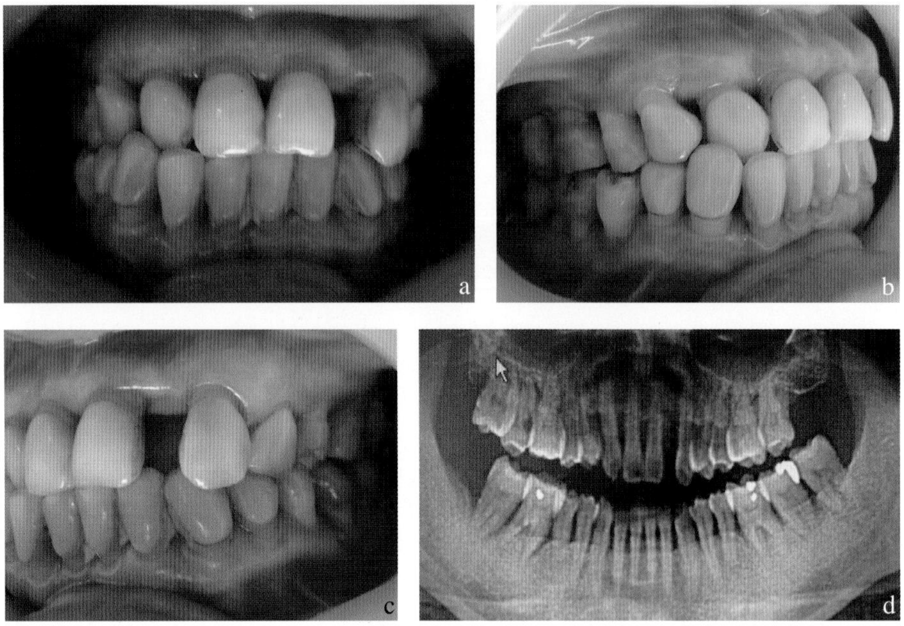

图 10-2　拔除 22 牙后 4 周口内照及全景 X 线片：拔牙创面愈合良好，全口牙龈退缩，伴轻度红肿，牙槽骨吸收 2 ~ 3 度。

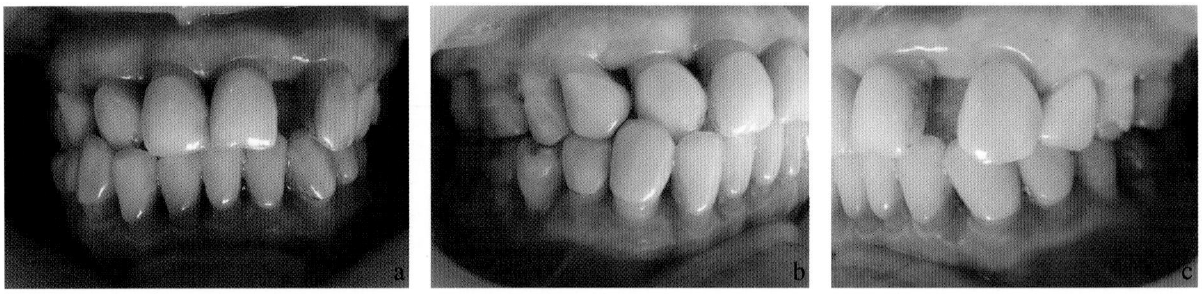

图 10-3　牙周基础治疗后 2 周口内照：口腔卫生宣教、龈上洁治术和龈下刮治术后 2 周，全口牙龈红肿明显好转。

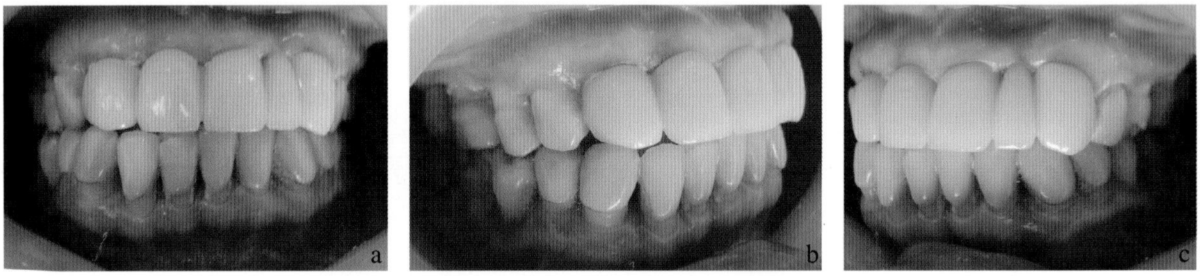

图 10-4　上前牙烤瓷固定桥修复后 2 周口内照：缺失的 22 牙及牙龈退缩已通过烤瓷桥修复得以纠正，牙间隙消失，牙龈和牙体形态良好。

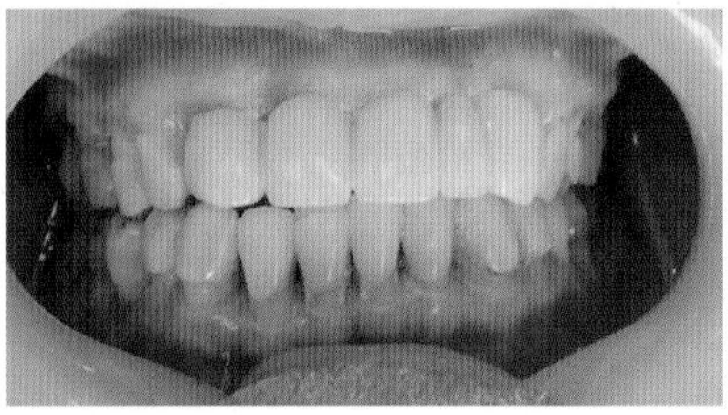

图 10-5　烤瓷固定桥修复 3 个月口内照：牙龈无明显红肿，上前牙牙龈退缩明显改善，下前牙牙龈退缩。

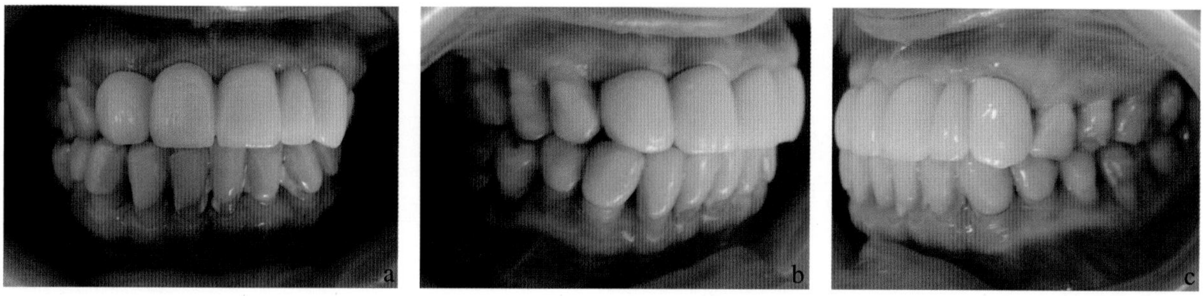

图 10-6　烤瓷固定桥修复后 1 年口内照：上前牙牙龈无明显退缩和红肿复发，下前牙牙龈明显退缩，牙间隙和龈缘有较多牙石，左右侧后牙牙龈退缩，牙龈稍红肿。继续行牙周基治治疗，建议患者定期牙周维护治疗。

病例2 牙龈退缩(重症牙周炎治疗引起)

患者：董某，女，38 岁。

主诉：上前牙牙龈退缩 5 年。

病史：5 年前开始刷牙和咬硬物出血，口服消炎药好转，之后牙龈逐渐退缩，前牙牙龈退缩明显，影响美观。否认血液系统疾病及其他系统病史。

检查：21 牙牙龈退缩明显，松动 1～2 度，11 牙和 21 牙之间牙间隙增大，牙龈稍红肿，牙石多，下切牙松动 1 度，X 线片显示牙槽骨吸收 2～3 度。

病症诊断：牙龈退缩。

诊断依据：

重度牙周炎，牙龈退缩明显。

治疗计划：

① 口腔卫生指导，② 龈上洁治术和龈下刮治术，③ 牙周维护治疗。

处理：

分期作口腔卫生宣教、龈上洁治术、龈下刮治术和牙周维护治疗。

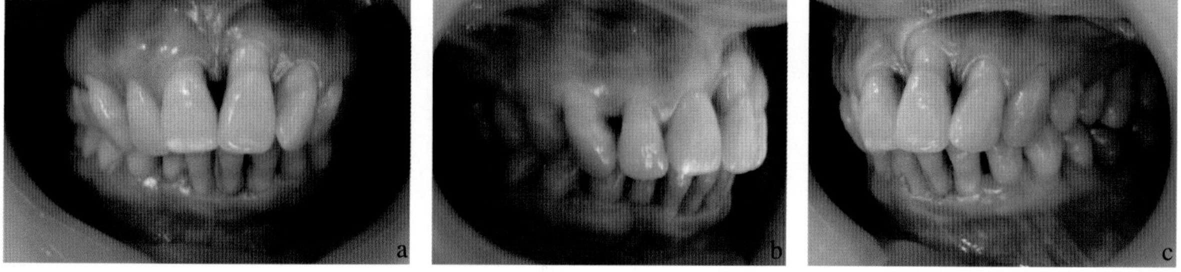

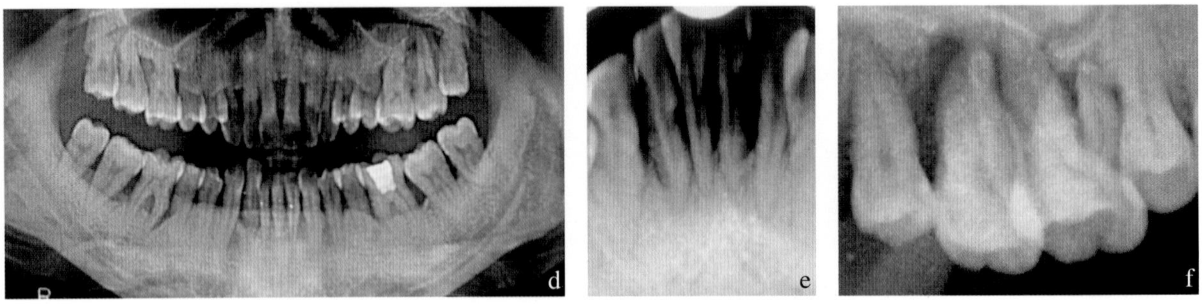

图 10-7　初诊时口内照及 X 线片：21 牙牙龈退缩明显，松动 1 ~ 2 度，11 牙和 21 牙之间牙间隙增大，牙龈乳头退缩明显伴轻度红肿，牙石多，下切牙松动 1 度。X 线片显示 11 牙、21 牙、31 牙、32 牙、41 牙和 42 牙牙槽骨吸收 2 ~ 3 度，26 牙和 27 牙骨吸收近根尖。

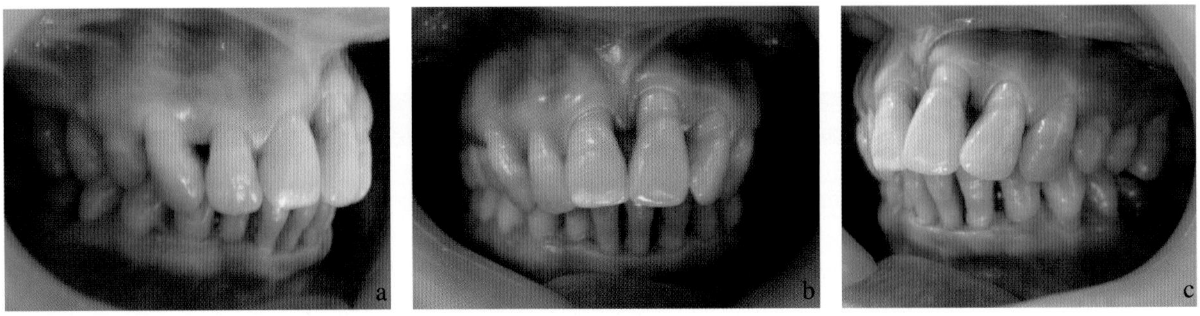

图 10-8　龈上洁治术和龈下刮治术后 1 周口内照：牙龈红肿好转

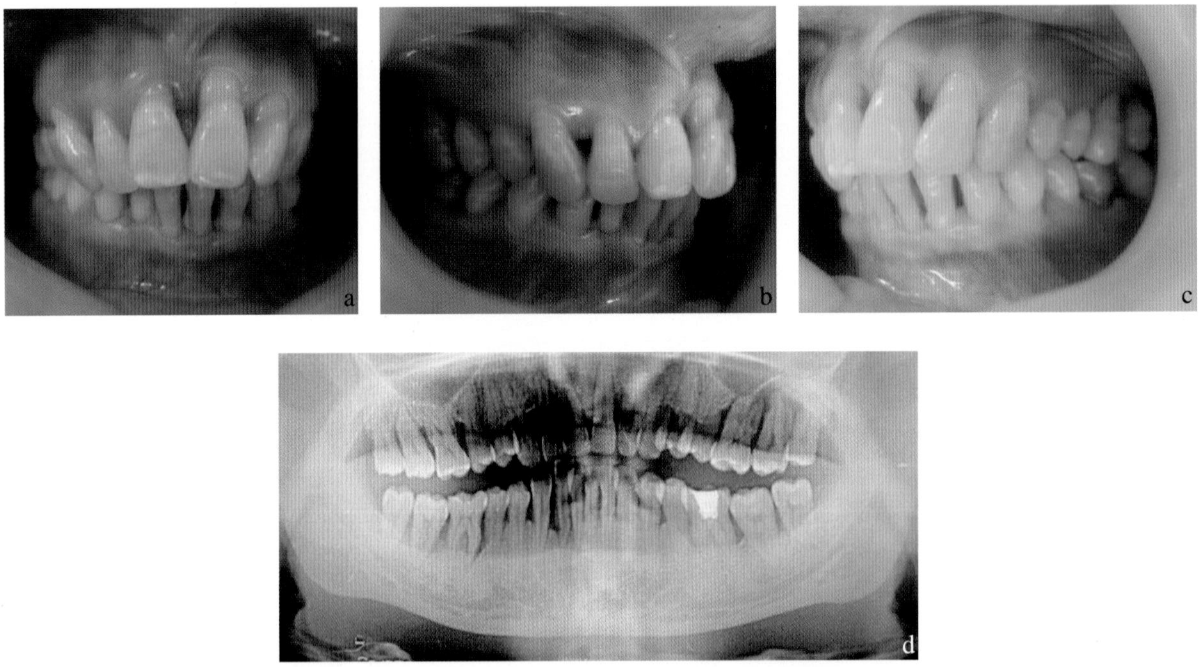

图 10-9　牙周基础治疗后 1 年口内照和 X 线片：牙龈退缩未见明显加重，下前牙牙间隙有牙石，牙龈未见明显红肿，未出现牙髓和尖周症状。

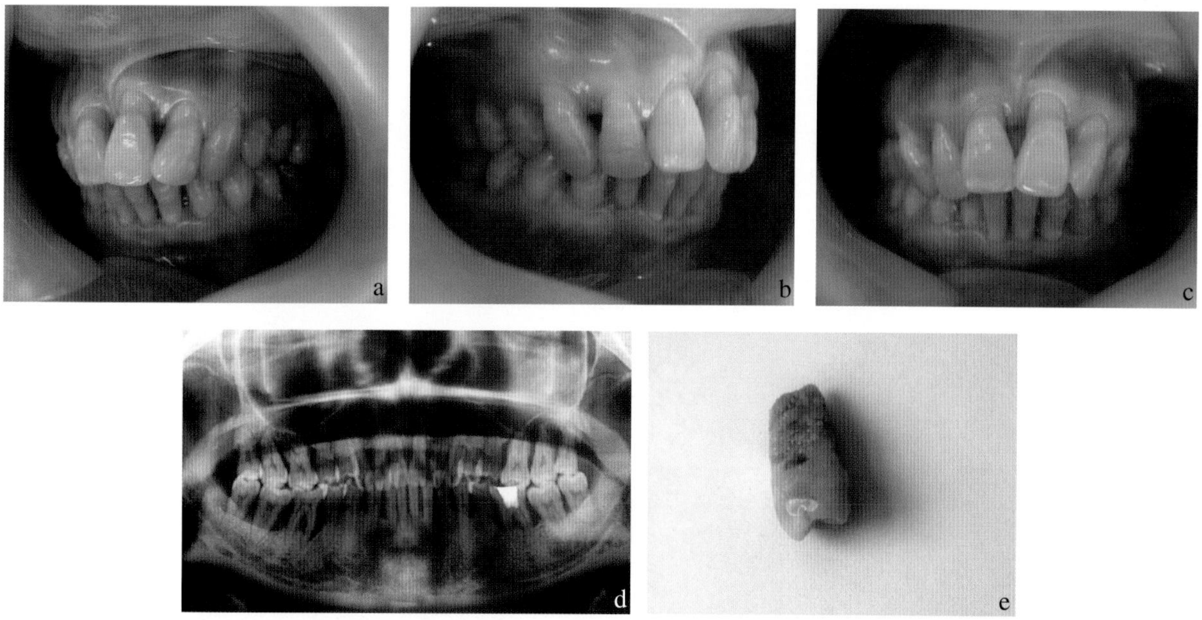

图 10-10　牙周基础治疗后 2 年口内照：前牙牙龈稍红肿，27 牙松动 3 度，骨吸收达根尖，拔除 27 牙见牙根面有大量牙石。

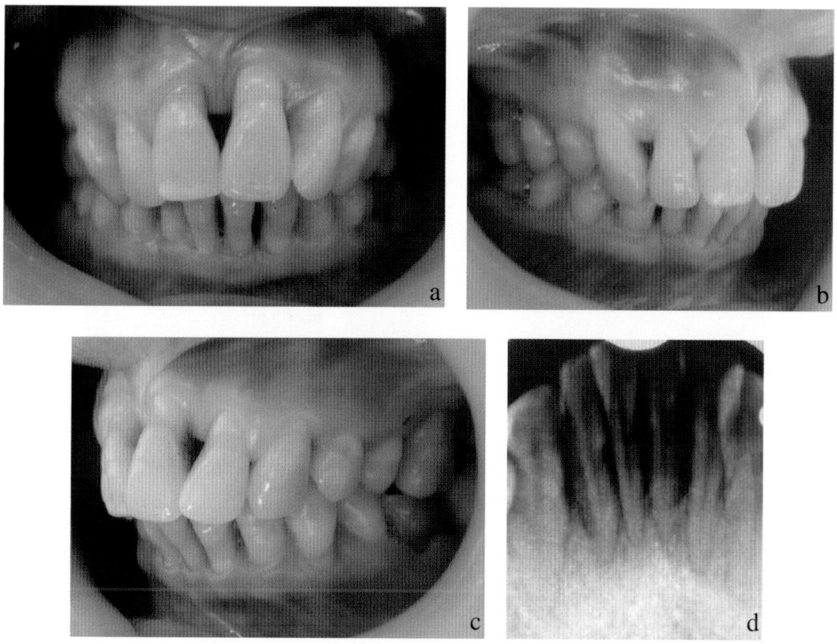

图 10-11　牙周基础治疗后 3 年口内照及下前牙根尖 X 线片：牙龈未见明显红肿，下切牙牙槽骨吸收 2 ~ 3 度。

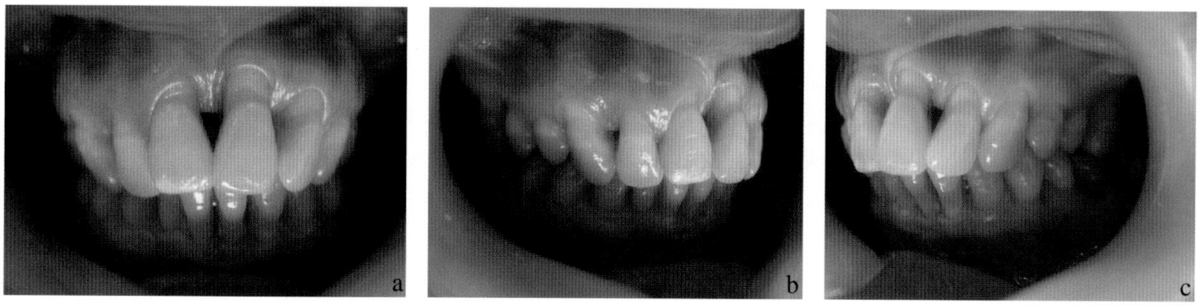

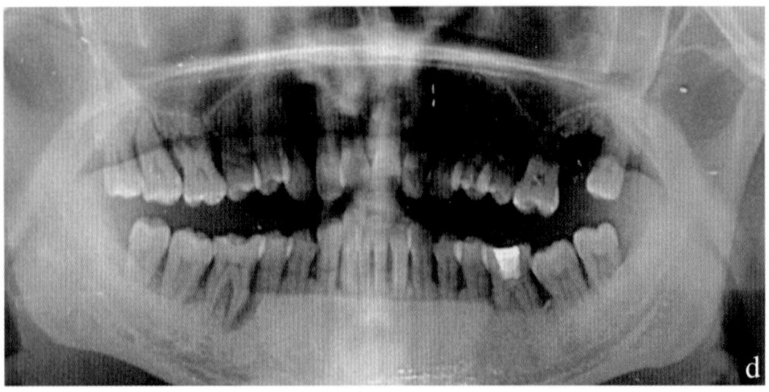

图 10-12　牙周基础治疗后 5 年口内照及全景 X 线片：虽然上前牙牙龈明显退缩，但牙龈未见明显红肿，牙周状况基本稳定，牙槽骨吸收 2 ～ 3 度，未见明显加重，46 牙近中牙槽骨吸收近根尖。

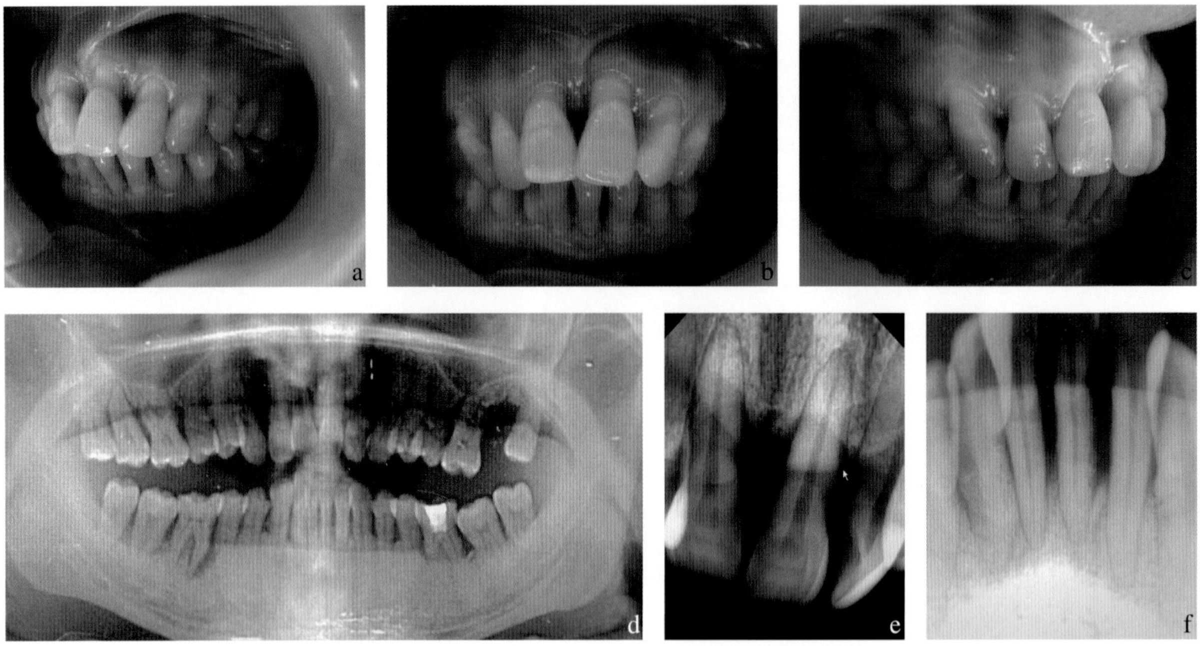

图 10-13　牙周基础治疗后 7 年口内照及 X 线片：牙龈未见明显红肿，牙周状况基本稳定，口腔卫生尚可，牙槽骨吸收 2 ～ 3 度，未见明显加重。表明：牙周基础治疗联合定期牙周维护可保持重度牙周炎的牙周健康。

病例3 牙龈退缩（烤瓷修复和夹板固定）

患者：王某，男，37 岁。

主诉：上前牙牙龈退缩 5 年。

病史：5 年前开始刷牙和咬硬物出血，口服消炎药好转，之后牙龈退缩逐渐加重，近 2 年来前牙牙龈退缩明显，影响美观。否认血液系统疾病及其他系统疾病病史。

检查：全口牙龈退缩严重，全口牙松动 1 ～ 3 度，12 牙缺失，上下前牙牙龈退缩明显，牙龈稍红肿，牙龈乳头缺失，牙间隙增大，少许牙石位于龈缘处，下切牙松动 1 度，11 牙和

22 牙松动 3 度，其余上前牙松动 1 ～ 2 度，X 线片显示牙槽骨吸收 2 ～ 3 度。
病症诊断：牙龈退缩。

诊断依据：

重度牙周炎，牙龈明显退缩。

治疗计划：

① 口腔卫生指导，② 龈上洁治术和龈下刮治术，③ 牙周翻瓣术，④ 烤瓷修复和夹板固定，⑤ 牙周维护治疗。

处理：

分期作口腔卫生宣教、龈上洁治术、龈下刮治术、牙周翻瓣术、烤瓷修复、夹板固定和牙周维护治疗。

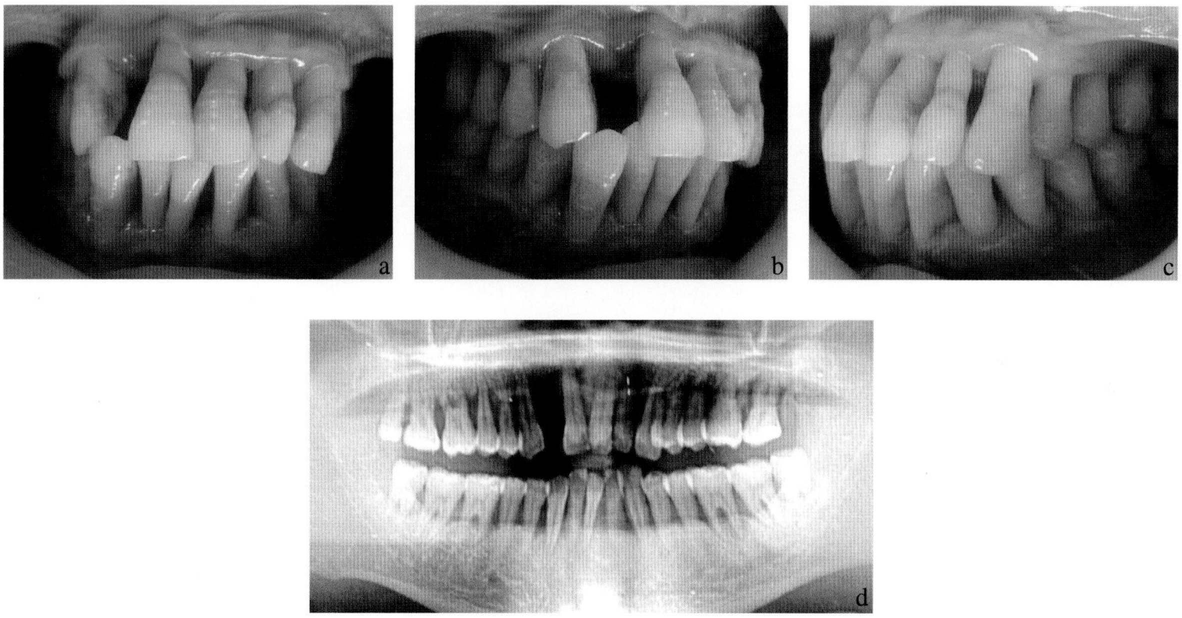

图 10-14　初诊时口内照及 X 线片：全口牙松动 1 ～ 3 度，12 牙缺失，上下前牙龈退缩明显，牙龈稍红肿，牙龈乳头缺失，牙间隙增大，少许牙石位于龈缘处，下切牙松动 1 度，上前牙松动 1 ～ 3 度，X 线片显示牙槽骨吸收 2 ～ 3 度。

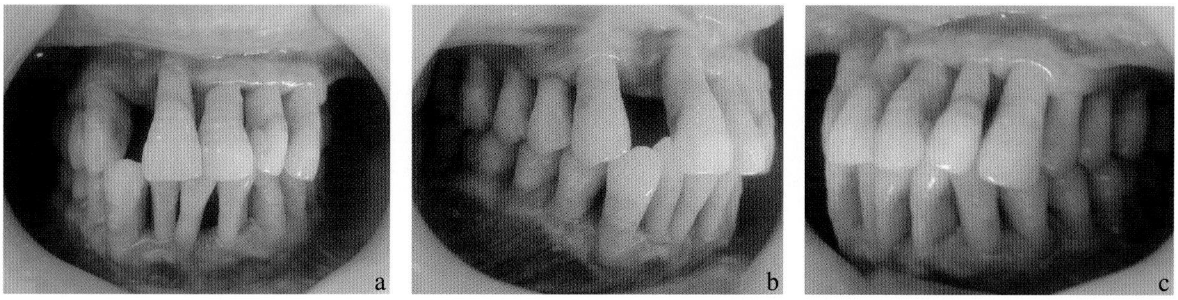

图 10-15　龈上洁治术和龈下刮治术后 1 周口内照：牙龈红肿好转

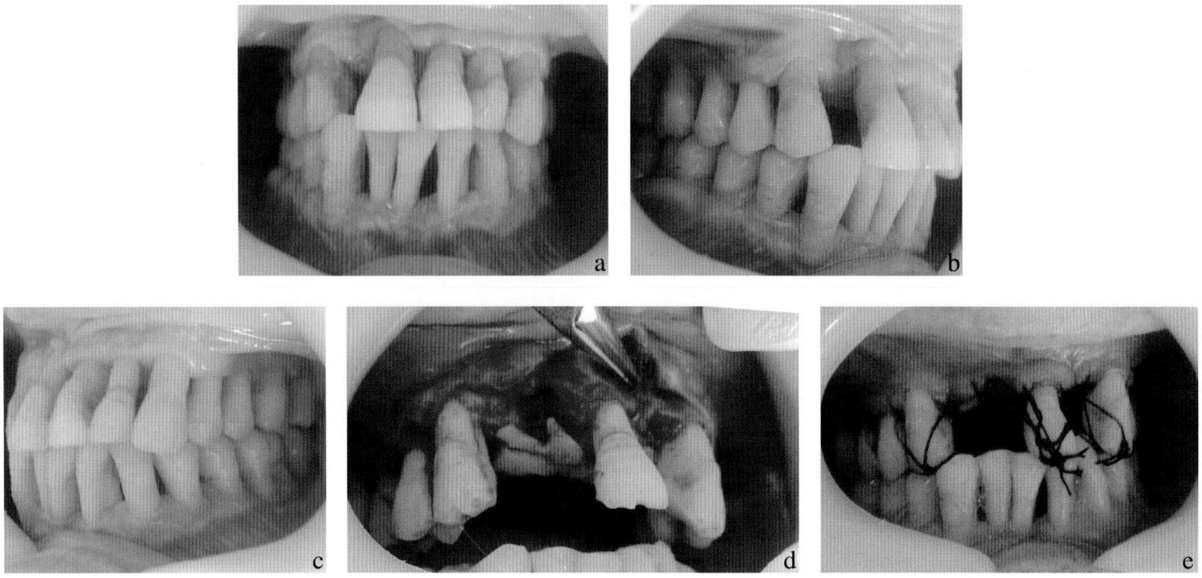

图 10-16　上前牙牙周翻瓣术及牙龈冠向复位术前和术中口内照：11 牙和 22 牙松动 3 度在翻瓣术中拔除，翻瓣术中见上前牙牙槽骨吸收近根尖。

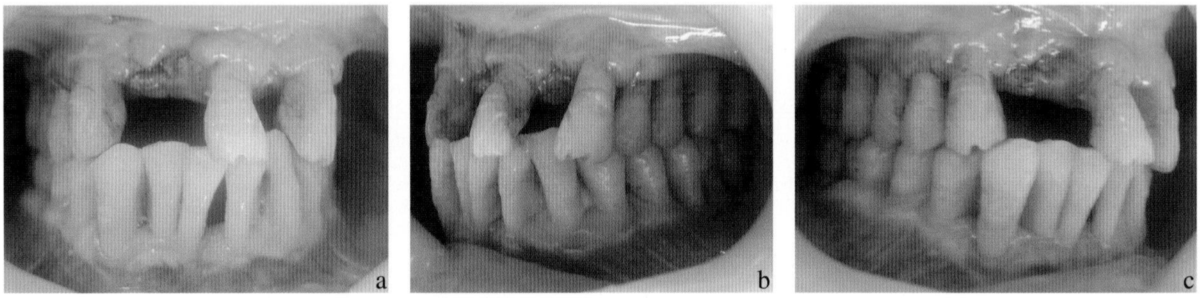

图 10-17　上前牙牙周翻瓣术后 10 天口内照：上前牙伤口生长尚可，牙龈未见明显红肿。

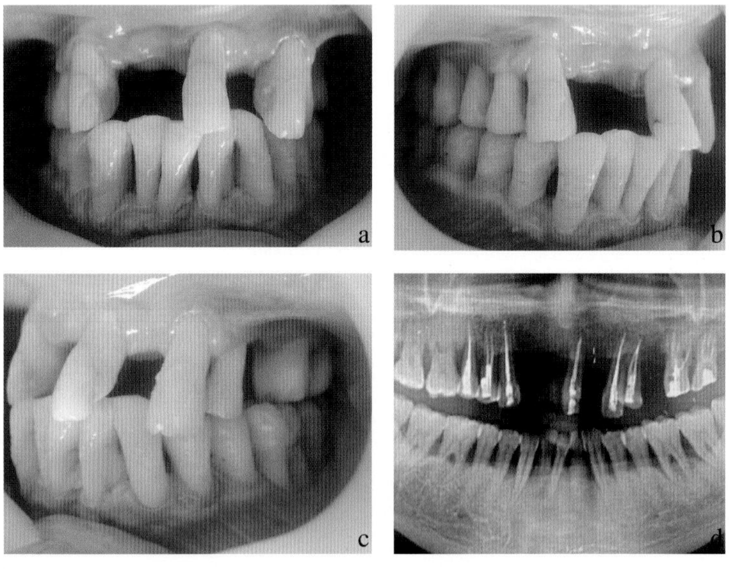

图 10-18　上前牙牙周翻瓣术后 3 个月口内照和 X 线片：牙龈形态和颜色基本正常，行 13 牙、14 牙、15 牙、21 牙、23 牙、24 牙、26 牙和 27 牙根管治疗，X 线片显示根管充填良好。

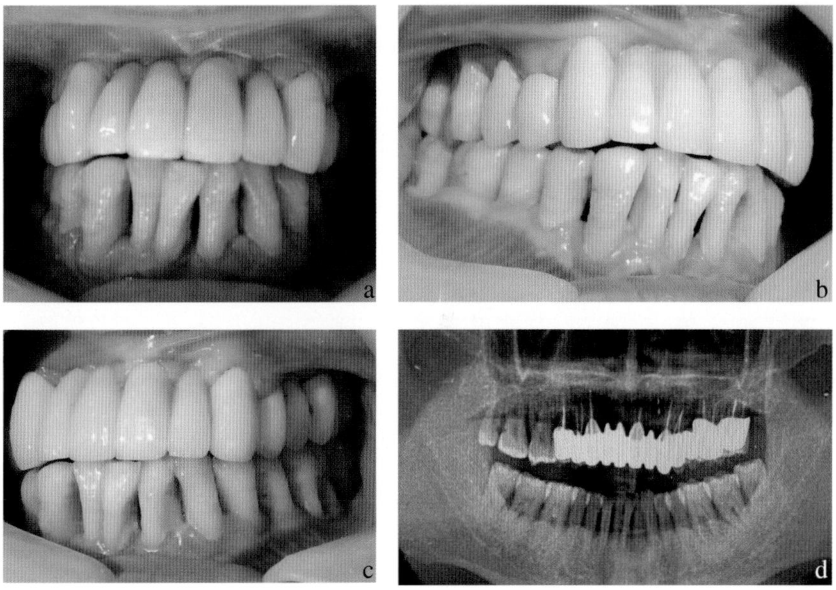

图 10-19　术后 4 个月烤瓷修复和夹板固定 1 周口内照及 X 线片：在上前牙牙周翻瓣术后 4 个月行烤瓷修复和夹板固定，1 周时可见从右上 15 牙到左上 27 牙烤瓷夹板固定良好，牙龈未见明显红肿，牙周状况稳定，牙槽骨吸收未见明显加重。

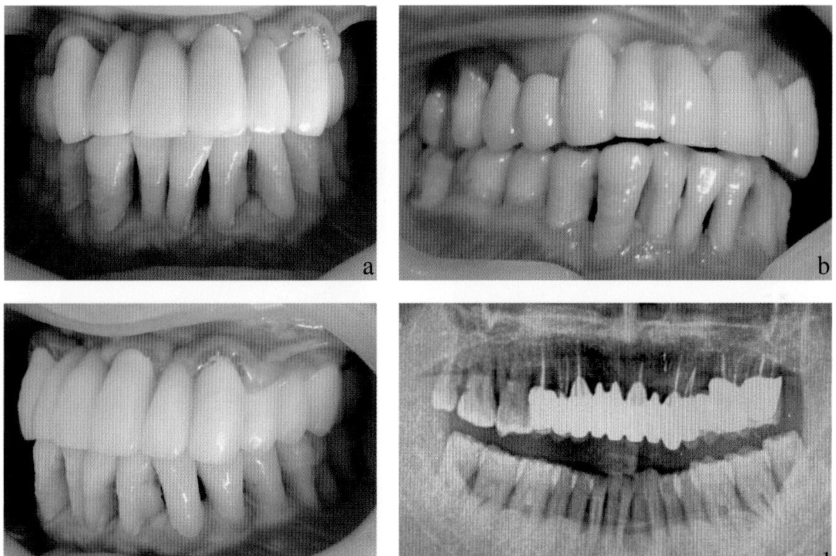

图 10-20　烤瓷修复和夹板固定 3 年口内照及 X 线片：上前牙局部牙龈缘轻度红肿，牙槽骨吸收未见明显加重。

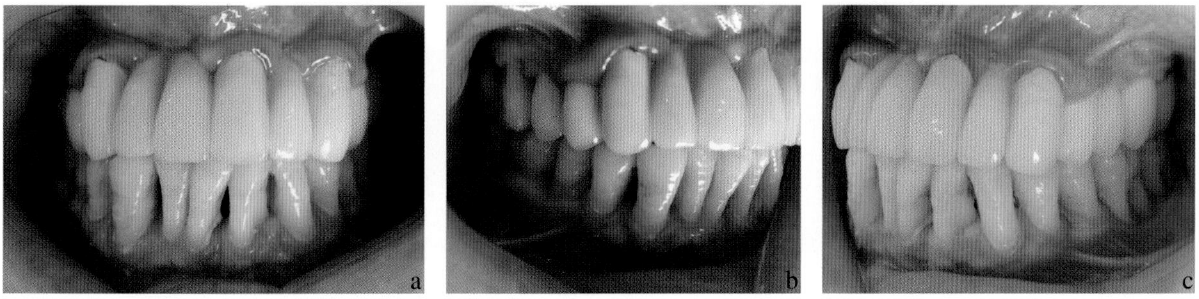

图 10-21　烤瓷修复和夹板固定 5 年口内照：牙龈缘轻度红肿，行牙周基础治疗，建议定期作牙周维护治疗。

病例4 牙龈退缩手术治疗（侧向转位瓣术）

患者：孔某，女，24岁
主诉：上前牙牙龈退缩2月余。
病史：上前牙外伤史，已拔除1颗牙齿。有牙周手术病史，术后牙龈退缩。现就诊要求改善前牙美观。否认治疗禁忌症及药物过敏史。
检查：11牙唇侧牙龈退缩3.5mm，近中牙龈退缩1mm，探诊深度（PD）2mm。21牙缺失。22牙残根。口腔卫生一般，牙龈充血水肿，余牙PD 3-4mm，个别部位牙槽骨略有吸收。

诊断依据：

11 牙龈退缩，牙周炎（II 期 B 级）

治疗计划：

① 口腔卫生指导；② 牙周基础治疗；③ 根面覆盖术（侧向转位瓣术）；④ 牙周维护治疗。

处理：

分期作口腔卫生指导、牙周基础治疗、根面覆盖术（侧向转位瓣术）、牙周维护治疗。

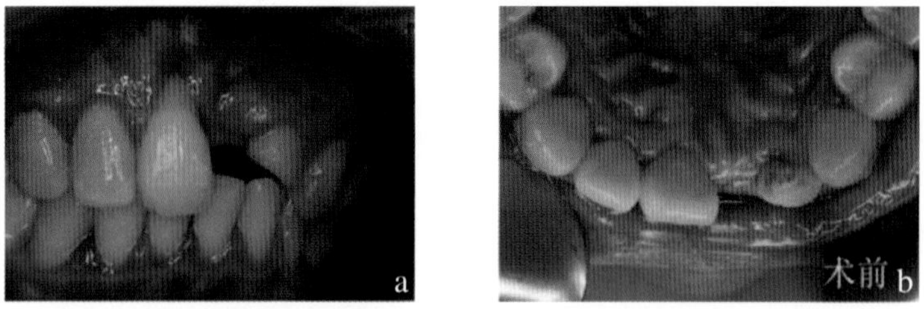

图 10-22 术前口内照：11 牙唇侧牙龈退缩约 3.5mm，唇侧牙龈可见瘢痕，PD 约 2mm；21 牙缺失，22 牙残根。先给患者牙周基础治疗，择期手术。

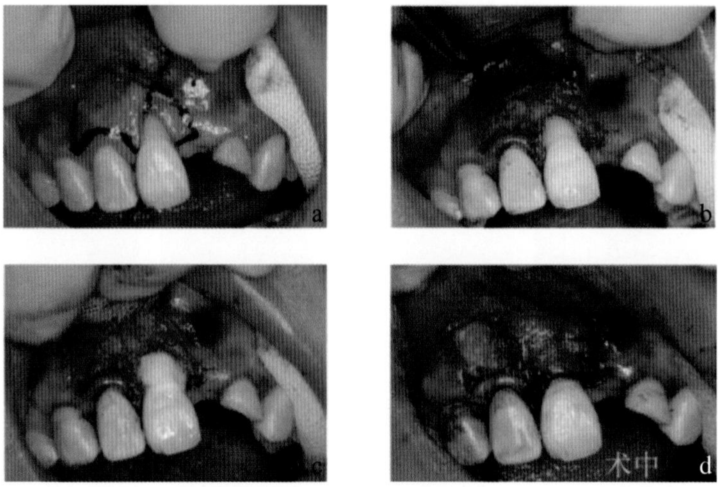

图 10-23 术中口内照：术中定位切口，制备半厚瓣，根面处理，从远中向近中方向转瓣，复位至釉牙骨质界处，骨膜暴露区用浓缩生长因子（concentrate growth factors，CGF）膜覆盖。

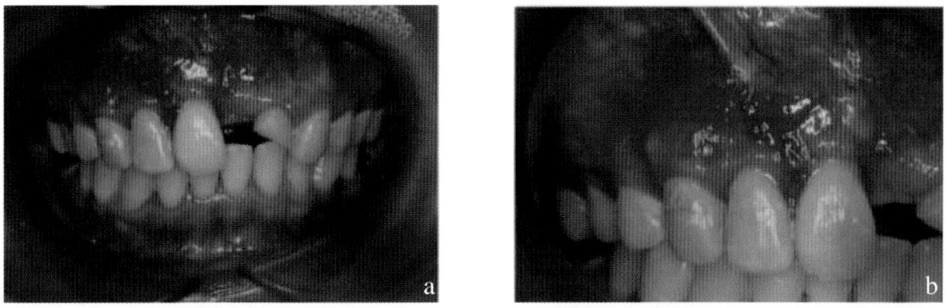

图 10-24　术后 2 周口内照：见术区创面愈合良好。

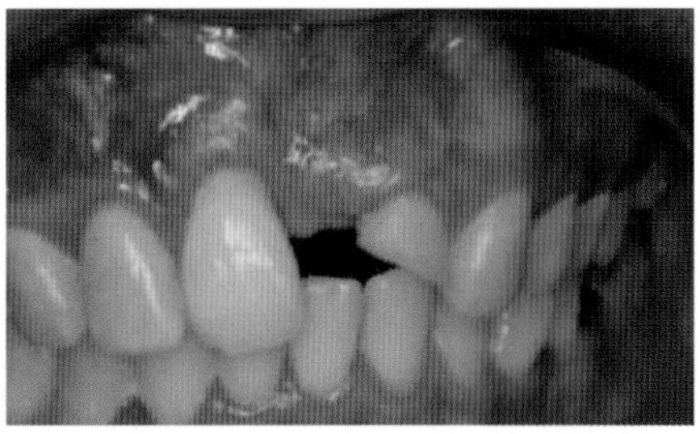

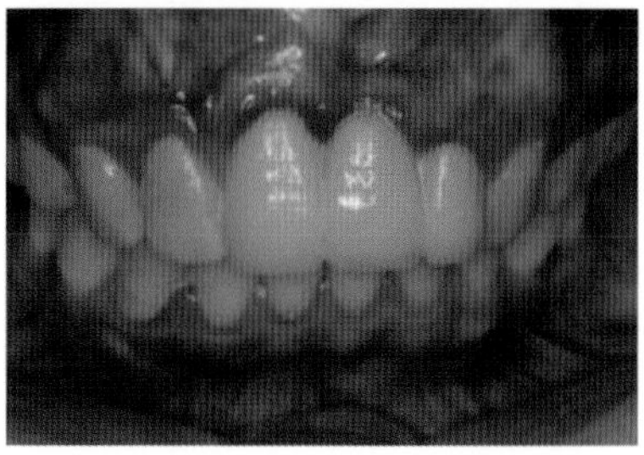

图 10-25　术后 6 周口内照：伤口完全愈合。 图 10-26　术后 1 年 4 个月口内照：11—22 牙烤瓷修复后，牙龈缘轻度红肿，需局部治疗。

小结：该患者邻牙牙龈角化龈宽度厚度足够，因患者已经历牙周手术，希望能以最小的创伤来改善美观，选择了侧向转位瓣术。因患者 11 牙龈退缩属于 Miller III 类，且牙龈组织有瘢痕形成，组织血供和弹性差，术后的治疗效果不一定能达到 100% 的根面覆盖。术中若再进行一定程度的减张，使转位瓣覆盖至釉牙骨质界冠方 1—2mm，可能术后效果更好。患者术后 6 周之后一直未复诊，1 年 4 个月复诊时可见牙龈略有充血水肿。行牙周基础治疗后建议患者定期复查。

谭葆春　闫福华

病例5 牙龈退缩(游离龈移植术方法示意图)

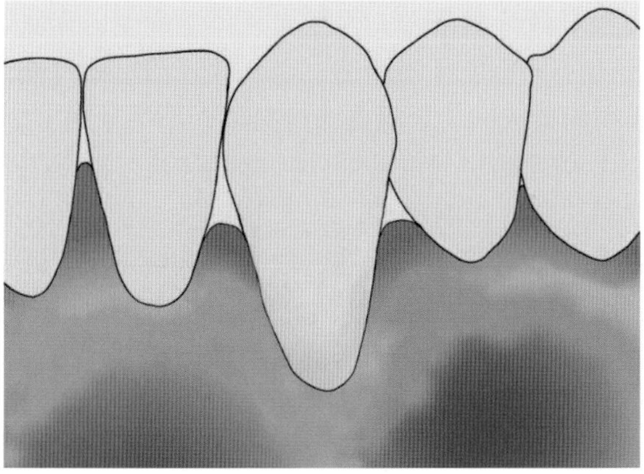

图 10-27　下前牙（33 牙）牙龈退缩：游离龈移植术修复牙龈退缩

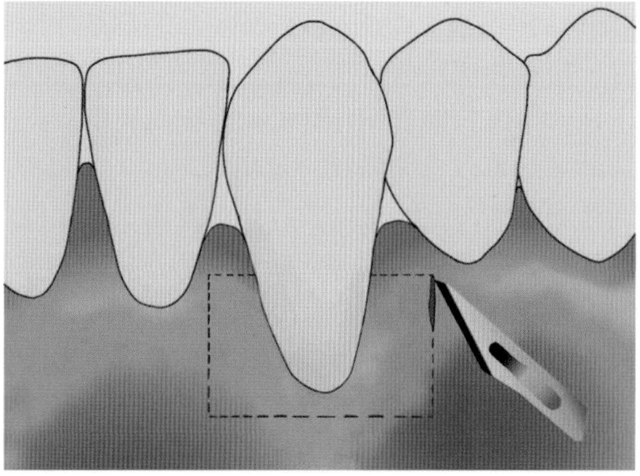

图 10-28　受瓣区准备：用 11 号手术刀片对受瓣区牙龈进行分离。

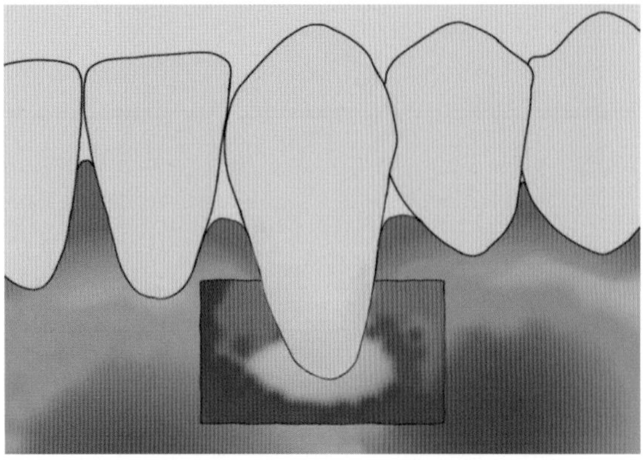

图 10-29　受瓣区制备后的牙龈形态及根面。

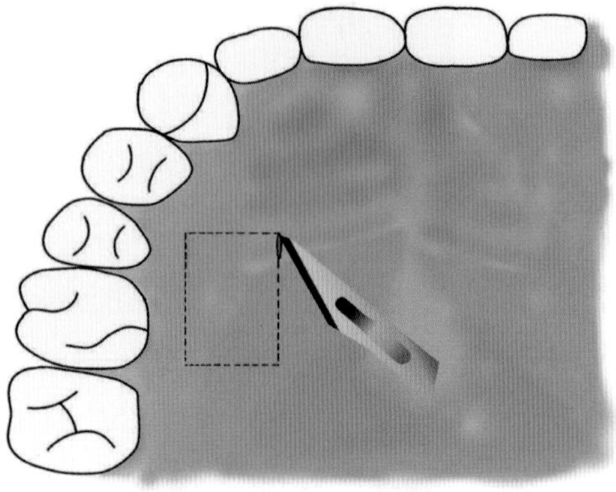

图 10-30　供瓣区取游离牙龈组织：在上颌第 2 前磨牙和第一磨牙的腭侧取牙龈组织

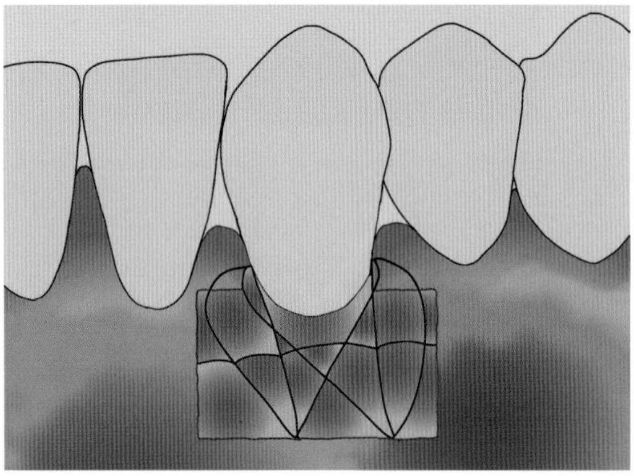

图 10-31　游离牙龈移植：将所取的游离牙龈移植并缝合于受瓣区（33 牙）处。

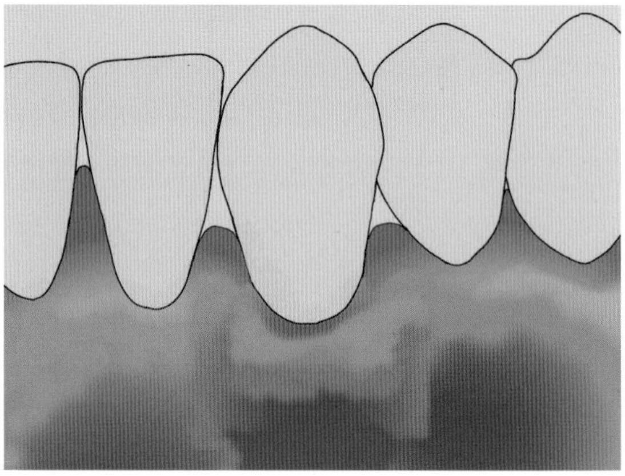

图 10-32　术后疗效观察：牙龈退缩经游离牙龈移植后得到明显改善。

[述评]

牙龈退缩（Gingival recession）是指牙龈向根方退缩导致牙根暴露，为牙周炎伴发病变，牙龈退缩时牙槽骨相应吸收。据报道，50 岁以上人群几乎 100% 有不同程度牙龈退缩，老年性牙龈退缩可能是由于牙周组织长期受到各种机械性损伤和炎症刺激作用累积而造成的。牙龈退缩可局限于单个牙或多个牙；退缩牙龈可以色粉质韧、健康无炎症，可以充血红肿；牙龈退缩引起的症状：1. 影响美观，前牙唇侧出现牙龈退缩时，牙冠变长、牙根暴露、牙间隙增大出现黑三角，影响美观；2. 牙齿敏感：约有 10% 的牙颈部缺乏牙骨质覆盖，牙龈退缩后造成牙本质直接暴露在口腔环境中，冷热、酸甜及机械刺激可通过牙本质小管传到牙髓腔内，出现敏感症状；3. 食物嵌塞和根面龋：相邻牙之间牙龈乳头退缩时，牙间隙增大，进食时导致食物水平型嵌塞，长时间存留易导致牙根面脱矿形成根面龋。牙龈退缩的原因：1. 牙周炎治疗后：牙周炎时牙龈充血红肿，牙龈下方牙槽骨吸收，牙周治疗控制炎症后牙龈退缩、根面暴露；2. 解剖因素：某些牙齿错位萌出，过于偏向唇颊侧，造成骨板很薄，此种牙在受到创伤或正畸力时，唇颊侧骨板很快吸收，出现牙龈退缩，附着龈过窄、牙龈过薄、唇颊系带距龈缘过近可牵拉牙龈引起牙龈退缩。3. 刷牙不当：所用牙刷刷毛过硬，拉锯式横刷法，刷牙力度过大等，多见于唇颊侧，常与楔状缺损伴发，不恰当地使用牙签会造成牙龈乳头退缩、牙缝变大；4. 正畸力和过大𬌗力：正畸时若向唇颊侧移动或倾斜超出了牙槽骨范围时，易发牙龈退缩；5. 不良修复体：当固定修复体边缘位于龈下过深、边缘不密合或有明显悬突时，易出现牙龈炎症和牙龈退缩；可摘义齿卡环过低或基托边缘压迫牙龈也可造成牙龈创伤和牙龈退缩。防治：由于牙龈退缩伴有下方牙槽骨吸收，牙龈一旦退缩，除少数患牙可通过膜龈手术覆盖部分暴露根面外，绝大部分牙龈退缩很难恢复到原有高度，应注意预防。1. 少量均匀的牙龈退缩一般无症状，不需要处理；2. 如牙龈退缩持续进展，应查明病因，消除因素；3. 对牙龈退缩伴发其他病症时应对症治疗，对牙根面敏感患牙应减少局部刺激，使用脱敏牙膏刷牙；对水平食物嵌塞要注重及时清洁，使用牙间隙刷和牙线及时清洁食物残渣；对根面龋要及时充填治疗。

牙龈退缩手术治疗目前有三种方法：1. 带蒂软组织瓣移植（pedicle soft-tissue grafts）：包括侧向转位瓣（laterally positioned flap）、双乳头转位瓣（ double papilla flap)、冠向复位瓣（coronally advanced positioned flaps）和半月形瓣（semilunar flap)；2. 游离软组织瓣移植（free soft tissue grafts）：包括牙龈上皮组织移植（epithelialized graft）和上皮下结缔组织移植（subepithelial connective tissue graft）；3. 辅助治疗方法（additive treatments），常与上述根面覆盖手术联合使用，如根面处理剂（root surface modification agents）、釉基质衍生物（ enamel matrix derivative）、引导组织再生（ guided tissue regeneration）和无细胞表皮基质（acellular dermal matrices)。这些手术方法和试剂对牙龈退缩根面覆盖有显著疗效，但其疗效与医生手术熟练程度、适应证选择、患者体质和配合程度有重要关系。

本章 5 例患者中，1 例为牙发育不良制作贴面后的牙龈退缩，经过基础治疗和烤瓷修复观察 1 年疗效稳定；1 例为重度牙周炎患者，经牙周基础治疗后 7 年疗效稳定；1 例为重度牙周炎的牙龈退缩经过牙周基础治疗、手术治疗和烤瓷夹板固定观察 5 年疗效稳定；第 4 例为 11 牙牙龈退缩，牙周基础治疗后行侧向转移瓣术联合 CGF 下膜治疗，术后 6 周时伤口完全愈合，随访 1 年 4 个月，牙龈轻度红肿，牙周基础治疗后好转；第 5 例为牙龈退缩的游离龈移植手术操作示意图。牙龈退缩治疗不但可用传统方法经过牙周基础治疗和牙周手术治疗消除炎症后用烤瓷夹板修复去除牙间隙和牙龈退缩，还可用软组织移植手术达到牙根面覆盖的目的，疗效稳定。对于牙龈退缩治疗方法的选择要考虑患者年龄、口腔卫生情况、患牙数量、牙龈退缩程度和生物型、患者经济条件、医生水平等综合考虑，以取得患者满意的疗效。

参考文献

[1] Nevins M, Aimetti M, Benfenati SP,et al. Treatment of moderate to severe buccal gingival recession defects with placental allografts. Int J Periodontics Restorative Dent, 2016, 36(2):171-7.

[2] Karam PSBH, Sant' Ana ACP, de Rezende MLR,et al.Root surface modifiers and subepithelial connective tissue graft for treatment of gingival recessions: a systematic review. J Periodontal Res. 2016, 51(2):175-85.

[3] Zucchelli G, Stefanini M , Ganz S, et al. Coronally advanced flap with different designs in the treatment of gingival recession: a comparative controlled randomized clinical trial. Int J Periodontics Restorative Dent, 2016, 36(3):319-27.

[4] Da Silva Neves FL, Silveira CA, Dias SBF,et al. Comparison of two power densities on the healing of palatal wounds after connective tissue graft removal, randomized clinical trial.Lasers Med Sci,2016, 31:1371-8.

[5] Chaparro A, la Fuente MD, Albers D,et al. Root coverage of multiple miller class i and ii recession defects using acellular dermal matrix and tunneling technique in maxilla and mandible: a 1-year report. Int J Periodontics Restorative Dent, 2015, 35(5):639-45.

[6] Carnio J, Koutouzis T.Palatal augmentation technique: a predictable method to increase the palatal connective tissue at donor sites- a consecutive case series. Int J Periodontics Restorative Dent, 2015,

35(5):707-13.

[7] Wang HL, del Amo FSL, Layher M,et al. Comparison of freeze-dried and solvent-dehydrated acellular dermal matrix for root coverage: a randomized controlled trial. Int J Periodontics Restorative Dent, 2015, 35(6):811-7.

[8] Bansal A, Kulloli A , Kathariya R,et al. Comparative evaluation of coronally advanced flap with and without bioactive glass putty in the management of gingival recession defects: a randomized controlled clinical trial. J Int Acad Periodontol, 2016, 18(1):7-15.

[9] Dandu SR, Murthy KRV.Multiple gingival recession defects treated with coronally advanced flap and either the vista technique enhanced with GEM 21S or periosteal pedicle graft: a 9-month clinical study. Int J Periodontics Restorative Dent, 2016, 36(2):231-7.

[10] Deeb GR, Deeb JG. Tissue grafting around teeth and implants.Oral and maxillofacial surgery clinics of North America. 2015，27(3):425-48.

[11] Ribeiro Costa D, Amadei Nicolau R, Ribeiro Costa D,et al. FTIR and SEM analysis applied in tissue engineering for root recovering surgery. J Biomed Mater Res Part B, 2017, 105B:1326-9.

[12] Ozcelik O, Seydaoglu G, Haytac CM. Diode laser for harvesting de-epithelialized palatal graft in the treatment of gingival recession defects: a randomized clinical trial. Journal of clinical periodontology, 2016，43(1):63-71.

[13] Guan W, Liao H, Guo L, et al. Root coverage using a coronally advanced flap with or without acellular dermal matrix: a meta-analysis. Journal of periodontal & implant science, 2016，46(1):22-34

[14]. Cha JK,Sun YK,Lee JS,et al.Root coverage using porcine collagen matrix with fibroblast growth factor-2: A pilot study in dogs.. J Clin Periodontol, 2017, 44:96-103.

[15] Sangiorgio JP,da Silva Vevest FL,dos Santos MR,et al. Xenogenous Collagen Matrix and/or Enamel Matrix Derivative for Treatment of Localized Gingival Recessions - a Randomized Clinical Trial. Part I: Clinical Outcomes. J Periodontol,2017, 88:1309-18.

[16] 曹采方. 牙周病学. 第 2 版. 北京：人民卫生出版社, 2006: 148-149.

[17] Newman,M.G. Crranza’s clinical periodontoloty. 10 edition. 369-370.

[18] 曹采方. 临床牙周病学. 第1版. 北京：北京大学医学出版社, 2006: 216-218.

[19] Kasaj A.Gingival recession coverage,Do we still need autogenous grafts. Quintessence Int 2016,47:775–83.

[20] 陈铁楼，张新海. 软组织移植手术在龈乳头缺失重建中的作用. 中华口腔医学杂志,2017,52(2): 86-90.

[21] Al-Hamdan K. Long-term predictability of allogenic dermal matrix for root coverage: Three years observation period on 15 consecutive cases. Saudi Dent J, 2021, 33(2):99-104.

[22] Pereira R,Arboleda S. A Multidisciplinary Approach of an Endo-Perio Lesion in a Severely Compromised Tooth: An 18-Year Follow-up Case Report. J Med Life, 2020,13(4):629-34.

[23] Dias JJ,Panwar M,Kosala M. Management of inadequate keratinized gingiva and millers class III or IV gingival recession using two-stage free gingival graft procedure.J Indian Soc Periodontol,2020,24(6):554-9.

第11章　食物嵌塞

病例1 食物嵌塞

患者：孙某，男，72岁。

主诉：左下后牙食物嵌塞1年。

病史：1年前开始左下后牙食物嵌塞，对肉食及纤维类食物嵌塞更明显，去多家医院就诊均告知无法解决，且逐渐加重，经朋友介绍前来就诊，否认全身系统疾病病史。

检查：34牙至36牙烤瓷桥，37牙为自然牙，36牙和37牙之间牙间隙较大，伴有食物嵌塞残留，37牙牙龈明显红肿；X线片显示37牙近远中牙槽骨吸收1度，37牙根管充填。

病症诊断：垂直型食物嵌塞。

诊断依据：

36牙和37牙间隙较大，伴有食物嵌塞残留，牙龈红肿，牙槽骨吸收。

治疗计划：

① 口腔卫生宣教，② 龈上洁治术和龈下刮治术，③ 翻瓣术，④ 烤瓷冠桥修复去除牙间隙，④ 牙周维护治疗。

处理：

分期作口腔卫生宣教、龈上洁治术和龈下刮治术、翻瓣术、烤瓷冠桥修复、牙周维护治疗。

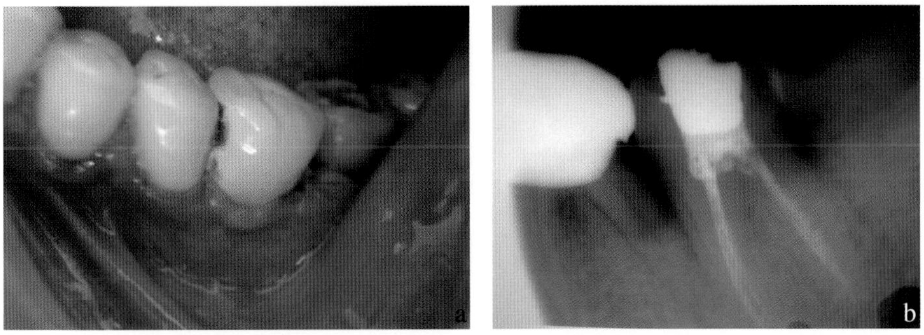

图11-1　初诊时口内照及X线片：34牙至36牙为烤瓷桥，37牙为天然牙，PD=6mm，36牙和37牙之间牙间隙较大，伴有食物嵌塞残渣，37牙牙龈明显红肿；37牙近远中牙槽骨吸收1度，37牙已作根管治疗。

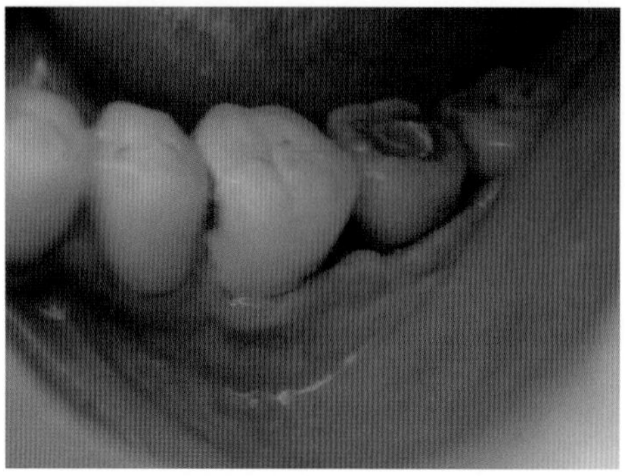

图 11-2　左下后牙翻瓣术中口内照：在完成口腔卫生宣教、龈上洁治术和龈下刮治术后 1 个月后，在局麻下行 36 牙和 37 牙翻瓣术，翻起牙龈龈瓣后清创，根面平整后丝线缝合。

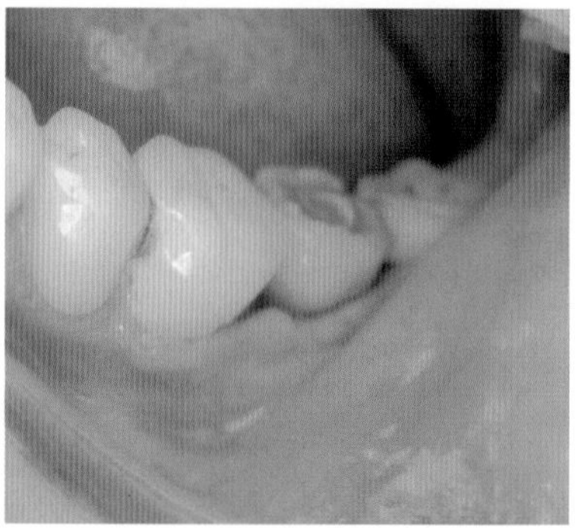

图 11-3　左下后牙翻瓣术后 1 周口内照：牙龈稍红肿，伤口愈合欠佳

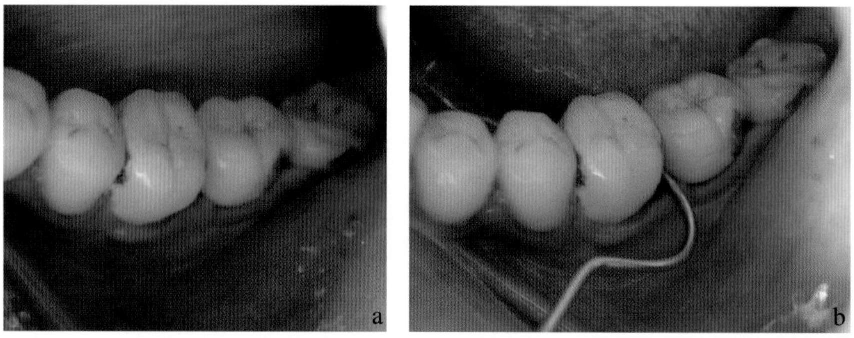

图 11-4　37 牙烤瓷单冠修复 1 年口内照：37 牙在翻瓣术后 3 个月行烤瓷冠修复，修复 1 年后，见 37 牙颊侧远中崩瓷，36 牙和 37 牙之间仍有食物嵌塞，探诊可触及 36 牙远中与 37 牙之间仍有较大牙间隙。

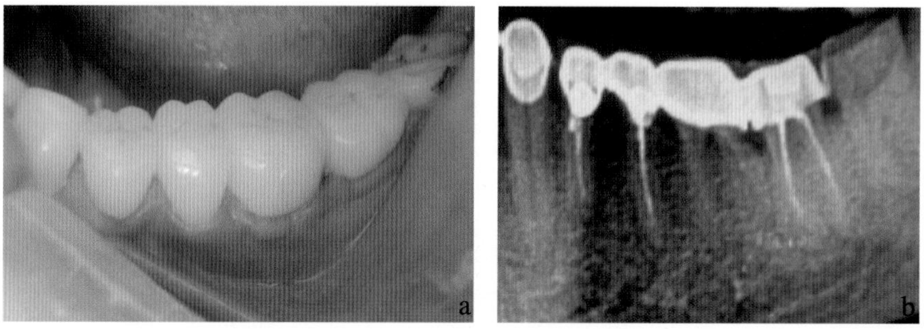

图 11-5　左下后牙重新作烤瓷桥修复后 1 周口内照及 X 线片：拆除 34 到 37 牙烤瓷冠和烤瓷桥，待牙龈炎症消除后行 34 牙到 37 牙烤瓷桥以解决食物嵌塞，修复良好未见食物嵌塞。

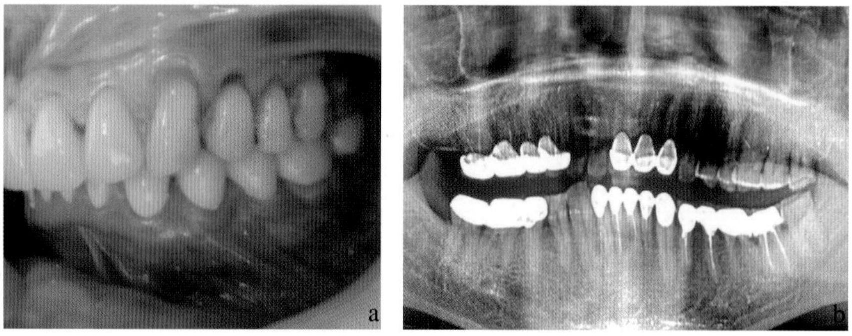

图 11-6　左下烤瓷修复后 1 年口内局部照及 X 线片：牙龈无明显炎症反应，36 牙和 37 牙之间牙间隙消失，未见食物嵌塞，36 牙和 37 牙未见牙槽骨吸收加重，患者很满意。

病例2 食物嵌塞（崩瓷引起牙间隙变大）

患者：俞某，男，47岁。
主诉：左下后牙食物嵌塞半年。
病史：半年前发现左下后牙烤瓷牙崩瓷，之后出现食物嵌塞，伴牙龈红肿出血，口服消炎药牙龈出血好转，但食物嵌塞一直未见好转，影响饮食，否认全身系统性疾病病史。
检查：36牙远中崩瓷，36牙和37牙之间牙间隙增大，伴有食物嵌塞，牙龈红肿，探诊出血；36牙远中牙槽骨吸收1度。
病症诊断：36牙和37牙之间食物嵌塞。

诊断依据：

烤瓷牙崩瓷，牙间隙增大，伴有食物嵌塞残留于牙间隙中。

治疗计划：

① 口腔卫生宣教，② 龈上洁治术，③ 拆除烤瓷冠，④ 重新制作烤瓷冠，⑤ 牙周维护治疗。

处理：

分期作口腔卫生宣教、龈上洁治术和龈下刮治术、拆除烤瓷冠、重新制作烤瓷冠、牙周维护治疗。

危害：

食物嵌塞可加重牙周软组织炎症和牙槽骨吸收。

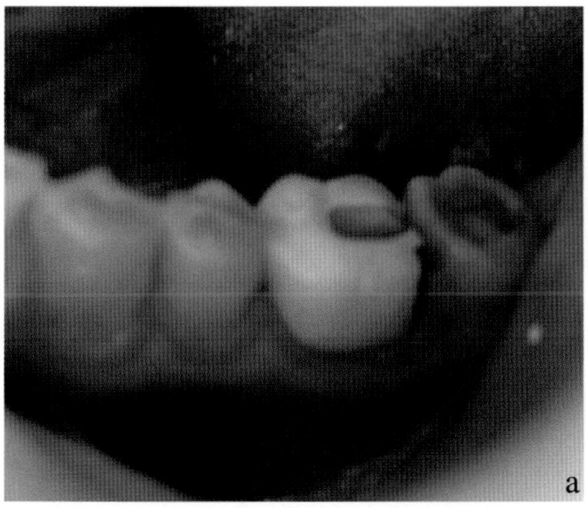

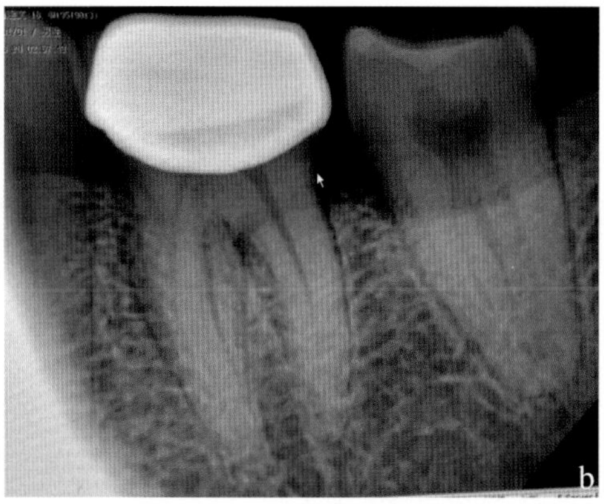

图 11-7　初诊时左下后牙口内照及X线片：36牙远中崩瓷，36牙和37牙之间牙间隙增大，伴有食物残留于牙间隙，牙龈红肿，探诊出血；X线片显示36牙远中牙槽骨吸收1度。

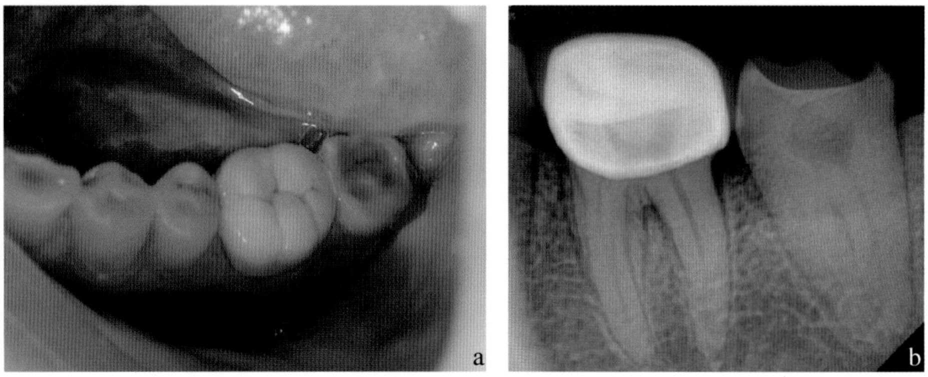

图 11-8　36 牙重新制作烤瓷冠修复 1 周口内照和 X 线片：在完成口腔卫生宣教、龈上洁治术和龈下刮治术、拆除 36 牙烤瓷冠 1 个月后重新制作烤瓷冠，1 周后见 36 牙和 37 牙之间牙间隙消失，食物嵌塞得以纠正，牙龈无明显红肿；36 牙和 37 牙之间牙槽骨吸收无明显加重。

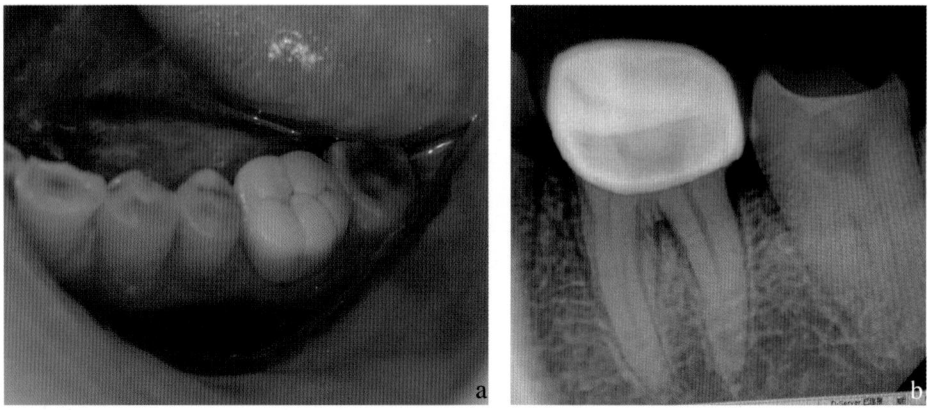

图 11-9　36 牙烤瓷修复 1 年口内照及 X 线片：36 牙和 37 牙之间未见牙间隙增大，未见食物嵌塞复发，牙龈无明显红肿，牙槽骨吸收未见加重，患者很满意。

病例 3　食物嵌塞（邻牙伸长引起牙间隙增大）

患者：黄某，女，53 岁。

主诉：右下后牙食物嵌塞 3 年。

病史：3 年前开始右下后牙食物嵌塞，牙龈出血，口服消炎药好转，但食物嵌塞逐渐加重，有时出现疼痛肿胀，影响饮食，否认全身系统性疾病病史。

检查：17 牙缺失导致 47 牙伸长，46 牙和 47 牙之间牙间隙增大，食物嵌塞，牙龈红肿。46 牙远中骨吸收近根尖，46 牙远中和 47 牙近中龋坏。

病症诊断：46 牙和 47 之间食物嵌塞。

诊断依据：

邻牙伸长，出现牙间隙增大，且间隙内有较多食物残渣。

治疗计划：

① 口腔卫生宣教，② 拔除伸长且无对颌的 47 牙，③ 牙周维护治疗。

处理：

分期作口腔卫生宣教、拔除 47 牙、牙周维护治疗。

危害：

食物嵌塞加重牙周软组织炎症和牙槽骨吸收。

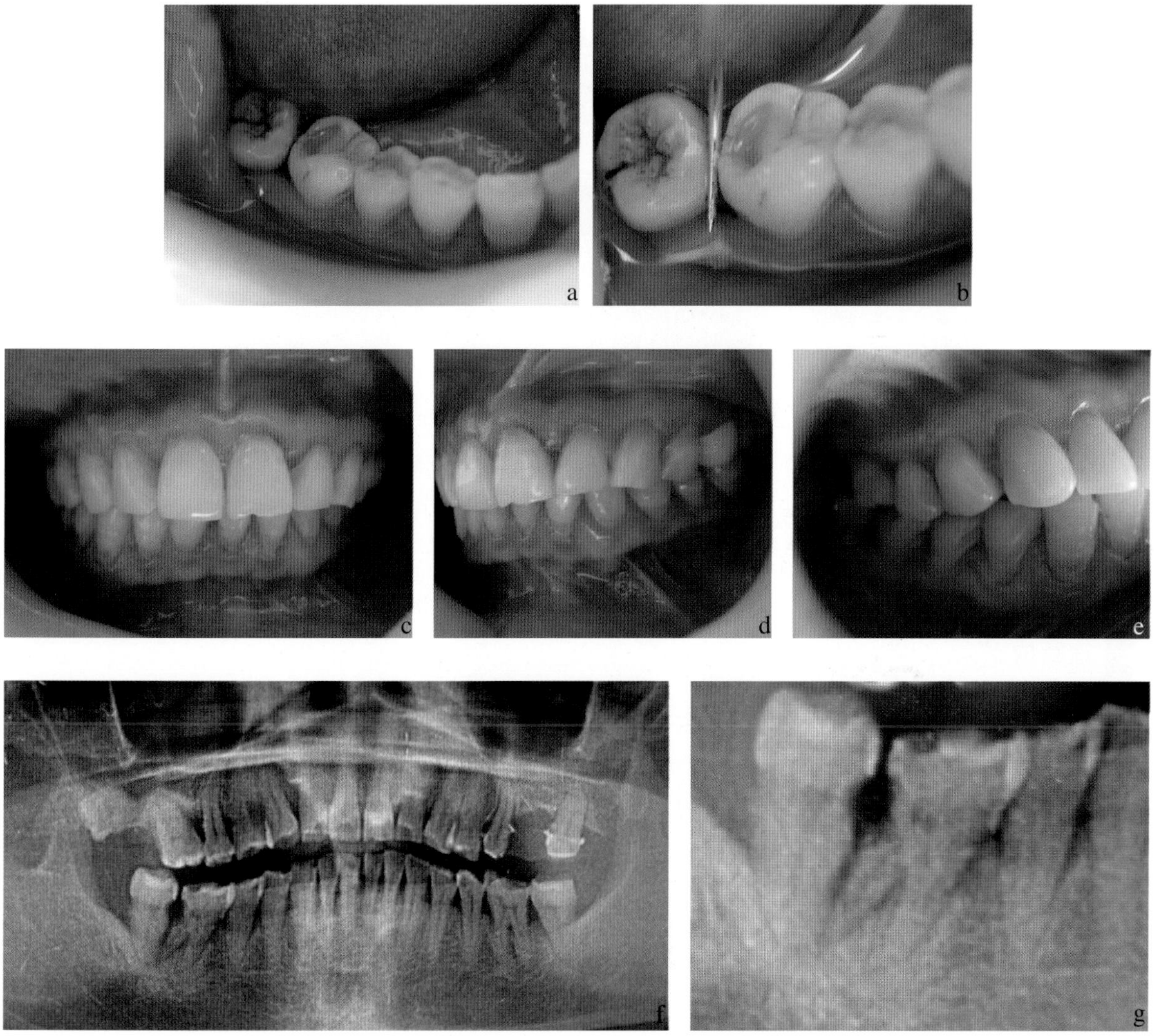

图 11-10　初诊时口内照及 X 线片：17 牙缺失，导致 47 牙伸长，46 牙和 47 牙之间牙间隙增大，伴有较多的食物残渣，牙龈红肿；46 牙远中牙槽骨吸收近根尖，46 牙远中和 47 牙近中龋坏。

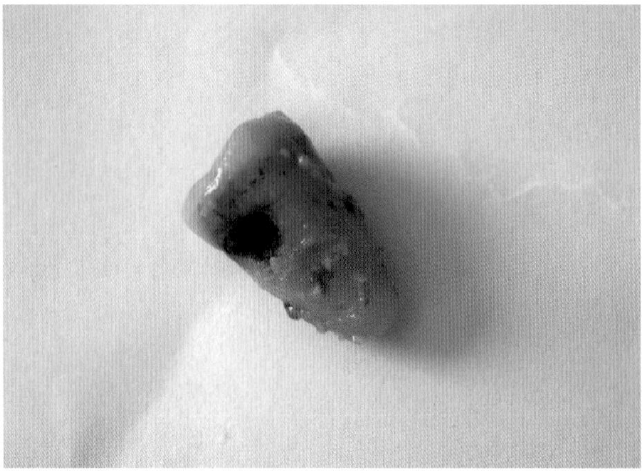

图 11-11　拔除的 47 牙离体照：近中龋坏，根面有大量牙石和炎性肉芽组织，可见食物嵌塞并导致龈下牙石、菌斑沉积，加重牙龈炎症、牙周附着丧失和牙槽骨吸收，及时消除食物嵌塞及牙周清创治疗对维护牙周组织健康有重要意义。本病例拔除 47 牙虽然解决了食物嵌塞，46 牙后期可根据患者症状作龈洞充填或根管治疗。

病例4 食物嵌塞(智齿伸长)

患者：吕某，女，39 岁。

主诉：右下后牙食物嵌塞 5 年。

病史：5 年前开始右下后牙食物嵌塞，间断性刷牙出血，右下后牙牙龈肿胀疼痛，口服消炎药好转，近 2 年食物嵌塞明显加重，影响饮食，否认全身系统性疾病病史。

检查：48 牙垂直阻生，47 和 48 牙之间牙间隙增大，伴有较多食物残渣，牙龈红肿，18 牙残根。

病症诊断：47 牙和 48 牙之间食物嵌塞。

诊断依据：

48 牙伸长，牙间隙增大，牙龈红肿。

治疗计划：

① 口腔卫生宣教，② 拔除伸长的 48 牙，③ 牙周维护治疗。

处理：

分期作口腔卫生宣教、拔除 48 牙、牙周维护治疗。

危害：

食物嵌塞加重牙周软组织炎症和牙槽骨吸收。

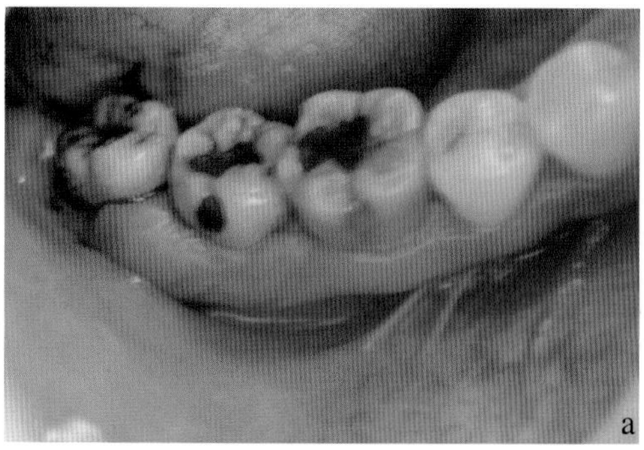

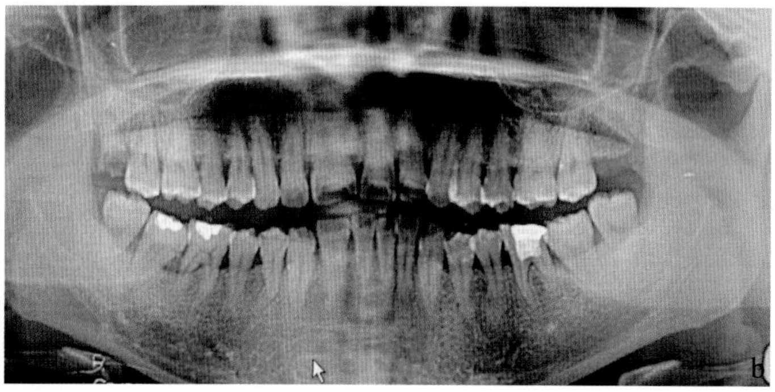

图 11-12 初诊时右下后牙口内照及 X 线片：48 牙伸长，18 牙残根，48 牙伸长并与 47 之间牙间隙增大，伴有较多食物残渣，牙龈明显红肿，47 牙和 48 牙牙槽骨吸收 2 ~ 3 度。

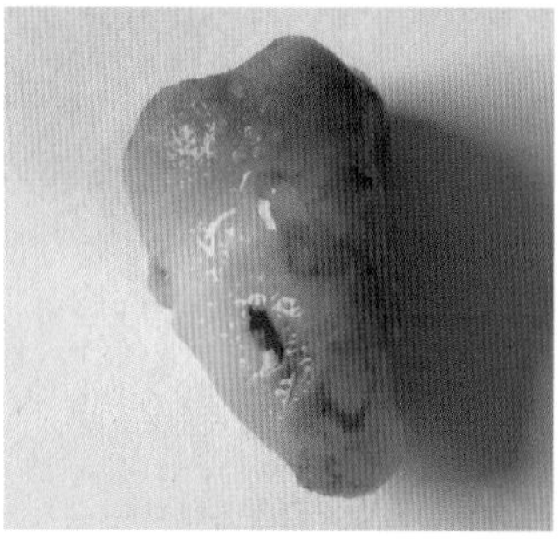

图 11-13 拔除的离体牙（48 牙）照：可见龈下牙石和肉芽组织残留。

本病例表明及时拔除 48 牙，消除食物嵌塞问题，可完全解决因食物残渣所致的牙周软组织炎症和牙槽骨吸收。

[述评]

食物嵌塞（food impaction）是指在咀嚼过程中，食物碎块或纤维被咬合压力楔入相邻两牙的牙间隙内。正常情况下，邻牙之间紧密接触及良好的牙齿形态能防止食物嵌塞。食物嵌塞分为垂直型食物嵌塞（即食物从咬合面通过接触区垂直方向嵌入牙齿间隙内）和水平型食物嵌塞（即食物由于唇、颊和舌的运动将食物水平向压向牙间隙）。食物嵌塞表现为两牙间发胀、隐痛，牙龈出血、口臭等，对局部组织造成刺激，有利于细菌定植，引起牙周组织炎症，伴发牙龈退缩、龈乳头炎、邻面龋、牙槽骨吸收等病症。垂直型食物嵌塞原因：1. 两邻牙之间失去正常的接触关系，出现缝隙。如邻面龋齿破坏了正常的牙齿结构，或因各种原因错位或扭转造成牙齿间缝隙增大，或缺失牙之后没有及时修复造成两邻牙向中间倾斜，造成两侧多个牙齿之间的间隙，或过度松动牙齿与邻牙接触不佳，造成缝隙，或倾斜的智齿造成食物嵌塞在倾斜的空隙；2. 相对牙齿的异常咬合力或楔力将食物压向两牙之间，如有过度尖锐牙尖将食物楔入两牙之间，或因牙齿倾斜造成食物易嵌入两牙之间；3. 正常牙齿接触区域周围的溢出沟空隙过小不利于食物溢出时，造成两牙间食物嵌塞。水平型嵌塞原因：两牙之间牙龈乳头退缩造成两牙间下方出现空隙，食物在唇、颊及舌部的运动时水平向进入此间隙，造成水平型食物嵌塞。食物嵌塞治疗应针对病因治疗，1. 因两牙之间缝隙引起食物嵌塞，若有邻面龋齿要及时充填或修复以恢复正常接触关系；2. 错位或扭转牙造成食物嵌塞可选择拔牙、正畸治疗；3. 牙齿缺失后应尽早进行修复，两侧牙齿向缺隙倾斜后会增加治疗难度，需先行正畸将倾斜牙直立以消灭间隙后再行修复治疗；4. 过度松动无保留价值的牙应及时拔除，或保留牙齿作松动牙固定；5. 引起食物嵌塞的智齿应在局部无急性炎症时拔除智齿；6. 对全口多牙的间隙造成的食物嵌塞可选择正畸治疗关闭牙间隙；7. 对因牙尖过锐及食物溢出空隙不佳者可行调磨，使牙尖变圆顿以利于食物排溢。8. 水平型食物嵌塞涉及牙龈乳头退缩，及时清除嵌塞食物，保持邻间隙清洁，防止炎症；对有膜龈手术适应证者行龈乳头重建手术。定期牙周维护对预防食物嵌塞的发生和加重有重要意义。

本章 4 个病例均为磨牙的食物嵌塞，其中 2 例为烤瓷冠崩瓷与邻牙出现牙间隙引起，1 例为邻牙无对颌牙而伸长出现牙间隙所致，1 例为智齿伸长与邻牙的间隙引起。对于烤瓷牙崩瓷者先经过牙周基础治疗和（或）手术治疗后重新制作烤瓷冠（或烤瓷桥）修复，观察 1 年疗效稳定，未见食物嵌塞复发；另两例为智齿伸长或牙齿因无对颌牙伸长移位引起与邻牙出现较大牙间隙导致食物嵌塞，经拔除患牙解决了食物嵌塞，疗效稳定，患者满意。

参考文献

[1] Peumans M,Venuti P,Politano G,et al. Effective protocol for daily high-quality direct posterior composite restorations. The interdental anatomy of the class-2 composite restoration. J Adhes Dent, 2021, 23(1):21-34.

[2] Liang CH,Nien CY,Chen YL,et al. The prevalence and associated factors of proximal contact loss between implant restoration and adjacent tooth after function: A retrospective study. Clin Implant Dent Relat Res, 2020, 22(3): 351-8.

[3] Jernberg GR, Bakdash MB and Keenan KM. Relationship between proximal tooth open contacts and periodontal disease.J Periodontol,1983,54(9):529-33

[4] Colgan CM, Henry J, Napier SS,et al. Paradental cysts: a role for food impaction in the pathogenesis? A review of cases from Northern Ireland.. British J Oral Maxillofac Surg, 2002,40(2):163-8

[5] Deng H, Miao D, Liu J,et al.The regeneration of gingiva: its potential value for the recession of healthy gingiva. Medical hypotheses, 2010,74(1):76-7

[6] Gastaldo JF, Cury PR and Sendyk WR. Effect of the vertical and horizontal distances between adjacent implants and between a tooth and an implant on the incidence of interproximal papilla. J Periodontol, 2004,75(9):1242-6

[7] Carranza’s Clinical Periodontology, Ninth Edition. P188-203

[8] 陈铁楼,蔺世龙,周以钧,等.牙周洁治和刮治对牙龈微循环的作用研究. 现代口腔医学杂志,2007,21(1):4-6

[8] 孟焕新. 牙周病学.第 3 版.北京：人民卫生出版社, 2008：95-97

[9] 曹采方. 临床牙周病学.第1版, 北京：北京大学医学出版社, 2009：94-96

[10] Jeong JS,Chang M. Food impaction and periodontal/peri-implant tissue conditions in relation to the embrasure dimensions between implant-supported fixed dental prostheses and adjacent teeth: a cross-sectional study.J Periodontol,2015,86(12):1314-20.

[11] Yamada Y,Nakamura S,Ueda M,et al. Papilla regeneration by injectable stem cell therapy with regenerative medicine: long-term clinical prognosis. J Tissue Eng Regen Med, 2015,9(3):305-9.

[12] Henriques PG,Okajima LS,Siqueira S. Surgical reconstruction of the interdental papilla: 2 case reports.Gen Dent, 2018, 66(4):e1-e4.

第12章 咬合创伤

病例1 咬合创伤（与前牙反殆有关）

患者：覃某，女，45岁。
主诉：下前牙松动5年。
病史：5年前开始下前牙逐渐松动，刷牙出血，咬合无力，3年前下前牙松动明显加重，牙龈退缩，2个月前有1个下前牙脱落，影响饮食和美观即来就诊，要求修复缺失牙和保留牙齿，否认全身系统性疾病病史。
检查：下前牙松动伴前牙反殆，41牙缺失，31牙、32牙、42牙牙龈退缩明显，松动1～2度，松动与反殆和咬合创伤有关，上前牙和33牙、43牙无明显松动。X线片显示31牙、32牙及42牙牙槽骨吸收2度，其余牙牙槽骨吸收1～2度。
病症诊断：咬合创伤。

诊断依据：

前牙反殆伴咬合创伤，牙缺失，下颌切牙松动和缺失，与前牙咬合创伤有关，牙槽骨吸收。

治疗计划：

① 口腔卫生宣教、牙周基础治疗，② 龈上洁治术和龈下刮治术，③ 上下前牙根管治疗，④ 上下前牙烤瓷桥修复反殆和缺失牙、夹板固定松动牙和纠正咬合创伤，⑤ 牙周维护治疗。

处理：

分期作口腔卫生宣教、龈上洁治术和龈下刮治术、根管治疗、前牙烤瓷桥修复缺失牙和夹板固定、牙周维护治疗。

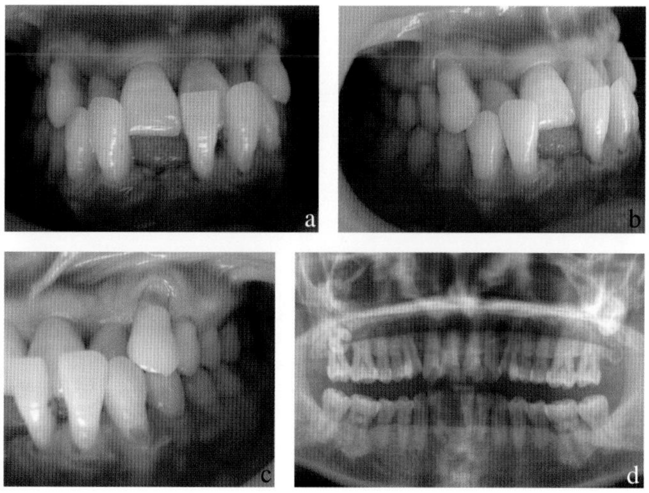

图12-1 初诊时口内照及X线片：下颌切牙松动伴前牙反殆，41牙缺失，31牙、32牙和42牙牙龈退缩，松动1～2度，牙龈红肿。X线片显示31牙、32牙及42牙牙槽骨吸收2度，其余牙槽骨吸收1～2度。

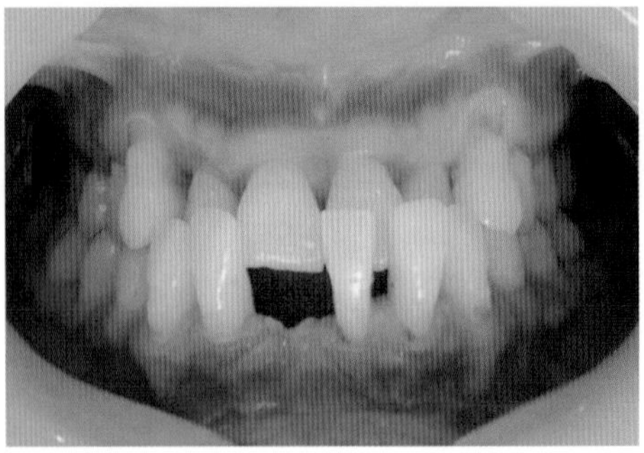

图 12-2　上下前牙根管治疗 1 周口内照：在口腔卫生宣教、龈上洁治术和龈下刮治术后行上下切牙根管治疗，1 周时牙龈无明显红肿，口腔卫生良好。

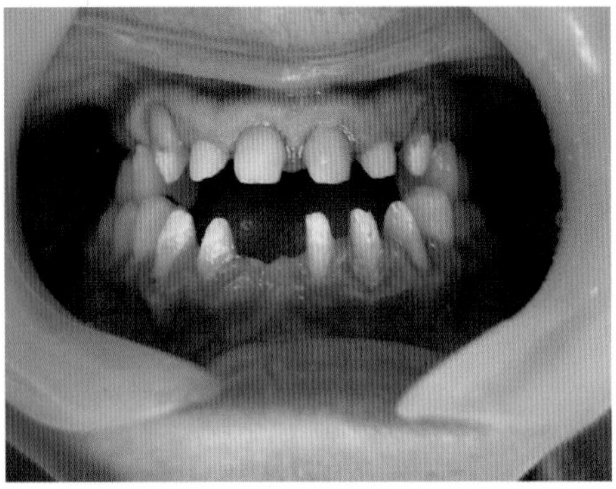

图 12-3　上下前牙备牙后口内照：上下切牙已完成根管充填。

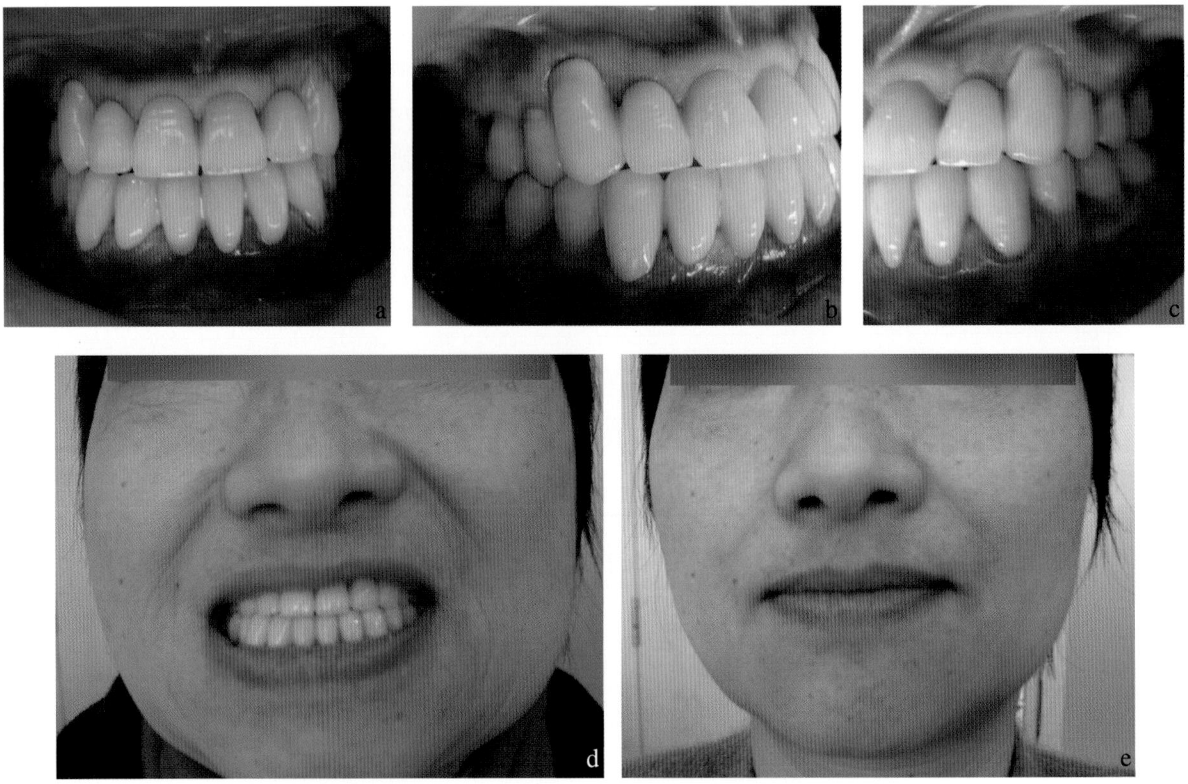

图 12-4　上下前牙烤瓷修复纠正反𬌗 1 周口内照及正面照：咬合关系良好，牙龈和牙齿形态协调，患者满意。

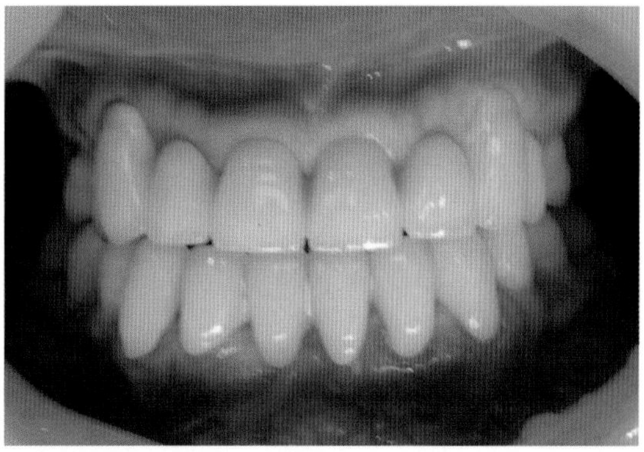

图 12-5　上下前牙烤瓷修复纠正反殆后半年口内照：烤瓷修复和咬合关系良好，牙龈未见明显炎症。

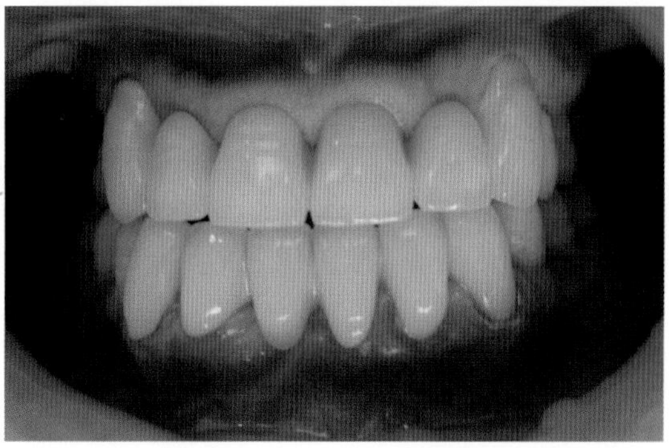

图 12-6　上下前牙烤瓷修复纠正反殆 1 年口内照：前牙和牙龈关系协调，未见崩瓷和牙龈炎症，患者满意。

病例2 咬合创伤(与前牙反殆有关)

患者：陆某，女，23岁。

主诉：下前牙牙龈退缩2年。

病史：2年前开始下前牙牙龈退缩、增生明显，刷牙出血，1年前牙齿咬合不适，口服消炎药好转，近来牙龈出血明显即来就诊，否认全身系统性疾病病史。

检查：重度牙周炎伴12牙反殆，42牙牙龈退缩、牙龈红肿及牙周附着丧失；X线片显示42牙牙槽骨吸收2～3度，其余牙牙槽骨吸收1～3度。

病症诊断：42牙咬合创伤。

诊断依据：

前牙反殆，下前牙牙龈退缩和红肿，42 牙牙槽骨吸收 2 ~ 3 度。

治疗计划：

① 口腔卫生宣教，② 龈上洁治术，③ 调殆，④ 龈下刮治术，⑤ 牙周维护治疗。

处理：

分期作口腔卫生宣教、龈上洁治术、调殆、龈下刮治术、牙周维护治疗。

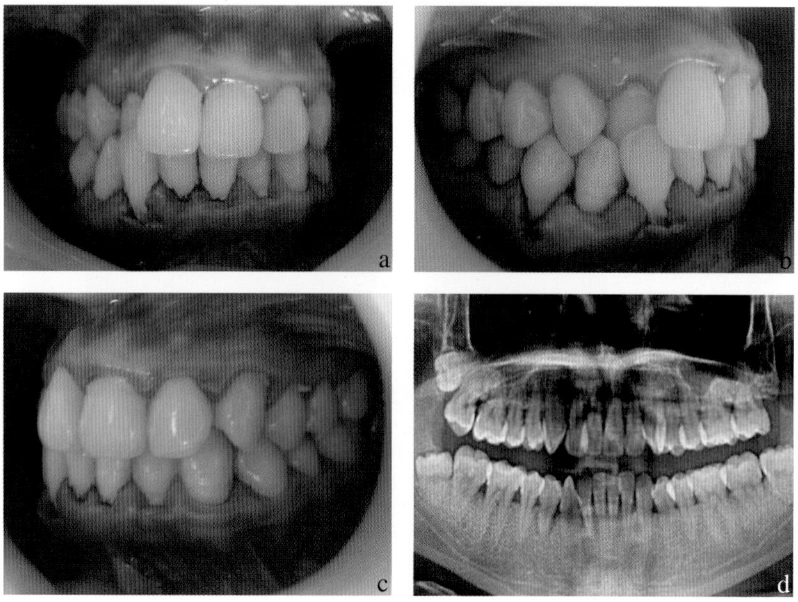

图 12-7　初诊时口内照及 X 线片：重度牙周炎伴 12 牙反殆，42 牙牙龈退缩和牙龈红肿，牙周附着丧失；X 线片显示 42 牙牙槽骨吸收 2 ~ 3 度，其余牙牙槽骨吸收 1 ~ 2 度。

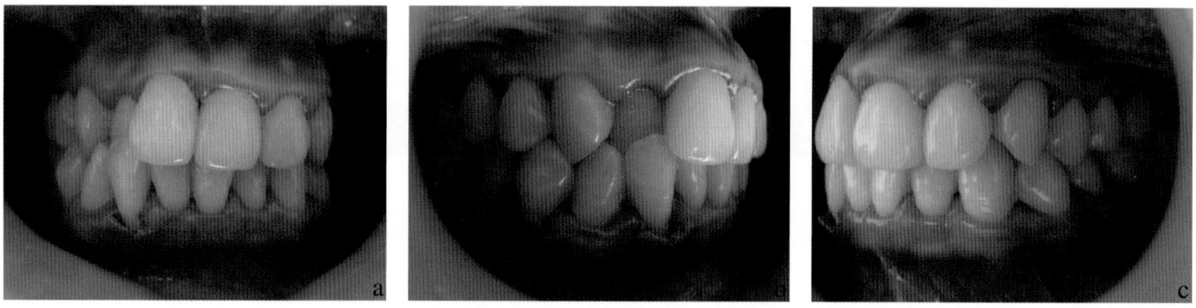

图 12-8　龈上洁治术及对 12 牙和 42 牙调殆 1 周口内照：牙龈红肿明显改善。

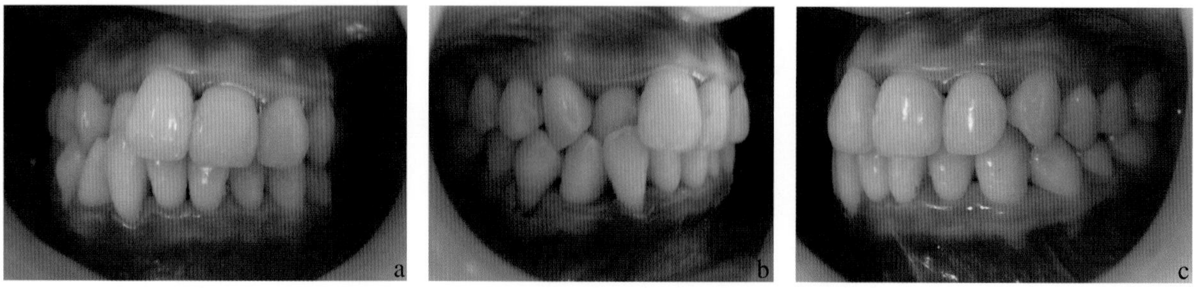

图 12-9　龈下刮治术 1 周口内照：牙龈红肿明显好转，42 牙牙龈增生基本消失，但牙龈退缩较明显。

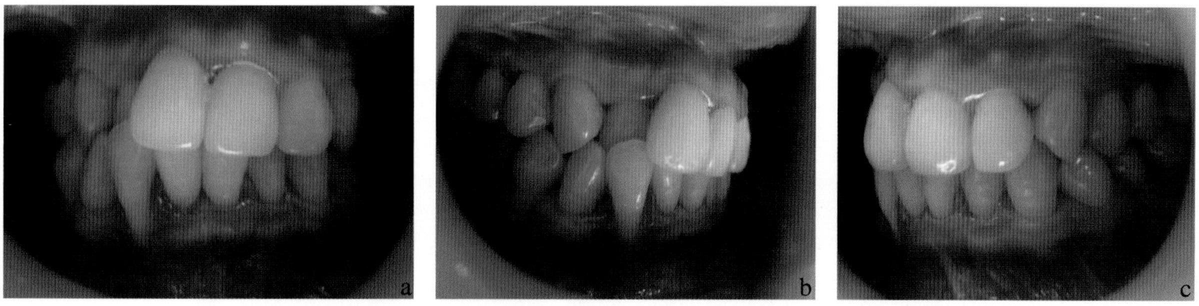

图 12-10　牙周治疗后 2 年口内照：牙龈轻度红肿，42 牙牙龈明显退缩，与反𬌗和咬合创伤有关。

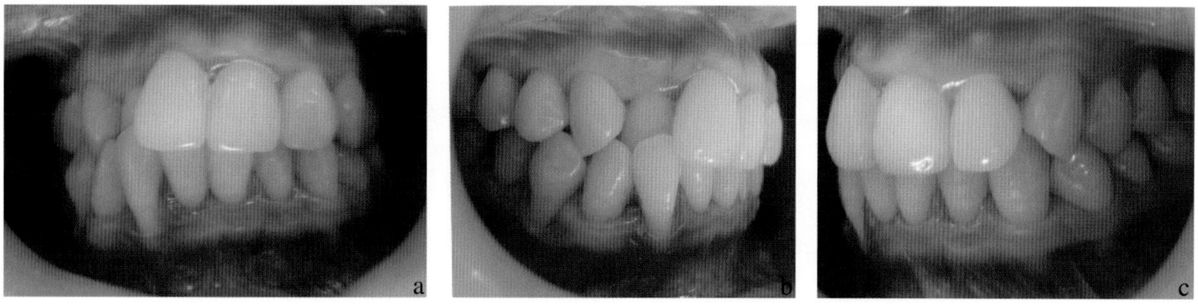

图 12-11　牙周治疗 5 年口内照：牙龈炎症无明显增生，42 牙牙龈退缩与 42 牙唇侧骨板薄有关。建议在牙周系统治疗结束后采用正畸矫正技术矫正前牙咬合创伤以改善咬合关系。

小结：该患者为个别牙反𬌗引起的咬合创伤和增生性龈炎。虽然经过牙周系统治疗可取得好的疗效，但其危害不容忽视。如果患者能在替牙期后行正畸矫正，可避免其并发症发生。因此，为引起大家重视，本书在增生性龈炎和本章均选择了该病例。

病例 3　咬合创伤（与牙伸长、松动和移位有关）

患者：沈某，女，55 岁。

主诉：咬合无力 5 年。

病史：5 年前开始，刷牙出血或自发性出血咬硬物不适，口服消炎药好转，2 年前下颌牙牙齿松动和移位明显，咬合无力，且因后牙移位或伸长无法咬硬物，只能吃软食物，近半年前牙齿移位增加，咬合困难，前牙间隙增大，影响美观和饮食即来就诊，否认全身系统性疾病病史。

检查：重症牙周炎，后牙移位伸长，𬌗干扰形成前牙开𬌗，牙松动 1 ~ 3 度，16 牙和 17 牙伸长与对颌的 45 牙和 47 牙早接触，牙槽骨吸收 2 ~ 3 度。

病症诊断：咬合创伤。

诊断依据：

后牙伸长，𬌗干扰，开𬌗，牙松动移位，牙槽骨吸收 2 ~ 3 度。

治疗计划：

① 口腔卫生宣教，② 龈上洁治术和龈下刮治术，③ 拔除松动牙 45 牙，④ 调𬌗，⑤ 下前牙翻瓣术，⑥ 下颌烤瓷固定桥，⑦ 牙周维护治疗。

处理：

分期作口腔卫生宣教、龈上洁治术、龈下刮治术、拔除松动牙 45 牙、调殆、翻瓣术、烤瓷固定桥、牙周维护治疗。

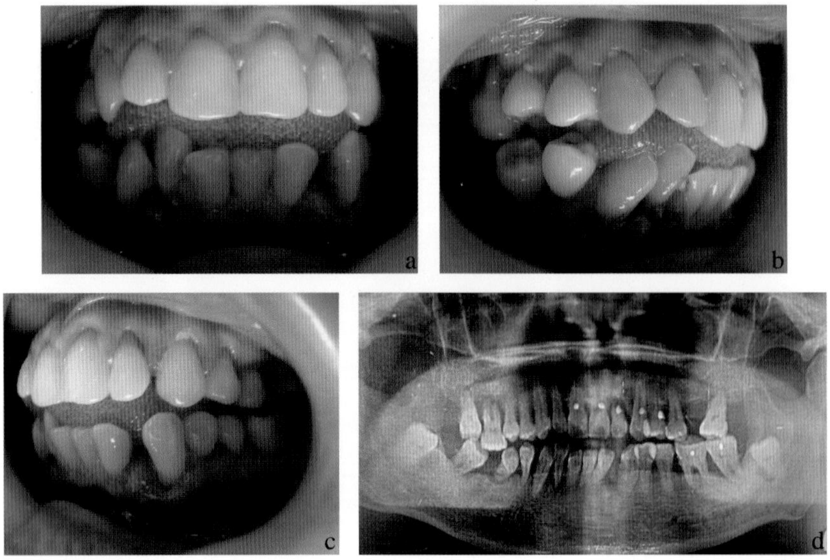

图 12-12　初诊时口内照及 X 线片：重症牙周炎牙龈红肿，多个后牙伸长移位和殆干扰形成前牙开殆，牙松动 1 ~ 3 度，上颌前牙无明显松动，46 牙缺失，16 牙和 17 牙伸长与对颌的 45 牙和 47 牙早接触，牙槽骨吸收 1 ~ 3 度。

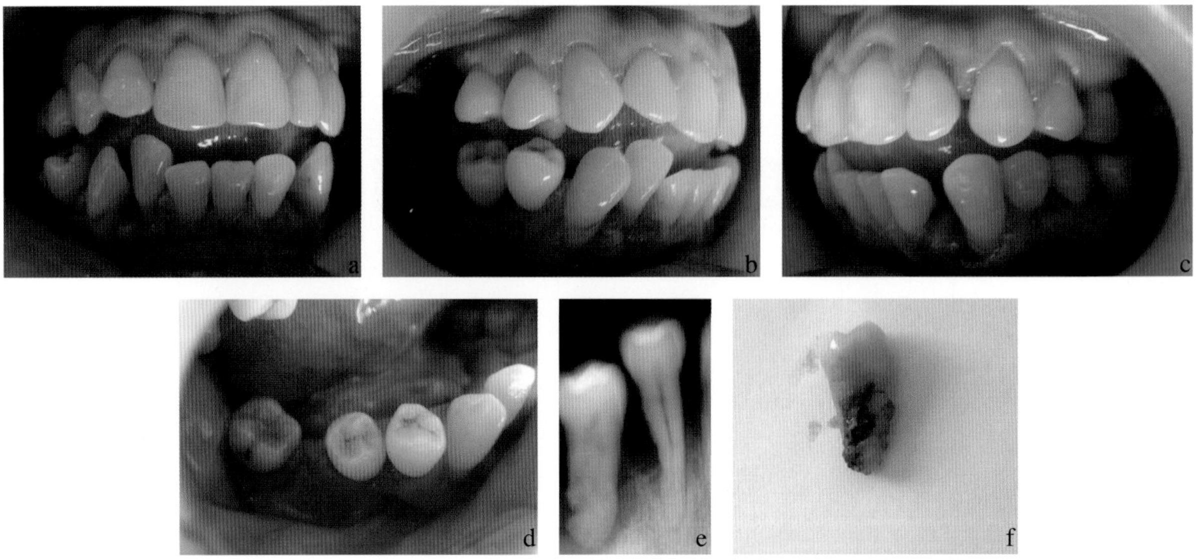

图 12-13　龈上洁治术和龈下刮治术 1 周口内照和 X 线片：牙龈红肿好转，由于 45 牙牙槽骨吸收达根尖，拔除后见离体的 45 牙，根面有大量牙石。

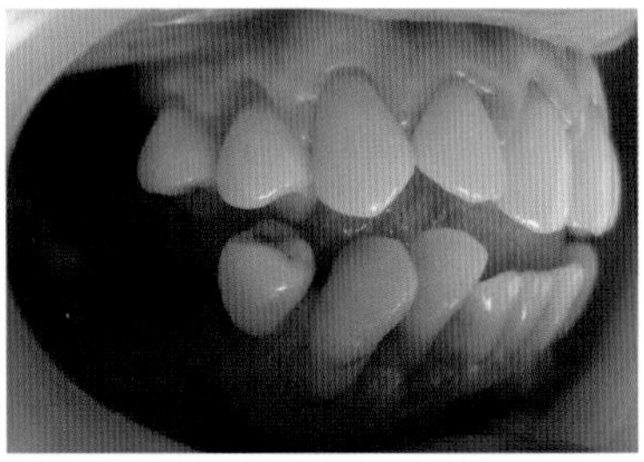

图 12-14　45 牙拔除后 1 周口内照：拔牙创伤口愈合一般，殆干扰稍好转。

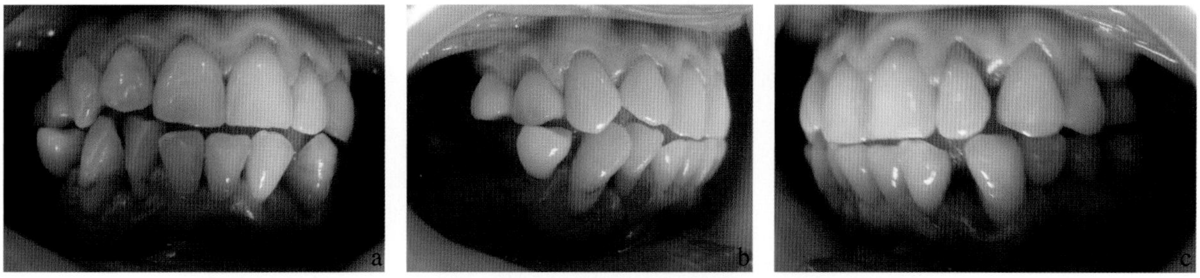

图 12-15　分析咬合情况调𬌗去除𬌗干扰 1 周口内照：咬合关系明显改善，开𬌗基本好转。

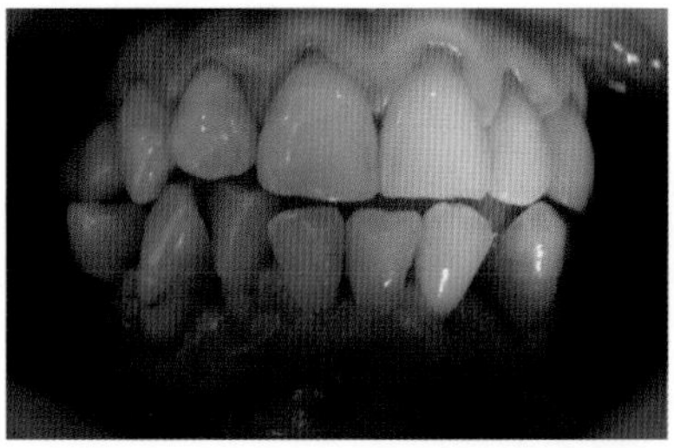

图 12-16　牙周基础治疗 3 周口内照：咬合关系明显改善，下前牙 PD=4 ~ 6mm，牙龈稍红肿，需作牙周翻瓣术。

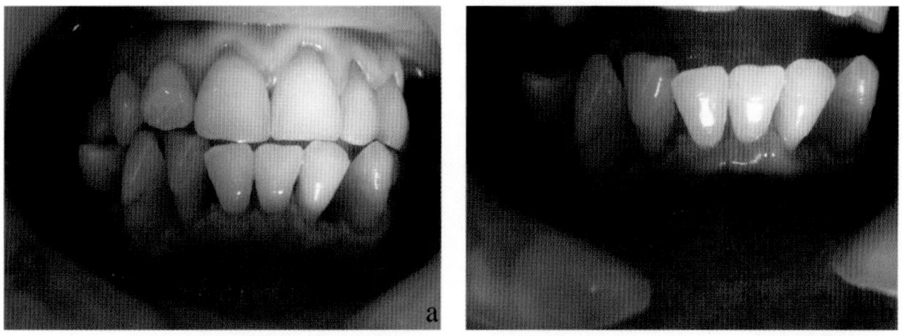

图 12-17　下前牙牙周翻瓣术后 1 周口内照：手术伤口愈合尚可，牙龈无明显红肿。

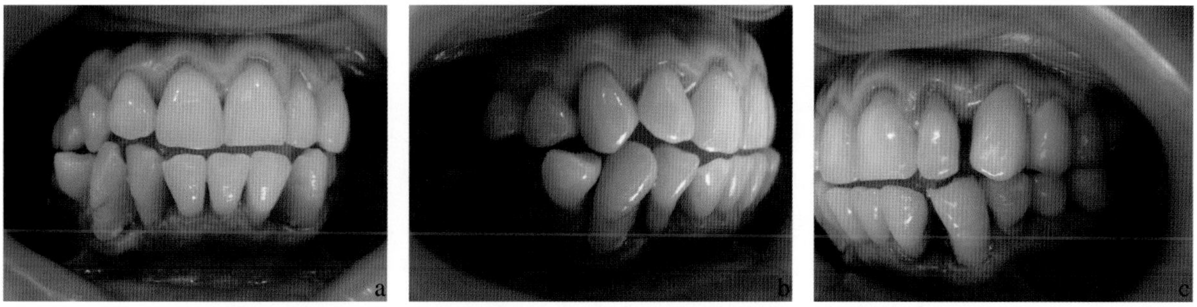

图 12-18　下前牙牙周翻瓣术后 1 个月口内照：咬合关系明显改善，手术伤口愈合，牙龈无明显红肿，牙龈轻度退缩。

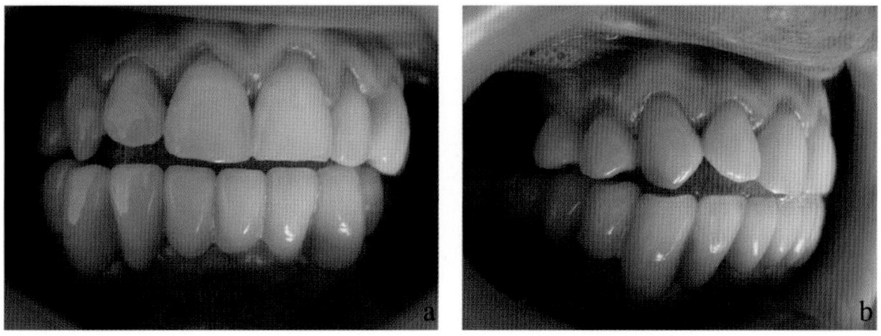

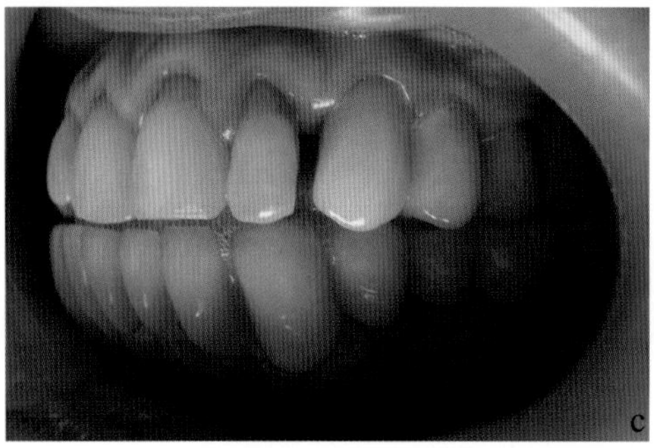
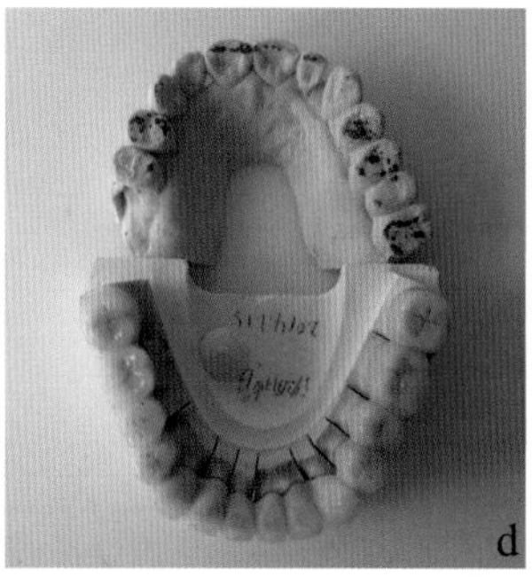

图 12-19 下半口烤瓷修复后 1 周口内照：在牙周翻瓣术后 2 个月行下半口烤瓷固定桥修复缺失牙和夹板固定，1 周时见咬合关系明显改善，牙龈和牙齿形态协调美观。

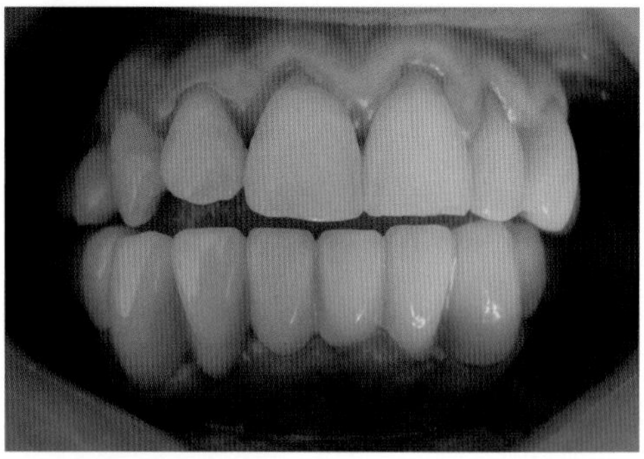

图 12-20 下半口烤瓷固定桥修复后 1 年口内照：牙龈无明显红肿，咬合关系明显改善，牙周炎未见复发和加重，患者满意。该病例属于严重牙周炎引起的咬合关系紊乱，虽然经过上述系列治疗已明显改善，但作者认为其咬合关系仍存在不足，计划与患者沟通继续行调𬌗等治疗，必要时可考虑正畸矫正或上颌烤瓷桥夹板固定，以进一步改善其咬合关系。

病例 4 咬合创伤（与牙松动移位有关）

患者：顾某，女，72 岁。
主诉：咬合无力 6 年。
病史：6 年前开始，刷牙出血和咬合无力，口服消炎药好转，2 年前，牙齿松动和移位明显，1 年前牙齿咬合无力加重，前牙间隙增大，扇形移位，并有牙齿逐渐脱落，影响饮食和美观即来就诊，否认全身系统性疾病病史。
检查：重症牙周炎，牙扇形移位，前牙开𬌗，牙松动 1 ～ 2 度，牙石较多，牙龈红肿伴退缩，牙根暴露，多个牙齿缺失，X 线片显示牙槽骨吸收 2 ～ 3 度。
病症诊断：咬合创伤。

诊断依据：

牙扇形移位，开𬌗，牙松动，牙槽骨吸收 2 ～ 3 度。

治疗计划：

① 口腔卫生宣教，② 龈上洁治术和龈下刮治术，③ 调𬌗，④ 全口活动义齿修复，⑤ 牙周维护治疗。

处理：

分期作口腔卫生宣教、龈上洁治术、龈下刮治术、调𬌗、全口活动义齿修复、牙周维护治疗。

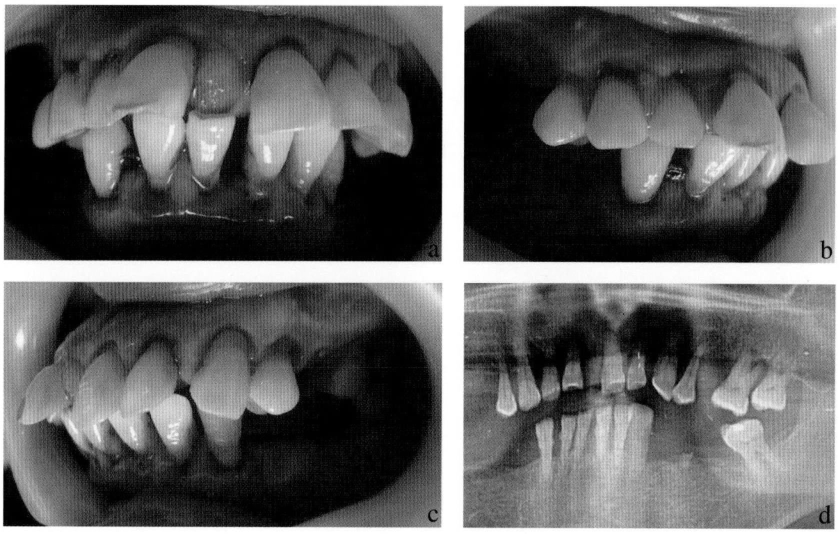

图 12-21　初诊时口内照及 X 线片：重症牙周炎，牙松动和扇形移位，前牙开𬌗，牙松动 1 ～ 2 度，牙龈红肿和退缩，牙石和色素位于龈缘，多个牙齿缺失，X 线片显示牙槽骨吸收 2 ～ 3 度。

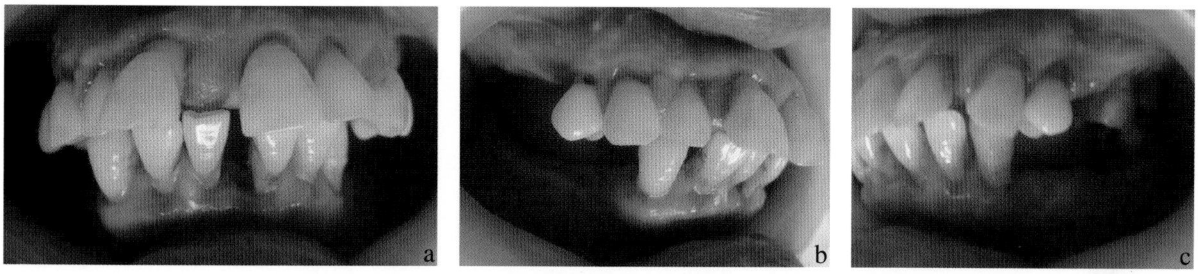

图 12-22　龈上洁治术和调𬌗 1 周口内照：牙龈红肿好转，探诊见龈下牙石。

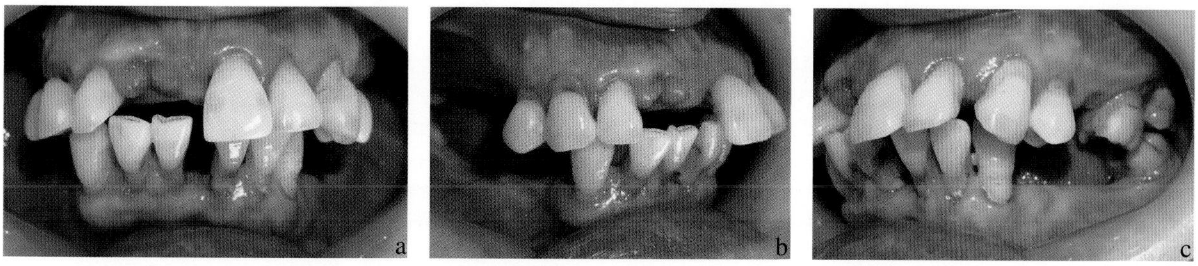

图 12-23　龈下刮治及调𬌗 2 周口内照：牙龈红肿明显改善，咬合情况好转，患者要求义齿修复。

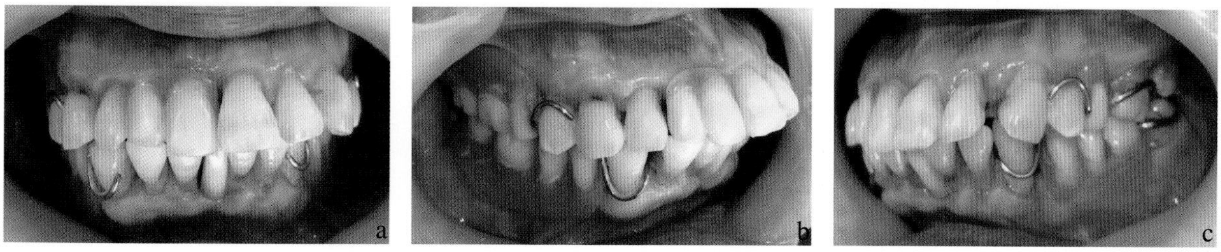

图 12-24　活动义齿修复后 3 个月口内照：牙龈炎症明显好转，咬合关系明显改善，患者满意。

病例5 咬合创伤（与前牙反殆有关）

患者：陈某，男，28岁。
主诉：咬合不适10年。
病史：10年前开始牙齿咬合不适，刷牙经常出血，口服消炎药好转。3年前下颌左、右侧后牙均有牙齿松动而被拔除，近1年来前牙咬合不适加重，前牙间隙增大，影响饮食和美观即来就诊，否认全身系统性疾病病史。
检查：中度牙周炎，前牙反合伴咬合创伤，牙龈红肿，31牙和41牙1度松动，其余牙无松动，X线片显示牙槽骨吸收1～2度。
病症诊断：咬合创伤。

诊断依据：

前牙反殆或切殆，牙扇形移位，下前牙牙间隙较大，牙松动，牙槽骨吸收1～2度。

治疗计划：

① 口腔卫生宣教，② 龈上洁治术，③ 龈下刮治术，④ 调殆，⑤ 牙周维护治疗。

处理：

分期作口腔卫生宣教、龈上洁治术、龈下刮治术、调殆、牙周维护治疗。

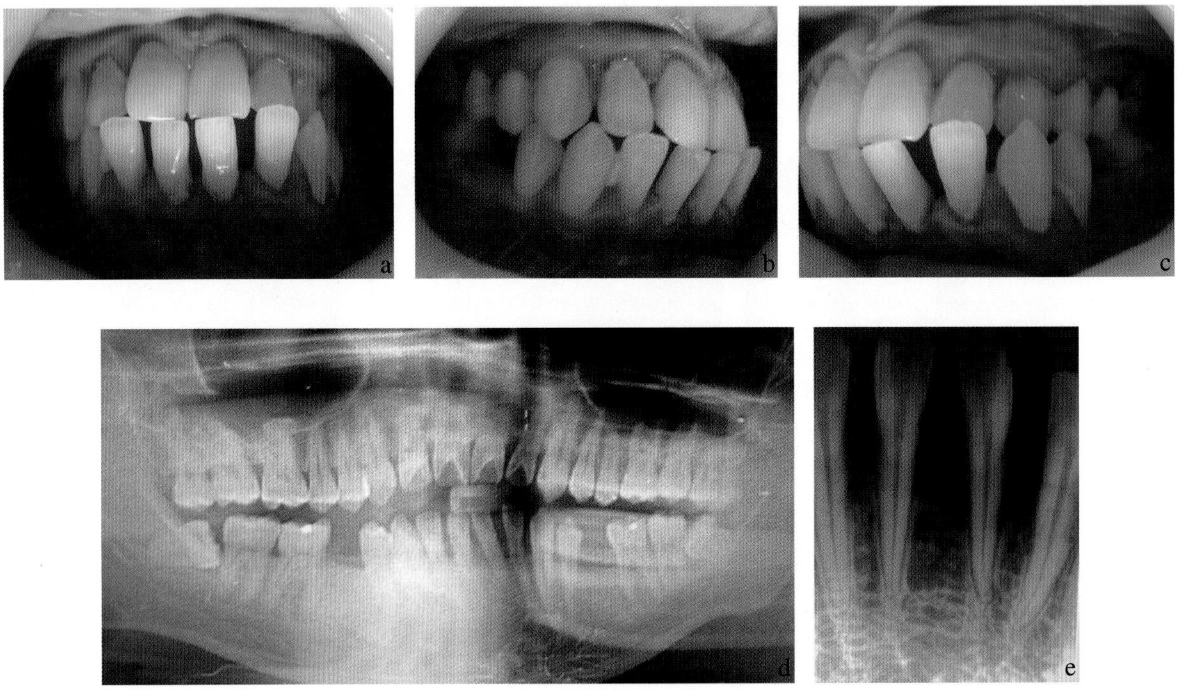

图 12-25　初诊时口内照及X线片：中度牙周炎，上下切牙反殆或切殆伴殆创伤，牙龈红肿，31牙和41牙松动1度，35牙和45牙缺失，X线片显示牙槽骨吸收1～2度。

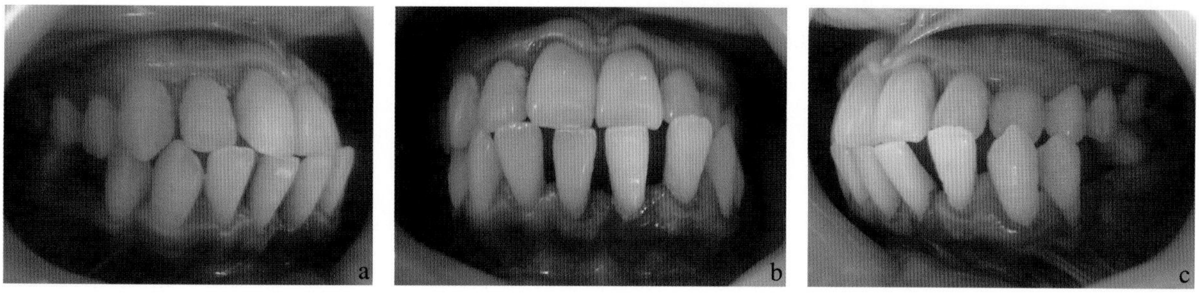

图 12-26　龈上洁治术和龈下刮治术 1 周口内照：牙龈红肿好转。

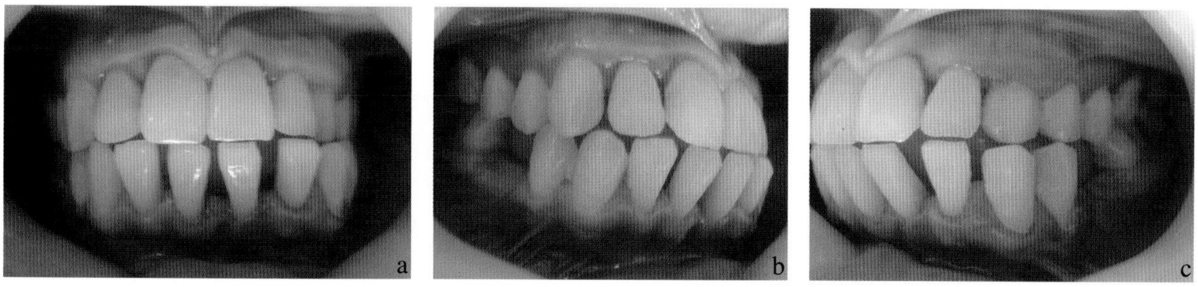

图 12-27　调磨 31 牙、32 牙、33 牙、34 牙、41 牙、42 牙 1 周口内照：𬌗干扰明显改善，牙龈红肿明显减轻。

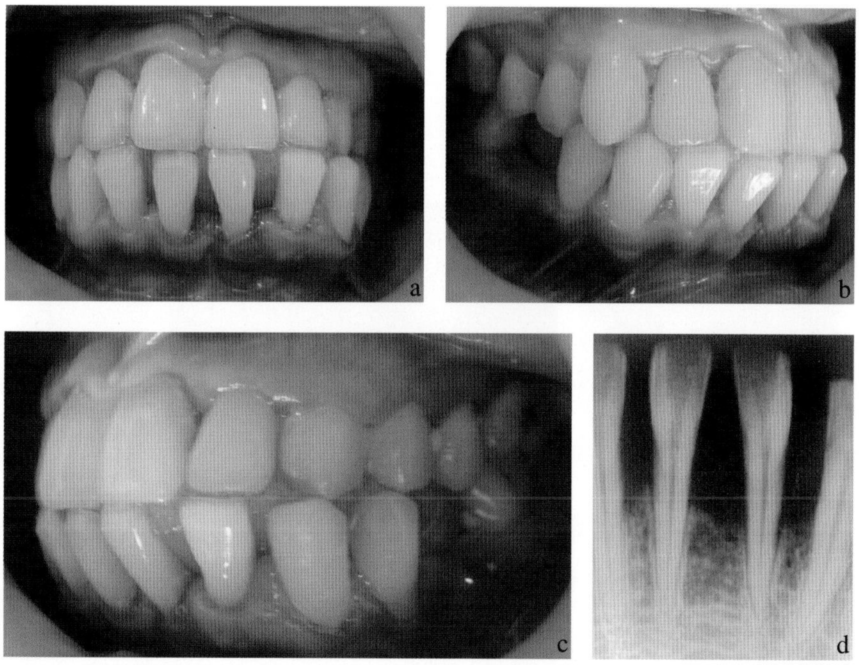

图 12-28　调磨半年口内照及 X 线片：𬌗干扰未复发，咬合关系良好，未见明显咬合创伤，31 牙和 41 牙龈缘轻度红肿，牙石少，无明显松动，患者感觉满意。

病例6 咬合创伤(与前牙反殆有关)

患者：段某，女，32岁。
主诉：咬合不适11年。
病史：11年前开始牙齿咬合不适，下前牙明显，刷牙和咬硬物时出血，口服消炎药好转，5年前左下颌后牙因龋坏严重拔除，右下后牙因龋坏成残根，近2年来前牙咬合不适加重，咬硬物时松动，牙龈红肿和退缩，影响饮食和美观即来就诊，否认全身系统性疾病病史。
检查：重度牙周炎，前牙反殆伴咬合创伤，牙龈红肿和退缩，31牙和41牙1度松动，其余牙无松动，X线片显示31牙和41牙牙槽骨吸收2～3度，其余牙牙槽骨吸收1～2度。
病症诊断：咬合创伤。

诊断依据：

前牙反殆伴咬合创伤，下前牙唇侧移位，31牙和41牙松动1度，牙槽骨吸收2～3度。

治疗计划：

① 口腔卫生宣教、② 龈上洁治术、③ 龈下刮治术、④ 调殆、⑤ 牙周维护治疗。

处理：

分期作口腔卫生宣教、龈上洁治术、龈下刮治术、调殆、牙周维护治疗。

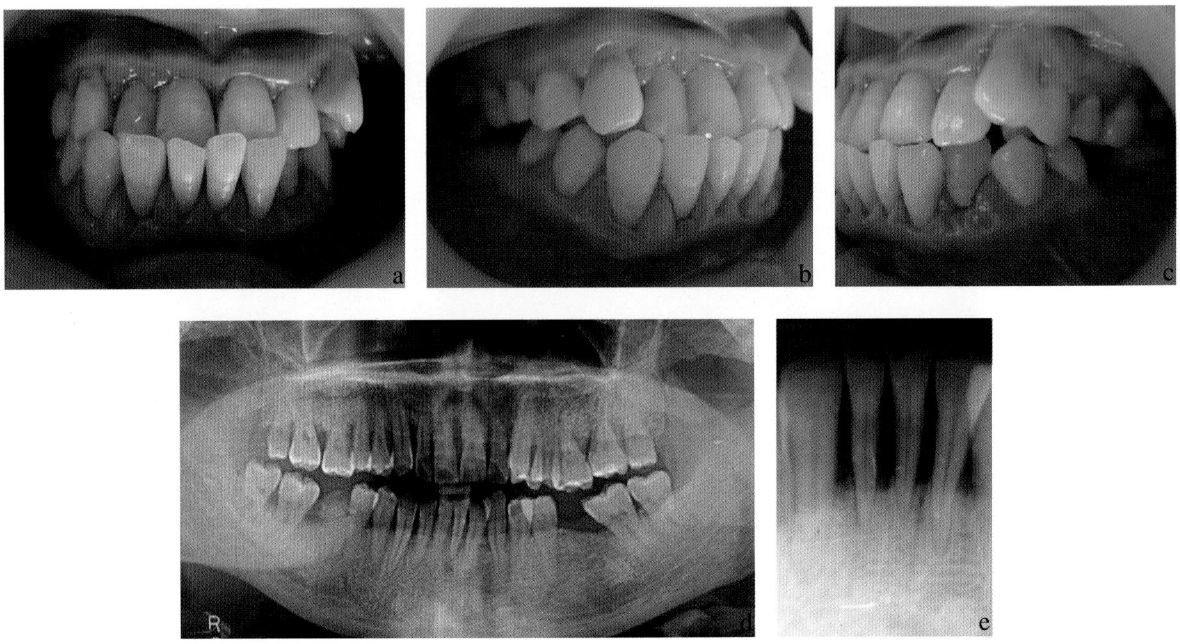

图 12-29 初诊时口内照及X线片：重度牙周炎，前牙反合，伴咬合创伤，牙龈红肿和退缩，牙石位于龈缘，31牙和41牙1度松动，其余牙无松动，X线片显示31牙和41牙槽骨吸收2～3度，其余牙牙槽骨吸收1～2度。

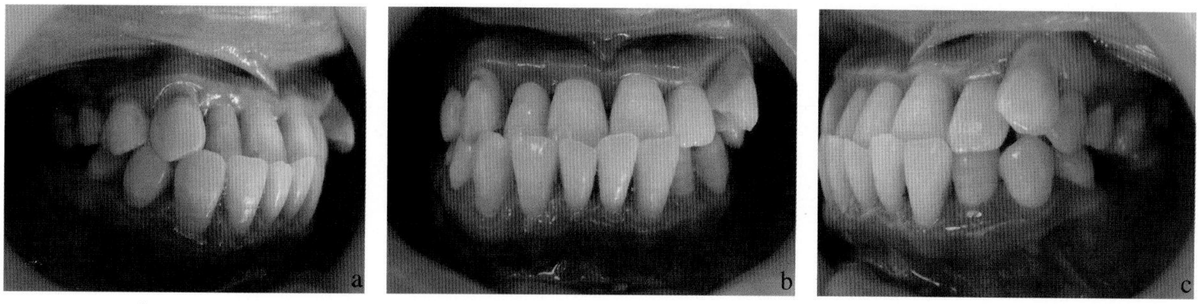

图 12-30　龈上洁治术后 1 周口内照：牙龈红肿明显好转。

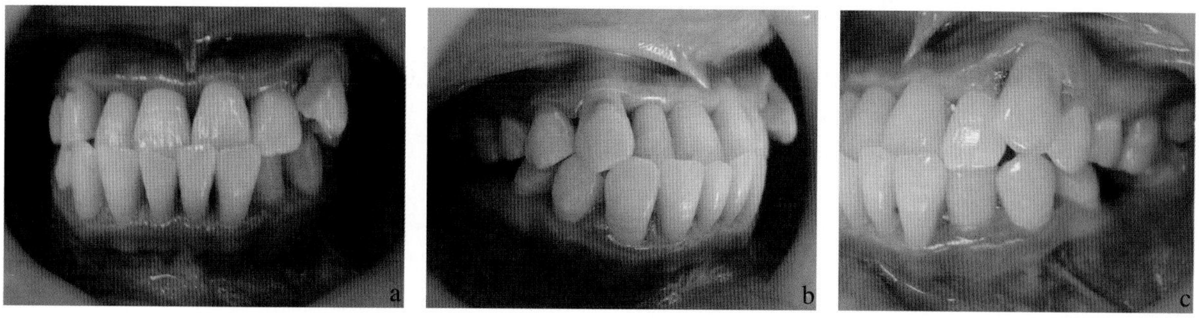

图 12-31　龈下刮治术及调合治疗 1 周口内照：对 31 牙、32 牙、41 牙、42 牙及对合调磨后，殆干扰明显改善，咬合创伤减轻，牙龈红肿消失。

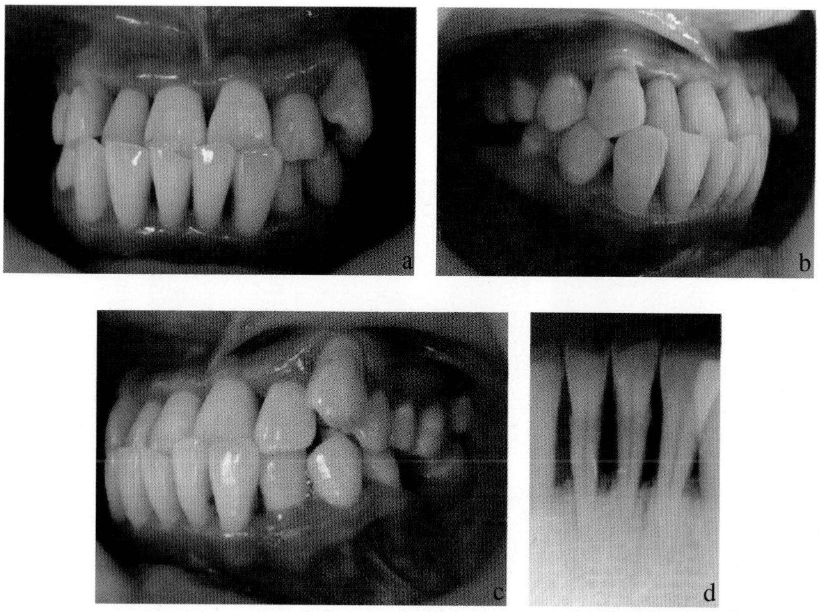

图 12-32　牙周基础治疗半年口内照及 X 线片：咬合创伤基本消失，牙龈未见红肿，牙槽骨吸收未见明显加重，患者满意。

病例7 咬合创伤（与前牙反𬌗开𬌗有关）

患者：范某，男，28岁。
主诉：咬合无力和不适12年。
病史：12年前下颌牙曾作烤瓷桥，但由于未作定期牙周维护，牙龈经常红肿，咬合无力，刷牙出血或自发性出血，口服消炎药好转，近1年来牙根暴露和红肿明显，影响饮食和美观即来就诊，否认全身系统性疾病病史。
检查：侵袭性牙周炎合并反𬌗和开𬌗，下颌前突明显，下颌烤瓷桥，口腔卫生差，牙石位于龈缘处，牙龈红肿伴严重退缩。25牙、26牙和37牙松动3度，移位明显。X线片显示25牙、26牙、36牙、44牙和46牙牙槽骨吸收3度，其余牙牙槽骨吸收1～2度。
病症诊断：咬合创伤（前牙反𬌗伴开𬌗）。

诊断依据：

前牙反𬌗伴开𬌗，下颌严重前突，25牙、26牙及36牙松动3度、伸长和移位引起咬合错乱，25牙、26牙、36牙、44牙和46牙牙槽骨吸收3度。

治疗计划：

行牙周基础治疗、拔除松动牙、根管治疗、牙半切除术、烤瓷桥修复、牙周维护治疗。

处理：

分期作牙周基础治疗、拔除松动牙、根管治疗、牙半切除术、烤瓷桥修复、牙周维护治疗。

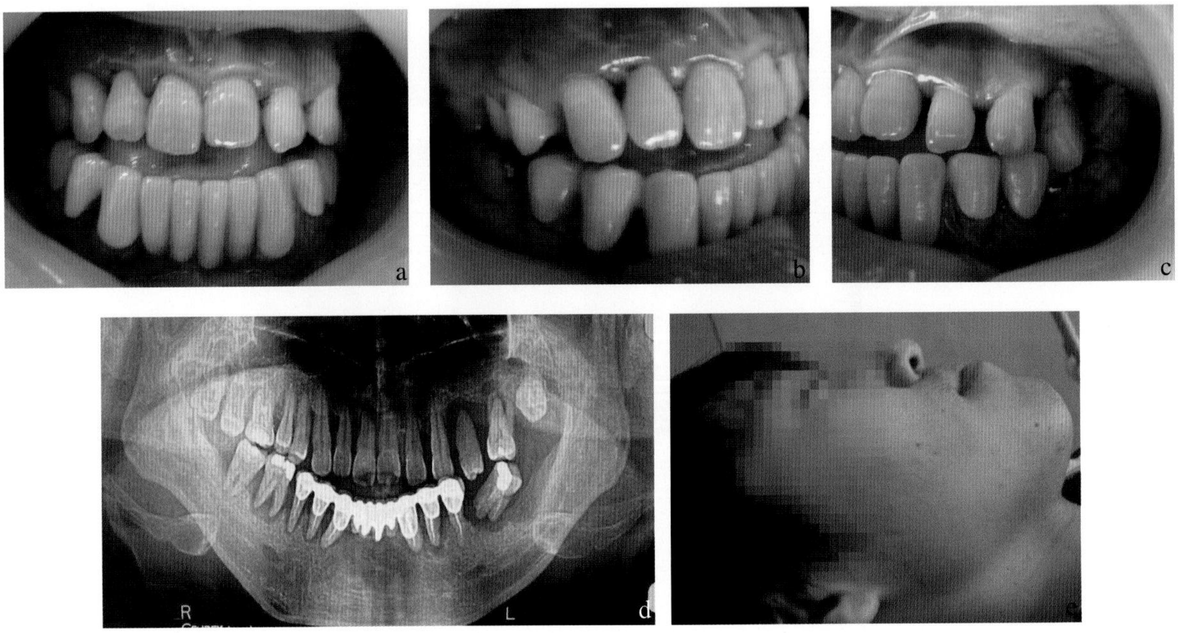

图12-33 初诊时口内照、X线片及侧面照：侵袭性牙周炎伴有反𬌗和开𬌗，严重下颌前突，下颌烤瓷桥，口腔卫生差，牙石位于龈缘处，牙龈红肿伴明显退缩。25牙、26牙和36牙松动3度，伴伸长，移位明显。X线片显示25牙、26牙、36牙44牙和46牙牙槽骨吸收3度，其余牙牙槽骨吸收1～2度。

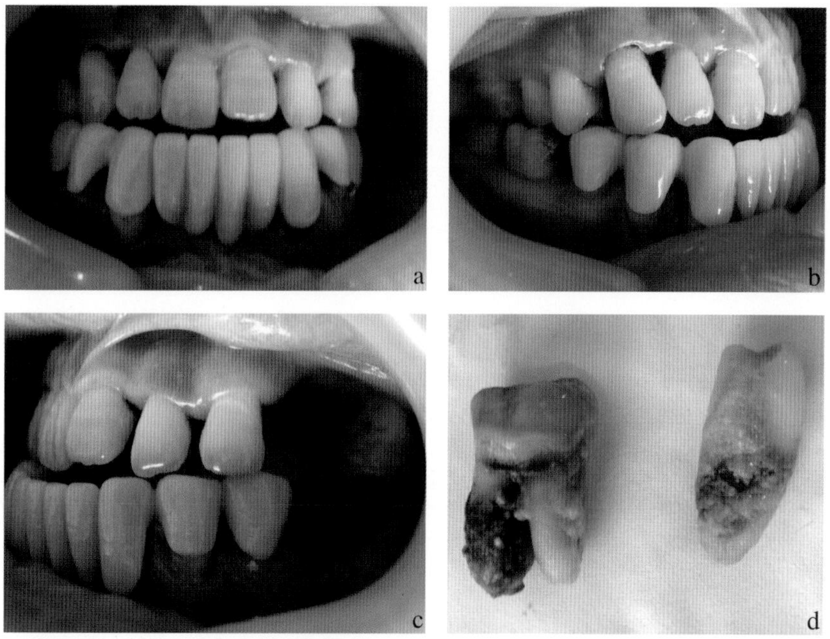

图 12-34　拔除 25 牙、36 牙及龈上洁治术后 1 周口内照：牙龈红肿好转，拔除的离体牙牙根面有大量牙石。

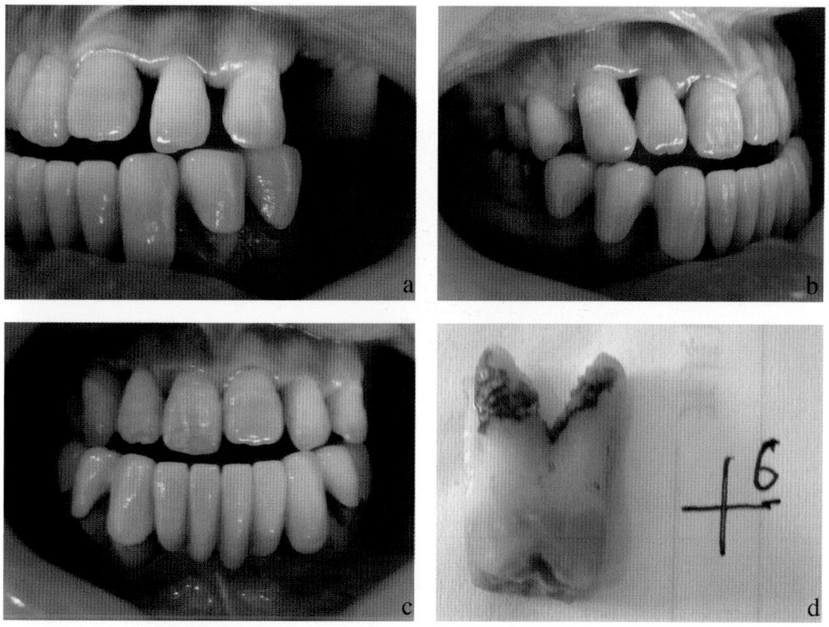

图 12-35　拔除 26 牙及龈下刮治术 1 周口内照：殆干扰明显改善，牙龈红肿明显好转，拔除的离体牙近根尖处有大量牙石。

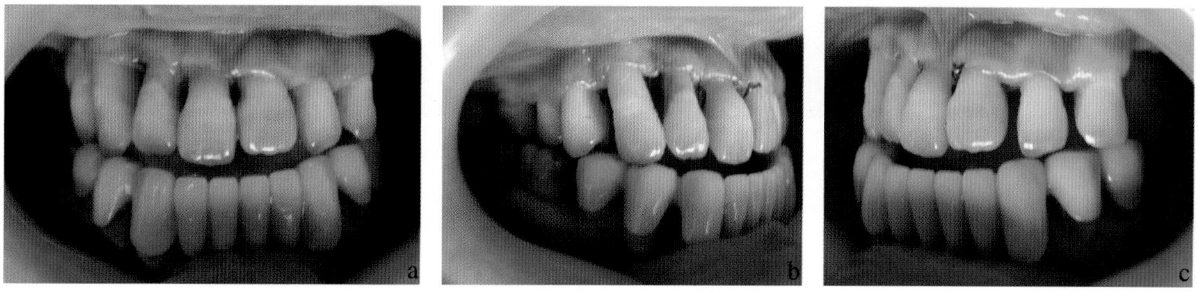

图 12-36　上颌右侧牙龈翻瓣术 1 周口内照：伤口愈合尚可。

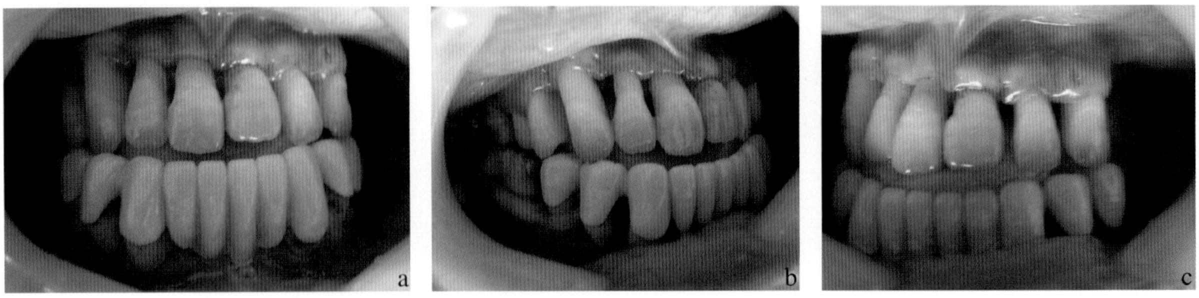

图 12-37　上颌左侧牙龈翻瓣术后 1 周口内照：伤口愈合尚可。

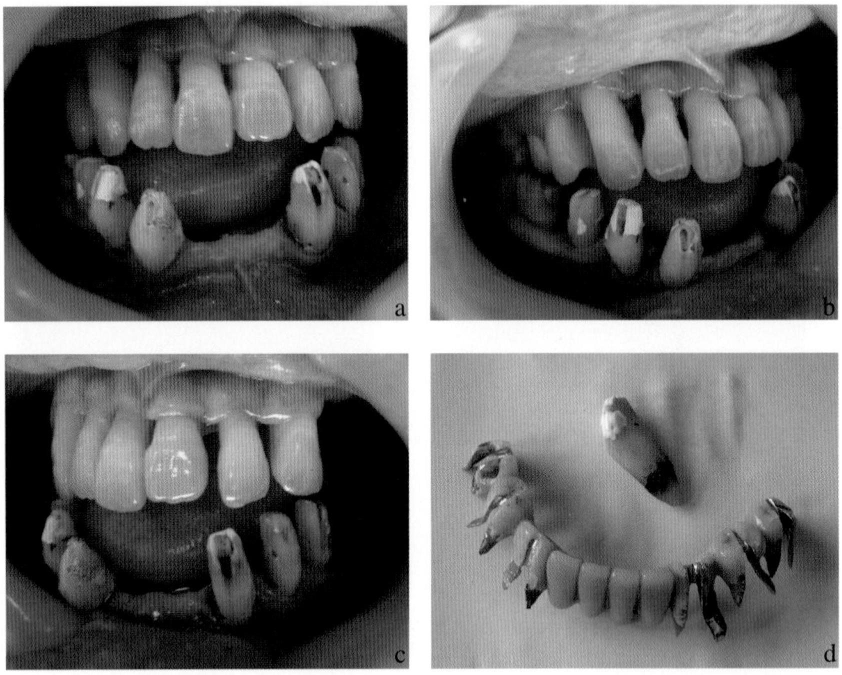

图 12-38　拆除下颌烤瓷桥并拔除 44 牙后口内照：牙龈轻度红肿，下颌龈缘有少许牙石，拔除的离体 44 牙根面有大量黑色龈下牙石。

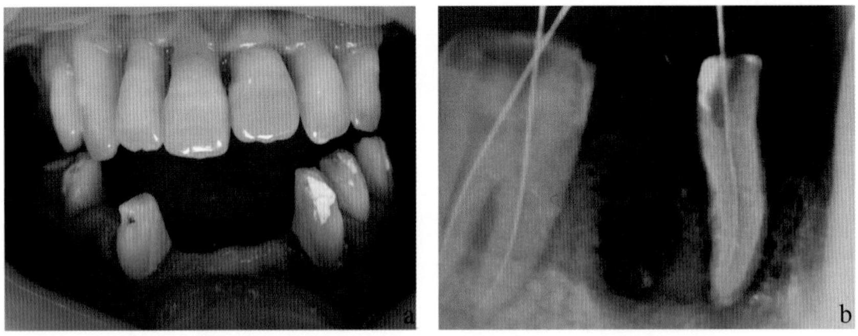

图 12-39　下颌牙根管治疗及 46 牙远中根半切除术后口内照及 X 线片。

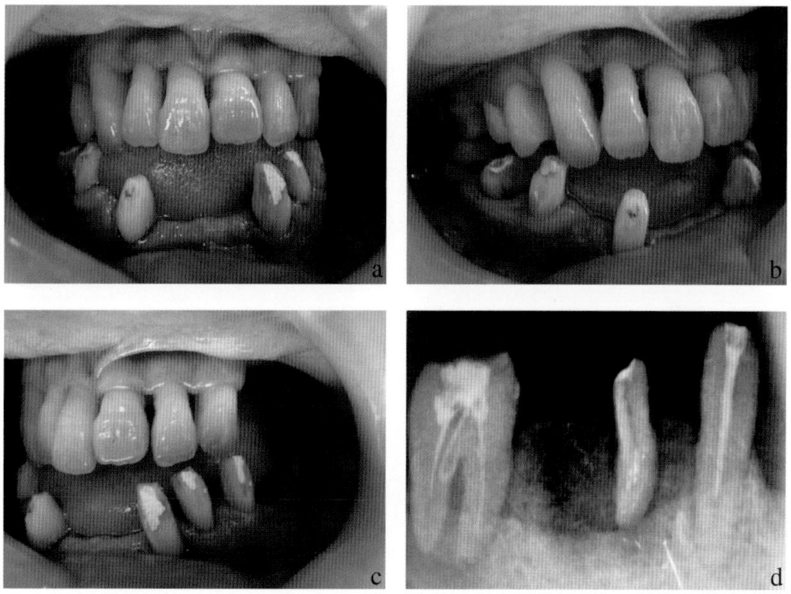

图 12-40　46 牙远中根半切除术后 2 个月及根充后口内照及 X 线片：伤口愈合良好，根充良好，拔牙窝骨密度稍低于周围健康骨密度。

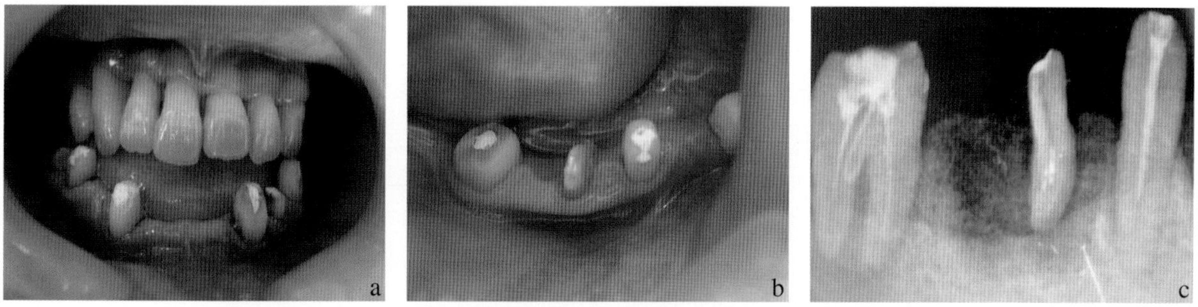

图 12-41　46 牙半切除术后 3 个月口内照及 X 线片：伤口完全愈合，牙龈无明显红肿，骨密度明显改善。

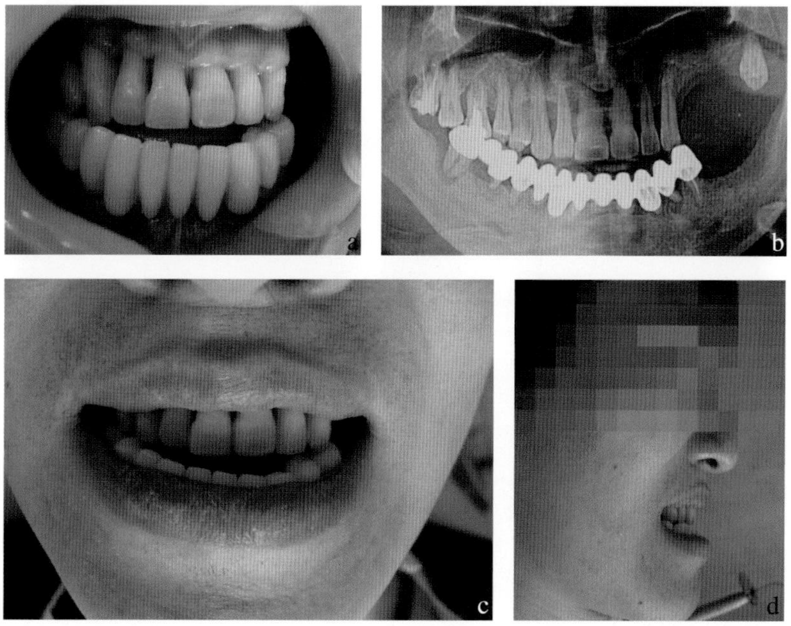

图 12-42　下颌烤瓷修复后 1 周口内照、X 线片及面部照：牙龈无明显炎症，牙齿与牙龈基本协调，但因下颌前突太严重，前牙咬合关系未能恢复正常。若想完全恢复咬合关系需要联合正颌外科手术治疗。

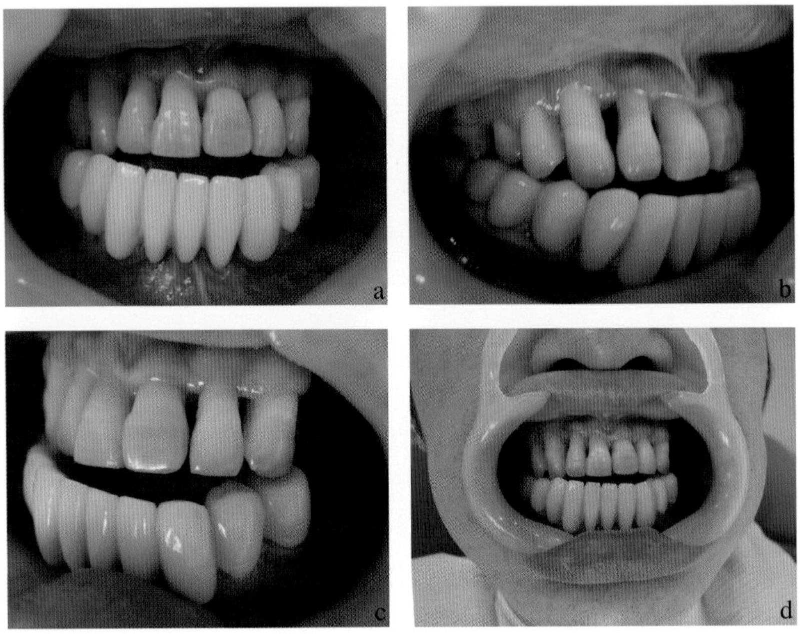

图 12-43　下颌烤瓷桥修复1年口内照：牙龈未见红肿，由于患者不愿做正颌外科手术和其他矫正治疗，也不愿作上颌烤瓷修复，因此无法达到完全咬合关系恢复。

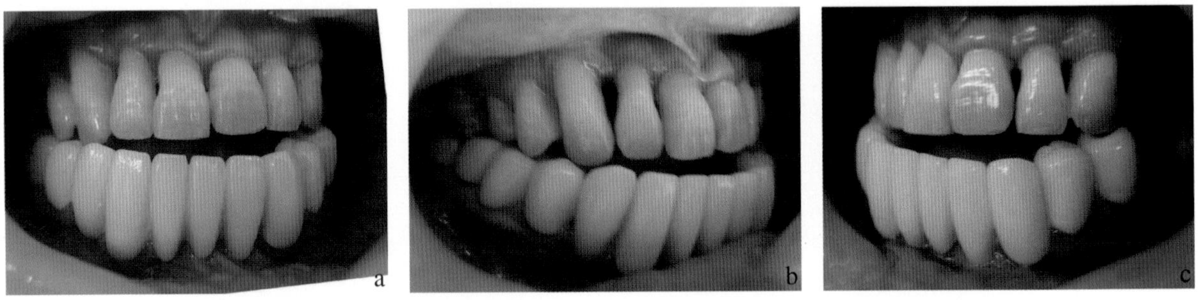

图 12-44　下颌烤瓷桥修复后3年口内照：牙龈未见红肿，牙周状况稳定。

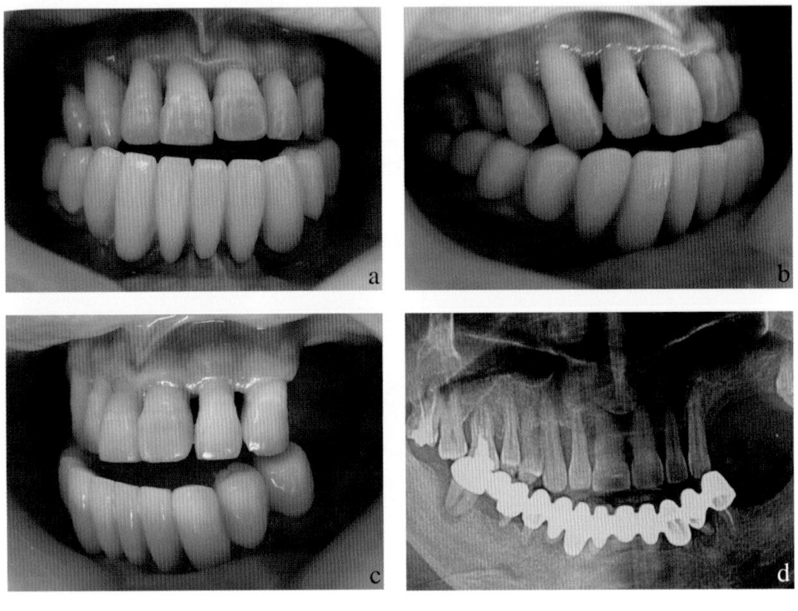

图 12-45　下颌烤瓷桥修复后5年口内照和X线片：牙龈轻度红肿，下颌烤瓷夹板固定良好，其余未见异常，建议定期牙周维护治疗。

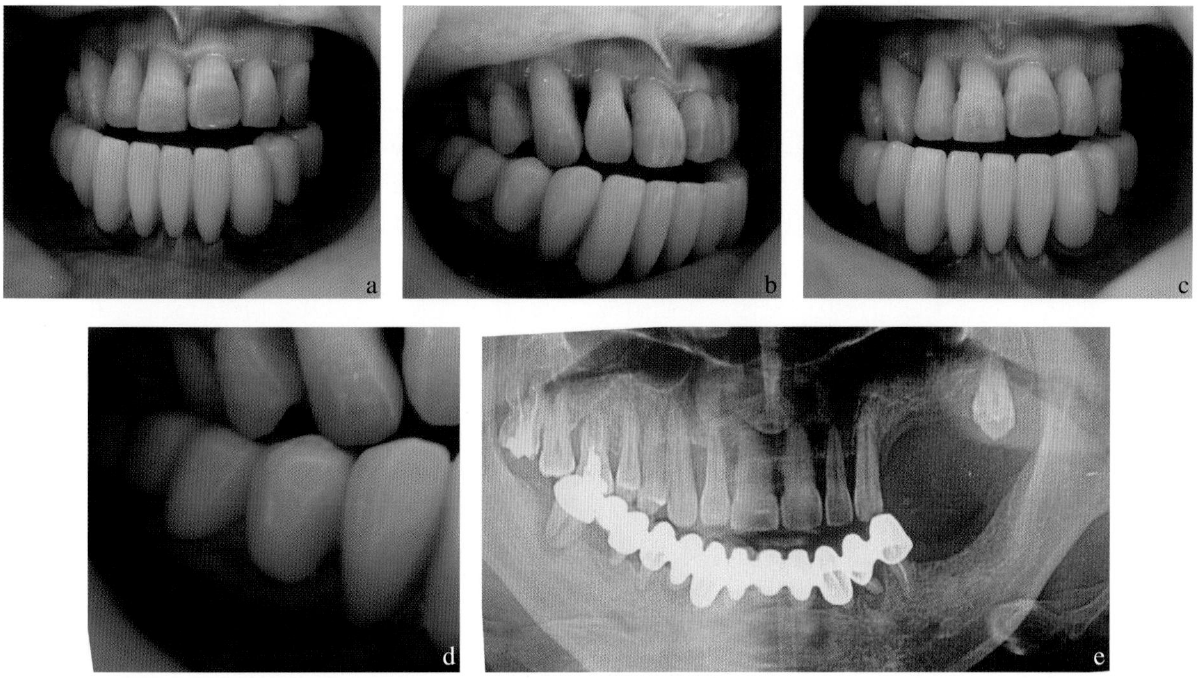

图 12-46　下领烤瓷桥修复后 8 年口内照和 X 线片：牙龈轻度退缩，烤瓷夹板固定良好，牙槽骨无明显吸收加重，46 牙牙半切除术牙齿未见明显牙龈红肿和骨吸收加重。经过定期牙周维护治疗，牙周状况稳定，患者满意。

[述评]

咬合创伤（Occlusional trauma）是指咀嚼肌产生过大的力引起牙周组织适应性变化和病理性变化。广义咬合创伤（trauma from occlusion）是由于咬合关系不正常或咬合力量不协调，引起咀嚼肌系统损伤。狭义咬合创伤指牙周组织损伤。牙齿在咬合时承受一定的力量称为合力，正常情况下合力对牙周组织可产生良性刺激，而异常㖞力会造成牙周组织病理性损伤。㖞力大小、方向、频率和时间等因素能影响牙周组织变化，而牙周支持组织对㖞力变化有一定适应能力。1. 原发性㖞创伤 (primary occlusal trauma) 是由于不正常或过大㖞力因素，超过了正常牙周组织所能承受的负荷，使正常的牙周组织受到损伤。2. 继发性咬㖞创伤（secondary occlusal trauma）是由于牙周炎等原因，使牙周组织本身支持力不足及承受能力减弱不能胜任正常或过大的咬合力，使牙周组织进一步损伤，此时正常或不正常咬合均可导致咬合创伤。3. 急性咬合创伤（acute trauma from occlusion）是指突发因素引起过大咬合力引起的牙周组织损伤。4. 慢性咬合创伤（chronic trauma from occlusion）是指持续异常咬合力造成牙周组织损害。咬合关系检查包括：（1）正中颌、正中颌关系、颌类型、上下牙中线、覆合覆盖；（2）牙齿拥挤、扭转、移位、局部咬合紊乱等；（3）早接触及咬合干扰。咬合检查时医生将食指放在患者上颌牙颊面，让患者做咬合动作时牙齿有震颤。牙齿松动度持续增加及咬合时牙齿震颤即证明有咬合创伤。咬合创伤指数包括：（1）牙周咬合创伤指数（trauma from occlusion index, TOI）：功能性牙齿动度增加 + 牙周膜间隙增宽。（2）牙周适应指数（adaptability index, AI）：牙面有磨耗 + 骨硬板增宽。TOI 与牙周破坏程度正相关，AI 与牙周破坏程度负相关。

牙齿松动度评估 1．牙齿松动度分 3 度：I 度：水平松动超过生理动度，但≤ 1mm；II 度：水平动度

> 1mm，III 度：明显水平和垂直向松动。2. 生理性牙齿松动：正常牙有一定生理动度，主要是水平方向。3. 病理性牙齿松动：决定牙齿松动程度因素包括牙槽嵴高度、牙周膜间隙宽度及牙根形状。与牙齿松动有关因素包括：牙周炎症、牙周附着丧失、牙槽嵴吸收、早接触、咬合创伤、根尖病变、牙外伤、牙根裂、牙根吸收、磨牙症等。4. 适应性牙齿松动包括：（1）牙槽骨高度正常，牙周膜间隙增宽。（2）牙槽骨高度降低，牙周膜间隙正常。（3）在一段时期内重复探查到牙齿动度基本不变，但牙周膜往往增宽或伴有角形骨吸收，且无其他病理性病变，说明此种松动和 X 线改变时过去曾承担过大咬合力已经适应。咬合创伤治疗：包括调磨法、正畸治疗和牙周夹板等，建立平衡而稳定的功能性咬合关系。牙周炎患者松动牙处理包括：拔除无保留价值的患牙，控制菌斑、牙石和菌斑滞留因素及牙周组织炎症，在控制菌斑 3 ~ 6 个月后再评估，并根据不同症状作相应处理：（1）牙齿松动增加，牙周膜间隙增宽，但牙槽骨高度正常，一般多与早接触相关，可通过咬合调整，建立平衡咬合关系；（2）牙齿松动增加，牙周膜间隙增宽，牙槽骨高度降低，可通过咬合调整改善；如为进行性松动，一般做调合或夹板固定。（3）牙齿松动增加，牙周膜间隙正常，牙槽骨高度降低，是由于牙槽骨高度降低造成，应明确松动是否进行性加重，如有明显咬合不适可作牙周夹板。

本章 7 个病例均与咬合创伤有关，经过口腔卫生宣教、龈上洁治术、龈下刮治术、调䫔、牙周夹板固定、牙周维护性治疗等方法获得了满意的疗效。其中 1 例为反䫔及下前牙松动，经过牙周基础治疗、调䫔、烤瓷修复观察 1 年疗效稳定；1 例为个别牙反䫔，经过牙周基础治疗和调䫔观察 5 年疗效好；1 例为后牙松动伸长引起开䫔，经过牙周基础治疗、调䫔、牙周手术和烤瓷固定观察 1 年疗效稳定；1 例为前牙扇形移位经过牙周基础治疗后活动义齿修复观察 3 个月患者满意；1 例为前牙切䫔和反䫔经过牙周基础治方后多次调䫔去除䫔干扰观察半年疗效稳定；1 例为前牙反䫔经过牙周基础治疗和调䫔治疗，观察半年疗效稳定，1 例为下颌前突明显，伴反䫔和开䫔经过牙周基础治疗、拔除松动牙、根管治疗、牙半除切术、烤瓷桥修复等治疗，观察 8 年患者满意，均取得了满意的效果，达到了治疗目的。但是对重度牙周炎及严重发育不良引起的咬合创伤的诊治，必须要多学科联合治疗，同时要考虑患者意愿和经济状况、发病原因及医生水平等全面综合考虑，制订完善诊治方案以取得好的疗效和患者满意度。

参考文献：

[1] Foz AM,Artese HPC,Horliana ACRT,et al.Occlusal adjustment associated with periodontal therapy-a systematic review. J Dent，2012,40(12):1025-35

[2] Oyama M,Ukai T,Yamashita Y, et al. High-mobility group box 1 released by traumatic occlusion accelerates bone resorption in the root furcation area in mice.J Periodontal Res, 2021,56(1):186-94.

[3] Consoli G, Luzzi V, Lerardo G,et al.Occlusal trauma in mixed dentition: literature review., Eur J Paediatr Dent, 2013,14(1):47-50.

[4] Thierens LAM,Van de Velde T, De Pauw GAM. Orthodontic management of a migrated maxillary central incisor with a secondary occlusal trauma. Clin Adv Periodontics, 2020,10(1):23-9.

[5] Xu W, Lu Y, Yue J, et al. Occlusal trauma inhibits osteoblast differentiation and bone formation through IKK-NF- κ B signaling. J Periodontol,2020,91(5):683-92.

[6] Xie Y, Zhao Q, Tan Z,et al. Orthodontic treatment in a periodontal patient with pathologic migration of anterior teeth.. Am J Orthod Dentofacial Orthop,2014,145(5):685-93.

[7] Liu H, Jiang H, Wang Y. The biological effects of occlusal trauma on the stomatognathic system - a focus on animal studies. J Oral Rehabilitation,2013,40(2):130-8.

[8] Takaya T, Mimura H, Matsuda S,,et al.Cytological Kinetics of Periodontal Ligament in an Experimental Occlusal Trauma Model. Int J Med Sci, 2015,12(7):544-51.

[9] Yasumura T and Sueishi K. Posterior open bite due to failure of maxillary molar eruption. Bulletin of

Tokyo Dental College,2016, 57(4):281-90.

[10] Felt GT and Soolari A. Interdisciplinary trauma management in an elderly patient, a case report. The Open Dentistry Journal, 2014, 8:201-6.

[11] 王勤涛. 牙周病学. 第1版.北京：人民卫生出版社, 2011: 242-258.

[12] Barbe AG,Javadian S,Rott T,et al. Objective masticatory efficiency and subjective quality of masticatory function among patients with periodontal disease. J Clin Periodontol, 2020,47(11):1344-53.

[13] Kasai S,Onizuka S,Katagiri S,et al. Associations of cytokine levels in gingival crevicular fluid of mobile teeth with clinical improvement after initial periodontal treatment. J Oral Sci, 2020,62(2):189-96.

[14] 路惠捷，陈铁楼. 冠桥固定松动牙对重症牙周炎及口腔健康相关生活质量的影响. 口腔医学，2015, 35（11）: 925-9.

[15] Chen TL, wang P, wang SF, et al. Effects of impacted third molars extraction on periodonfal status of second molar and oral health-related quality of life. Universal journal of stomatology, 2022, 1: 473.

第3部分

牙周病症手术治疗

第13章　牙周清创性手术

用牙周手术方法清除牙周袋内壁和牙根面牙石、软垢、龈下菌斑等致病因素，达到治疗牙周病的目的，主要包括牙周翻瓣术 (periodontal flap surgery, open flap debridement) 和牙龈切除术（gingivectomy）。

第1节　牙周翻瓣术

病例1 侵袭性牙周炎

患者：汤某，女，27岁。
主诉：多个牙松动3年。
病史：3年前开始刷牙出血和牙龈肿胀，之后下前牙松动，牙龈退缩，口服消炎药好转，之后又复发，1年前部分后牙开始松动，影响咬合，近来加重，否认全身系统性疾病病史。
检查：31牙和41牙松动1~2度，牙龈退缩，牙周袋5~8mm，明显肿胀，后牙松动0~1度，牙槽骨吸收2~3度。
病症诊断：侵袭性牙周炎。

诊断依据：

口腔卫生好，牙齿松动明显，牙龈退缩和肿胀，牙槽骨吸收明显。

治疗计划：

① 口腔卫生宣教，② 龈上洁治术和龈下刮治术，③ 调𬌗，④ 牙周翻瓣术，⑤ 牙周维护治疗。

处理：

分期作口腔卫生宣教、龈上洁治术、龈下刮治术、调𬌗、翻瓣术、牙周维护治疗。

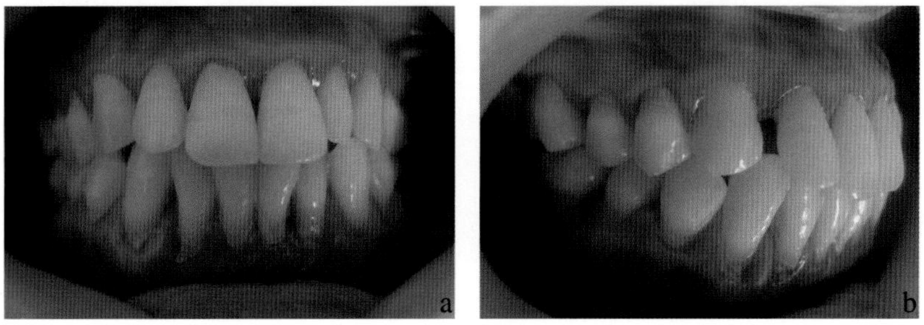

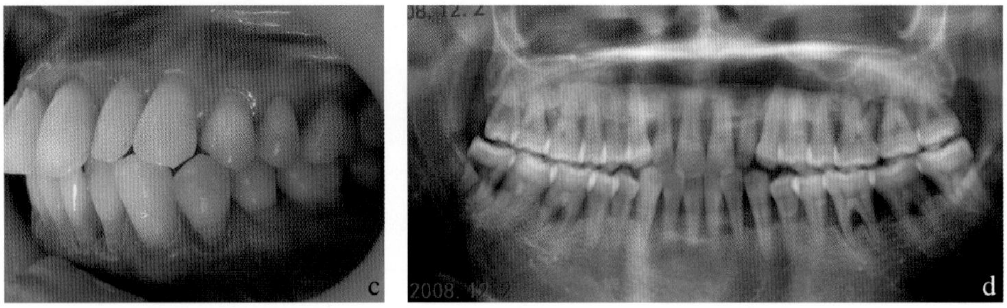

图 13-1　初诊时口内照及 X 线片：口腔卫生良好，少许牙石位于龈缘和牙间隙，牙龈红肿和退缩，31 牙和 41 牙松动 1~2 度，牙槽骨吸收 2~3 度。

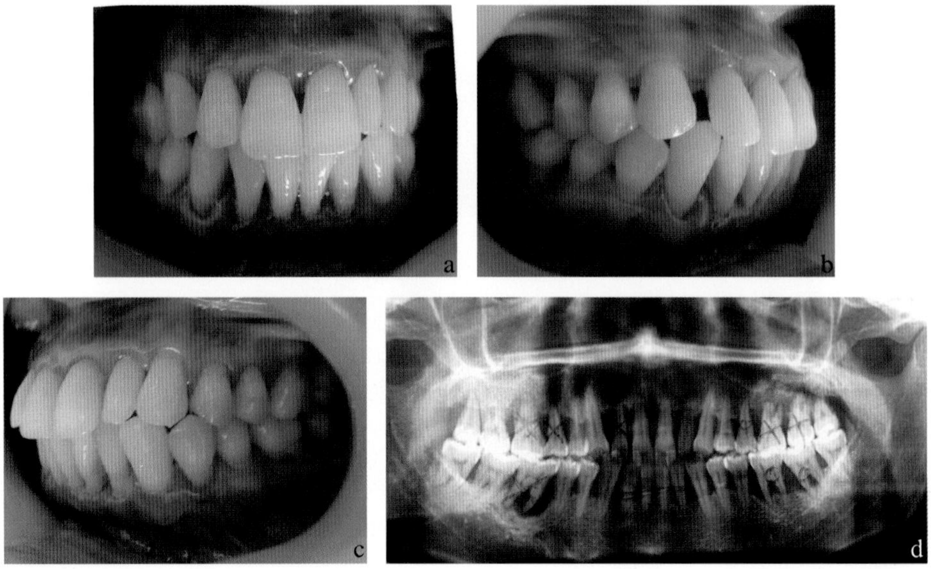

图 13-2　未作牙周系统治疗 2 年后口内照及 X 线片：牙龈红肿，46 牙牙龈退缩明显，牙松动 1 度，牙槽骨吸收 3 度；其余牙牙槽骨吸收不同程度加重。

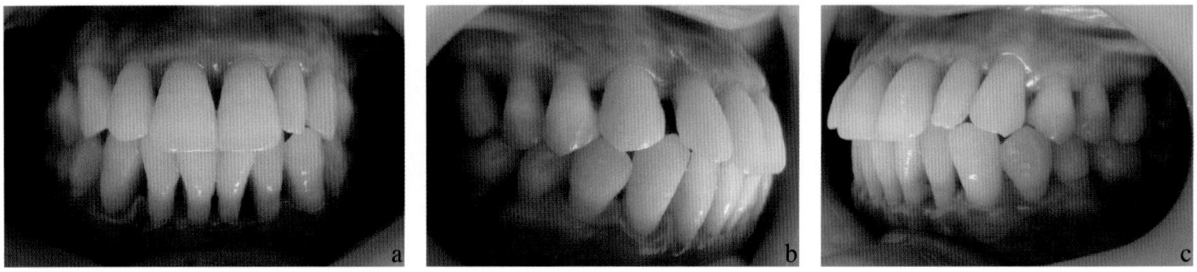

图 13-3　龈上洁治术、龈下刮治术、调殆 1 周口内照：牙龈红肿好转，牙龈轻度退缩。

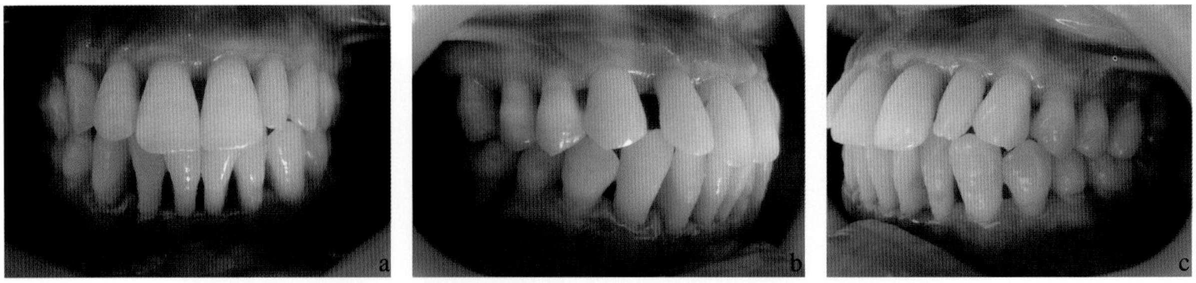

图 13-4　牙周基础治疗后 2 周口内照：牙龈红肿明显好转，PD=4~5mm。

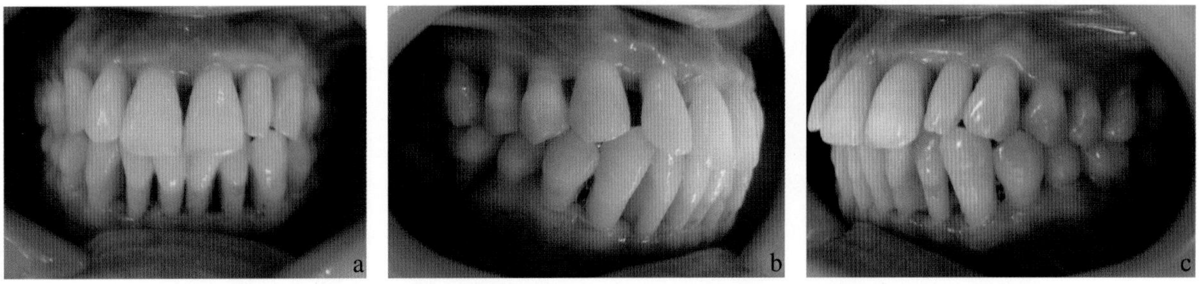

图 13-5　上下前牙翻瓣术 4 周口内照：上、下前牙牙龈红肿明显好转，牙龈轻度退缩。

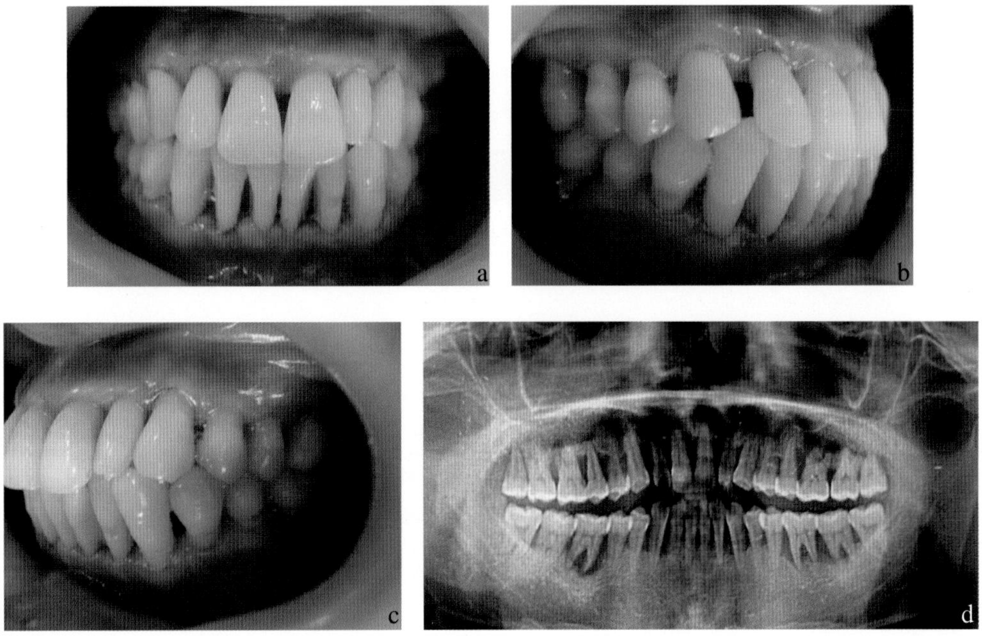

图 13-6　上下前牙翻瓣术后 2 年口内照和 X 线片：牙龈稍红肿，少许牙石，牙槽骨吸收 2~3 度。

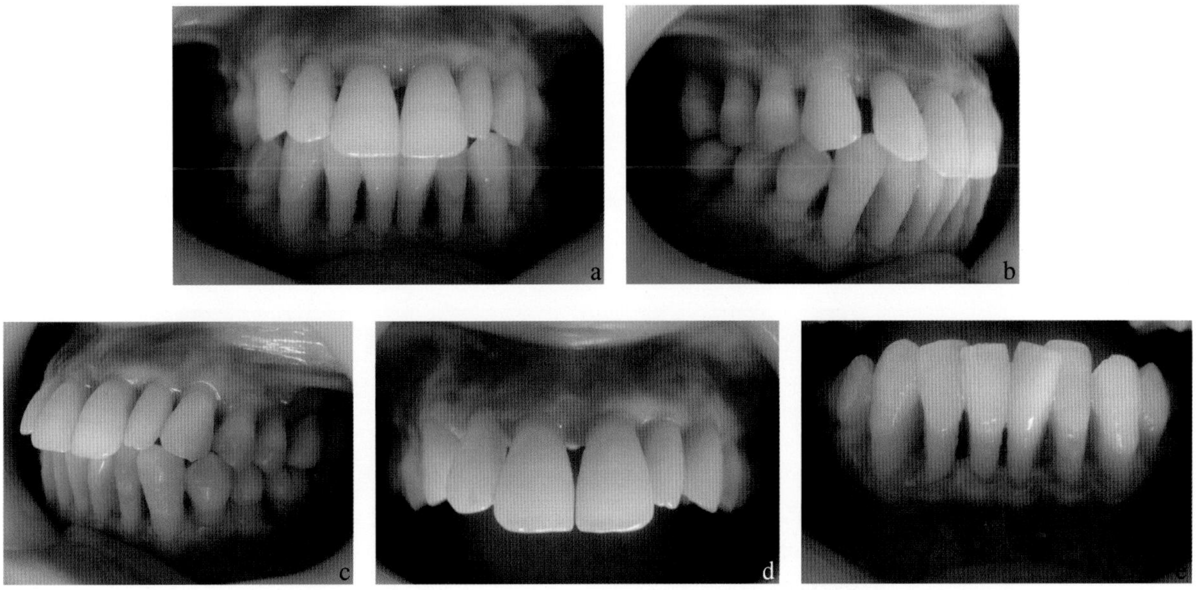

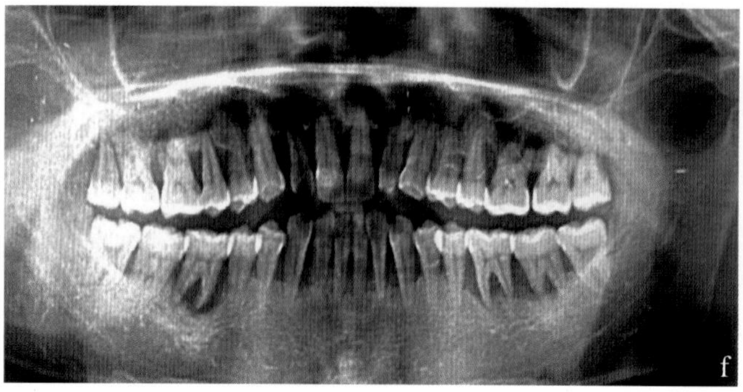
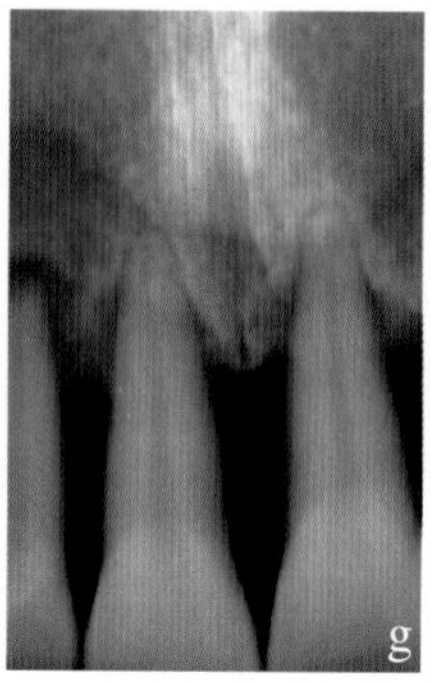

图 13-7 上下前牙翻瓣术后 4 年口内照：牙龈无明显红肿，牙龈轻度退缩，牙周状况基本稳定，未见明显加重。

病例2 侵袭性牙周炎

患者：任某，男，28 岁。
主诉：上前牙松动伴牙龈退缩 1 年。
病史：1 年前开始上前牙牙龈肿痛，牙龈出血和退缩，牙松动，咬合无力，口服消炎药好转，近半年加重，牙龈退缩明显，咬合无力，否认血液系统疾病及其他系统疾病病史。
检查：口腔卫生好，牙龈无明显红肿，13 牙牙龈退缩明显，牙龈红肿，龈缘至釉牙骨质交界（CEJ）6mm，牙周袋 PD= 6mm，有脓液溢出，后牙牙间隙增大，牙龈乳头退缩。X 线片见全口牙槽骨吸收 1~3 度，13 牙、16 牙、26 牙、27 牙、46 牙骨吸收 2~3 度。
诊断：侵袭性牙周炎。

诊断依据：

口腔卫生好，牙龈红肿和退缩，牙槽骨吸收明显。

治疗计划：

① 口腔卫生宣教，② 龈上洁治术和龈下刮治术，③ 牙周翻瓣术，④ 纤维夹板固定，⑤ 牙周维护。

处理：

分期作口腔卫生宣教、龈上洁治术和龈下刮治术、翻瓣术、牙周夹板固定、牙周维护治疗。

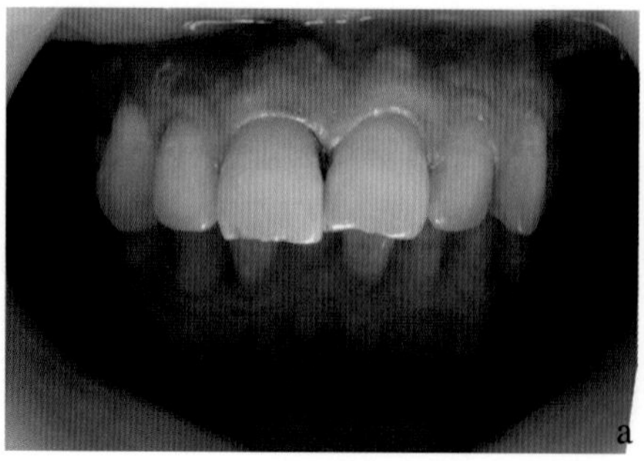
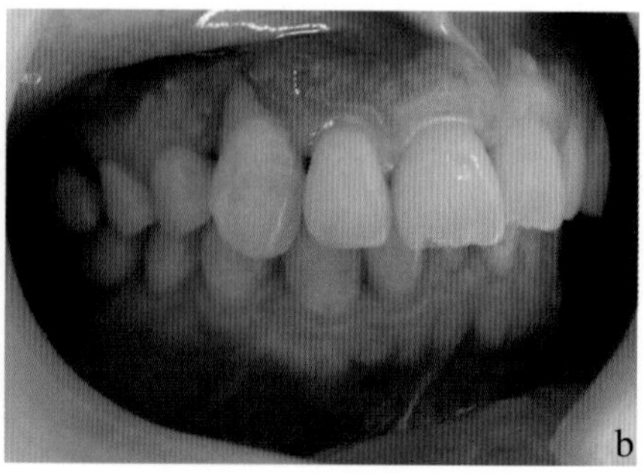

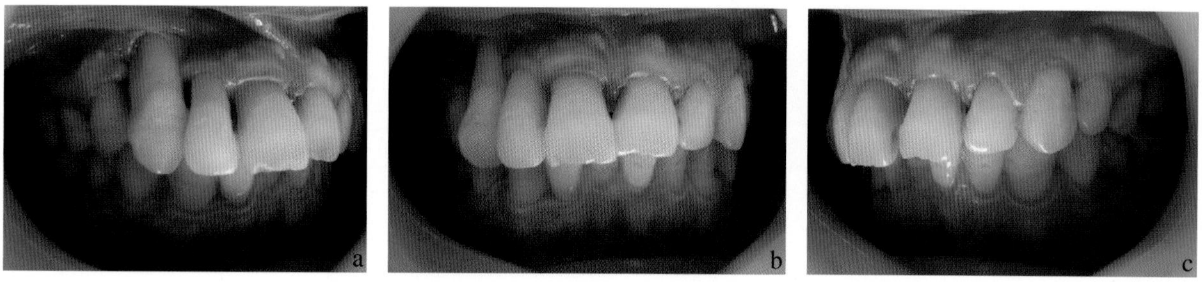

图 13-15　上前牙术后 4 个月口内照：伤口愈合良好，口腔卫生好，13 牙牙龈退缩但无明显红肿。计划 1 周后行左上后牙翻瓣术。

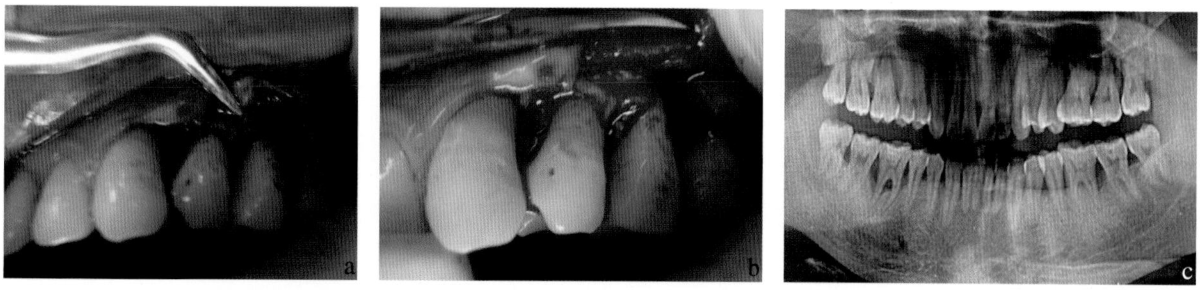

图 13-16　左上后牙翻瓣术术中口内照及 X 线片：术中见 25 牙远中牙槽骨吸收近根尖，骨表面不平整，牙槽骨吸收 2~3 度。

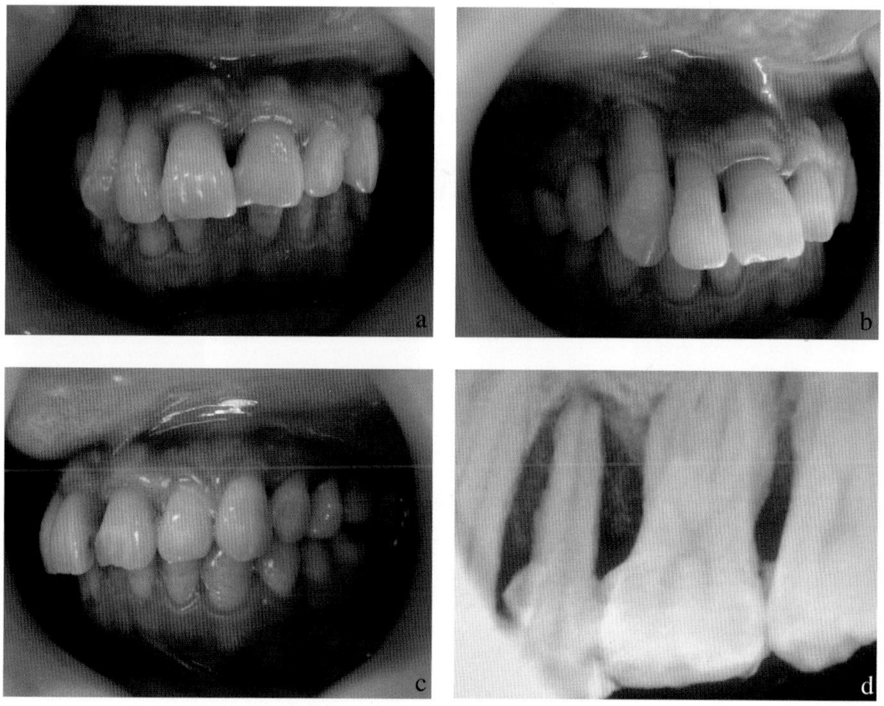

图 13-17　左上后牙翻瓣术后 2 个月口内照及 X 线片：伤口愈合良好，25 牙和 26 牙牙龈退缩，25 牙松动 3 度。

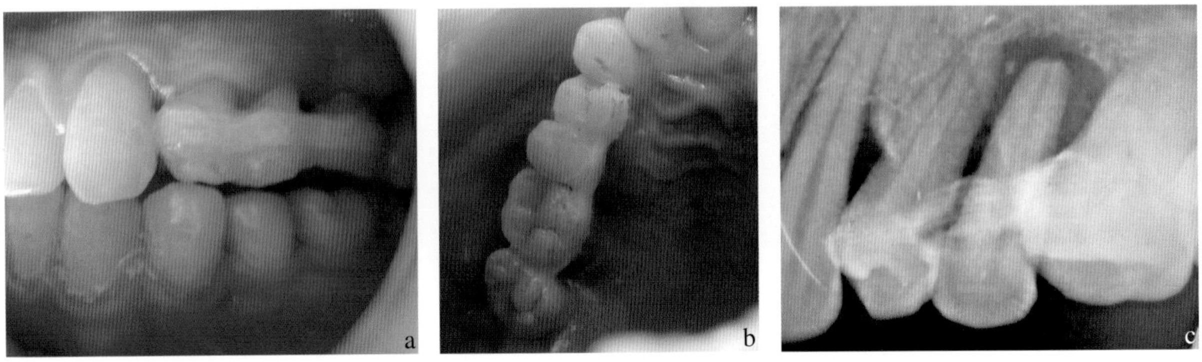

图 13-18　左上后牙夹板固定后 1 周口内照及 X 线片：玻璃纤维夹板固定 24 牙、25 牙和 26 牙，骨吸收改善。

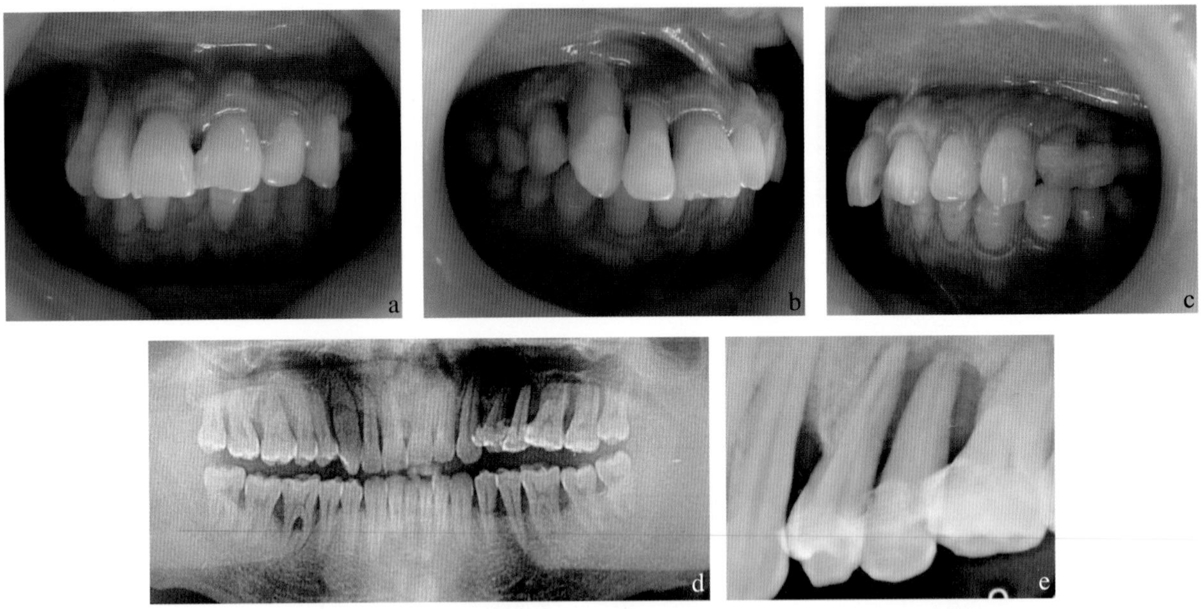

图 13-19　左上后牙术后 6 个月口内照及 X 线片：口腔卫生好，牙龈无明显红肿，13 牙牙龈退缩明显，玻璃纤维夹板固定 24 牙、25 牙和 26 牙良好，25 牙牙槽骨吸收 2~3 度。

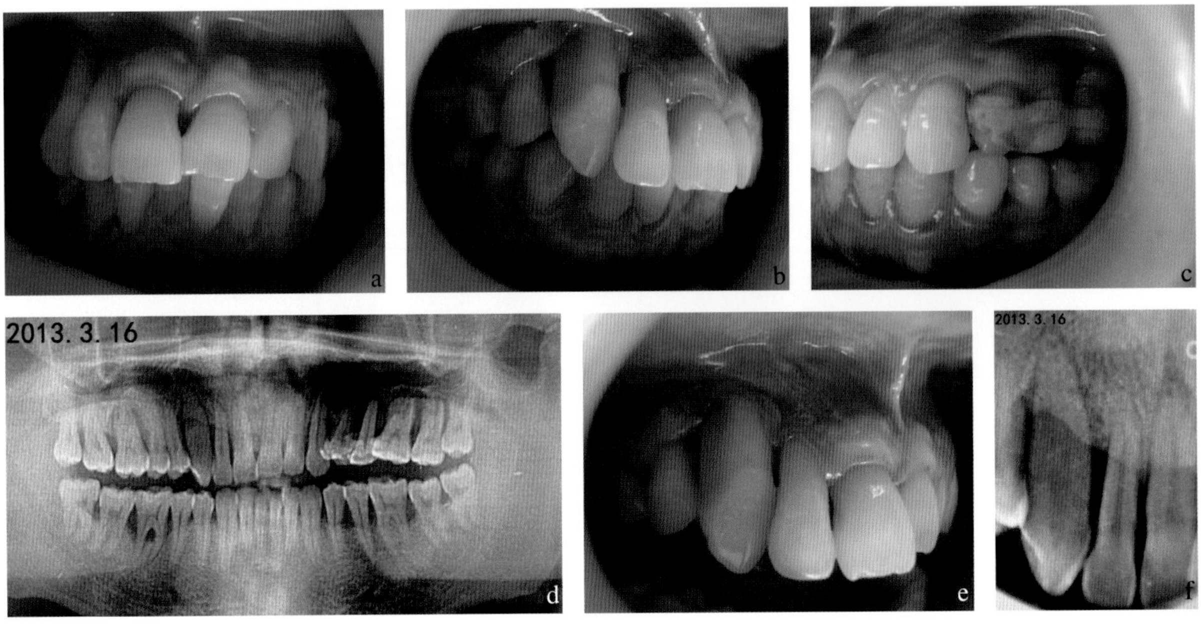

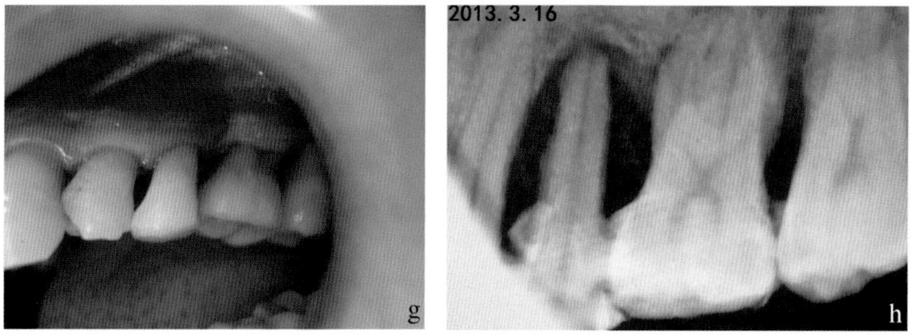

图 13-20　左上后牙翻瓣术后 1 年口内照及 X 线片：13 牙牙龈退缩明显，牙槽骨吸收 2 度，玻璃纤维夹板固定 24 牙、25 牙和 26 牙良好，拆除颊侧固定夹板见 25 牙松动 2 度，骨吸收改善。

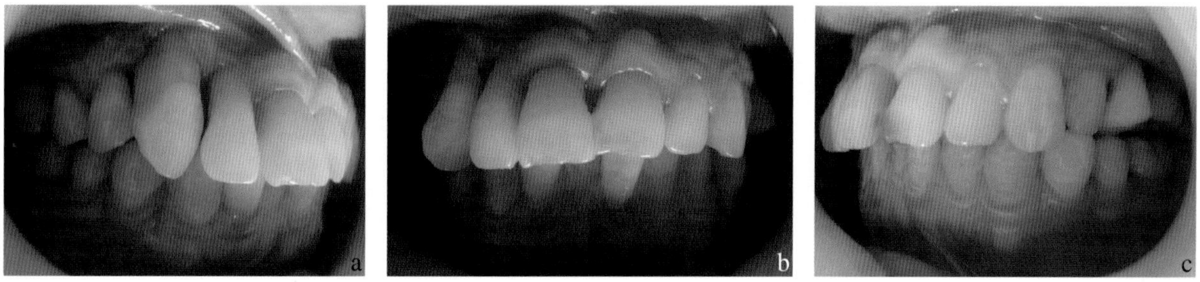

图 13-21　左上后牙翻瓣术后 3 年口内照：口腔卫生良好，13 牙牙龈退缩，松动 1 度，25 牙松动 2 度。

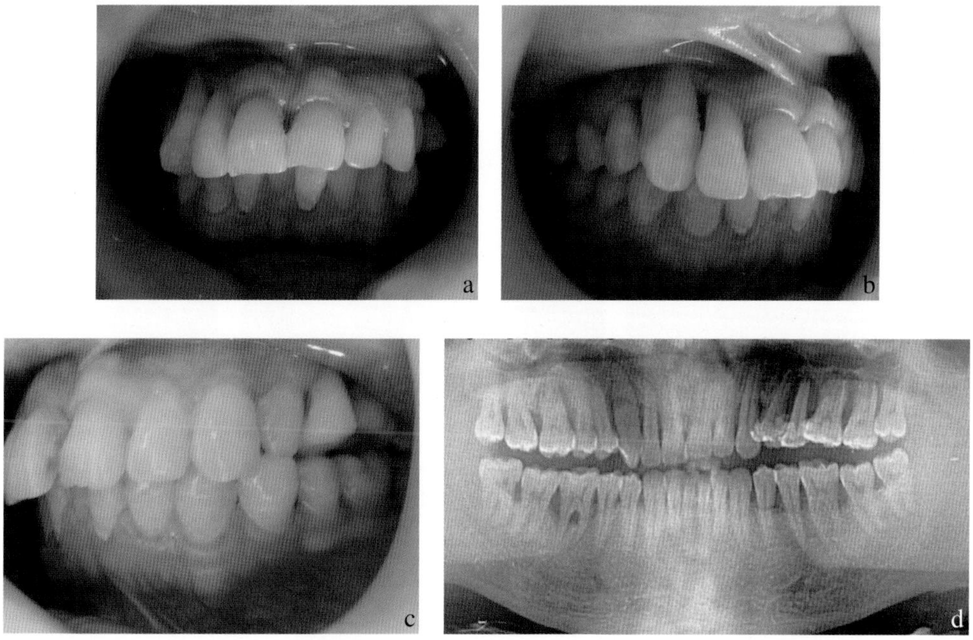

图 13-22　左上后牙翻瓣术后 5 年口内照及 X 线片：口腔卫生好，13 牙龈缘至 CEJ 6mm，PD=1mm，松动 1 度，牙龈无明显红肿，25 牙松动 2 度，颊侧向轻度移位，牙龈红，未见明显加重。

病例3 侵袭性牙周炎

患者：黄某，女，23岁。
主诉：上前牙间断性唇侧脓肿半年。
病史：半年前开始上前牙牙龈出血和不适，有时牙龈肿痛，伴有脓液溢出，口服消炎药好转，近2个月发作次数增多，牙龈肿痛加重，咬合无力，上前牙唇侧反复化脓就诊，否认血液系统疾病及其他系统性疾病病史。
检查：11牙唇侧瘘管，牙龈红肿伴轻度退缩，11牙松动1度，牙周袋PD=10mm，有脓液溢出。后牙牙龈轻度红肿，口腔卫生良好。11牙牙槽骨吸收3度，21牙牙槽骨吸收2度，其余牙牙槽骨吸收1~2度。
病症诊断：侵袭性牙周炎伴牙周瘘管。

诊断依据：

口腔卫生良好，牙周瘘管伴溢脓，PD=10mm，牙松动，牙槽骨吸收2~3度。

治疗计划：

① 口腔卫生宣教，② 龈上洁治术和龈下刮治术，③ 翻瓣术，④ 牙周维护治疗。

处理：

分期作口腔卫生宣教、龈上洁治术和龈下刮治术、翻瓣术、牙周维护治疗。

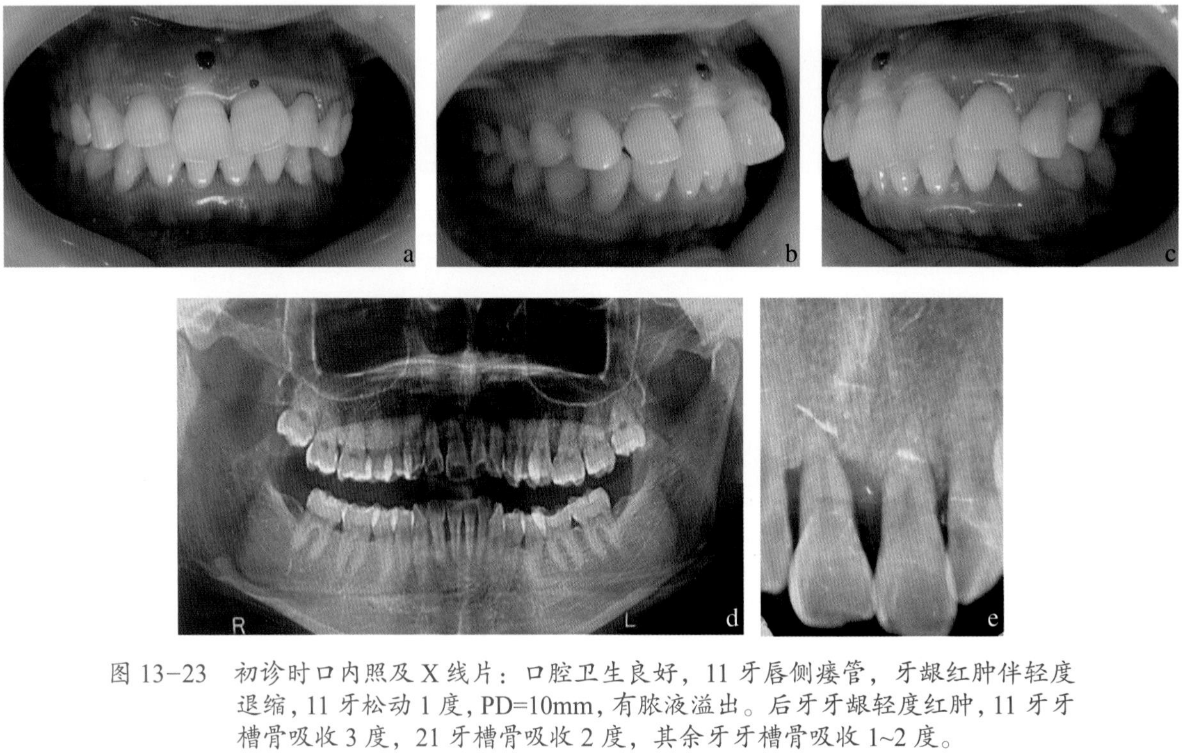

图 13-23 初诊时口内照及X线片：口腔卫生良好，11牙唇侧瘘管，牙龈红肿伴轻度退缩，11牙松动1度，PD=10mm，有脓液溢出。后牙牙龈轻度红肿，11牙牙槽骨吸收3度，21牙槽骨吸收2度，其余牙牙槽骨吸收1~2度。

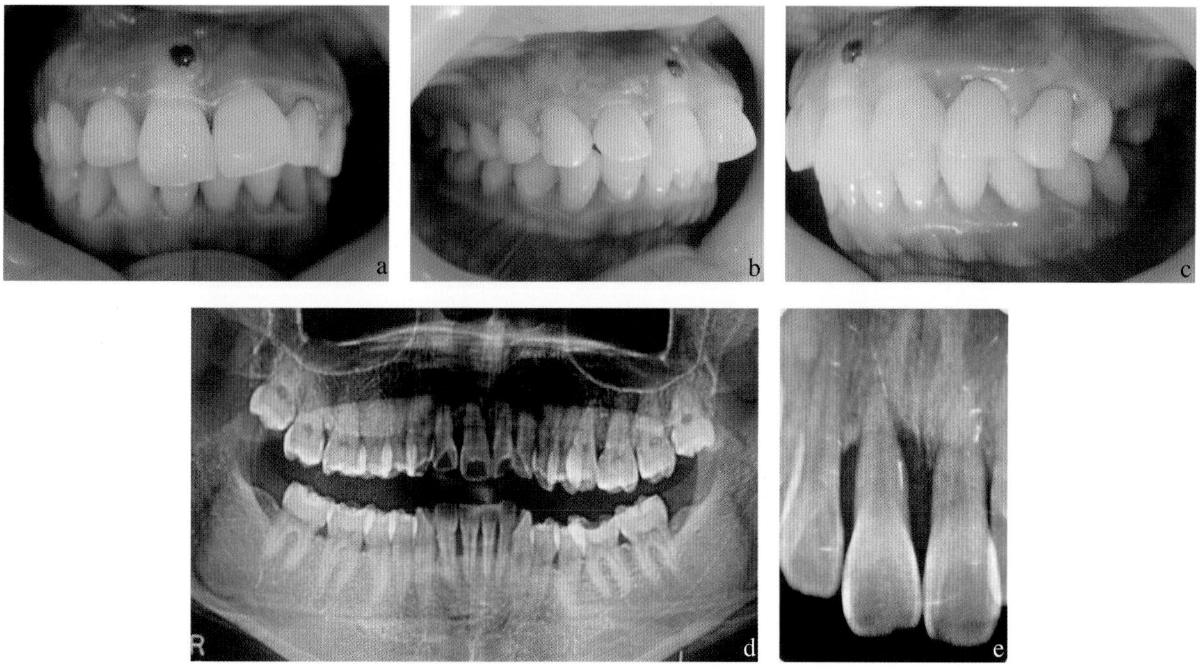

图 13-24　龈上洁治术、龈下刮治术后 4 个月口内照：牙龈红肿好转，11 牙牙周袋未见明显减轻，松动 1 度，11 牙牙槽骨吸收 3 度，21 牙牙槽骨吸收 2 度。

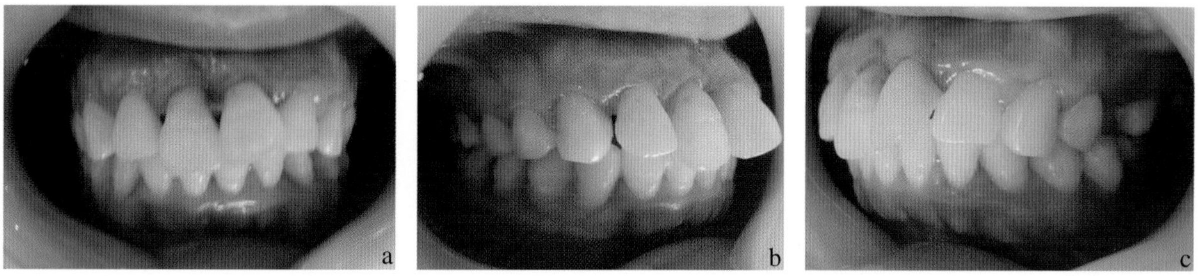

图 13-25　上前牙翻瓣术后 1 周口内照：牙龈轻度红肿和退缩，伤口愈合良好。

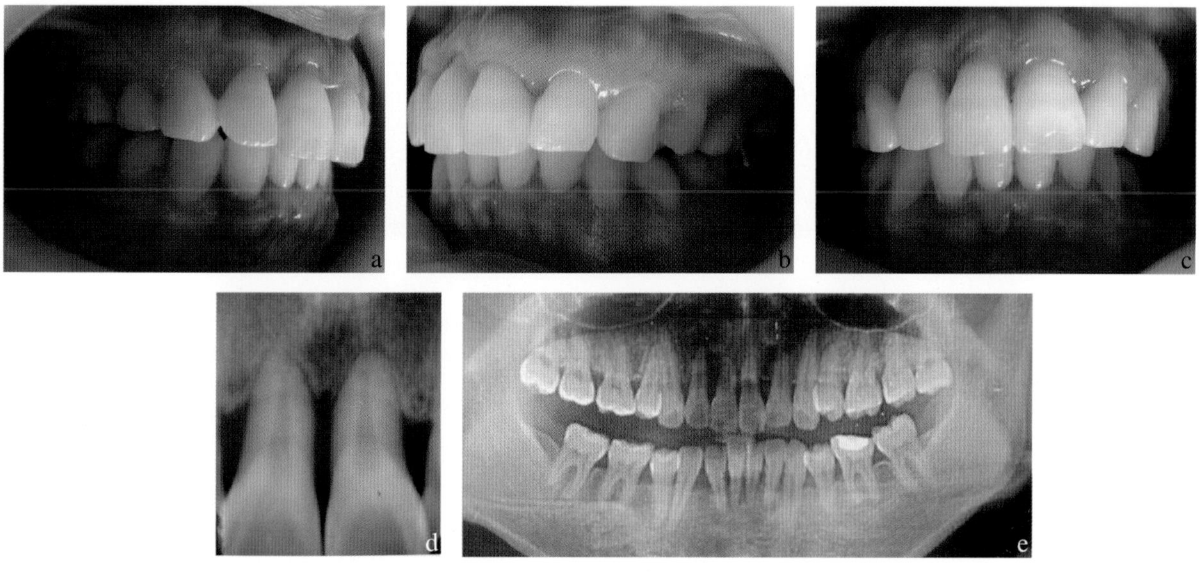

图 13-26　上前牙翻瓣术后 4 年口内照及 X 线片：口腔卫生良好，11 牙唇侧瘘管愈合，牙龈无明显红肿，牙龈轻度退缩，11 牙和 21 牙牙槽骨吸收明显控制，硬骨板形成。

病例4 慢性牙周炎

患者：沈某，女，38岁。

主诉：下前牙松动1年。

病史：1年前开始下前牙松动伴咬合无力，牙龈肿痛，刷牙出血，口服消炎药好转，近半年牙龈肿痛和咬合无力加重，口服消炎药无效即来就诊，否认血液系统疾病及其他系统疾病病史。

检查：牙龈红肿伴退缩，上前牙唇侧倾斜，牙排列不齐，牙石位于龈缘，牙间隙增大，牙龈乳头退缩，31牙和41牙牙周袋PD=5~6mm，松动1~2度，X线片显示31牙和41牙牙槽骨吸收近根尖，其余牙槽骨吸收2~3度。

病症诊断：慢性牙周炎。

诊断依据：

口腔卫生差、31牙和41牙牙周袋5~6mm，松动1~2度，牙槽骨吸收2~3度。

治疗计划：

① 口腔卫生宣教，② 龈上洁治术和龈下刮治术，③ 翻瓣术，④ 钢丝结扎固定，⑤ 烤瓷夹板固定，⑥ 牙周维护治疗。

处理：

分期作口腔卫生宣教、龈上洁治术和龈下刮治术、翻瓣术、钢丝结扎固定、烤瓷夹板固定、牙周维护治疗。

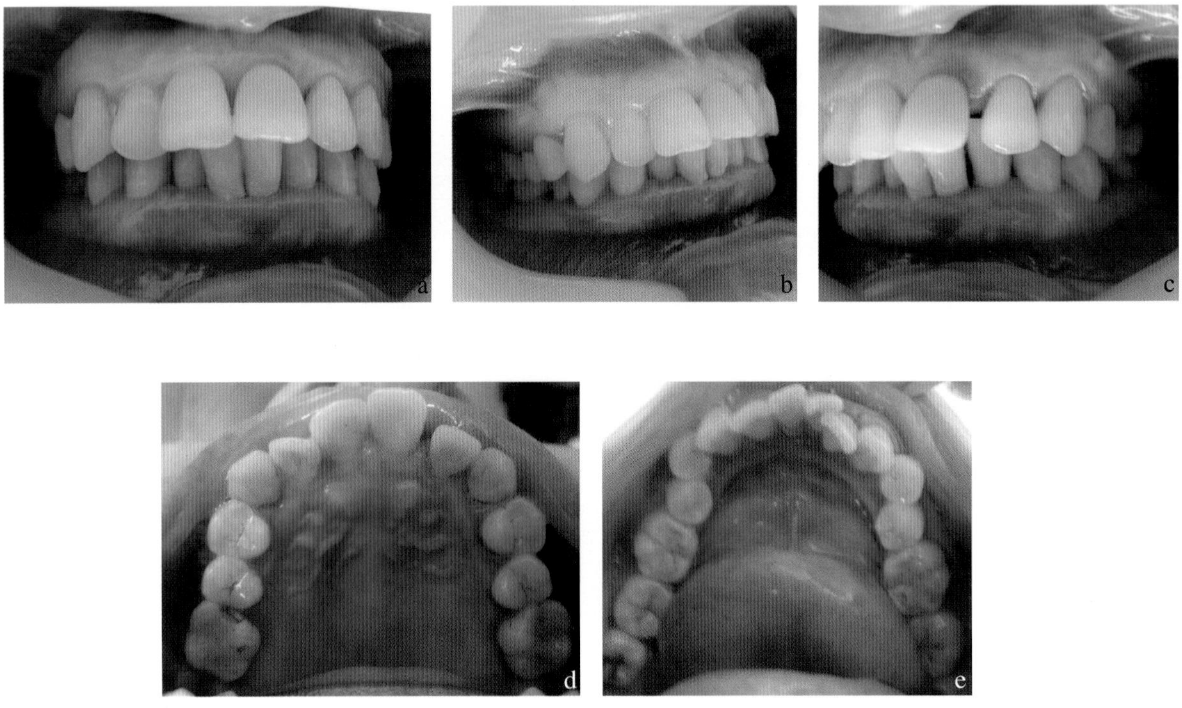

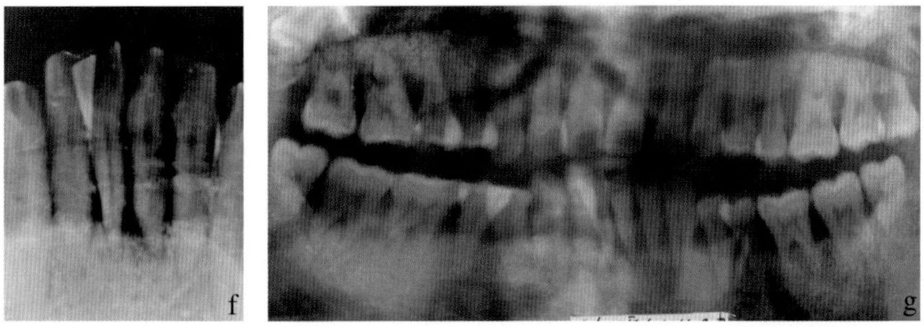

图 13-27　初诊时口内照及 X 线片：上前牙唇侧倾斜，牙龈红肿和退缩，牙石位于龈缘，牙间隙增大，牙龈乳头退缩，31 牙和 41 牙牙周袋 5~6mm，松动 1~2 度，X 线片显示 31 牙和 41 牙牙槽骨吸收近根尖，其余牙牙槽骨吸收 2~3 度。

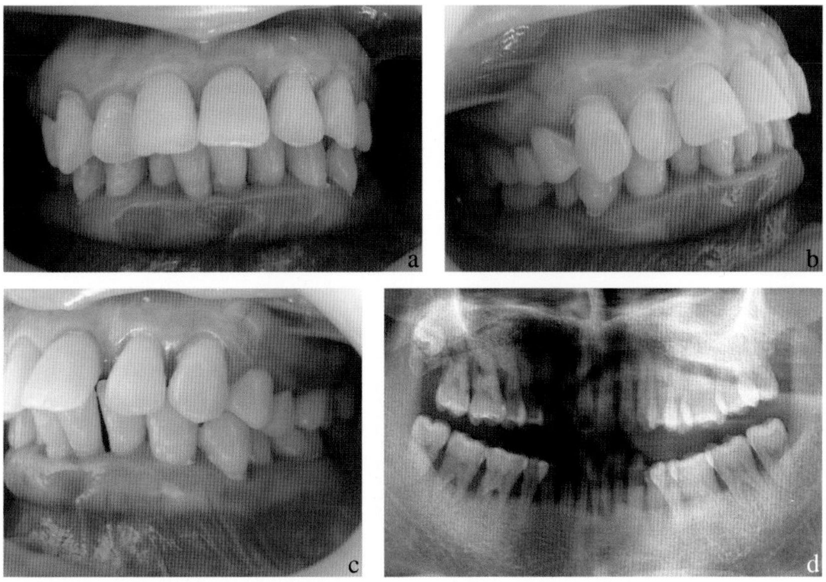

图 13-28　龈上洁治术、龈下刮治术和调𬌗治疗 1 年口内照及 X 线片：牙龈红肿好转，牙槽骨吸收 2~3 度。

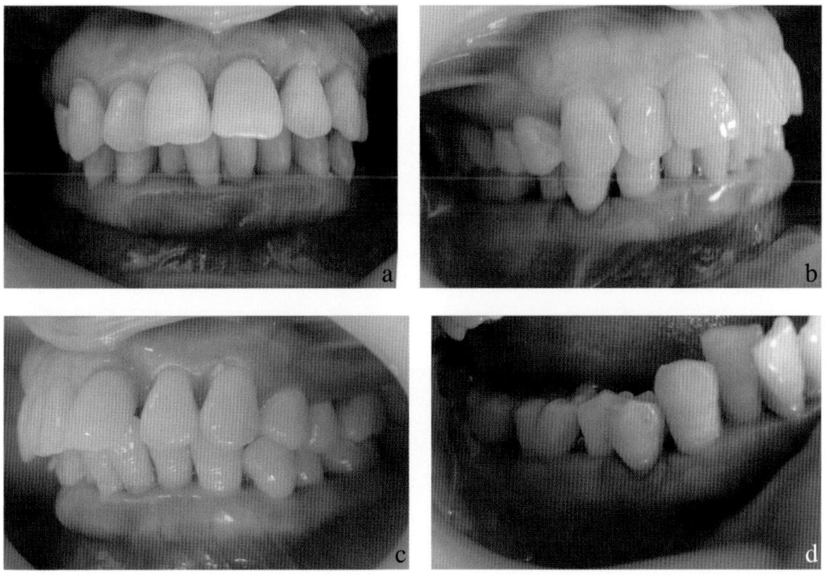

图 13-29　右下后牙翻瓣术后 1 周口内照：牙龈伤口愈合良好，牙龈无明显红肿。

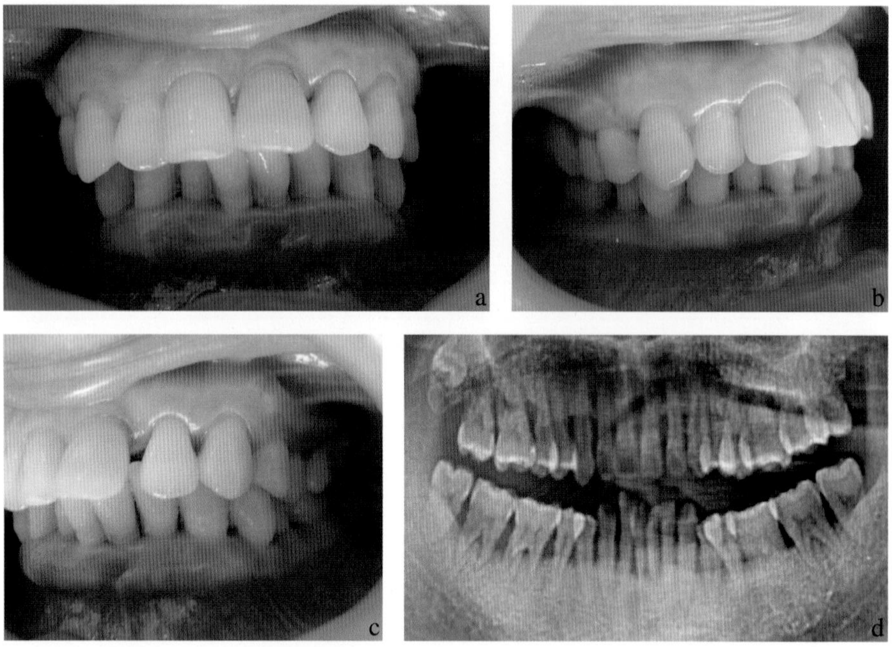

图 13-30　下前牙翻瓣术前口内照和 X 线片：下前牙 PD=5~7mm，牙龈轻度红肿，牙槽骨吸收 2~3 度。（右下牙翻瓣术后 3 个月作下前牙手术）

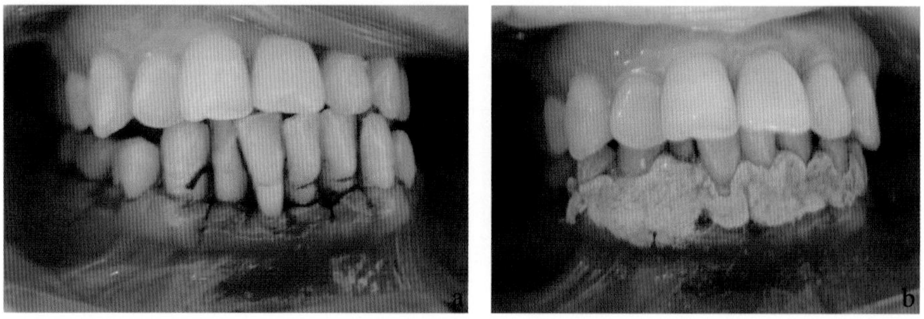

图 13-31　下前牙翻瓣术中口内照

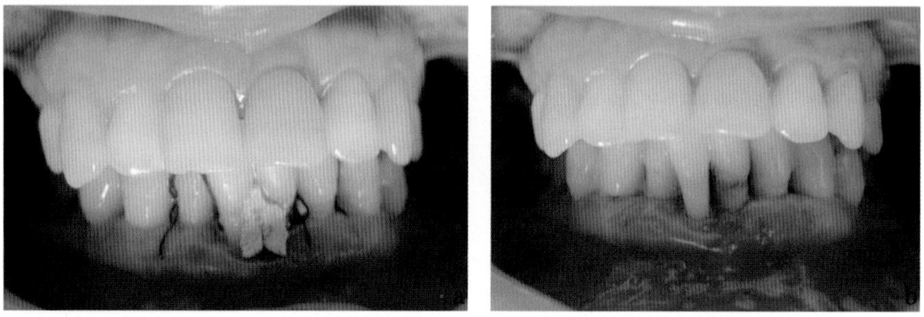

图 13-32　下前牙翻瓣术后 1 周口内照：伤口愈合尚可，牙龈稍红。

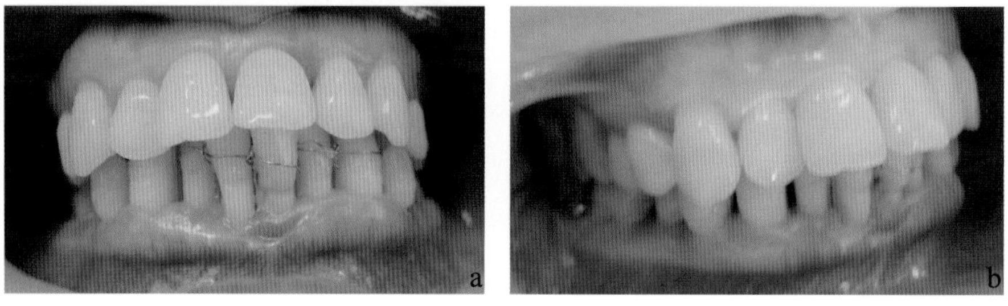

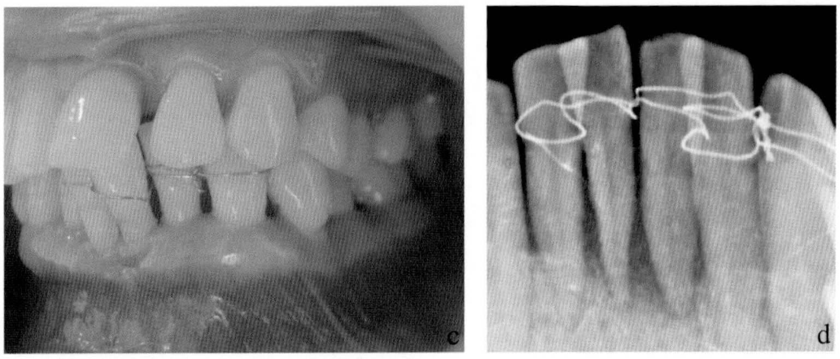

图 13-33　下前牙翻瓣术后 2 周口内照及 X 线片：下前牙松动用钢丝作临时夹板固定，牙龈无明显炎症。

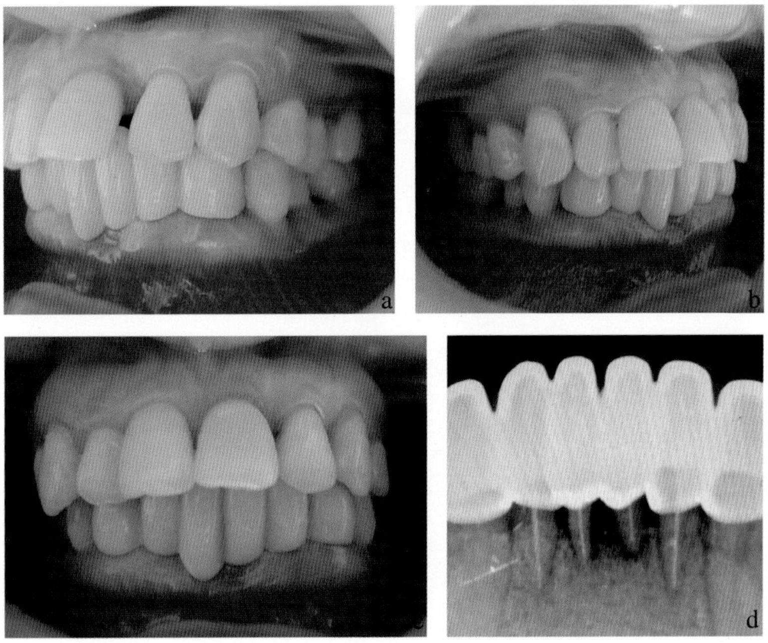

图 13-34　下前牙烤瓷牙固定 1 周口内照及 X 线片：固定良好，牙龈无明显红肿。
（下前牙翻瓣术后 5 个月作烤瓷夹板固定）

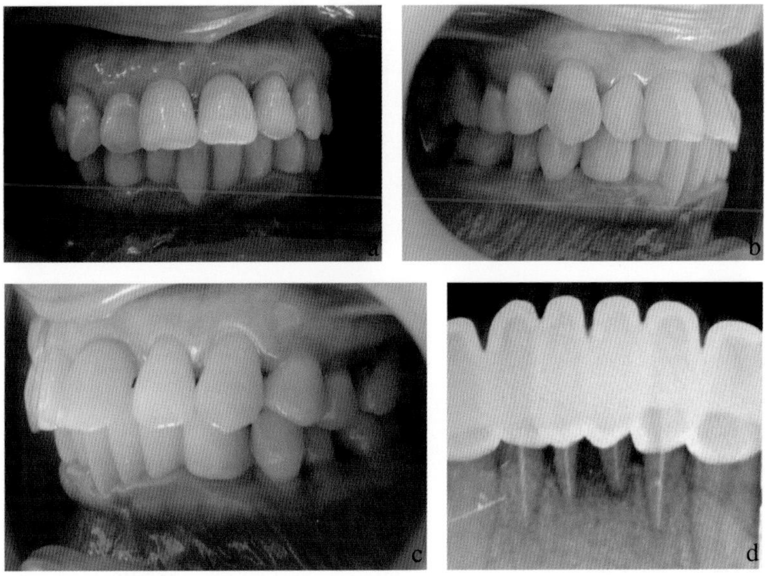

图 13-35　下前牙烤瓷桥固定 1 年口内照及 X 线片：牙龈无明显红肿，31 牙和 41 牙牙槽骨吸收静止，硬骨板形成。

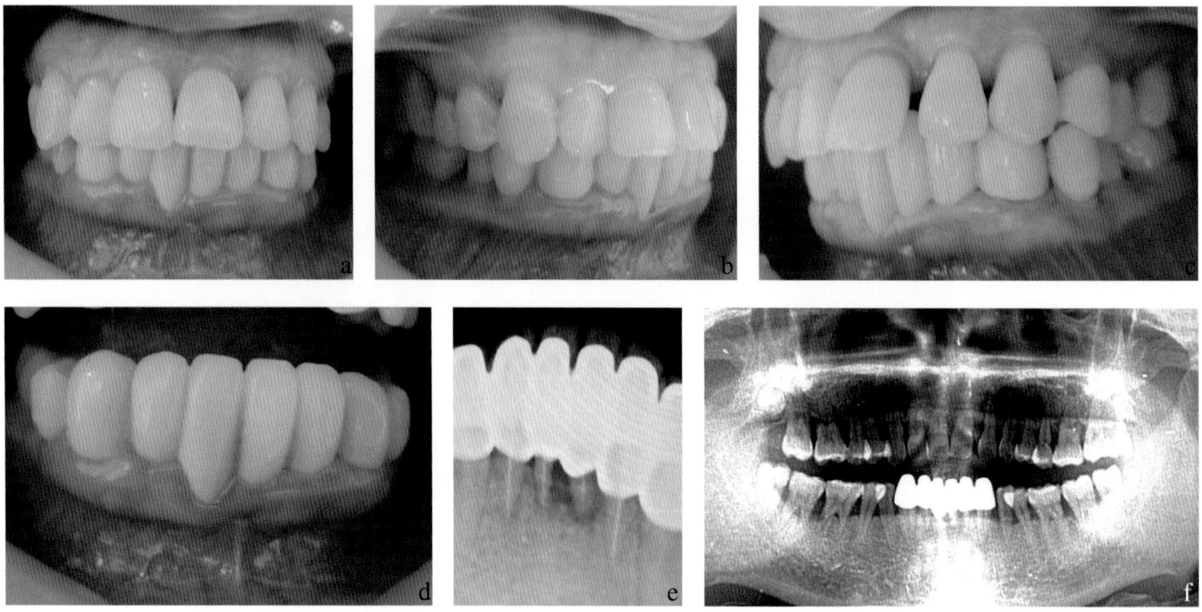

图 13-36 下前牙烤瓷桥固定 2 年口内照及 X 线片：牙龈无明显炎症，轻度退缩，16 牙牙龈退缩明显，21 牙和 22 牙之间出现牙间隙增宽，31 牙和 41 牙牙槽骨再生。

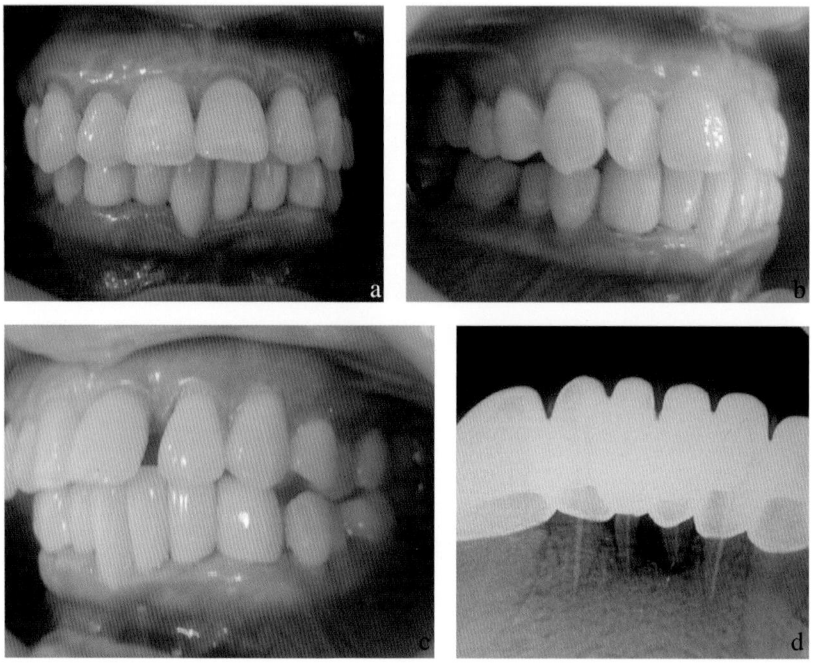

图 13-37 下前牙烤瓷固定 4 年口内照及 X 线片：牙龈无明显红肿和退缩，41 牙龈缘轻度退缩，31 牙和 41 牙牙槽骨吸收未见加重。

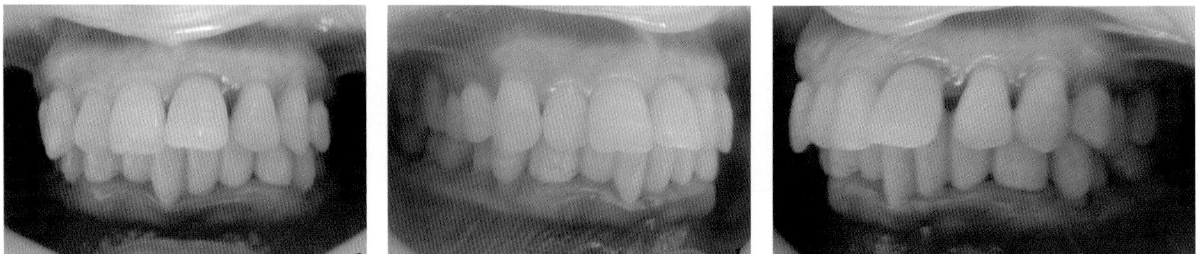

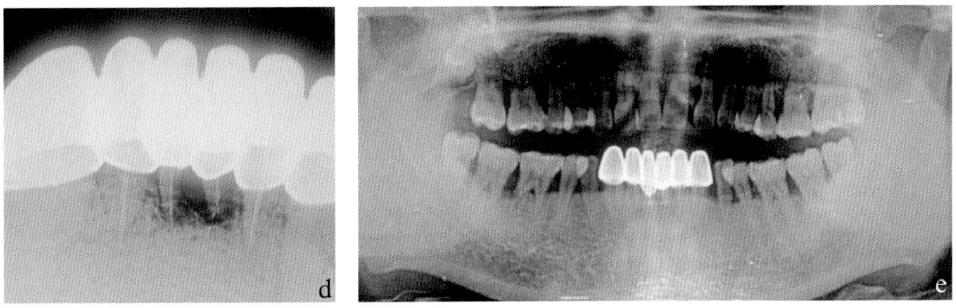

图 13-38　下前牙烤瓷固定后 6 年口内照及 X 线片：牙龈无明显红肿和退缩，41 牙龈缘轻度退缩，21 牙和 22 牙之间牙龈乳头稍红肿，牙间隙增大，31 牙根尖周围骨密度降低。

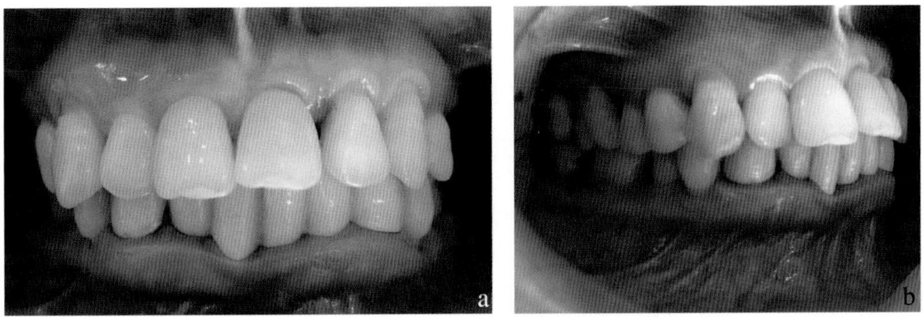

图 13-39　下前牙烤瓷固定后 9 年口内照及 X 线片：牙龈无明显红肿和退缩，41 牙牙龈轻度退缩，牙周状况无明显加重和复发，患者很满意。建议继续行牙周维护治疗。

[述评]

牙周翻瓣术（open flap debridement）是指用手术方法将牙龈与牙根面分离，翻起牙龈组织瓣，暴露病变区根面和牙槽骨，在直视下清创，刮除病变组织和菌斑牙石，将牙龈瓣复位后缝合，达到消除牙周袋或使牙周袋变浅的目的。牙菌斑是引起牙周炎的始动因子，牙周炎治疗要以消除牙菌斑为目的，洁治术、刮治术和根面平整是清除菌斑、牙石的重要措施。对深牙周袋和复杂骨缺损或磨牙根分叉病变，单纯通过洁治、刮治、根面平整等牙周基础治疗很难完全消除，需通过翻瓣术等方法治疗。

1. 手术适应证：（1）经牙周基础治疗后牙周袋大于 5mm 或复杂性牙周袋，袋壁有炎症，探诊后有出血；（2）袋底超过膜龈联合的深牙周袋；（3）牙槽骨缺损需做骨修整或植骨、牙周再生治疗；（4）根分叉病变伴深牙周袋或牙周 - 牙髓联合病变者。2. 术前准备：（1）牙周基础治疗后评估；（2）口腔卫生指导；（3）全身健康状况及检查；（4）告知患者手术必要性和风险；（5）记录牙周袋深度、牙周附着水平、龈缘位置、附着龈宽度、牙齿动度等。3. 手术过程：（1）消毒：术前以 0.12% 氯己定含漱 1 分钟，以 75% 酒精对口周皮肤消毒，铺消毒孔巾，口内用安尔碘或碘酊消毒。（2）局部麻醉：用 2% 利多卡因或 4% 阿替卡因局部麻醉；（3）切开和翻瓣：切开后用骨膜分离器分离牙龈并翻起黏膜骨膜瓣，暴露病变区；（4）清创和根面平整：彻底清创清除肉芽组织和根面上牙石，并行根面平整；（5）缝合：龈瓣复位缝合，将龈瓣覆盖骨面，并与骨面和牙面贴合；4. 术后护理：防止出血、减轻组织水肿、控制菌斑、防止感染、促进组织愈合。（1）术后放置牙周塞治剂，避免咀嚼时食物摩擦伤口，减轻术区损伤；（2）在面部与手术区相应处放置冰袋，以减轻术后水肿；（3）手术当天可刷牙，但不刷手术区，用 0.12% 氯己定含漱，每天 2 ~ 3 次，含漱 1 个月;（4）若手术范围广，可口服抗生素（如头孢类药物）加用甲硝唑片 4~7 天;（5）术后 1 周内不用术区咀嚼食物，以免牙龈组织受到机械创伤;（6）术后 1 周拆线，必要时再敷塞治剂 1 周，拆线后应强化对患者菌斑控制；（7）拆线后可对术区用生理盐水或 1% 过氧化氢冲洗，注意早期不要用牙间隙刷，以免对邻面组织造成损伤；（8）拆线后每 2 周复查，检查菌斑控制情况。5. 术后并发症及处理：翻瓣术后 2 天可能出现术区面部肿胀，一般 3~4 天可消退；可出现牙根面敏感，一般数周后会逐渐消失；术后短期牙齿松动度可能增加，一般术后 4 周可恢复至术前水平；组织愈合过程需要 6 周，因此术后 6 周不能探诊牙周袋。6. 治疗效果：与患者自我菌斑控制水平及牙周维护依从性有关，对菌斑控制良好，且坚持定期牙周维护的患者，疗效稳定。7. 翻瓣术与闭合刮治术（对龈下牙石在不翻瓣下进行刮治和根面平整治疗）：Lindhe 等研究表明，对切牙、前磨牙，当经过牙周洁治术后尚有大于 6~7mm 深袋时，用牙周翻瓣术效果优于闭合刮治术，而对磨牙，当经过牙周洁治术后尚有大于 4.5mm 牙周袋时，翻瓣术效果优于闭合刮治术。Lang 等综述了近年 15 篇相关研究发现，经牙周翻瓣术治疗后，523 个骨缺损平均获得了 1.5mm 骨再生。

本章 4 例患者中有 3 例为侵袭性牙周炎，1 例为慢性牙周炎。在 3 例侵袭性牙周炎患者中，1 例为牙松动 3 年，经牙周基础治疗、调𬌗、牙周翻瓣术等治疗观察 4 年疗效稳定；1 例为牙齿松动伴牙龈退缩，经牙周基础治疗、翻瓣术、纤维夹板固定，观察 5 年疗效稳定；1 例为牙周脓肿伴瘘管，经牙周基础治疗和翻瓣术，观察 4 年疗效好。另 1 例为慢性牙周炎患者，经过牙周基础治疗、翻瓣术、钢丝结扎固定和烤瓷夹板固定，观察 9 年疗效稳定。建议对此类患者要注意口腔卫生、定期牙周维护治疗、及时调𬌗和行松动牙固定以减少𬌗创伤，防止病情复发。

参考文献

[1] Lang NP. Focus on intrabony defects- conservative therapy. Periodontology 2000,2000, 22：51-8.

[2] Nyman S, Lindhe J, Rosling B. Periodontal surgery in plaque-infected dentitions. J Clin Periodontol,1977, 4：240-9.

[3] Rosling B. Nyman S. Lindhe J,et al.The healing potential of the periodontal tissues following different techniques of periodontal surgery in plaque-free dentitions. A 2-year clinical study. J Clin Periodontol,1976, 3(4): 233-50.

[4] Moskow BS. Longevity: a critical factor in evaluating the effectiveness of periodontal therapy. J Clin Periodontol,1987, 14(4):237-44.

[5] Vennstrom JL. Lindhe J, Sinclair F,et al. Some periodontal tissue reactions to orthodontic tooth movement in monkeys. J Clin Periodontol, 1987, 14(3):121-9.

[6] Westfeilt E, Braod L, Socransky SS,et al. Improved periodontal conditions following therapy. J Clin Periodontol, 1985;12(4):283-93.

[7] Wennstrom JL , Lack of association between width of attached gingiva and development of soft tissue recession. A 5-year longitudinal study. J Clin Periodontol,1987, 14(3):181-4.

[8] Jorkjend L, Skoglund LA. Effect of non-eugenol and eugenol-containing periodontal dressings on the incidence and severity of pain after periodontal soft tissue surgery. J Clin Periodontol,1990, 17(6):341-4.

[9] Dave BP, Sathyanarayana S. Periodontal flap closure using a simplified autologous fibrin glue preparation: A report of two successful cases. J Indian Soc Periodontol,2020,24(6):579-82 .

[10] Rajendran P,Bhat S,Anand M. semilunar papilla preservation flap technique in combination with chorion membrane for pocket reduction and gingival recession coverage. Contemp Clin Dent, 2020,11(2):190-4.

[11] Jain R,Chaturvedi R,Pandit N,et al. Evaluation of the efficacy of subgingival irrigation in patients with moderate-to-severe chronic periodontitis otherwise indicated for periodontal flap surgeries.J Indian Soc

Periodontol,2020,24(4):348-53.

[12] Bahammam MA,Attia MS. Expression of vascular endothelial growth factor using platelet rich fibrin (PRF) and nanohydroxyapatite (nano-HA) in treatment of periodontal intra-bony defects - a randomized controlled trial. Saudi J Biol Sci, 2021,28（1）:870-8.

[13] Stavropoulos A,Bertl K,Spineli LM,et al. Medium- and long-term clinical benefits of periodontal regenerative/reconstructive procedures in intrabony defects: Systematic review and network meta-analysis of randomized controlled clinical studies. J Clin Periodontol, 2021,48(3):410-30.

[14] Bevilacqua L,Fonzar A,Olivier S, et al. outcome of different surgical approaches in the treatment of class ii furcation defects in mandibular molars: a randomized clinical trial. Int J Periodontics Restorative Dent, 2020, 40(5): 693-701.

[15] 陈铁楼，蔺世龙，周以钧，等 . 牙周洁治和刮治对牙龈微循环的作用研究 . 现代口腔医学杂志 ., 2007, 21（1）:4-6.

[16] 陈铁楼,许兵,周以钧,等 . 牙周洁治与前列腺素的关系 . 口腔医学纵横杂志 , 2001, 17（2）:125-7.

第2节　牙龈切除术

病例1 深覆殆伴牙龈增生

患者：杨某，女，55岁。
主诉：下前牙牙龈增生伴咬合不适2年。
病史：2年前下前牙牙龈红肿，咬合不适，刷牙出血，口服消炎药好转，近半年牙龈增生加重，影响美观要求诊治，否认血液及其他系统疾病病史。
检查：深覆殆，上前牙舌侧倾斜，下前牙牙龈增生，31牙松动1~2度，牙周袋5~6mm，41牙松动0-1度；X线片显示31牙牙槽骨吸收2~3度，41牙牙槽骨吸收2度，其余牙牙槽骨吸收1~3度。
病症诊断：①深覆殆伴牙龈增生。②慢性牙周炎

诊断依据：

深覆殆，下前牙牙龈增生，牙槽骨吸收。

治疗计划：

① 口腔卫生宣教，② 龈上洁治术和龈下刮治术，③ 牙龈切除成形术，④ 牙周维护治疗。

处理：

分期作口腔卫生宣教、龈上洁治术、龈下刮治术、牙龈切除成形术、牙周维护治疗。

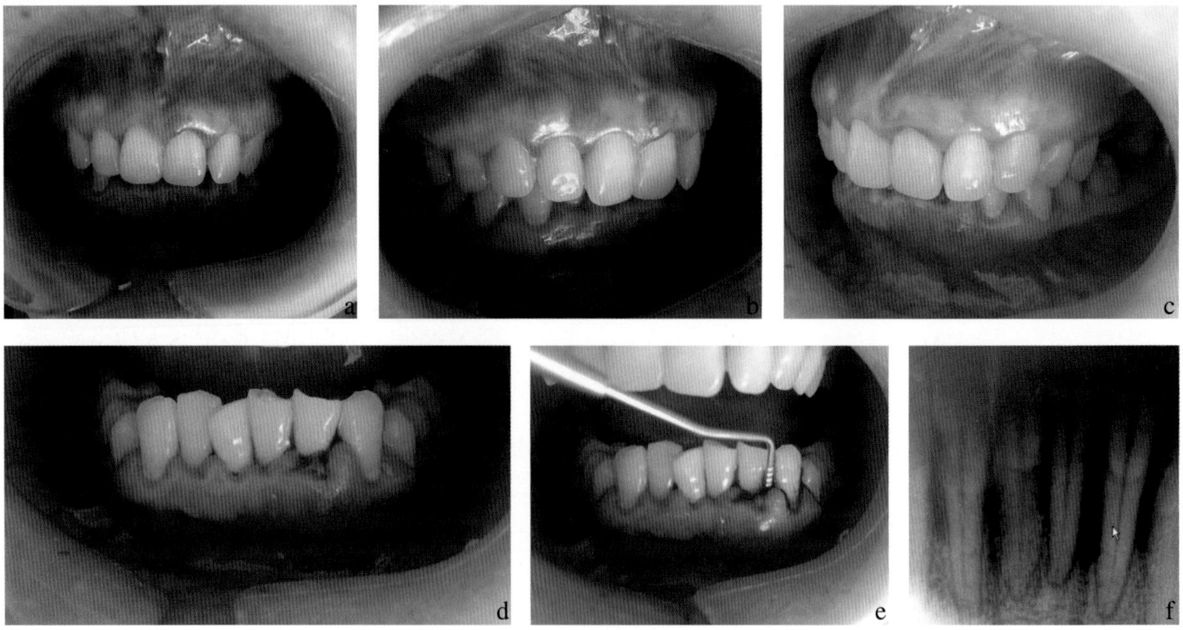

图13-40　初诊时口内照及X线片：深覆殆，下前牙牙龈红肿，明显炎性增生，牙周袋PD=5~6mm，31牙和41牙牙槽骨吸收2~3度。

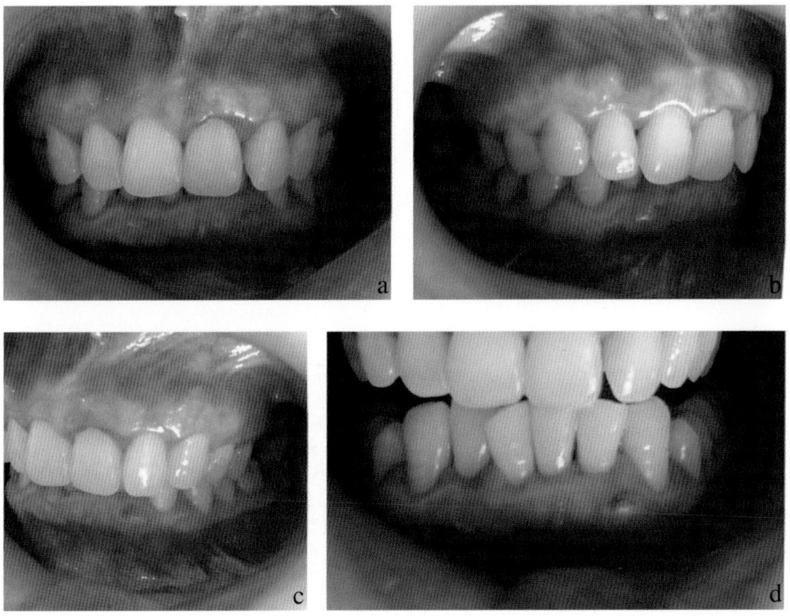

图 13-41　龈上洁治术 2 周口内照：牙龈红肿减轻。

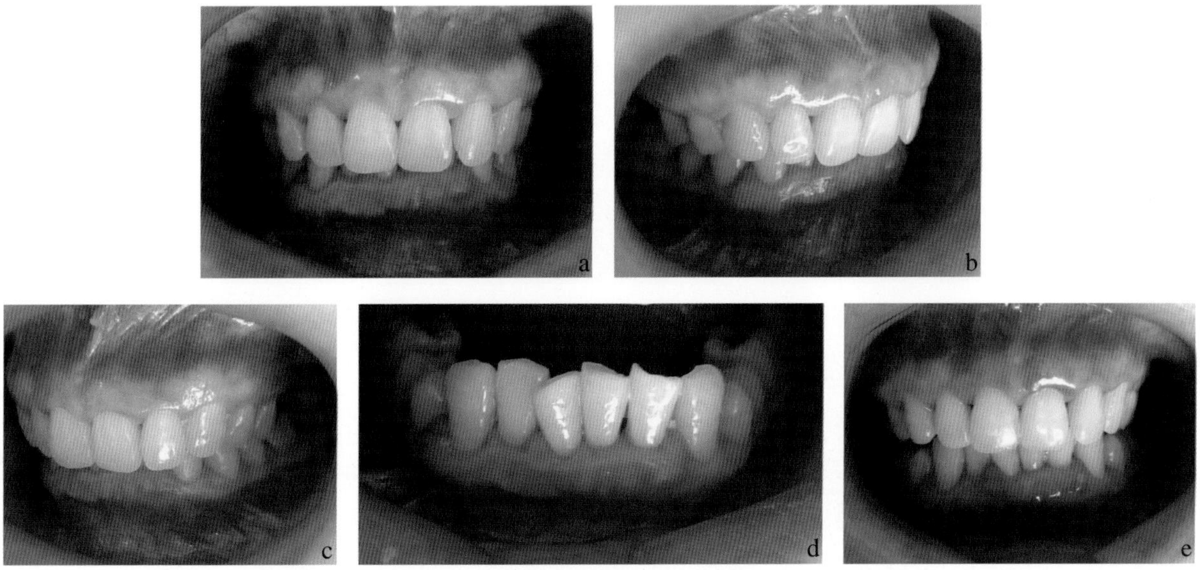

图 13-42　龈下刮治术后 2 周口内照：牙龈红肿明显减轻，下前牙牙龈增生好转，牙龈乳头增生，牙龈袋深 4~5mm。

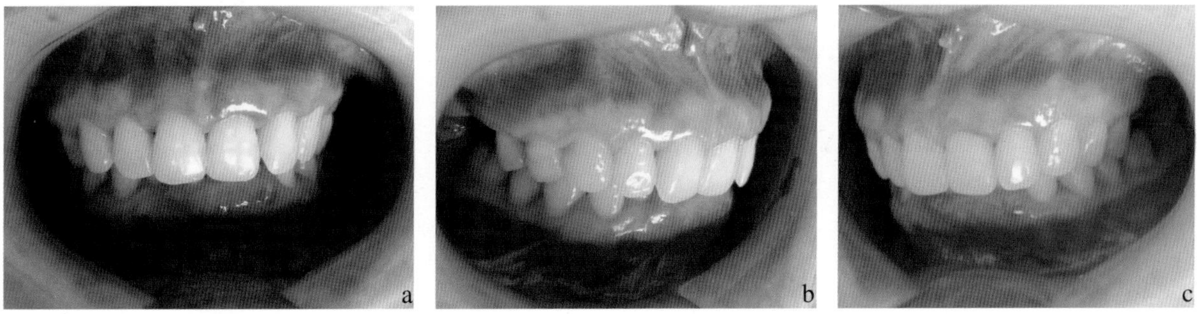

图 13-43　下前牙牙龈切除术前口内照：下前牙龈袋深 4~5mm，牙龈增生。

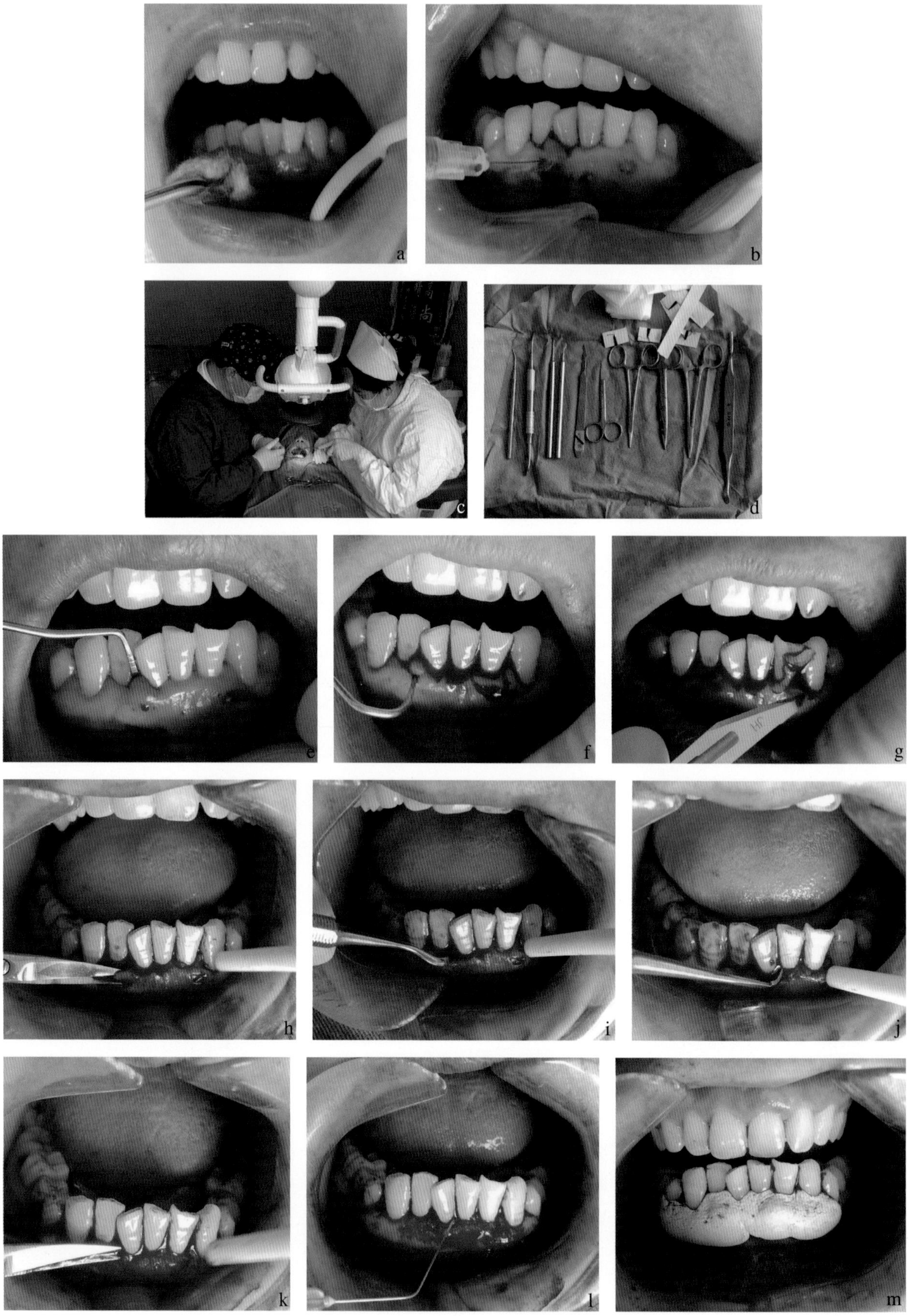

图 13-44　下前牙牙龈切除手术过程照片

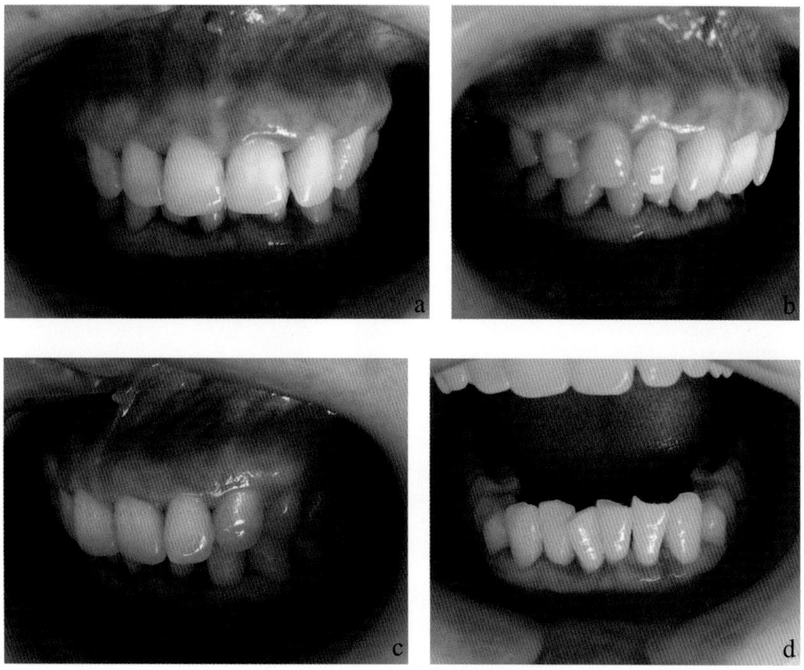

图 13-45　下前牙手术后 10 天口内照：牙龈轻度红，伤口愈合良好。

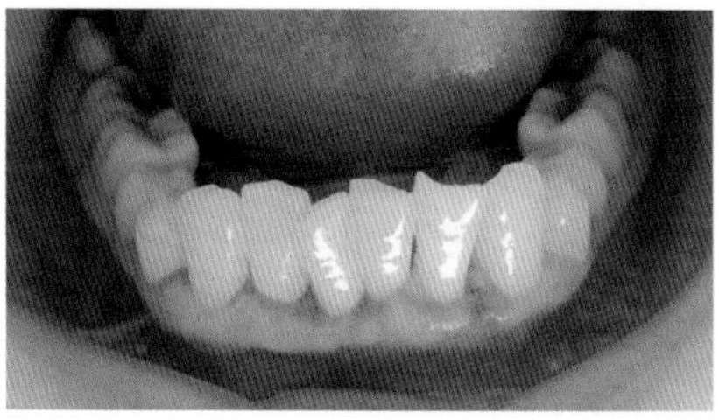

图 13-46　下前牙手术后 4 周口内照：牙龈无明显炎症，牙龈形态明显改善，患者满意。

病例2 正畸牵引引起牙龈增生

患者：陈某，男，16 岁

主诉：正畸牵引引起牙龈增生要求修整

病史：右上前牙舌侧位，利用正畸治疗向唇侧牵引后，导致所牵引牙的唇侧牙龈增生，并覆盖牙面，影响美观和刷牙出血，口服消炎药无明显改善，即来就诊。要求行牙龈切除和牙龈成形术，否认血液及其他系统疾病病史。

检查：12 牙舌侧位，反殆，牙龈轻度增生，牙面有托槽和钢丝，多个牙牙间隙较大，正在正畸治疗中。X 线片示牙槽骨无明显吸收。

病症诊断：正畸牵引引起牙龈增生

治疗计划：

① 口腔卫生宣教，② 正畸治疗将 12 牙从舌侧位牵引至正常牙列并关闭牙间隙，③ 牙龈切除和

牙龈成形术，④ 牙周维护治疗。

处理：

分期作口腔卫生宣教、正畸治疗将 12 牙从舌侧位牵引至正常牙列并关闭牙间隙、牙龈切除和牙龈成形术、牙周维护治疗。

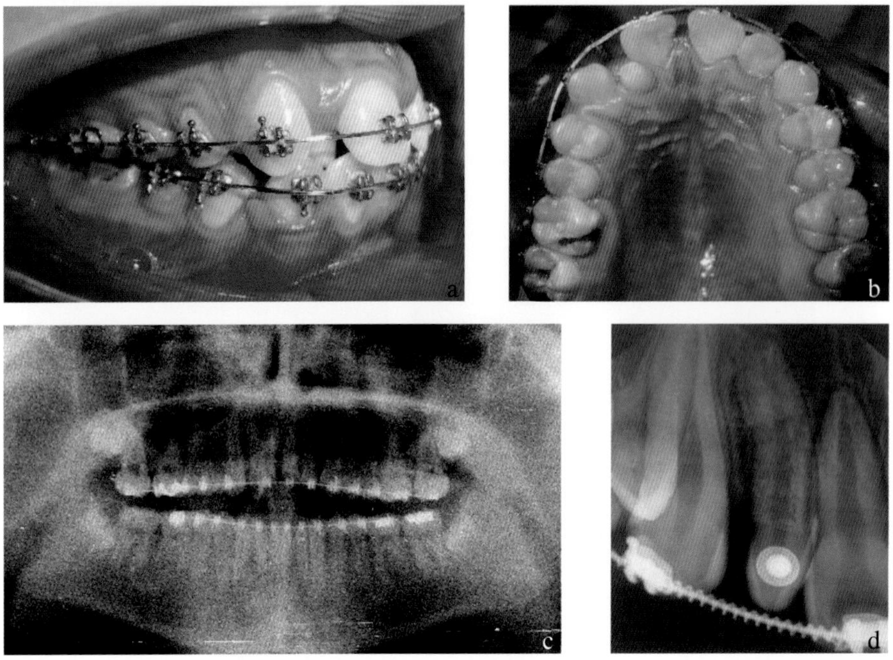

图 13-47　初诊时口内照及 X 线片：12 牙舌侧位，反殆，牙龈轻度增生，牙面有托槽和钢丝，多个牙牙间隙较大，正在正畸治疗中。X 线片示牙槽骨无明显吸收。

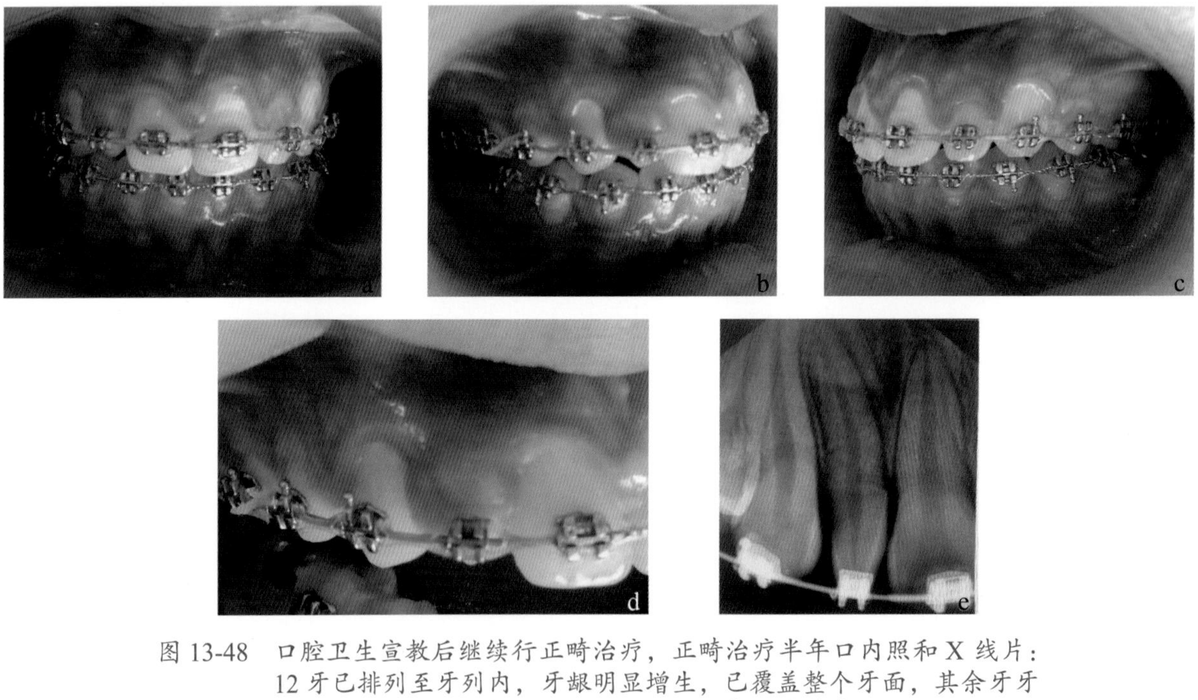

图 13-48　口腔卫生宣教后继续行正畸治疗，正畸治疗半年口内照和 X 线片：12 牙已排列至牙列内，牙龈明显增生，已覆盖整个牙面，其余牙牙龈轻度红肿。X 线片示 12 牙已位于牙列中，牙槽骨无明显吸收。

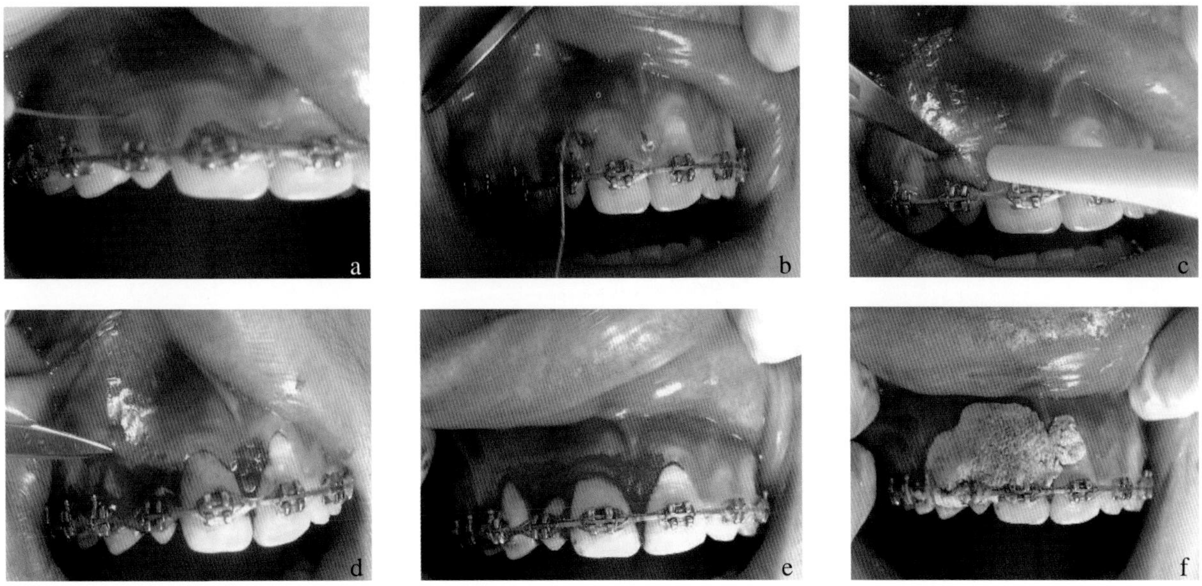

图 13-49　局麻下行上前牙牙龈切除、牙龈成形术及局部骨修整术中口内照：消毒后在阿替卡因局部麻醉下行 12 牙及邻牙牙龈切除、牙龈成形术及局部骨修整术，包括定点、切除牙龈、形态修整、局部牙槽骨修整、冲洗、敷牙周塞治剂。

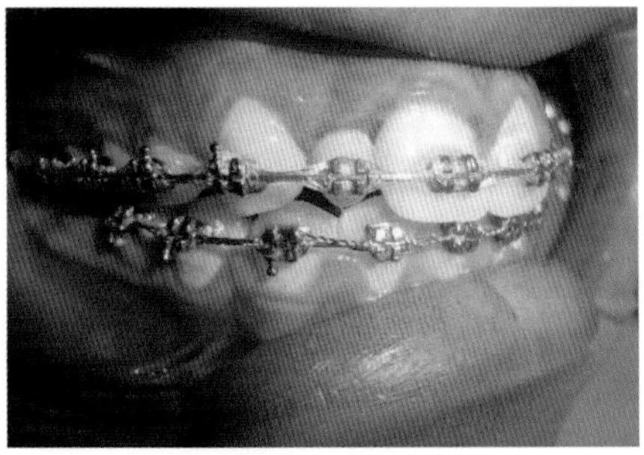

图 13-50　牙龈切除术后 2 周口内照：牙龈术区伤口生长良好，形态协调。

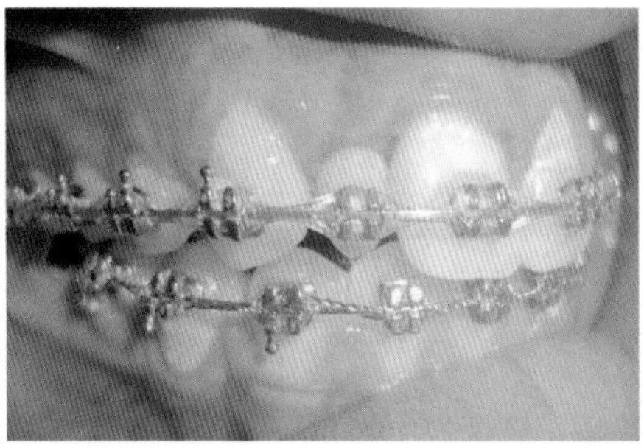

图 13-51　牙龈切除术后 1 个月口内照：牙龈术区伤口完全愈合，12 牙排列和牙龈形态良好。

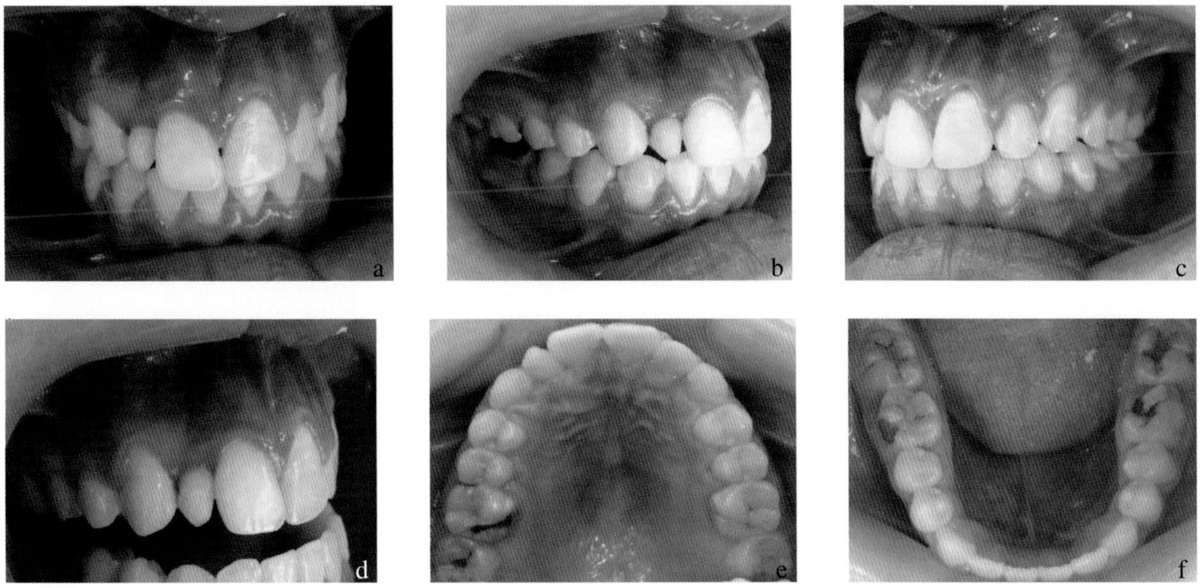

图 13-52　牙龈切除术后 6 个月口内照：拆除托槽和带环，牙排列整齐，牙龈形态良好，患者满意。

病例3 烤瓷修复后牙龈增生

患者：陈某，女，53岁

主诉：烤瓷修复后牙龈增生要求治疗

病史：8年前上前牙烤瓷修复，最近牙龈红肿，咬合不适，刷牙出血，口服消炎药好转，近半年牙龈增生加重，口服消炎药无明显改善，影响美观要求治疗。否认血液及其他系统疾病病史。

检查：上前牙12牙至22牙均为烤瓷牙，12牙和11牙烤瓷牙松动，牙龈红肿增生，龈缘有牙结石，21牙近中切端崩瓷。X线片示11牙、12牙、21牙和22牙为桩冠，牙槽骨吸收1度。

病症诊断：烤瓷修复后牙龈增生

治疗计划：

① 口腔卫生宣教，② 拆除上前牙烤瓷冠，③ 牙周基础治疗，④ 牙龈切除成形术和牙冠延长术，⑤ 桩核树脂烤瓷冠修复，⑥ 牙周维护治疗。

处理：

分期拆除上前牙烤瓷冠、牙周基础治疗、牙龈切除成形术和牙冠延长术、桩核树脂烤瓷冠修复、牙周维护治疗。

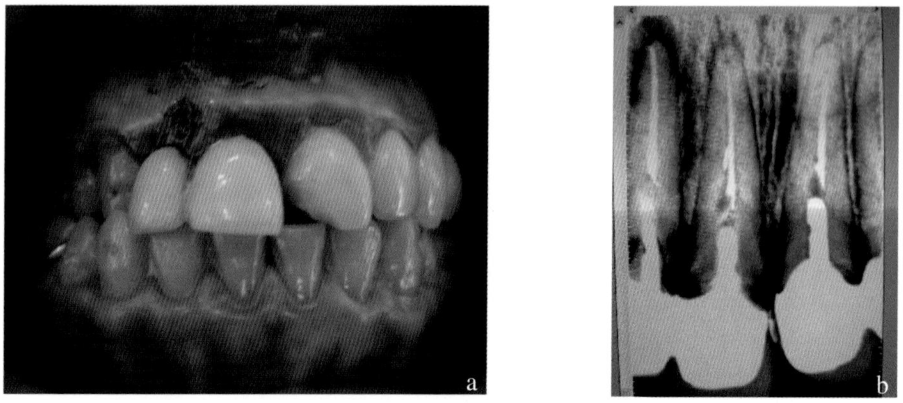

图 13-53 初诊时口内照及X线片：上前牙12牙至22牙均为烤瓷牙，12牙和11牙烤瓷冠松动，牙龈红肿增生，龈缘有牙结石，21牙近中切端崩瓷，牙龈红肿。X线片示11牙、12牙、21牙和22牙为桩冠，牙槽骨吸收1度。

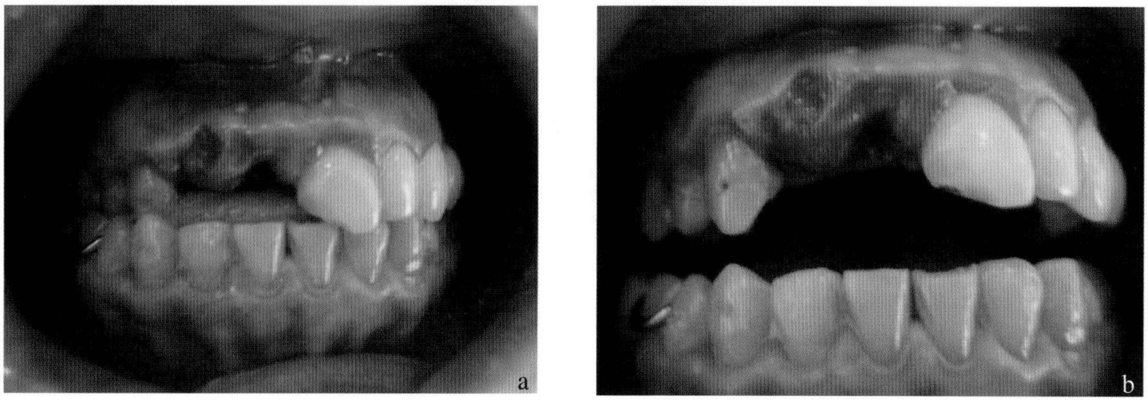

图 13-54　拆除 11 牙和 12 牙桩冠后口内照：拆除 11 牙和 12 牙桩冠后，见 11 牙和 12 牙残根断面位于龈下，牙龈增生，21 牙崩瓷（拆除 21 牙和 22 牙烤瓷冠后见 21 牙和 22 牙为残根断面位于龈下，牙龈增生）。

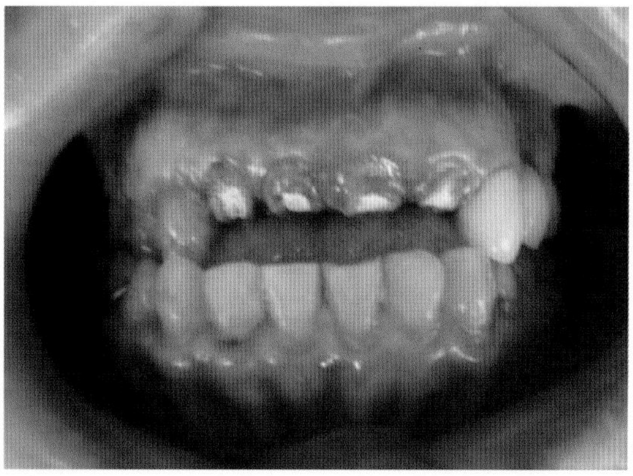

图 13-55　牙周手术后 2 周口内照：牙周局部基础治疗后局麻下行 12 牙至 22 牙牙龈切除术、形态修整术及局部牙冠延长术（由于牙龈增生和牙槽骨吸收，多数牙作牙龈切除，局部牙冠延长术）。术后 2 周见牙龈术区伤口良好，牙根已暴露。

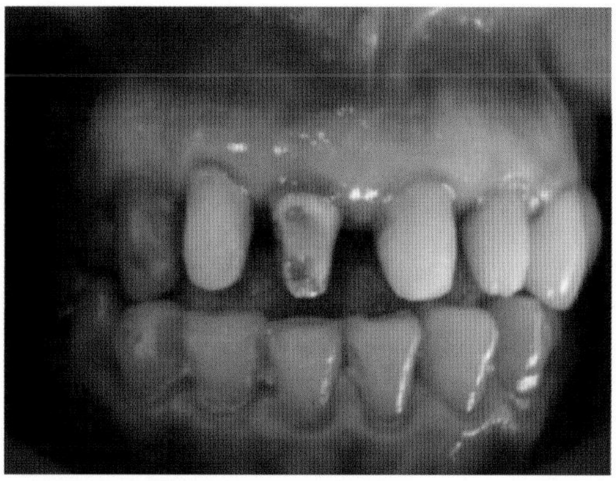

图 13-56　术后 2 个月桩核修复后口内照：在术后 2 个月对 12 牙至 22 牙行玻璃纤维桩钉及树脂桩核修复。

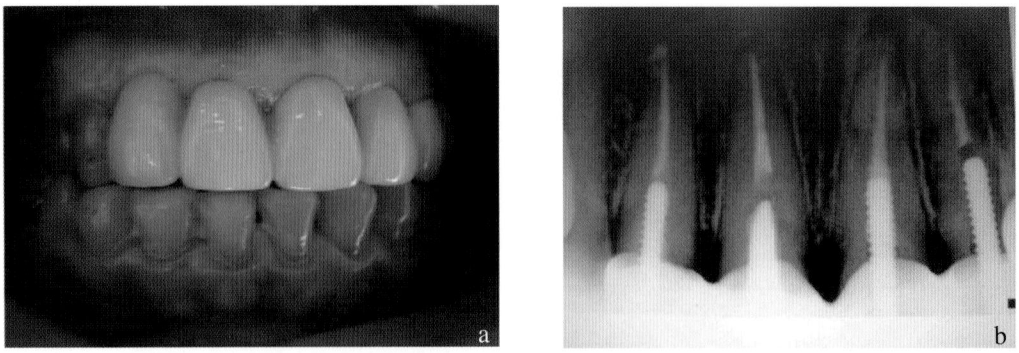

图 13-57　术后 3 个月烤瓷修复后口内照及 x 线片：修复后牙龈形态和牙龈颜色良好，患者满意。

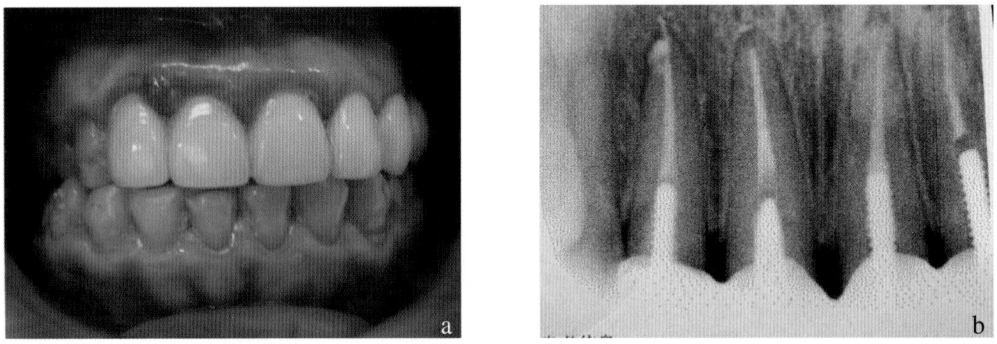

图 13-58　上前牙烤瓷桥修复后 2 年口内照及 x 线片：11 牙和 12 牙牙龈乳头轻度红肿，牙槽骨吸收无明显加重。

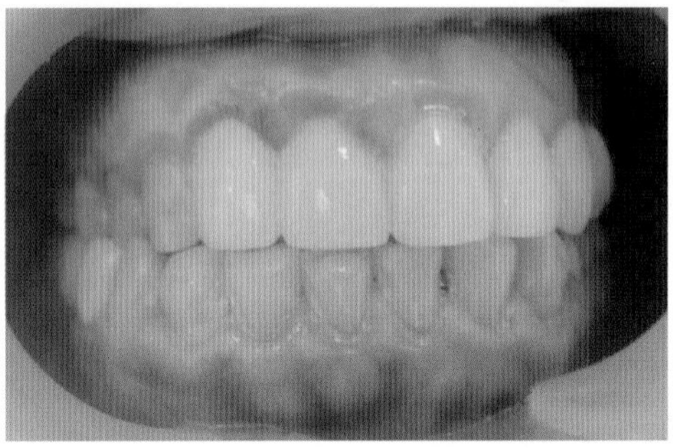

图 13-59　牙周局部冲洗治疗后口内照：3% 双氧水局部冲洗后牙龈红肿好转（预约行牙周局部洁治），建议每年做牙周维护治疗。

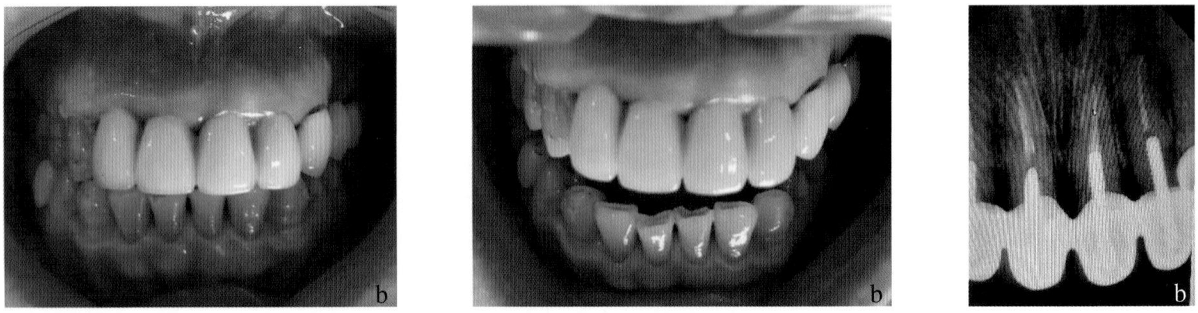

图 13-60　上前牙烤瓷桥修复后 5 年口内照及 x 线片：12 牙至 22 牙烤瓷桥牙龈乳头轻度退缩，牙槽骨无明显吸收加重，患者满意。继续行牙周维护治疗。

[述评]

牙龈切除术（gingivectomy）：是指用手术方法切除增生肥大的牙龈组织或某些中等深度的牙周袋，重建牙龈生理外形及正常龈沟。牙龈成形术（gingivoplasty）是用手术方法切除增生肥大的牙龈组织或某些部位中等深度牙周袋，重建牙龈正常生理外形，使牙龈乳头正常地充满于牙间隙内，避免食物滞留，恢复功能和美观的一种手术方法，二者常合并使用。

1. 适应证：适用于肥大性龈炎，牙龈纤维增生和药物性牙龈增生等病损，深度在 5mm 以内牙周袋和累及根分叉牙周袋，龈瓣覆盖冠周且位置基本正常的阻生牙。2. 禁忌证（1）急性炎症期（2）深牙周袋，袋底超过膜龈联合者；（3）牙槽骨缺损及角化龈过窄，需行手术者。3. 术前准备（1）检查血常规和出凝血时间；（2）确认患者无全身疾病。4. 手术步骤：（1）消毒：清洁口腔，用酒精消毒口腔周围皮肤；（2）利多卡因或阿替卡因麻醉；（3）测量牙龈厚度：用牙周探针刺入牙龈直达骨面，以确定软组织厚度；（4）用手术刀切除并修整增生的牙龈组织；（5）用眼科剪修整牙龈形态；（6）用洁治器刮除根面牙石、菌斑及肉芽组织等；（7）湿盐水纱布敷盖止血；（8）敷牙周塞治剂。5. 术后护理：（1）注意保护创口，24 小时内手术区不用牙刷刷牙，进软食，不用术区牙齿进行咀嚼；（2）术后 1 ~ 2 天后可能发生局部肿痛等，可常规给予抗感染及镇痛药；（3）1 周后复诊检查伤口情况，可换一次塞治剂，2 周后拆除塞治剂，3 ~ 4 周牙龈可完全恢复；（4）如有牙龈增生复发，影响外观和咀嚼者，可重复行牙龈切除术；（5）术后忌烟酒。6. 注意事项：（1）术前应控制牙龈炎症，以免术中出血；（2）妊娠期龈瘤建议分娩后手术切除，若体积较大、影响进食或出血严重者可在怀孕期 4 ~ 6 个月做简单切除术；（3）术后保持口腔卫生，（4）纠正牙龈增生原因，以防复发。

本章 3 例患者中，病例 1 为深覆𬌗伴牙龈增生，经过牙周基础治疗和牙龈切除成形术治疗，观察 4 周疗效稳定；病例 2 为正畸牵引起牙龈增生，经正畸牵引和关闭牙间隙后，行牙龈切除成形术观察 6 个月疗效好；病例 3 为烤瓷后牙龈增生，经过拆除烤瓷冠后行牙龈切除成形术及牙冠延长术后，烤瓷桥修复，观察 5 年疗效稳定。建议对此类患者要注意口腔卫生和定期牙周维护治疗，以防病情复发。

参考文献

[1] Mavrogiannis M, Ellis JS, Thomason JM, et al.The management of drug-induced gingival overgrowth. J Clin Periodontol, 2006, 33(6):434-9.

[2] Zitzmann NU, Berglundh T, Lindhe J. Inflammatory lesions in the gingiva following resective/non-resective periodontal therapy.J Clin Periodontol, 2005, 32(2):139-46.

[3] Ainamo A, Bergenholtz A, Hugoson A,et al. Location of the mucogingival junction 18 years after apically repositioned flap surgery. J Clin Periodontol,1992, 19(1):49-52.

[4]Thoniason JM,Seymour RA,Murphy P,et al.Aspirin-induced post-gingivectomy haemorrhage: a timely reminder. J Clin Periodontol,1997, 24(2):136-8.

[5] Skoglund LA,Jorkjend L.Postoperative pain experience after gingivectomies using different combinations of local anaesthetic agents and periodontal dressings. J Clin Periodontol,1991, 18(3):204-9.

[6] Darbar UR, Hopper C, Speight PM, et al. Combined treatment approach to gingival overgrowth due to drug therapy. J Clin Periodontol, 1996, 23(10):941-4.

[7] Proestakis G, Soderholm G. Brattkall G,et al.Gingivectomy versus flap surgery: the effect of the treatment of infrabony defects. A clinical and radiographic study. J Clin Periodontol, 1992, 19(7):497-508.

[8] Zitzmann NU, Lindhe J, Berglundh T. Host response to microbial challenge following resective/non-resective periodontal therapy. J Clin Periodontol, 2005, 32(11):1175-80.

[9] Mavrogiannis M, Ellis JS, Seymour RA,et al. The efficacy of three different surgical techniques in the management of drug-induced gingival overgrowth. J Clin Periodontol, 2006, 33(9):677-82.

[10] Ozcelik O, Haytac MC, Kunin A,et al. Improved wound healing by low-level laser irradiation after gingivectomy operations: a controlled clinical pilot study. J Clin Periodontol, 2008, 35(3):250-4.

[11] Kayar NA,Hatipoğlu M. Can we determine an appropriate timing to avoid thermal pulp hazard during gingivectomy procedure. an in vitro study with diode laser. Photobiomodul Photomed Laser Surg,2021,39(2):94-9.

[12] Kusakci-Seker B, Demirayak-Akdemir M.The effect of non-thermal atmospheric pressure plasma application on wound healing after gingivectomy. Int Wound J,2020,17(5):1376-83.

[13] Papadopoulos KS,Pantazidou G,Karagkouni E, et al. Local mucosal flap for the treatment of gingival defect after gingival fibromatosis excision. Cureus ,2020,12(12): e12016.

[14] 陈铁楼，蔺世龙，周以钧，等．牙周洁治对人牙周炎袋底微生物和龈沟液量的影响．实用口腔医学杂志，2006, 22（44）: 547-9.

[15] 陈铁楼,刘国勤,赵海军,等．残根不同断面水平的牙周处理疗效研究．口腔医学，2014, 34（10）: 746-9.

第14章　牙周再生性手术

第1节　植骨术

病例1 牙周骨缺损植骨术

患者：汤某，男，37岁
主诉：左上后牙牙龈反复发炎1年余。
病史：患者左上后牙经常发炎、肿胀，发作时影响咬合，现就诊希望改善症状。否认治疗史、禁忌症及药物过敏史。
检查：26牙腭侧探及约9 mm牙周袋。口腔卫生一般，龈下牙石（+），余牙PD约3-5mm。
病症诊断：牙周炎（Ⅲ期C级）

治疗计划：

① 口腔卫生指导，② 牙周基础治疗，③ 植骨术，④ 牙周维护治疗。

处理：

分期作口腔卫生指导、牙周基础治疗、植骨术、牙周维护治疗。

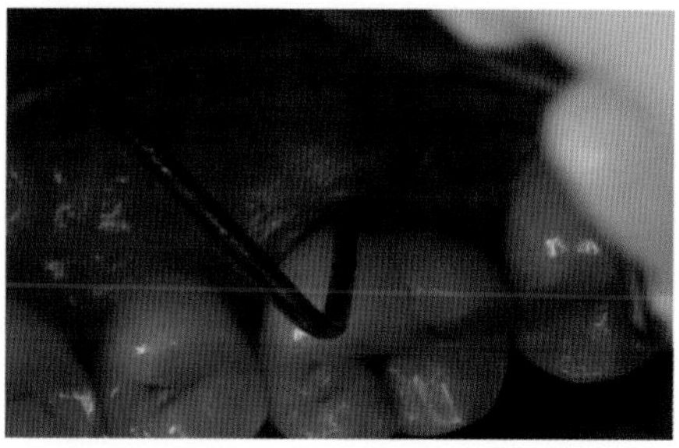

图 14-1　初诊时口内照：26 牙腭侧探及约 9 mm 牙周袋。

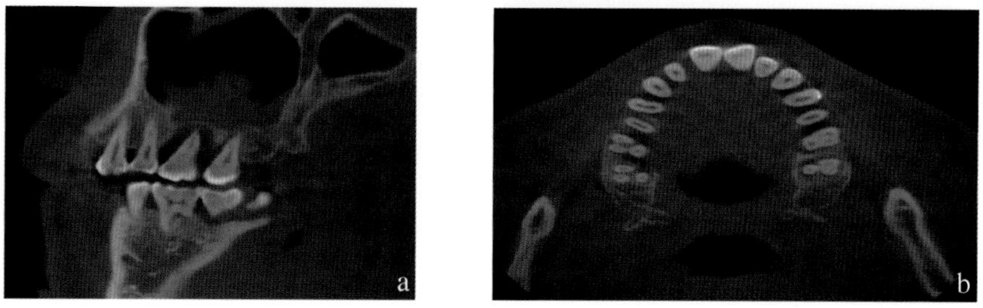

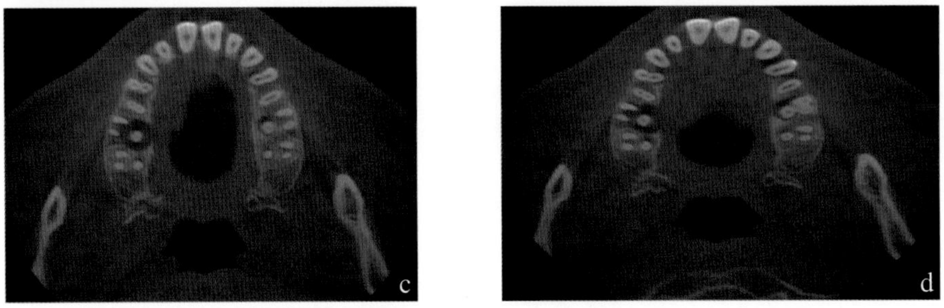

图 14-2　初诊时 26 牙 CBCT 照：见腭侧牙槽骨吸收达根尖。

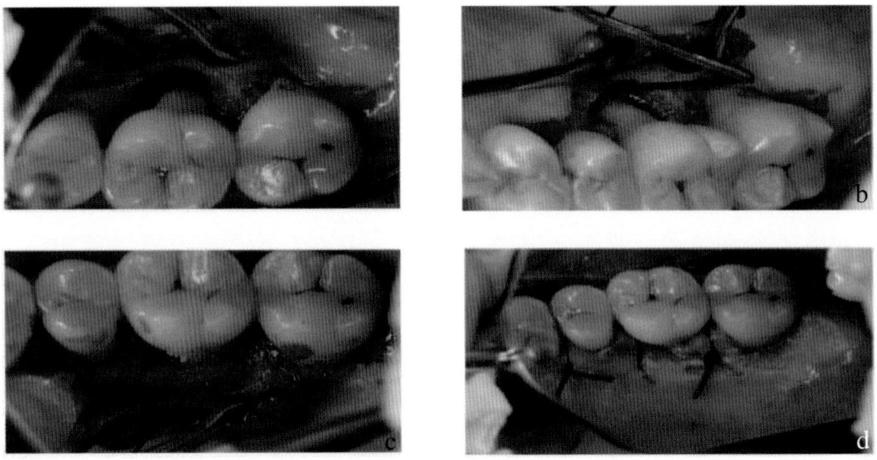

图 14-3　术中口内照：手术时翻开全厚瓣，彻底清创，根面处理，可见牙槽骨吸收已达根尖，骨下袋约 6mm，植入植骨材料（Bio-oss，骨粉），关闭手术创口。

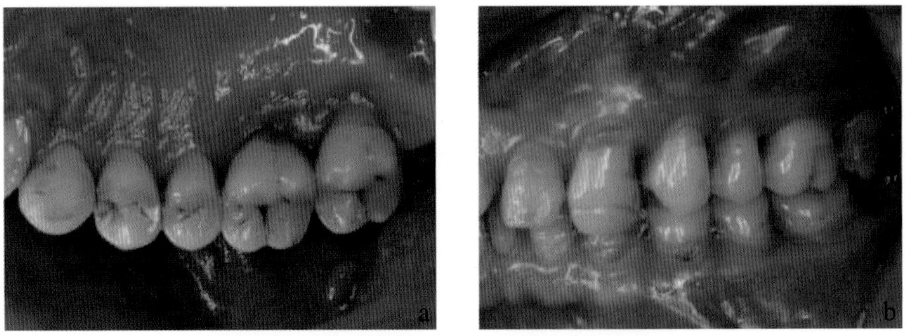

图 14-4　术后 6 周时口内照：术区创面愈合良好。

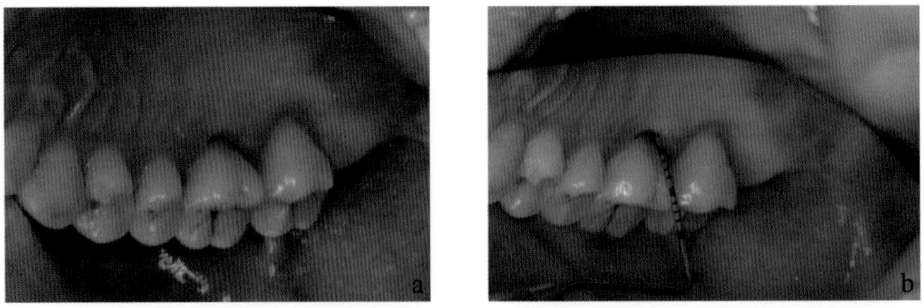

图 14-5　术后半年口内照：26 牙牙周袋约 3mm，明显减轻。

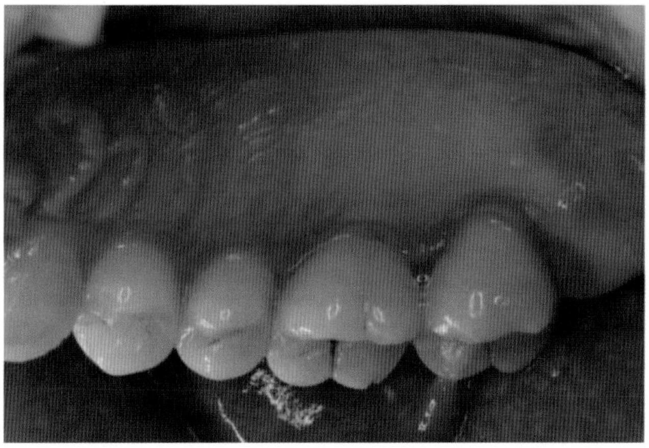

图 14-6　术后 1 年 10 个月口内照：26 牙 PD=2mm，牙周炎症控制稳定。

小结：该患者骨缺损在腭侧，为条件较好的 3 壁骨袋，对于植入材料具有良好的支撑条件，彻底清创后缺损区植入骨粉，术后愈合情况良好。术后半年复查，牙周袋约 3mm，软组织色、形、质恢复正常。术后 1 年 10 个月牙周炎症控制稳定。

谭葆春　闫福华

病例2 牙周骨内袋

患者：王某，女，53 岁。
主诉：右上后牙食物嵌塞 1 年。
现病史：1 年前右上后牙牙龈退缩，食物嵌塞，牙龈红肿，洗牙后牙龈炎症好转，但食物嵌塞未能改善，要求治疗，无血液疾病及全身系统性疾病史。
检查：口腔卫生差，14 牙和 15 牙牙龈乳头退缩，PD=8mm，14 牙和 15 牙之间牙槽骨吸收 2 度，松动（-）。
病症诊断：牙周骨内袋。

诊断依据：

14 牙和 15 牙牙龈乳头退缩，PD=8mm，14 牙和 15 牙之间牙槽骨明显吸收。

治疗计划：

① 牙周基础治疗，② 14 牙和 15 牙之间骨缺损处用骼瑞骨粉行植骨术，③ 牙周维护治疗。

治疗：

分期作牙周基础治疗、牙周翻瓣术及植骨术、牙周维护治疗。

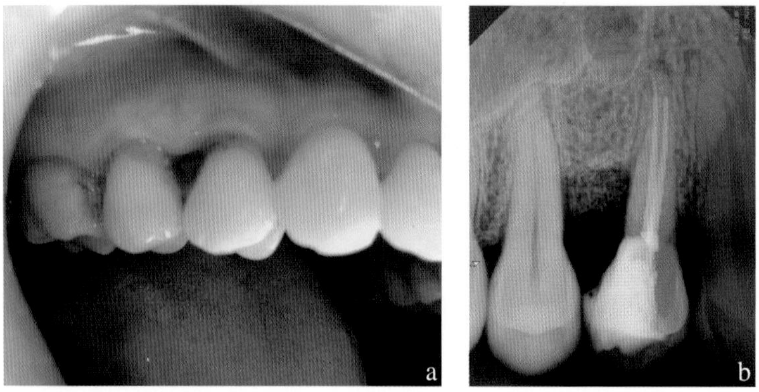

图 14-7　初诊时口内照及 X 线片：口腔卫生差，14 牙和 15 牙牙龈乳头退缩，PD=8mm，14 牙和 15 牙之间牙槽骨吸收 2 度。

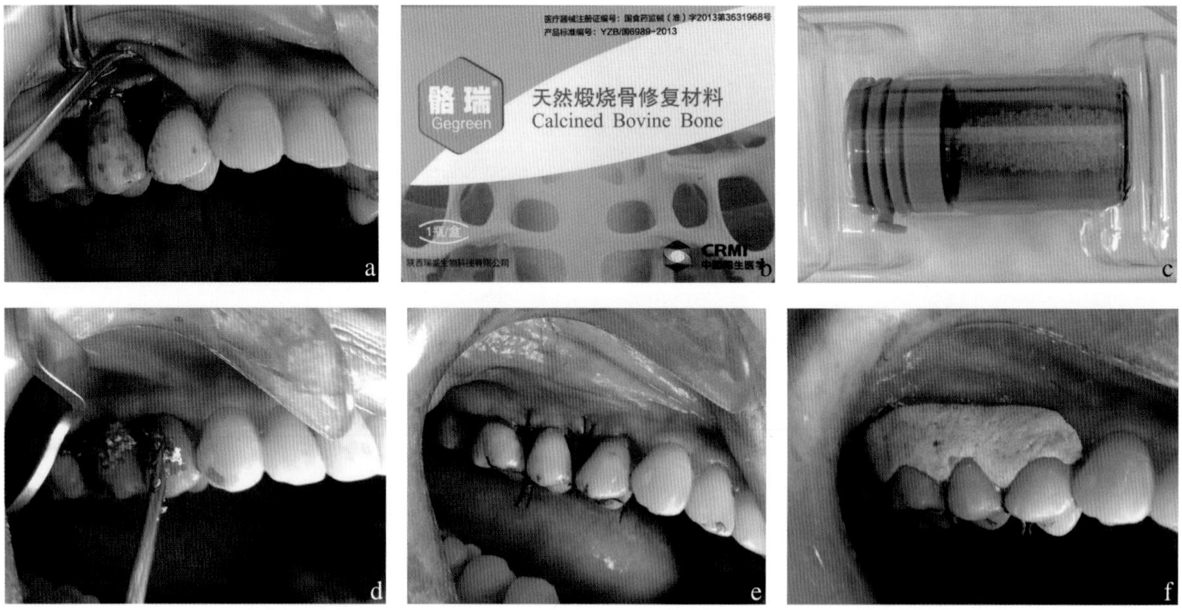

图 14-8　牙周翻瓣术及植骨术手术过程：在牙周基础治疗后 2 周时作 14 牙和 15 牙翻瓣术及用骼瑞骨粉行骨内袋植骨术，龈瓣复位后缝合，敷牙周塞治剂，2 周后拆线。

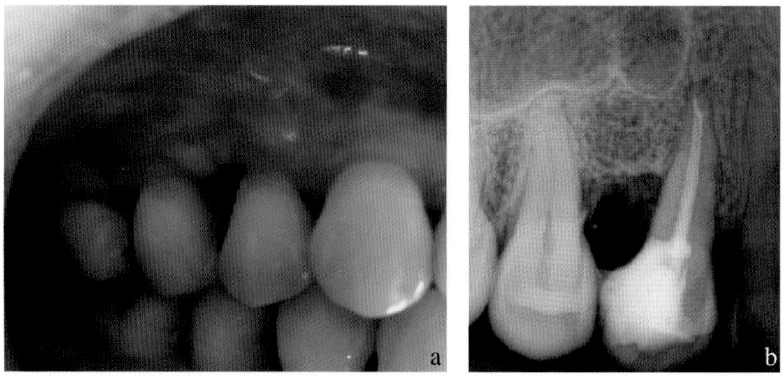

图 14-9　术后 1 个月口内照及 X 线片：牙龈乳头退缩，骼瑞骨粉移植材料位于骨缺损处。

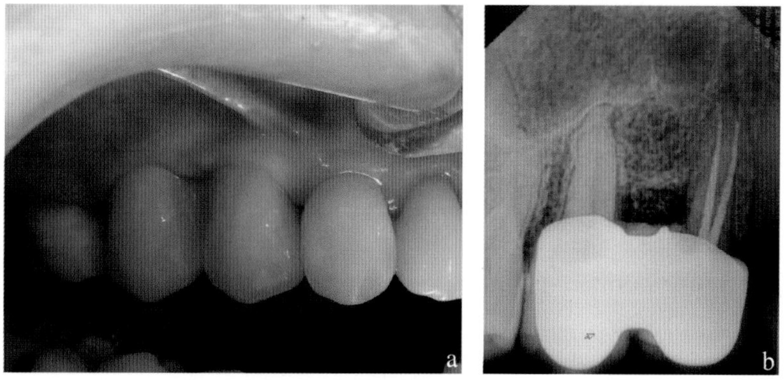

图 14-10　术后 6 个月口内照及 X 线片：烤瓷修复完成，牙龈未见明显红肿，骨缺损区新骨形成良好（在术后 3 个月时作 14 牙和 15 牙烤瓷桥以修复牙间隙）。

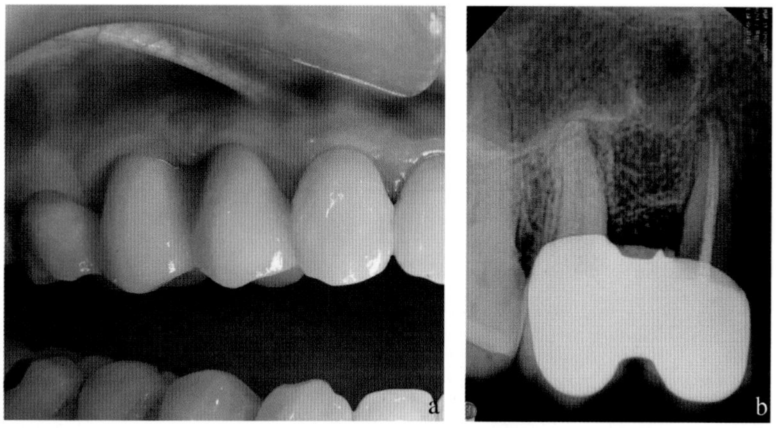

图 14-11　术后 12 个月口内照及 X 线片：牙龈未见明显红肿复发，新骨形成好，骨高度比术前明显增加

[述评]

植骨术（bone grafts）是指从身体其他部位取适合大小自体骨或骨替代品植入骨缺损处以引导和诱导骨再生达到骨缺损修复的目的。

1. 适应证：（1）骨内袋；（2）2 度根分叉病变。2. 术前准备：（1）常规牙周洁治术，（2）植骨材料准备：如从自体髂骨和下颌骨颏前外骨板取自体骨，异体骨，异种骨，陶瓷化骨复合骨形成蛋白（Bone morphogenetic protein，BMP）等。3. 手术步骤：在翻瓣术基础上，将骨粉移植到骨缺损处，骨粉常与自体血液混匀使用，龈瓣复位缝合；手术时所有黏骨膜瓣应完全覆盖裂隙及植骨创，并需严密缝合，缝合后张力不能过大，黏膜骨膜带蒂瓣不宜过窄。4. 术后处理：（1）术区应用牙周塞治剂，保护伤口；（2）术后 1 ~ 2 天吃流质食物；（3）术后常规口腔护理；（4）术后 2 周拆线。5. 术后并发症：（1）感染；（2）骨粉溢出，创口关闭不严密，感染或黏膜瓣坏死。

本章 2 例患者均作了骨移植，病例 1 为牙周骨缺损行植骨术，在 26 牙腭倒牙周骨缺损近根尖，骨下袋 6mm，经清创后 Bio-oss 骨粉移植，术后半年 PD=3mm，随访 1 年 10 个月未见复发。疗效稳定。另 1

例为牙周骨内袋行牙周骨缺损区植入骼瑞骨粉观察 1 年，取得了好的疗效。建议在手术前仔细行牙周基础治疗，骨移植时防止骨移植物暴露，术后注意口腔卫生，定期牙周维护治疗，以取得好的疗效。

参考文献

[1] Sheikh Z. Khan AS, Roohpour N, et al. Protein adsorption capability on polyurethane and modified-polyurethane membrane for periodontal guided tissue regeneration applications. Materials Science & Engineering C，2016, 68:267-75.

[2] Apicella A, Heunemann P, Dejace L,et al. Scaffold requirements for periodontal regeneration with enamel matrix derivative proteins. Colloids and surfaces B Biointerfaces, 2017, 156:221-6.

[3] Lohi HS, Nayak DG, Uppoor AS. Comparative evaluation of the efficacy of bioactive ceramic composite granules alone and in combination with platelet rich fibrin in the treatment of mandibular class ii furcation defects: a clinical and radiographic study. J Clin Diagnostic Research, 2017, 11(7):ZC76-ZC80.

[4]Lemaitre M,Monsarrat P, Blasco-baque V,et al. Periodontal tissue regeneration using syngeneic adipose-derived stromal cells in a mouse model. Stem Cells Translational Medicine,2017, 6(2):656-65.

[5] de Freitas RM, Susin C, Tamashiro WMSC,et al. Histologic analysis and gene expression profile following augmentation of the anterior maxilla using rhbmp-2/acs vs. autogenous bone graft.J Clin Periodontol, 2016, 43: 1200-7.

[6] Baj A, Trapella G, Lauritano D,et al. An overview on bone reconstruction of atrophic maxilla: success parameters and critical issues. Journal of Biological Regulators Homeostatic Agents, 2016, 30(2 Suppl 1):209-15.

[7] Iviglia G, Cassinelli C, Torre E,et al.Novel bioceramic-reinforced hydrogel for alveolar bone regeneration. Acta Biomaterialia,2016, 44;97-109 .

[8] Zhang Y, Jing D, Buser D,et al. Bone grafting material in combination with Osteogain for bone repair: a rat histomorphometric study. Clin Oral Invest,2016, 20:589-95.

[9] Radoczy-Drajko Z, Windisch P, Svidro E, et al. Clinical, radiographical and histological evaluation of alveolar ridge preservation with an autogenous tooth derived particulate graft in EDS class 3-4 defects. BMC Oral Health,2021,21(1):63.

[10] Ra G,Wo Q. Bone regeneration in dentistry: an overview. J Biol Regul Homeost Agents,2021,35(1 Suppl 1):37-46.

[11] Fukuba S,Okada M,Nohara K,et al. Alloplastic bone substitutes for periodontal and bone regeneration in dentistry: current status and prospects. Materials (Basel),2021, 14(5): 1096.

[12] Park SY,Kim KH,Kim S,et al. BMP-2 gene delivery-based bone regeneration in dentistry. Pharmaceutics, 2019,11(8): 393.

[13] 陈铁楼，吴织芬，周以钧，等 . 异种骨移植对牙周骨缺损的作用及研究进展 . 牙体牙髓牙周病学杂志 , 2007, 17（8）: 481-4.

[14] 陈铁楼，刘国勤，赵海军，等 . 异种骨移植物 Bio-oss 胶原和 Bio-gide 膜对牙周骨下袋影响的临床研究 . 临床口腔医学杂志 , 2007, 23（9）: 515-7.

第2节　引导组织再生术

病例1　牙周骨缺损GTR手术治疗

患者：张某，男，47岁

主诉：牙龈经常发炎1年余。

病史：患者上前牙牙龈经常发炎，肿胀，刷牙有时出血，现就诊希望解决此问题。否认治疗禁忌症及药物过敏史。

检查：12牙近中牙龈退缩约2mm，12牙、11牙间隙约1.5mm，12牙可探及约13mm牙周袋，唇侧牙龈暗红，12牙松动Ⅱ度。口腔卫生一般，牙龈充血水肿，龈下牙石（+）。

病症诊断：牙周炎（Ⅲ期C级）

治疗计划：

① 口腔卫生指导，② 牙周基础治疗，③ GTR术，④ 牙周维护治疗。

处理：

分期作口腔卫生指导、牙周基础治疗、GTR术、牙周维护治疗。

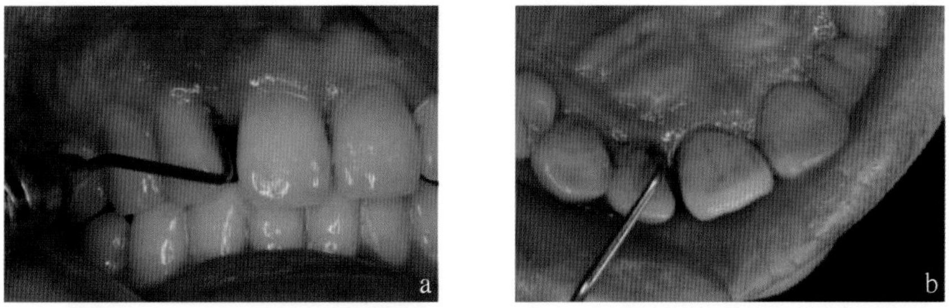

图 14-12　初诊时口内照：12牙近中牙龈退缩2mm，12牙和11牙间隙1.5mm，12牙近中PD=13mm，牙龈暗红色，12牙松动II度。

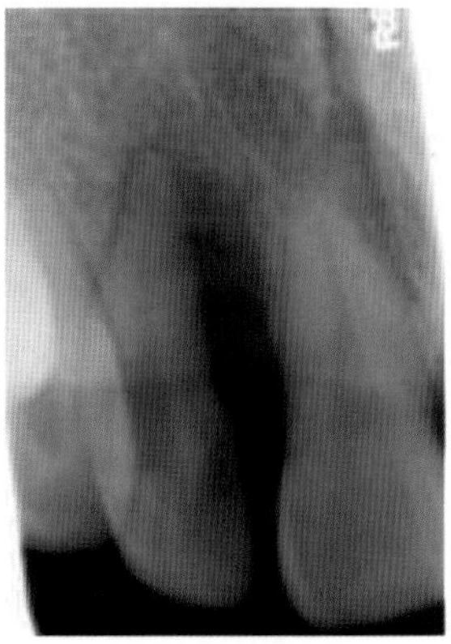

图 14-13　初诊时12牙根尖片：12牙近中牙槽骨吸收达根尖，牙周膜间隙增宽。

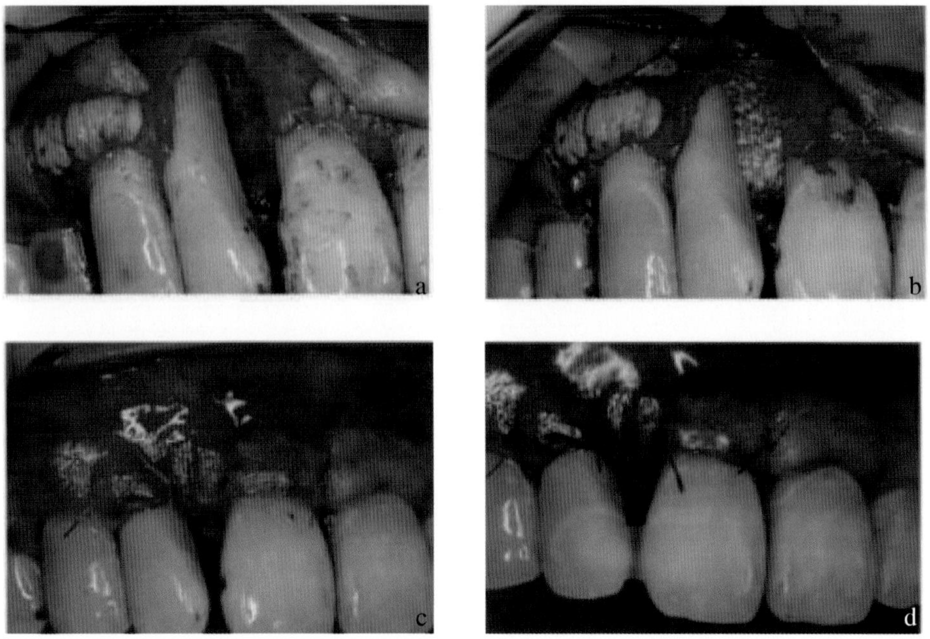

图 14-14 术中口内照：术中见12牙唇侧及近中牙槽骨吸收达根尖，彻底清创后植入Bio-oss骨粉，盖胶原膜，关闭手术创口。12 牙和 11 牙暂时性牙周夹板固定。

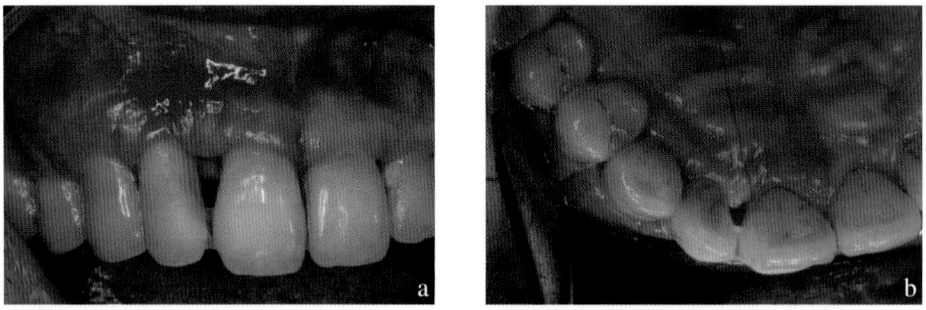

图 14-15 术后 2 周口内照：12 牙手术区创面愈合良好。

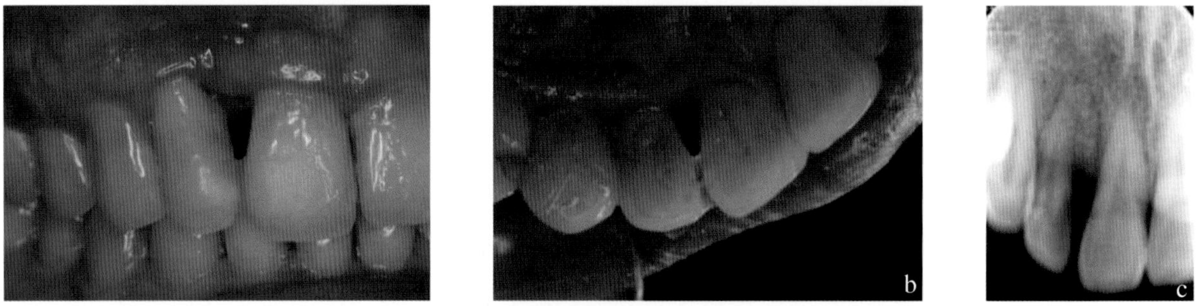

图 14-16 术后半年口内照及根尖片：12 牙术区创面愈合，12 牙牙龈及临近龈乳头轻度退缩，稍红肿，需牙周基础治疗；12 牙近中牙槽骨充填明显，获得了显著的骨再生。

小结：12 牙松动 II 度，骨缺损区行 GTR 同时进行了松牙固定，术后半年随访牙龈组织获得了良好的愈合，术后炎症基本控制稳定，PD=3mm，影像学资料可见骨缺损区牙槽骨已有所改建，得到了骨再生；后续还需延长观察时间，进一步观察牙槽骨改建情况。

谭葆春　闫福华

病例2 上前牙牙周骨缺损修复

患者：徐某，男，32岁。
主诉：上前牙松动1年余。
病史：3年前刷牙出血，有时自发性出血，口服消炎药好转，1年前下前牙牙龈退缩，并出现轻度松动，咬硬物无力，近来加重即来就诊，否认全身系统性疾病病史。
检查：口腔卫生良好，12牙松动2度，明显伸长伴合创伤，牙龈轻度退缩，12牙和13牙之间牙间隙1~2mm，12牙牙槽骨吸收2~3度，余牙牙槽骨吸收1~3度。
病症诊断：12牙牙周骨缺损（侵袭性牙周炎引起）。

治疗计划：

① 口腔卫生宣教，② 龈上洁治术和龈下刮治术，③ 12牙骼瑞骨粉骨移植及膜瑞骨膜行GTR术，④ 牙周维护治疗。

处理：

分期作口腔卫生宣教、龈上洁治术和龈下刮治术、骨移植术和GTR术、牙周维护治疗。

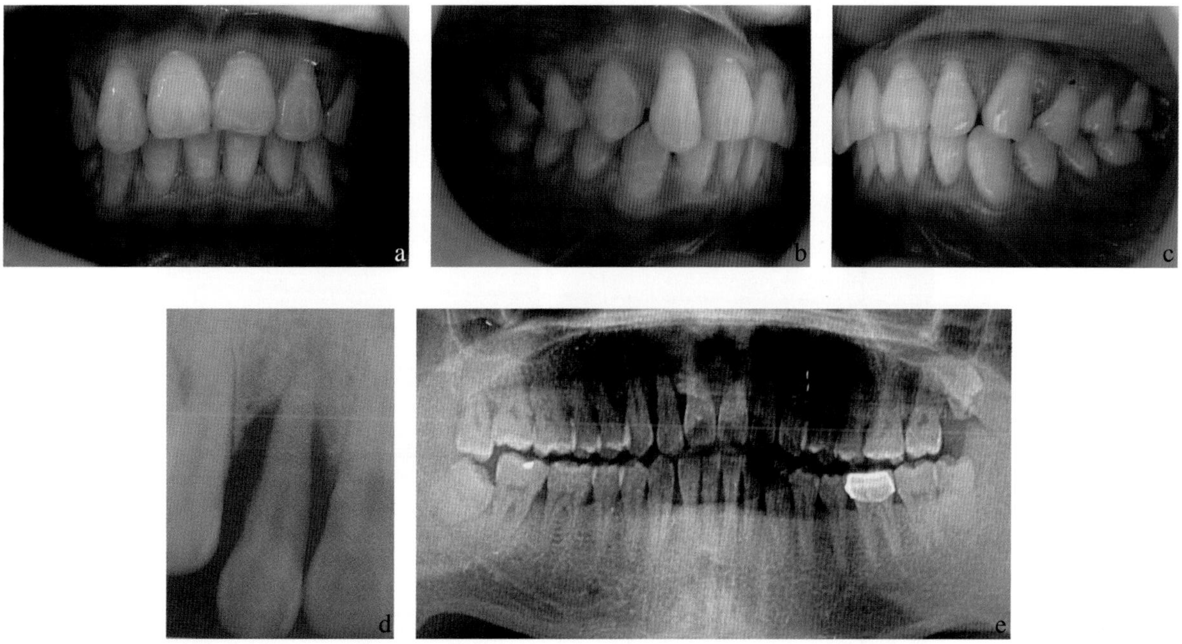

图14-17　初诊时口内照及X线片：口腔卫生良好，12牙松动2度，牙伸长伴殆创伤，12牙牙龈轻度退缩，12牙和13牙之间牙间隙约1mm，12牙牙槽骨吸收2~3度，余牙牙槽骨吸收1~2度。

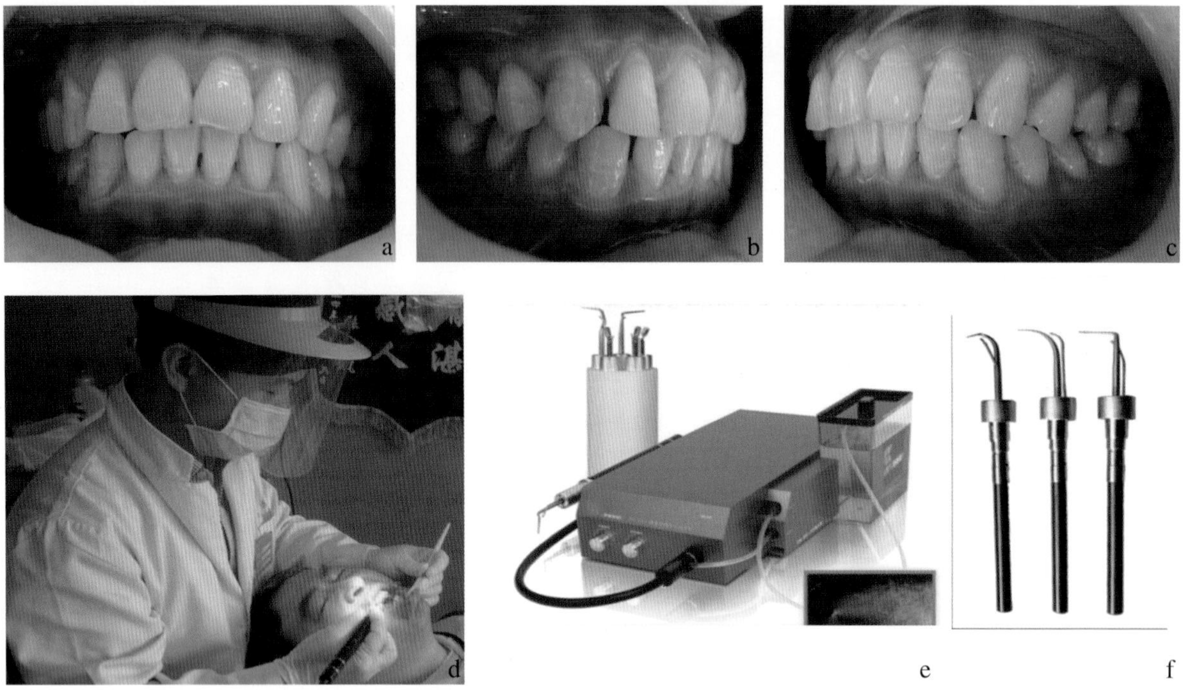

图 14-18 龈上洁治术、调𬌗 1 周口内照及洁治器：牙龈红肿好转。

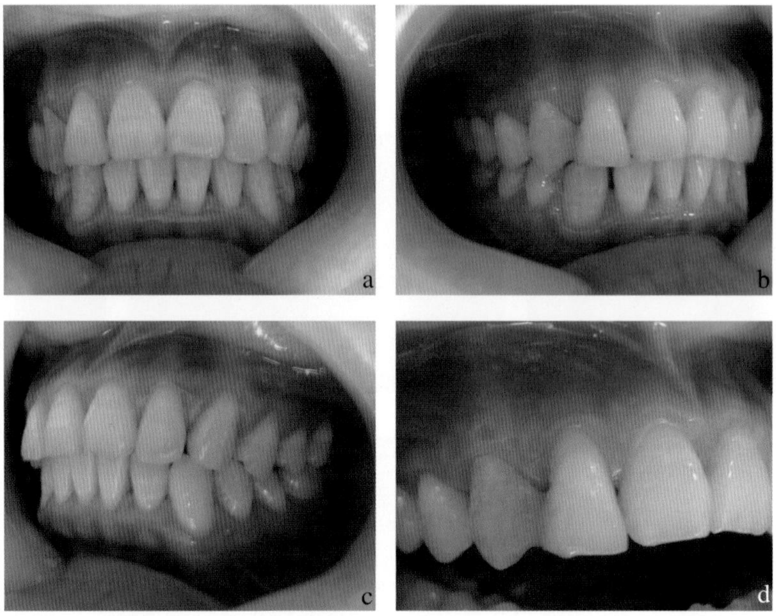

图 14-19 树脂夹板固定 12 牙和 13 牙 1 个月口内照：牙龈无明显红肿，口腔卫生良好，树脂暂时性夹板固定良好。

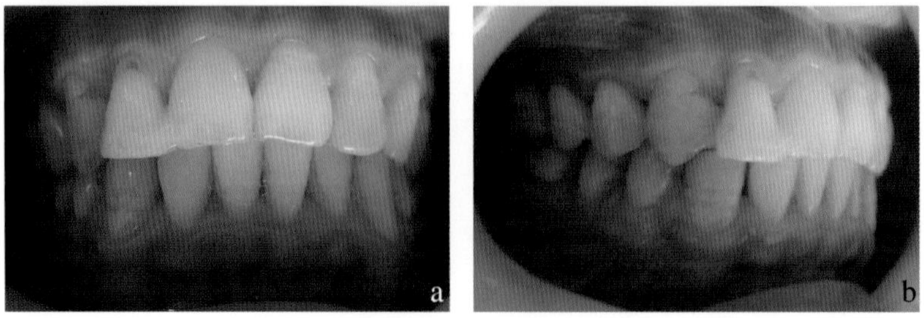

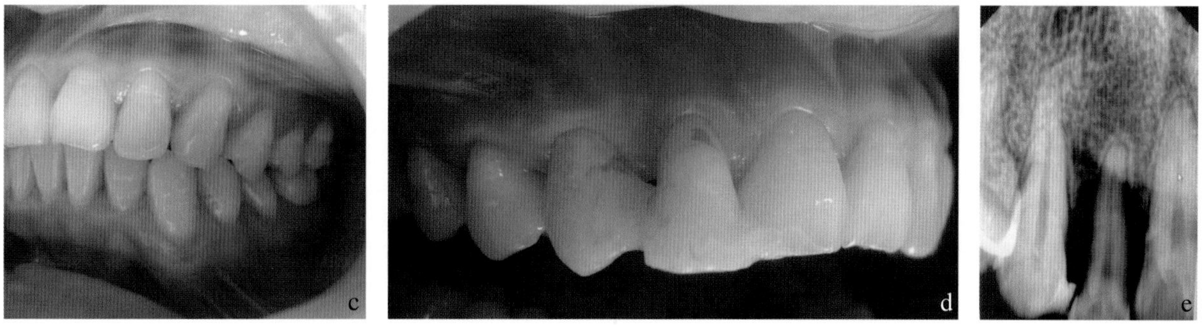

图 14-20　树脂夹板固定松动牙 6 个月口内照及 X 线片：12 牙牙龈无明显炎症，牙槽骨垂直性骨吸收明显。

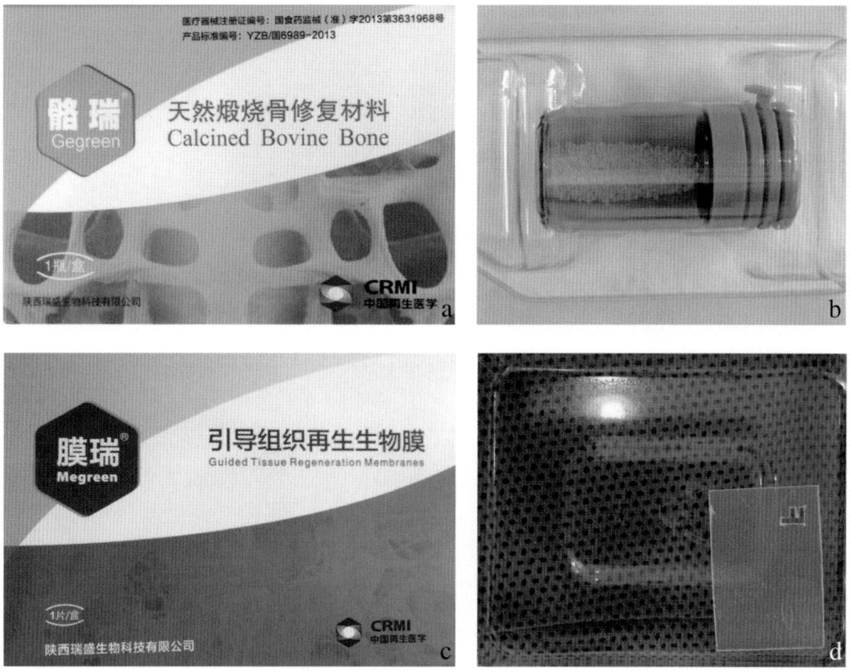

图 14-21　行骼瑞骨粉骨移植和膜瑞骨膜 GTR 手术所用材料

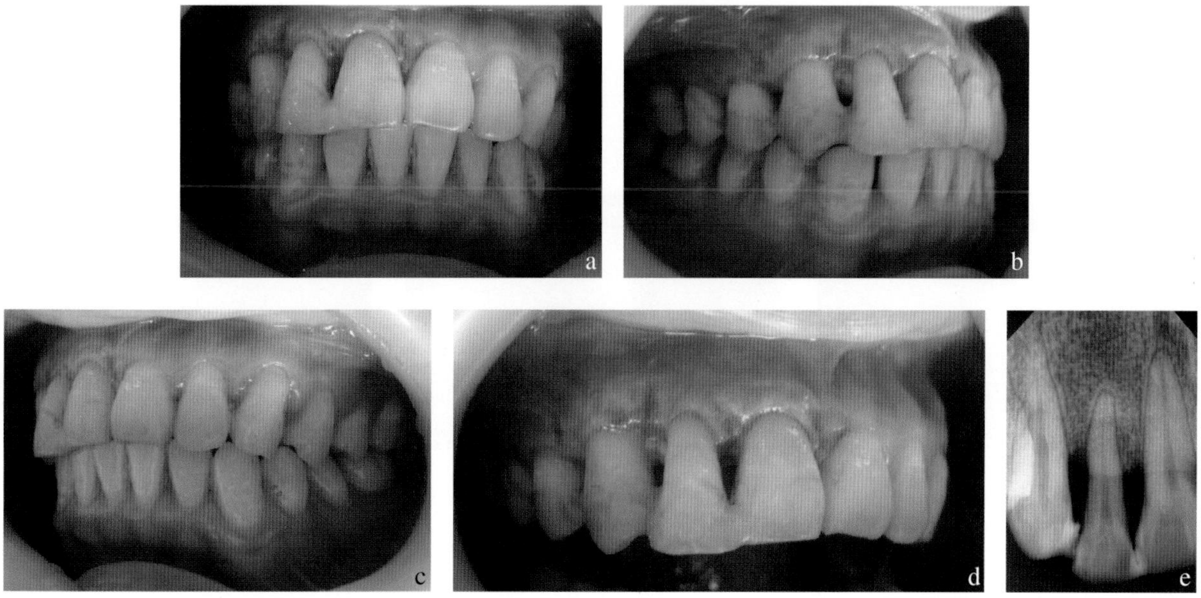

图 14-22　骨移植术和 GTR 术后 2 周口内照及 X 线片：11 牙、12 牙和 13 牙手术伤口愈合尚可，无明显红肿，骨移植处骨充填良好。

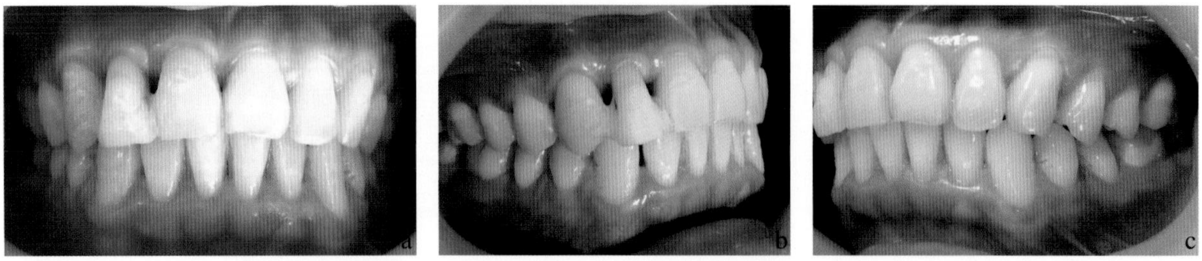

图 14-23　骨移植术和 GTR 术后 6 个月口内照：牙龈手术区伤口愈合良好，无明显红肿，轻度退缩。

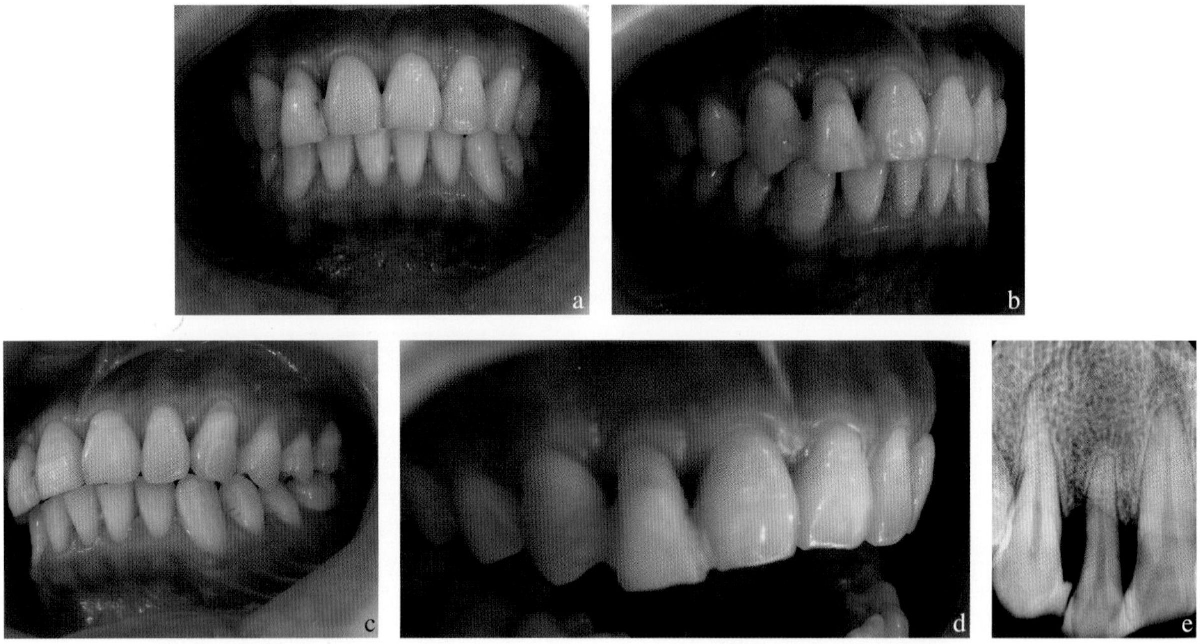

图 14-24　骨移植术和 GTR 术后 2 年口内照和 X 线片：牙龈轻度退缩，无明显红肿，咬合创伤改善，12 牙龈乳头退缩，松动（-）。骨充填良好，硬骨板形成。（计划行 12 牙烤瓷冠修复以改善乳头形态和牙间隙）

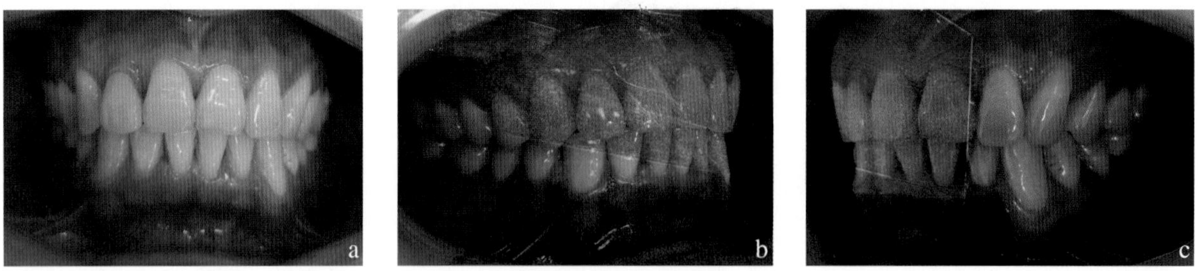

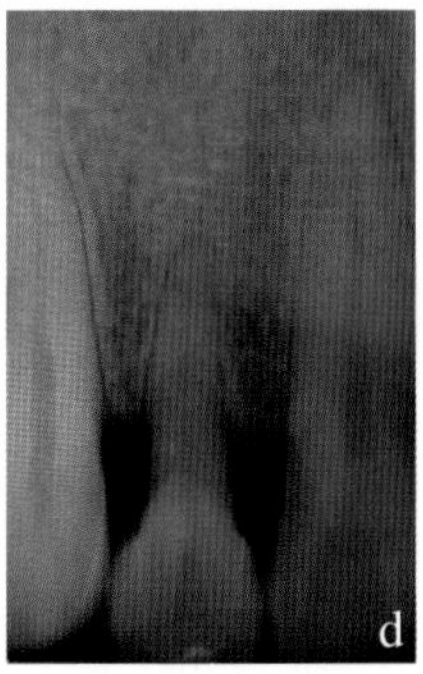

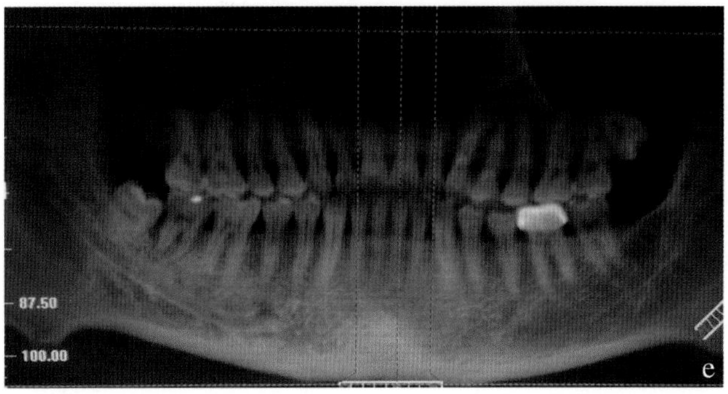

图 14-25　骨移植术和 GTR 术后 8 年（12 牙烤瓷冠修复后 6 年）口内照和 X 线片：口腔卫生良好，22 牙牙龈乳头充填良好，牙龈无明显红肿和退缩，牙无明显松动；12 牙牙槽骨再生明显，硬骨板形成良好。

病例3 上前牙外伤性骨缺损修复

患者：杨某，女，62岁。
主诉：上前牙松动伴牙龈肿胀2年。
病史：2年前上前牙因外伤引起牙松动和疼痛，口服消炎药好转，1年前上前牙唇侧经常肿胀和化脓，口服消炎药时好时坏，松动加重，咬硬物无力，否认全身系统性疾病病史。
检查：11牙松动1度，唇侧牙周脓肿，PD=10mm，余牙牙龈稍红肿或退缩，X线片显示11牙根尖及牙周骨密度降低，牙槽骨吸收3度。
病症诊断：上前牙外伤性骨缺损。

诊断依据：

外伤病史，牙周脓肿，11 牙松动 1 度，牙槽骨吸收 3 度。

治疗计划：

① 口腔卫生宣教，② 龈上洁治术和龈下刮治术，③ 调𬌗，④ 11 牙根管治疗，⑤ 11 牙骼瑞骨粉骨移植术和膜瑞骨膜行 GTR 术，⑥ 牙周维护治疗。

处理：

分期作口腔卫生宣教、龈上洁治术和龈下刮治术、调𬌗、11 牙根管治疗、骨移植术和 GTR 术、牙周维护治疗。

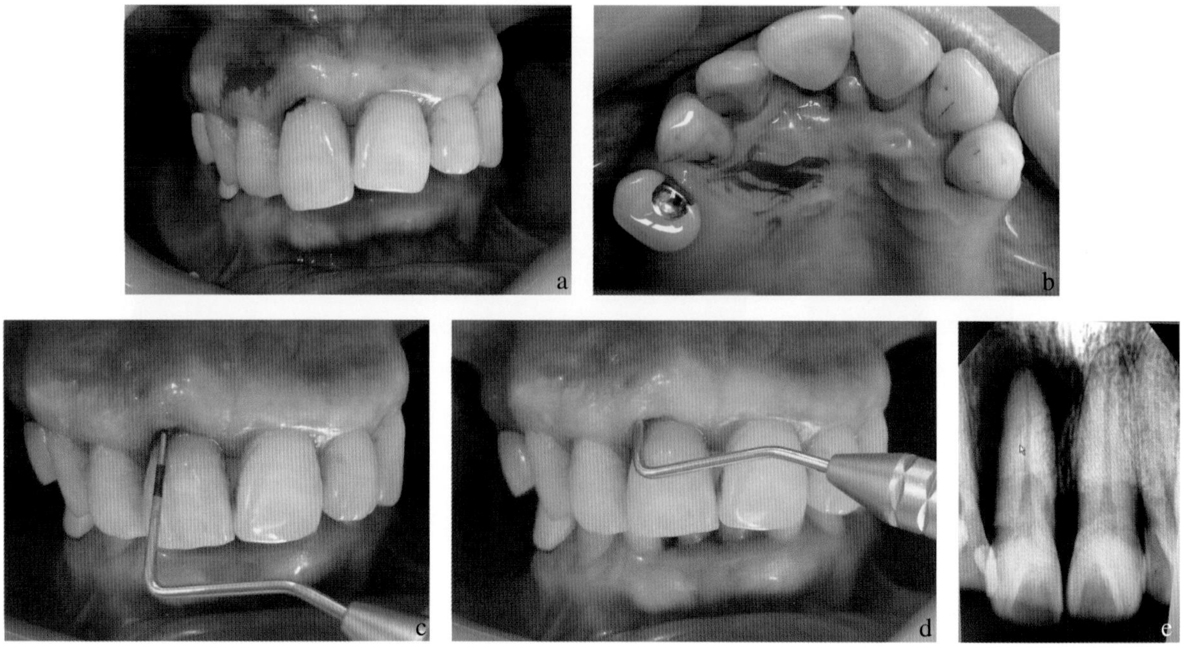

图 14–26　初诊时口内照及 X 线片：11 牙松动 1 度，唇侧牙周脓肿，11 牙牙周袋 PD 为 6~10mm，上前牙舌侧牙龈红肿，X 线片显示 11 牙根尖及周围骨密度降低，牙槽骨吸收 3 度。

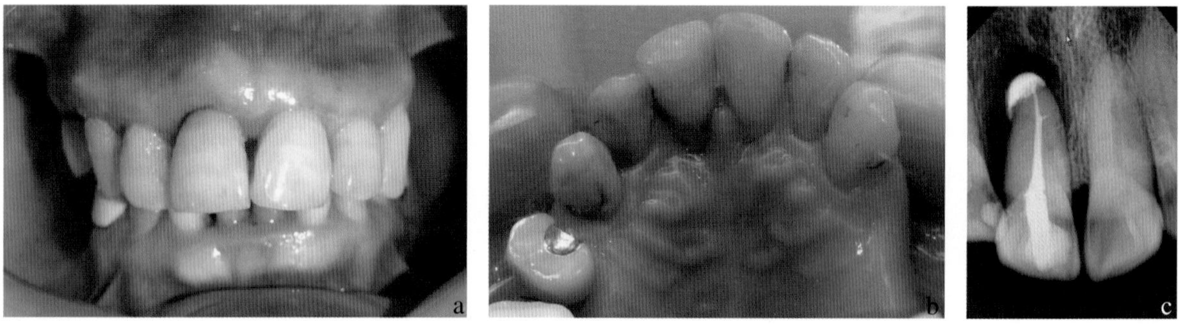

图 14–27　11 牙根管治疗 1 周口内照及 X 线片：在口腔卫生宣教、龈上洁治术和龈下刮治术、调 后作 11 牙根管治疗，1 周后见牙龈红肿好转，11 牙舌侧牙龈退缩 3~4mm。

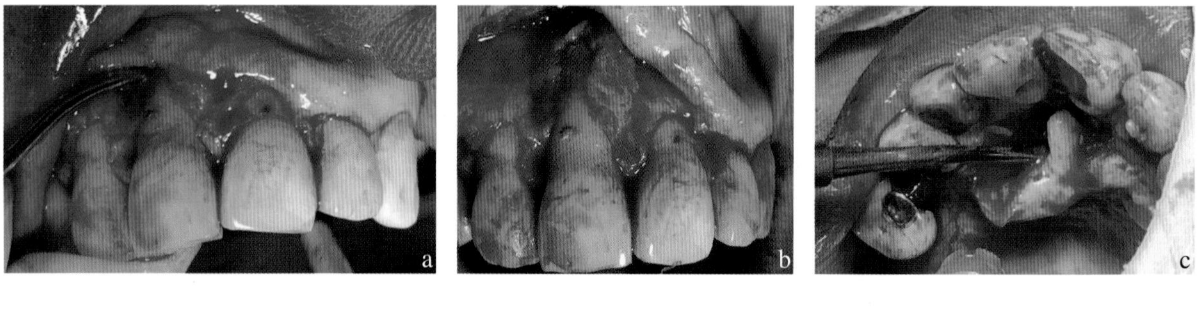

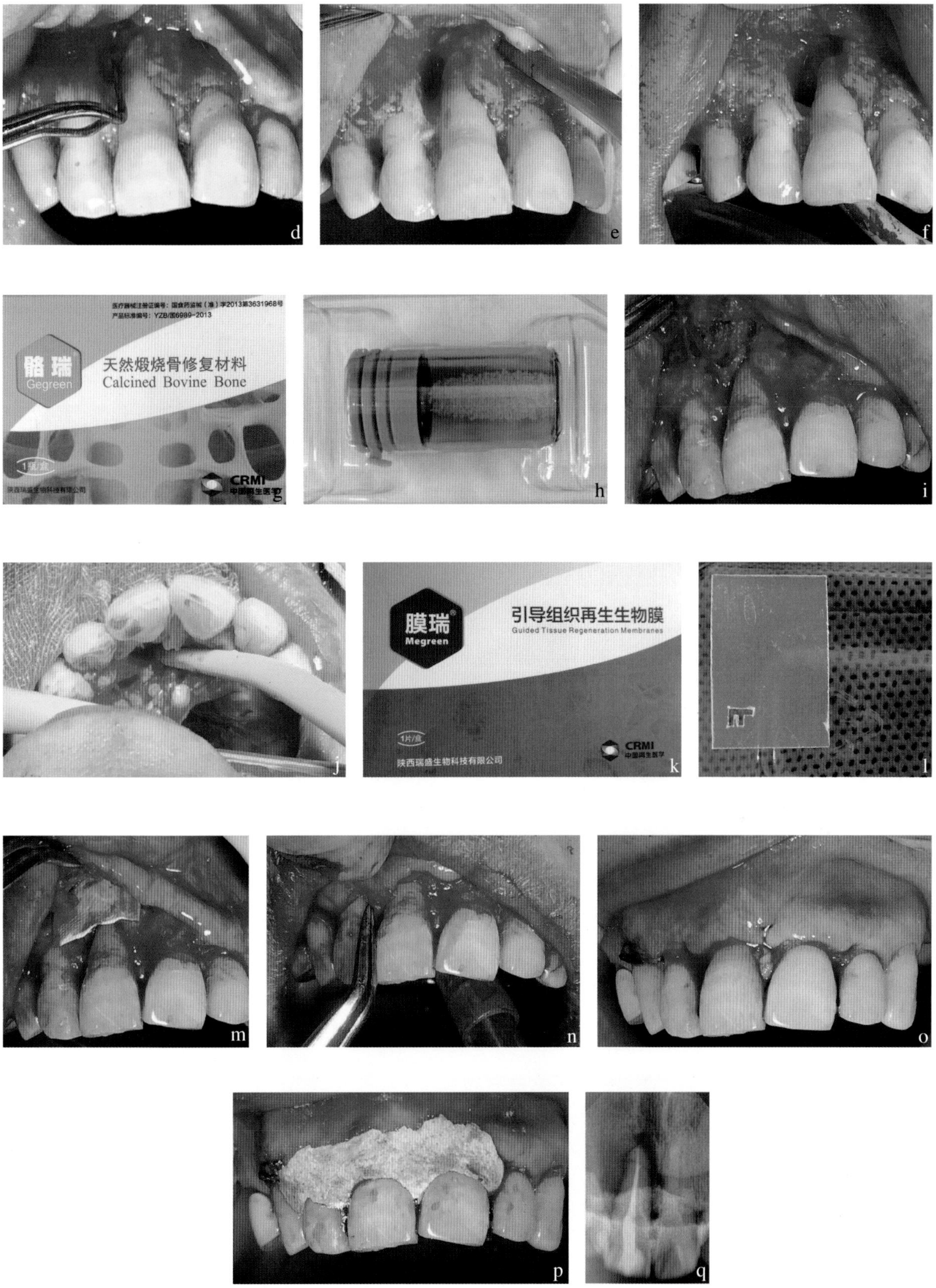

图 14-28　骨移植术和 GTR 术手术过程口内照及 X 线片：11 牙及相邻牙局麻下翻瓣行骨移植术和 GTR 术，术后缝合，敷牙周塞治剂。

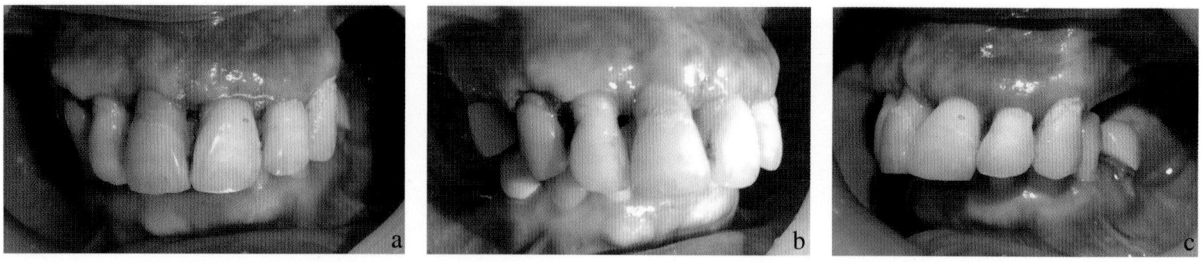

图 14-29　骨移植术和 GTR 术后 2 周口内照：11 牙术区伤口生长良好，牙龈轻度退缩，无明显红肿。

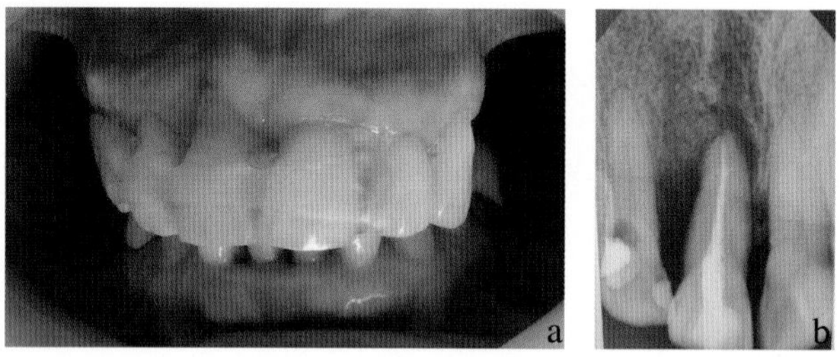

图 14-30　骨移植术和 GTR 术后 6 个月口内照及 X 线片：11 牙术区伤口愈合良好，牙龈轻度退缩，无明显肿胀，上前牙玻璃纤维夹板固定良好，骨再生良好。

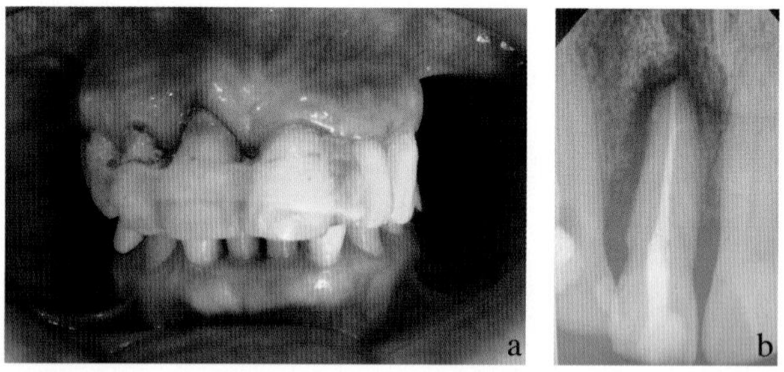

图 14-31　骨移植术和GTR术后2年口内照及X线片：上前牙玻璃纤维夹板固定良好，牙龈轻度退缩和红肿，前牙颈部浅龋，与夹板固定自洁差有关，骨再生良好。

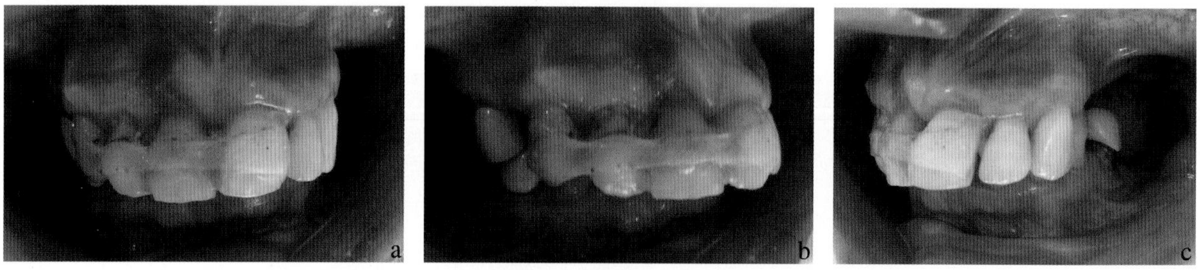

图 14-32　牙周基础治疗及龋洞充填术后 1 周口内照：口腔卫生改善，牙龈红肿好转，龋坏已充填和抛光。

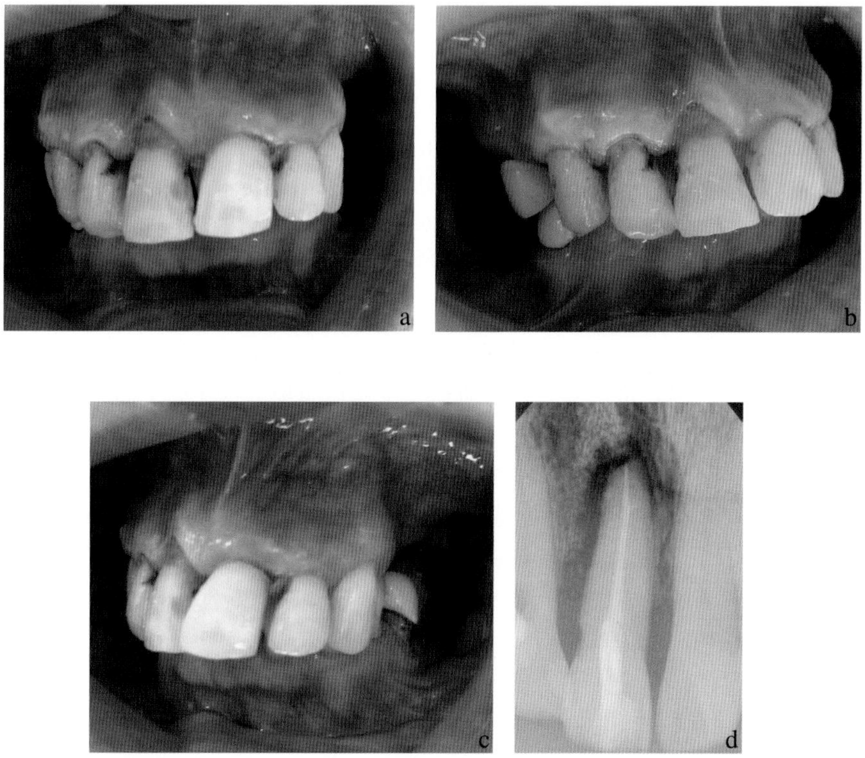

图 14-33 骨移植术和 GTR 术后 5 年口内照及 X 线片：夹板已拆除，11 牙牙龈轻度退缩，11 牙无明显松动，骨再生良好，与术后半年比牙槽骨密度稍降低。

[述评]

引导组织再生术（guided tissue regeneration，GTR）是在牙龈翻瓣术后放置屏障膜，以阻止牙龈上皮和牙龈结缔组织向根面生长，形成空间诱导牙周膜细胞冠向生长分化，实现牙周膜、牙槽骨、牙骨质再生，形成牙周新附着。

1. 适应证：（1）垂直性骨缺损；（2）根分叉病变；（3）局限性牙龈退缩。2. 手术方式选择：（1）传统术式：用常规翻瓣术或改良 Widman 翻瓣术，缺点为不能完全保留牙龈乳头组织，无法保证在牙间隙处屏障膜表面完全关闭，术后龈裂和屏障膜暴露。（2）改良牙龈乳头保留术（modified papilla preservation technique）从病损累及牙龈乳头颊侧角化牙龈基底处水平切口附加近远中颊侧沟内切口，以进入牙齿之间牙龈组织内。缝合方法为水平交叉褥式缝合加间断缝合。主要适用于牙间隙较宽者，尤其前牙区。

（3）冠向复位瓣术：在翻瓣术基础上实施冠向复位瓣术，术后 12 周仍维持较高牙龈位置，龈瓣边缘位于术前位置冠方，保证屏障膜完全被覆盖和避免根分歧病变过早暴露。3. GTR 手术注意事项：①翻瓣术后彻底的根面平整术：通过机械性措施或超声波仪器彻底清除患牙根面及骨壁表面肉芽组织，牙根表面机械预备是 GTR 术必备条件，根面化学性处理如四环素族药物及釉基质蛋白对 GTR 有一定作用。②外科手术应尽量减少膜暴露，GTR 术屏障膜细菌污染主要原因为术前牙龈形态不良或术后其表面牙龈退缩导致膜暴露。术后 4~6 周内屏障膜暴露发生率为 65%~100%。③ GTR 屏障膜选择：GTR 术所需屏障膜必须具备一定维持再生空间能力、组织结合性及生物相容性，分为可吸收性和不可吸收性屏障膜，其中不可吸收性膜如聚四氟乙稀膜，临床易操作，不易向缺损处塌陷，有较高维持空间能力。但不可吸收膜需二次手术取出，故倾向于使用可吸收性膜，可吸收性膜包括人工合成屏障膜（如聚乳酸膜）和胶原膜。4. 术后并发症：包括疼痛、术区肿胀、出血、感染、牙根敏感、暂时性牙齿松动、牙槽嵴顶骨吸收、组织瓣坏死或穿孔、牙龈或牙周脓肿等。如果发生并发症，应及时处理。5. 术后注意事项：（1）疼痛、肿胀、牙齿酸软、暂时性松动度增加等，这些症状慢慢会消失，如果因牙根暴露，发生牙本质过敏者，可复诊进行脱敏治疗；（2）24 小时内不要刷牙，可用漱口液含漱，24 小时后非手术区可刷牙，但要注意防止术区牙周塞治剂脱落。一般 2 周后复诊拆除塞治剂及缝线；（3）术后 24 小时内进半流质食物或软食，用非手术侧咀嚼。GTR 术后 6 周内不要探查牙周袋。6. 创口愈合影响因素：Cortellini P 通过研究 651 例垂直型骨缺损研究，发现 GTR 术后一年发生临床附着获得量在 2~3mm 者占 24.8%，附着获得超过 6mm 者为 21.2%。7. 影响因素：主要包括适应证选择，手术方法确定，膜选择与使用等。

本章有 3 例患者，病例 1 为右上侧切牙因牙周炎引起牙槽骨吸收伴松动 2 度，经骨移植后行 GTR 手术和松牙固定，随访半年愈合良好，骨再生明显，疗效稳定；病例 2 为上前牙牙周骨缺损，经骼瑞骨粉骨移植术和膜瑞骨膜行 GTR 治疗，行夹板临时固定，后作烤瓷冠，观察 8 年，疗效稳定；病例 3 为外伤性骨缺损，经骼瑞骨粉骨移植术和膜瑞骨膜行 GTR 术治疗后玻璃纤维夹板固定，观察 5 年疗效好，骨再生良好。

参考文献

[1] Allan B,Ruan R,Landao-Bassonga E, et al. Collagen membrane for guided bone regeneration in dental and orthopedic applications. Tissue Eng Part A, 2021, 27(5-6):372-81.

[2] Green DW, Lee JS and Jung HS. Small-scale fabrication of biomimetic structures for periodontal regeneration. Front Physiol. 2016, 7:6.

[3] Jiang W, Li L, Zhang D,et al.Incorporation of aligned PCL-PEG nanofibers into porous chitosan scaffolds improved the orientation of collagen fibers in regenerated periodontium. Acta Biomater, 2015, 25:240-52.

[4] Dominiak M, k.Lysiak-Drwal K,Gedrange T,et al.Efficacy of healing process of bone defects after apicectomy: results after 6 and 12 months. J Physiol Pharmacol, 2009, 60 (Suppl 8):51-5.

[5] Schlegel AK, Mijhler H, Busch F, et al. Preclinical and clinical studies of a collagen membrane (Bio-Gide). Biomaterials, 1997, 18(7):535-8.

[6] Takata T, Wang H-L, and Miyauchi M. Attachment, proliferation and differentiation of periodontal ligament cells on various guided tissue regeneration membranes. J Periodont Res, 2001, 36: 322-7.

[7] Tour G, Wende M, Moll G, et al. Bone repair using periodontal ligament progenitor cell-seeded constructs. J Dent Res,2012, 91(8):789-94.

[8] Chichiricco PM,Riva R,Thomassin JM,et al. In situ photochemical crosslinking of hydrogel membrane for guided tissue regeneration. Dent Mater, 2018,34(12):1769-82.

[9] Nowwarote N,Chanjavanakul P,Kongdecha P,et al. Characterization of a bioactive Jagged1-coated

polycaprolactone-based membrane for guided tissue regeneration. Arch Oral Biol, 2018,88:24-33.

[10] Ma K,Mei D,Lin X,et al. A Synthetic Biodegradable Polymer Membrane for Guided Bone Regeneration in Bone Defect. J Biomed Nanotechnol, 2021,17(3): 456-65.

[11] Fenelon M,Etchebarne M,Siadous R,et al. Assessment of fresh and preserved amniotic membrane for guided bone regeneration in mice. J Biomed Mater Res A, 2020, 108(10):2044-56.

[12] 陈铁楼，王刚，刘国勤，等 . 引导骨再生术和引导组织再生术治疗牙周根分叉病变的临床研究 . 口腔医学 , 2006, 26（6）: 404-7.

[13] 陈铁楼，刘国勤，越海军，等 . 异种骨移植物 Bio-oss 胶原和 Bio-gide 膜对牙周骨下袋影响的临床研究 . 临床口腔医学杂志 , 2007, 23（9）: 515-7.

[14] 陈铁楼，张新海，王晓曼，等 . 天然煅烧骨粉与碱性成纤维细胞生长因子联合对牙周骨缺损修复作用研究 . 中国实用口腔科杂志 , 2018, 11（4）: 224-8.

[15] Chen TL, Yue AX, Chen WJ, et al. Biological effects and molecular mechanisms of platelet-rich plasma on periodontal bone regeneration. World Journal of Dental Sciences and Research, 2022, 1.490.

第15章 牙周美容性手术
Periodontal cosmetic surgery

第1节 牙龈退缩与膜龈手术

病例1 牙龈瘤术后牙龈组织缺失修复

患者：龚某，女，44岁。
主诉：下颌前牙舌侧牙龈增生3年。
病史：3年前开始发现下前牙舌侧牙龈增生，无明显出血，口服消炎药无明显改善，近1年来感觉稍增大，影响饮食，否认血液及其他系统性疾病病史。
检查：32牙和33牙舌侧牙龈乳头区有约1cm直径大小牙龈增生，色红，圆球状，质地中等，不能移动，无压痛，44牙和45牙排列拥挤不齐，45牙舌侧位。
病症诊断：32牙和33牙舌侧牙龈瘤。

诊断依据：

牙龈增生为圆球状，质地中等，无明显移动，生长缓慢。

治疗计划：

① 口腔卫生宣教，② 龈上洁治术和龈下刮治术，③ 牙龈瘤切除联合牙龈冠向复位术，④ 牙周维护治疗。

处理：

分期作口腔卫生宣教、龈上洁治术和龈下刮治术、牙龈瘤切除术及牙龈冠向复位术、牙周维护治疗。

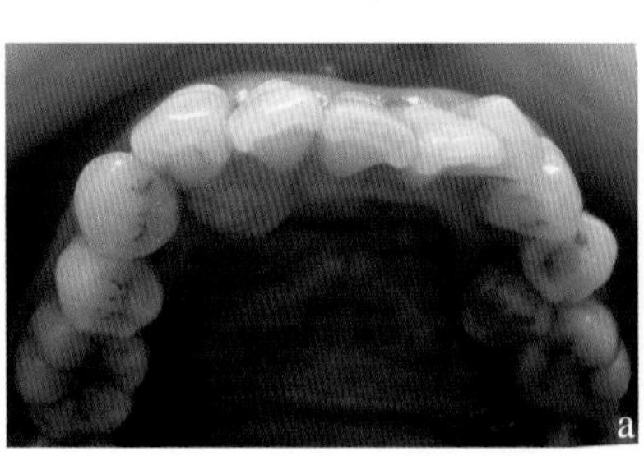
a

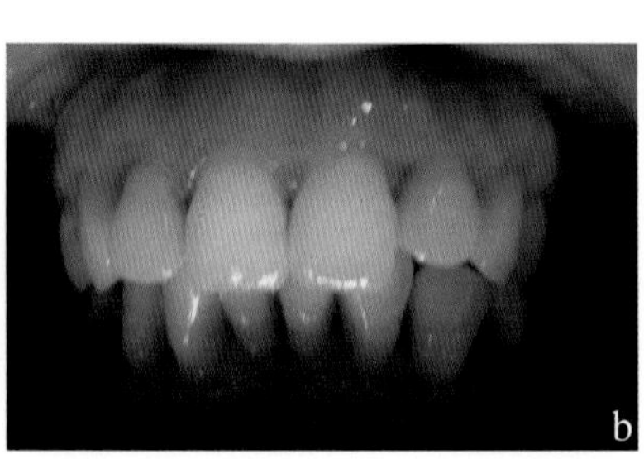
b

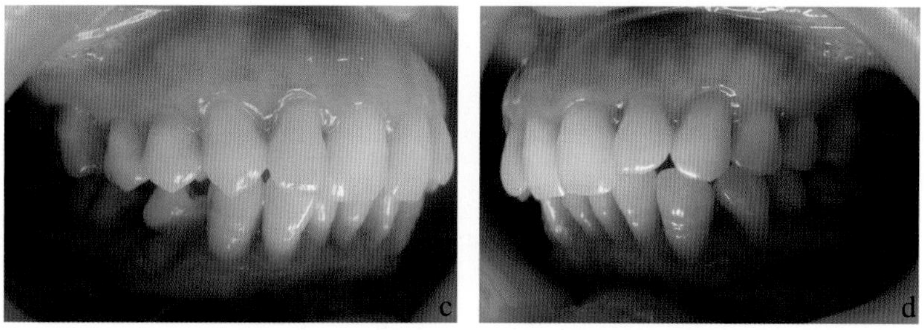

图 15-1　初诊时下前牙舌侧牙龈瘤口内照：32 牙和 33 牙舌侧牙龈乳头区有 1cm 直径大小牙龈瘤，44 牙和 45 牙排列拥挤不齐。

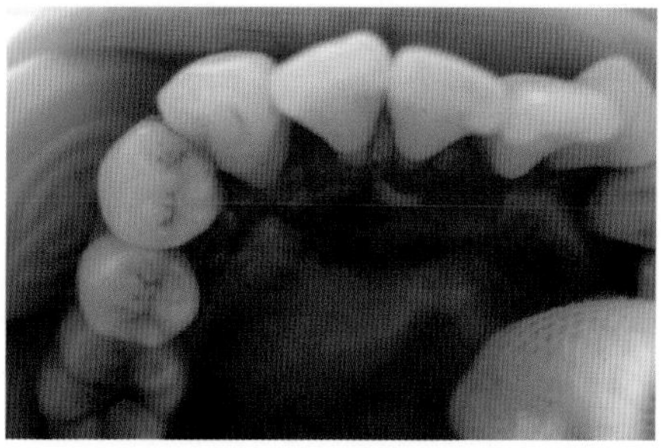

图 15-2　牙龈瘤切除及牙龈冠向复位术：在行口腔卫生宣教、龈上洁治术和龈下刮治术后 1 周行牙龈瘤切除手术，牙龈瘤切除术后缺损的牙龈通过延伸 2~3 个牙位保留牙龈乳头切开牙龈及粘骨膜瓣，翻瓣松弛切口，冠向复位并牵拉缝合。

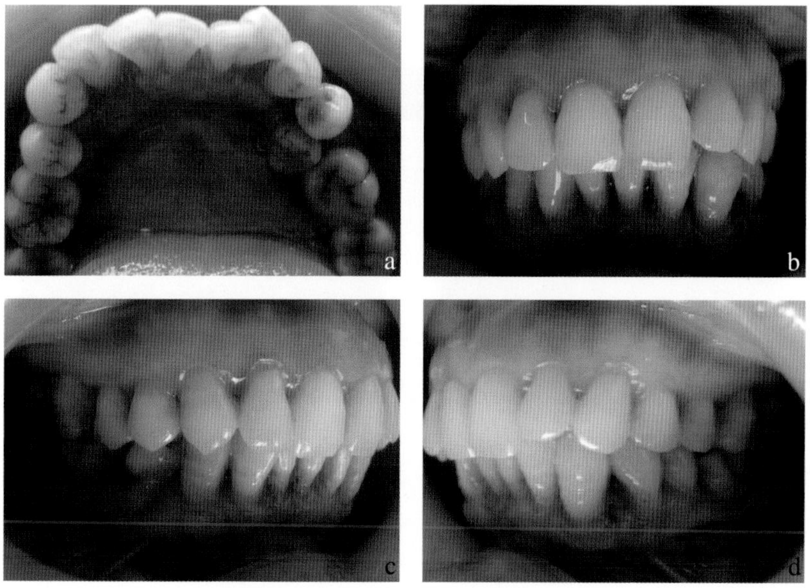

图 15-3　术后 10 天拆线口内照：伤口未完全愈合，无明显炎症。

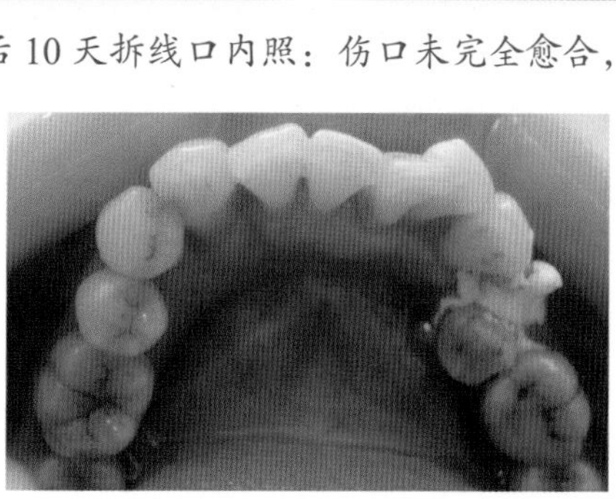

图 15-4　术后 3 周口内舌侧照，32 牙和 33 牙术区伤口基本愈合，与邻牙牙龈形态一致。

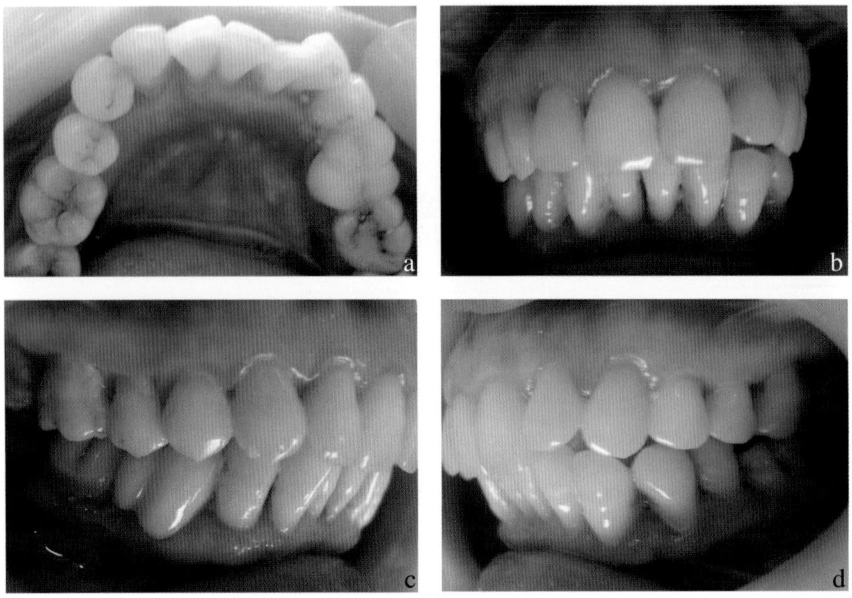

图 15-5 术后 3 个月口内照：32 牙和 33 牙牙龈乳头区附近伤口完全愈合，牙龈乳头基本正常，44 牙和 45 牙拥挤通过烤瓷修复纠正。

病例2 游离牙龈移植术

患者：张某，女，27 岁

主诉：下前牙牙龈退缩 1 年余。

病史：患者从 1 年前开始自觉牙龈退缩明显，影响美观，现就诊希望延缓疾病进展，在可能的情况下改善美观。否认治疗禁忌症及药物过敏史。

检查：33~42 牙龈退缩约 1~4mm，邻间隙增大，部分根面暴露。薄龈生物型，可见根型。口腔卫生稍差，牙龈充血水肿，龈上牙石（+），可探及龈下牙石，PD 3~5mm。34~32 牙、44~47 牙反𬌗，局部小开𬌗。全口牙槽骨不同程度水平吸收。

病症诊断：1 牙龈退缩；2 牙周炎（Ⅲ期 C 级）

治疗计划：

① 口腔卫生指导，② 牙周基础治疗，③ 游离牙龈移植术，④ 牙周维护治疗，⑤ 正畸治疗。

处理：

分期作口腔卫生指导、牙周基础治疗、游离牙龈移植术、牙周维护治疗。

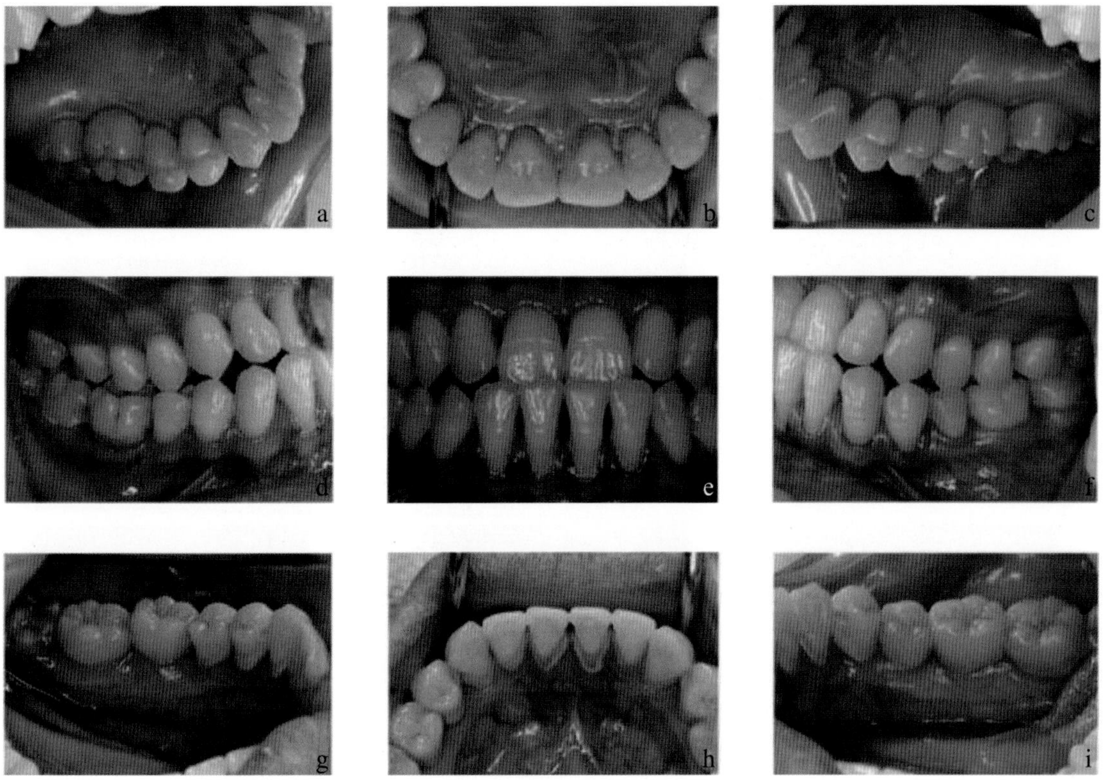

图 15-6　初诊时口内照：33~42 牙唇侧牙龈退缩约 1~4mm，牙龈菲薄；全口牙龈充血水肿。

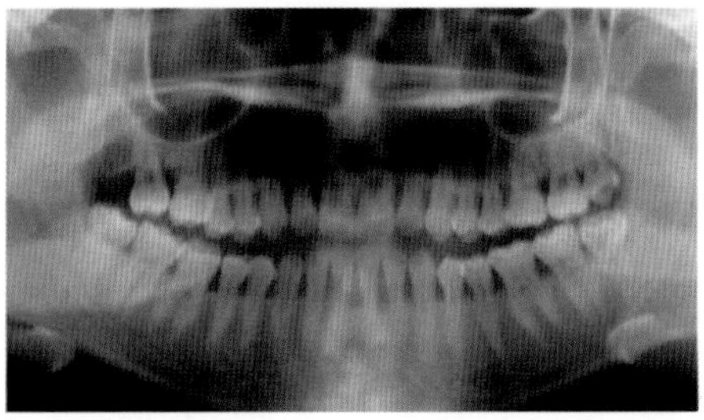

图 15-7　初诊时全景 X 线片：32~42 牙牙槽骨吸收 1-2 度。

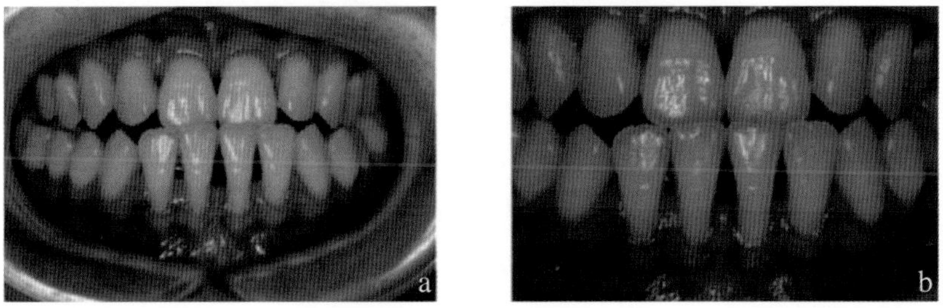

图 15-8　牙周基础治疗后口内照：牙龈炎症消失。

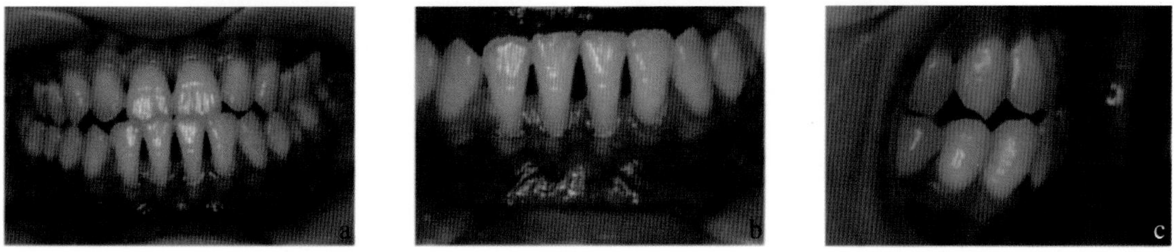

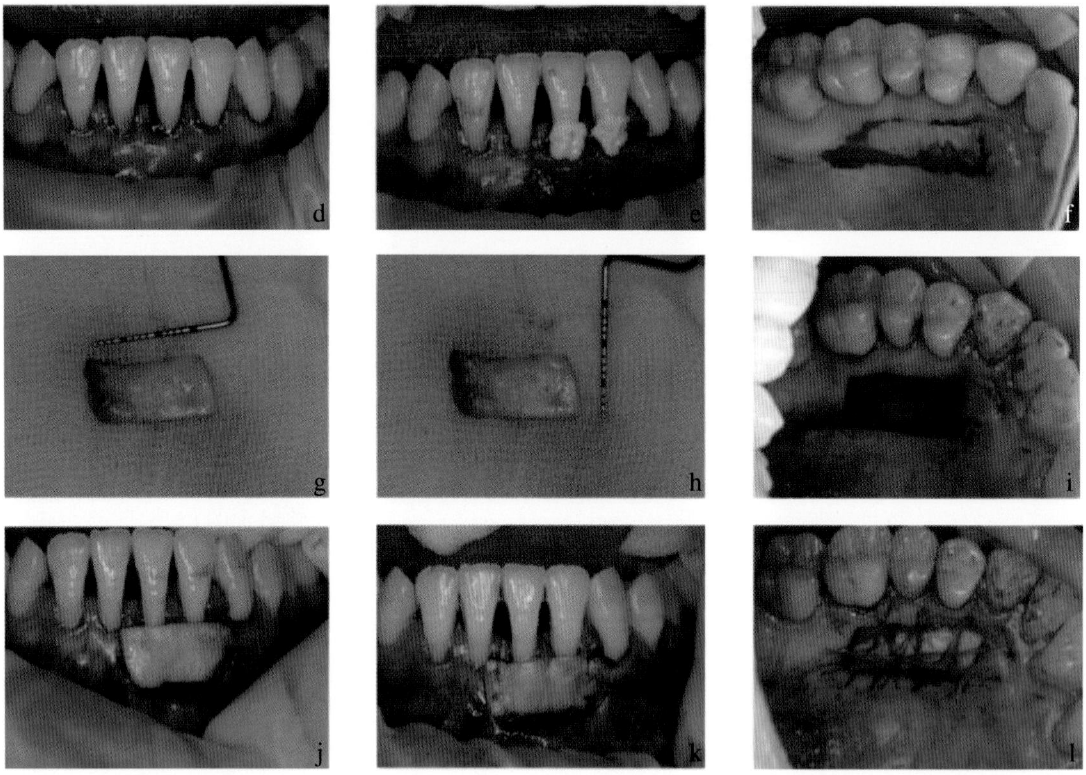

图 15-9　术中口内照：术中定位切口，预备受植床，制备半厚瓣行根向复位术，根面处理，腭侧供区切取游离牙龈，去除脂肪和腺体，缝合至受植区，供区用胶原蛋白海绵覆盖。

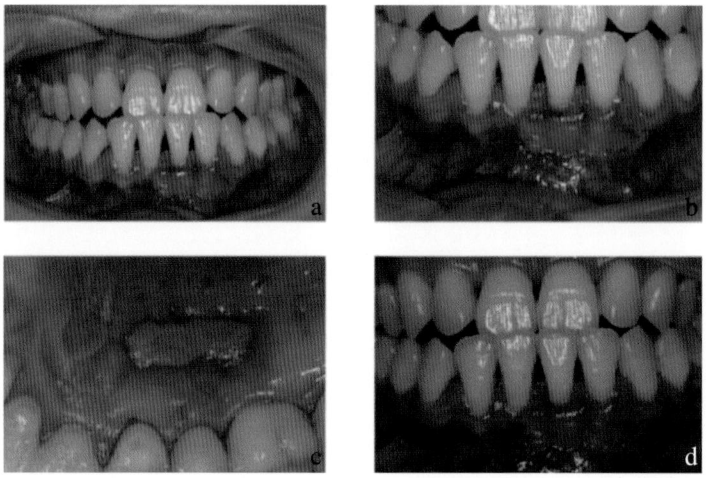

图 15-10　术后 2 周口内照：供、受植区创面愈合良好。

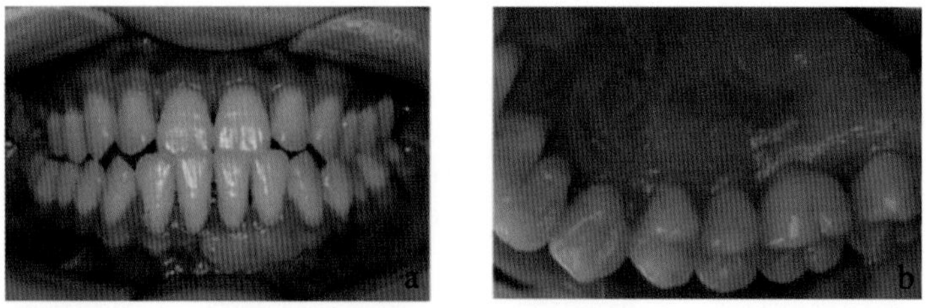

图 15-11　术后 8 周术区口内照：角化龈增宽增厚，根面部分覆盖。

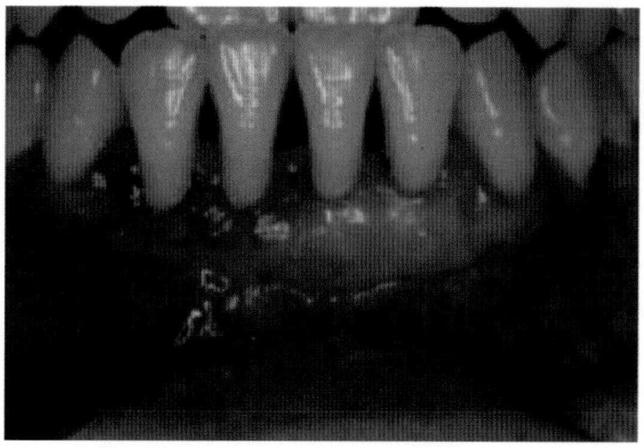

图 15-12　术后 15 周下前牙口内照：见术区角化龈增宽增厚，根面部分覆盖，色泽好转。

小结：该患者牙龈退缩类型为 Miller III 类，邻面有牙槽骨及软组织的丧失。术前检查为薄龈生物型，可见根型，患者反殆。游离龈移植后可见角化龈宽度厚度明显增加，根面亦有一定程度的覆盖。患者下前牙区牙龈生物型由薄龈型转为厚龈型，可防止牙龈进一步退缩。但从腭侧取游离龈移植后，与受植区临近组织协调性略差，故对美学效果要求较高的患者应用时需慎重。由于咬合对牙龈退缩有一定影响，后期可考虑正畸治疗以改善咬合关系。待牙齿位置稳定后若仍有明显的牙龈退缩，可考虑二期手术进行根面覆盖，但 Miller III 类很难获得 100% 的根面覆盖。

谭葆春　闫福华

病例3 牙龈结缔组织移植联合冠向复位术

患者：陈某，女，27 岁

主诉：下前牙牙龈退缩 2 年余。

病史：患者自觉牙龈退缩明显，影响美观，刷牙出血，现就诊希望改善牙龈退缩。否认治疗禁忌症及药物过敏史。

检查：41 牙龈退缩约 4mm，邻间隙增大。口腔卫生差，全口牙龈充血水肿，龈上牙石（++），可探及龈下牙石，PD 约 3-5mm。X 线片显示：41 牙周膜间隙增宽。

病症诊断：1 牙龈退缩；2 牙周炎（Ⅱ期 B 级）

治疗计划：

① 口腔卫生指导，② 牙周基础治疗，③ 根面覆盖（牙龈结缔组织移植联合冠向复位术），④ 牙周维护治疗。

处理：

分期作口腔卫生指导、牙周基础治疗、根面覆盖（牙龈结缔组织移植联合冠向复位术）、牙周维护治疗。

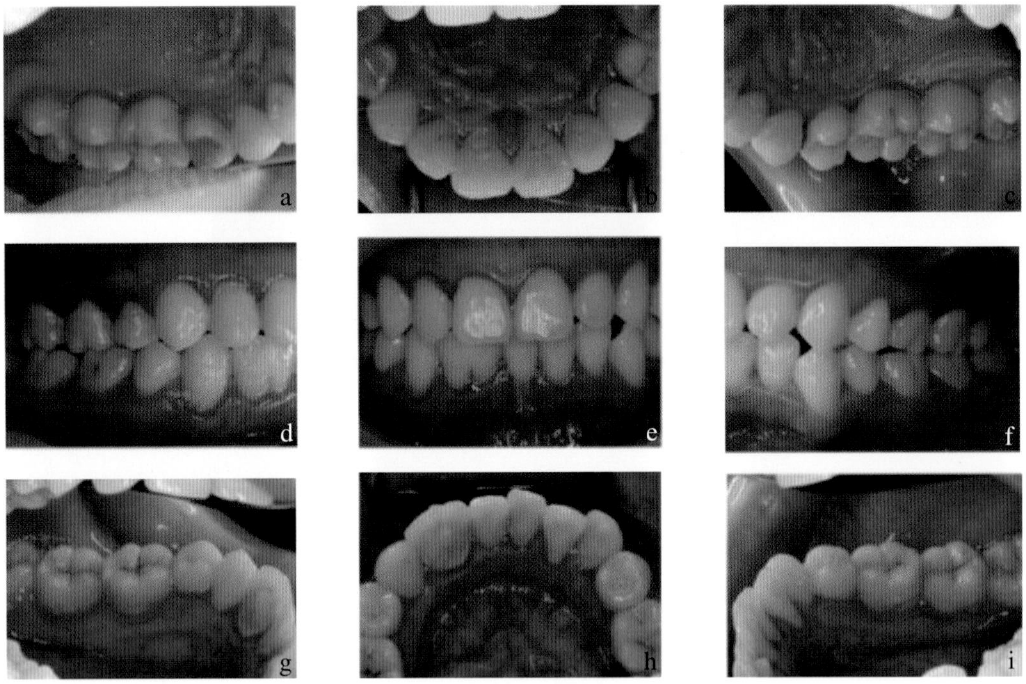

图 15-13　初诊时口内照：见 41 牙唇侧牙龈退缩约 4mm，全口牙龈充血水肿。

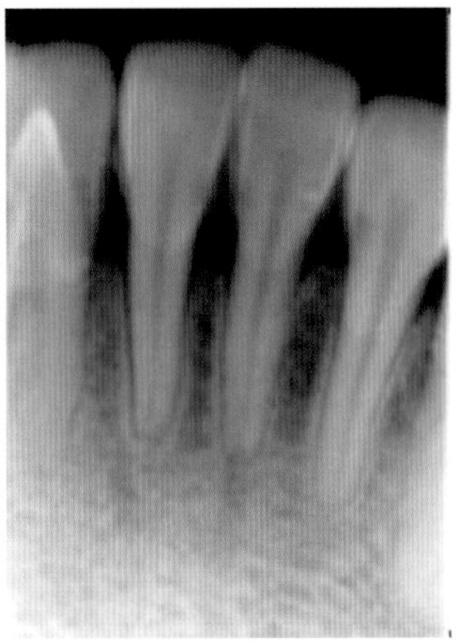

图 15-14　初诊时 41 牙根尖片：牙槽骨吸收 1 度。

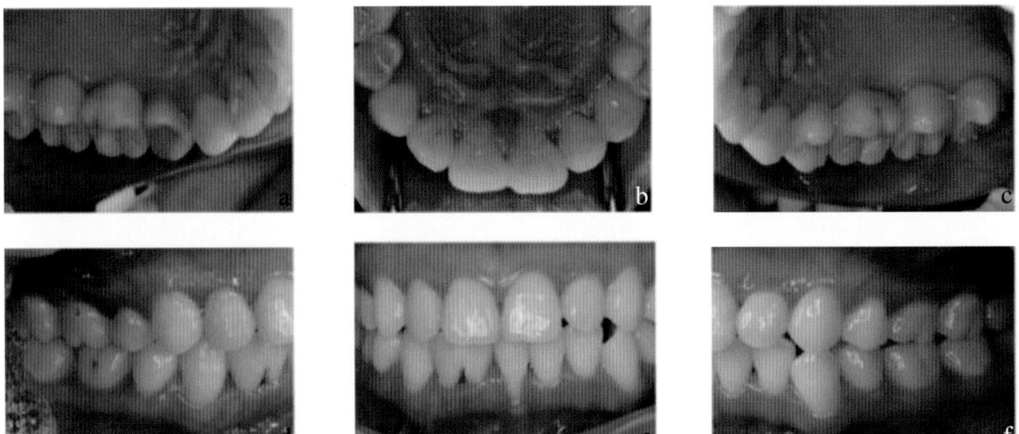

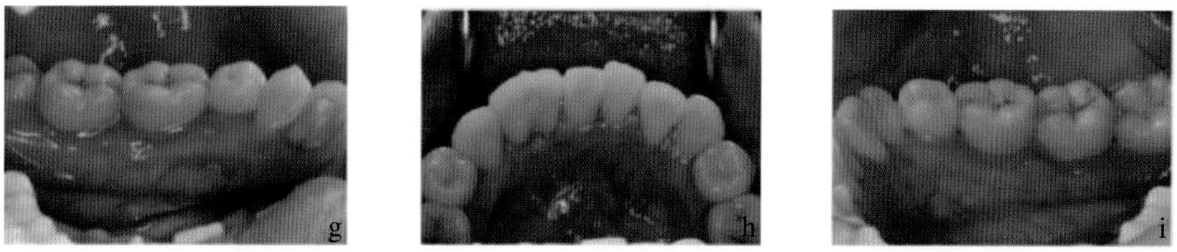

图 15-15　牙周基础治疗后口内照：牙龈红肿明显消失。

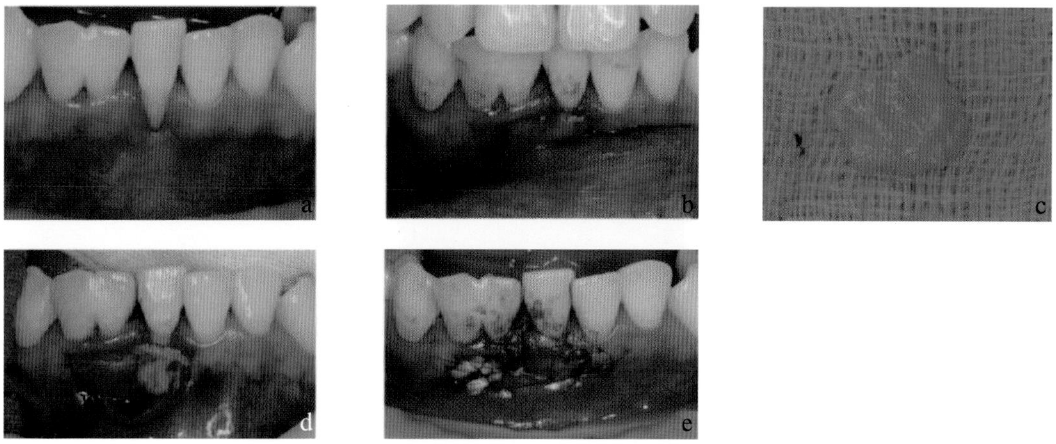

图 15-16　术中口内照：术中定位切口，制备半厚瓣，根面处理，腭侧因组织较薄，制取带上皮结缔组织，去上皮后移植至受植区，冠向复位联合侧向转位瓣术，复位至釉牙骨质界处，骨膜暴露区及供区用胶原蛋白海绵覆盖。

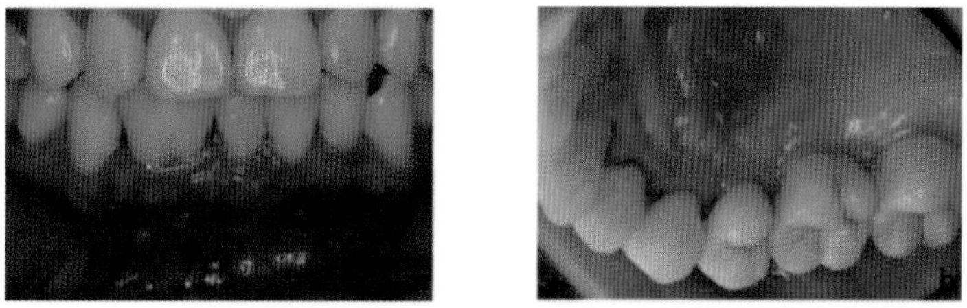

图 15-17　术后 2 周口内照：术区创面愈合良好。

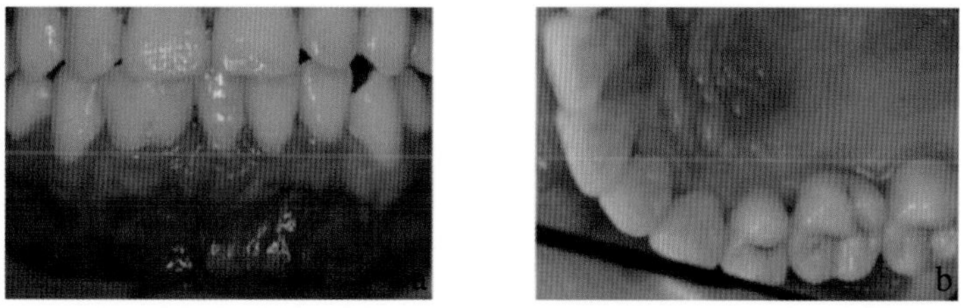

图 15-18　术后 1 个月口内照：术区牙龈组织完全愈合，退缩牙龈基本覆盖。

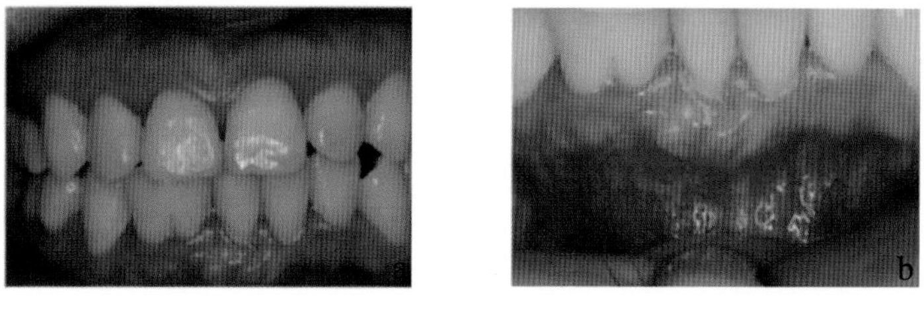

图 15-19　术后 3 个月口内照：术区牙龈与邻牙牙龈组织基本一致。

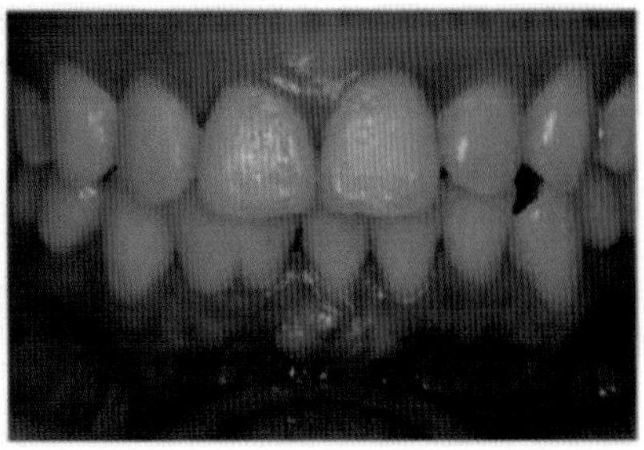
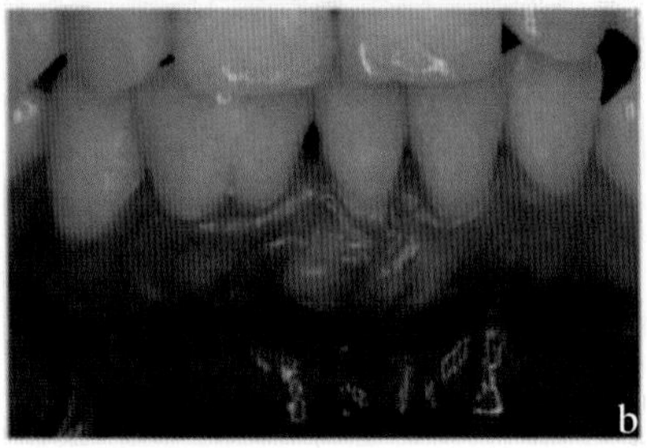

图 15-20 术后 1 年口内照：术区牙龈轻度红，牙龈退缩无明显复发。

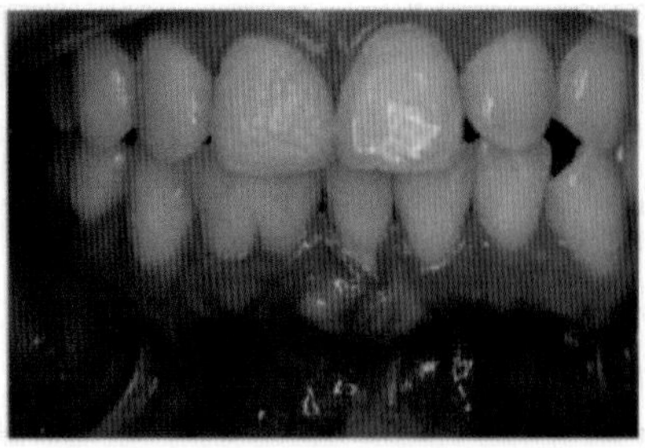

图 15-21 术后 1 年 11 个月口内照：41 牙龈缘轻度红肿和退缩，需作牙周维护治疗。

小结：该患者 41 牙术前角化龈缺如，因腭侧供区组织较薄，取带上皮结缔组织，去上皮后，植入 41 牙受植区，采用冠向复位、侧向转位瓣术联合使用关闭术区伤口。术后角化龈明显增宽增厚，但牙龈组织有瘢痕形成。术后 1 年 11 个月复诊时可见牙龈略向根方退缩。行牙周基础治疗后建议患者定期复查。本例患者亦可选择两阶法，先增宽角化龈，二期手术再进行根面覆盖，但美学效果较一阶法略差。

谭葆春　闫福华

病例 4 前牙牙龈退缩行牙龈结缔组织移植术

患者：张某，54 岁。
主诉：下前牙牙龈退缩。
检查：32 牙牙龈退缩 4mm，余牙牙龈无明显退缩和红肿，口腔卫生良好，牙槽骨无明显吸收。
病症诊断：32 牙牙龈退缩。

治疗计划：

① 口腔卫生宣教，②龈上洁治术和龈下刮治术，③ 牙龈结缔组织移植术 + 牙龈冠向复位术，④ 牙周维护治疗。

处理：

分期作口腔卫生指导宣教、龈上洁治术和龈下刮治术、结缔组织移植 + 冠向复位术，牙周维护治疗。

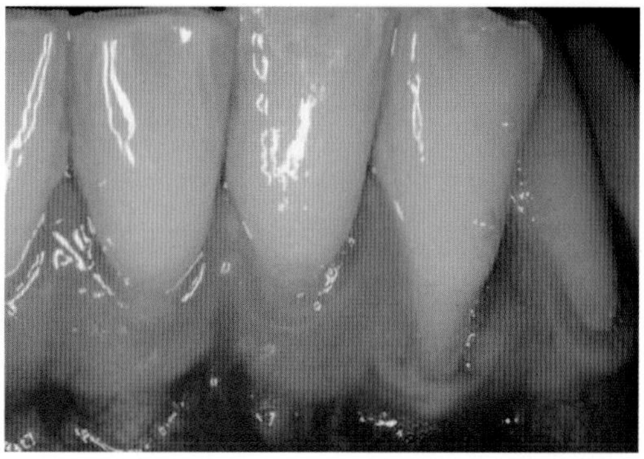

图 15-22　初诊时口内下前牙局部照：32 牙牙龈退缩 4mm，行口腔卫生宣教、龈上洁治术和龈下刮治术。

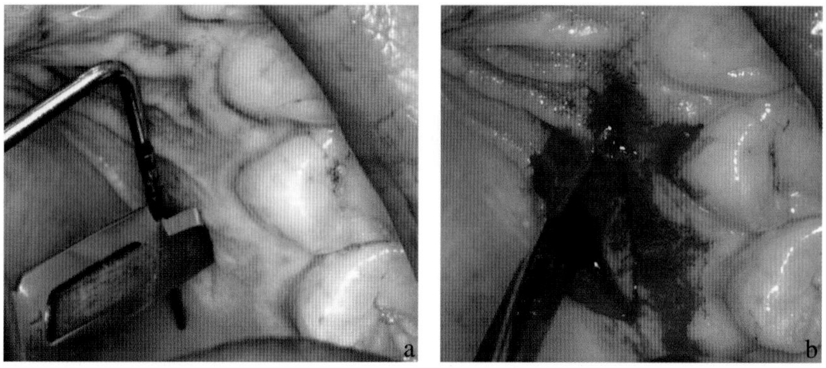

图 15-23　上颌腭侧取牙龈结缔组织口内照：局麻下在 24~26 牙腭侧距离龈缘 2mm 处取 1.5×0.8cm 的牙龈结缔组织备用。

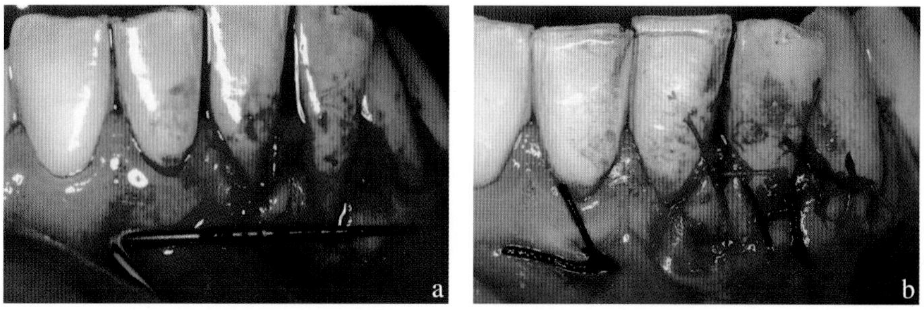

图 15-24　32 牙牙龈退缩手术修复局部照：常规牙周基础治疗后，在局麻下行 32 牙及邻近两个牙龈行保留牙龈乳头沟内切口，分离牙龈半厚瓣，翻起牙龈瓣，将所取的牙龈结缔组织修剪后移植于 31 牙 ~33 牙根面，并固定，牙龈瓣冠向复位后缝合固定。

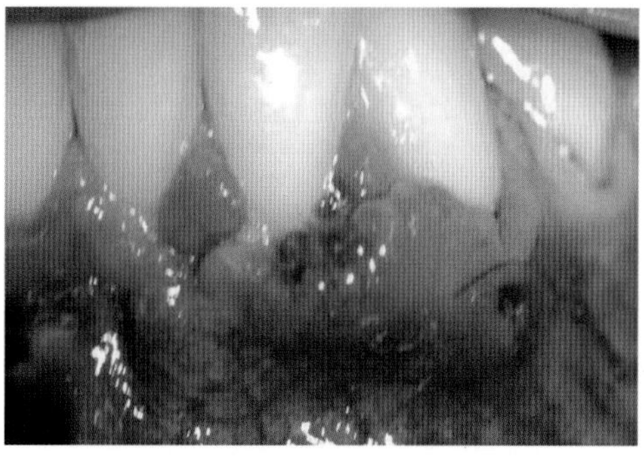

图 15-25　术后 2 周下颌局部照：2 周拆线，伤口稍红肿。

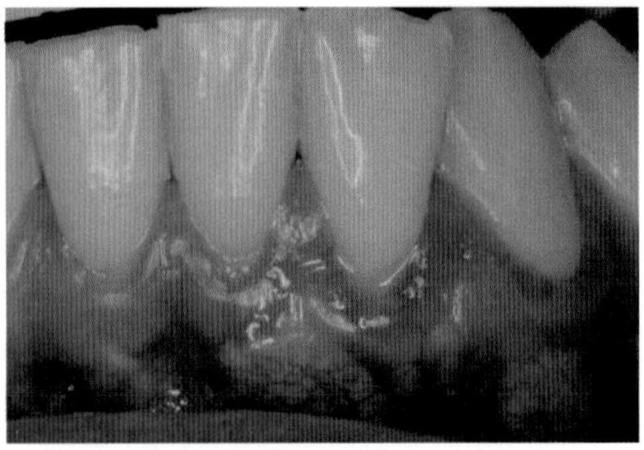

图 15-26　术后 8 周下颌局部照：32 牙牙龈覆盖良好，比术前明显改善。

[述评]

膜龈手术（mucogingival surgery）是代表以纠正口腔黏膜和牙龈退缩或缺损修复的手术。健康牙龈通常覆盖整个牙根表面，当牙龈向根方退缩导致牙根暴露时称为牙龈退缩（gingival recession），主要为牙周炎的伴发病变，牙龈退缩处同时有牙槽骨吸收。50 岁以上人群中几乎 100% 有不同程度牙龈退缩，可局限于单个牙或多个牙。主要因为牙周组织长期受各种机械性损伤和炎症刺激造成。牙周炎治疗后会出现牙龈退缩，有些牙齿由于错位萌出，过于偏向唇颊侧造成唇颊侧骨板很薄，这种牙在受到创伤或正畸力时，唇颊侧骨板容易吸收，造成牙龈退缩；不良修复体及牙刷刷毛过硬拉锯式横刷法会造成牙龈炎症和牙龈退缩。牙龈退缩可影响美观，引起牙根敏感、食物嵌塞和根面龋等。对于牙龈退缩的治疗有不同看法，少量均匀的牙龈退缩不需要处理，某些牙龈退缩可通过膜龈手术覆盖暴露的根面，改善美观；对牙龈退缩伴发病症作对症治疗，如根面敏感使用脱敏牙膏脱敏；对个别严重食物嵌塞可考虑烤瓷冠修复去除牙间隙。

膜龈手术主要包括以下几种：（1）游离龈移植术（free gingival graft）是从患者自身口腔内取健康的带有角化上皮的游离龈组织，移植到附着龈过窄的患区，使附着龈加宽，前庭沟加深。主要适应于附着龈过窄和牙龈过薄。（2）结缔组织移植术（subepithelial connective tissue graft）是将带蒂的半厚瓣和自体的游离结缔组织移植相结合，治疗单个和多个牙的宽而深的牙龈退缩。是从腭侧取上皮下结缔组织，移植于受植区翻起的半厚瓣下方，即夹在未翻开的骨膜及结缔组织层与翻开的半厚瓣之间，利于移植组织的成活，提高覆盖组织成活率。适应于 Miller Ⅰ类和Ⅱ类牙龈退缩。（3）侧向带蒂转位瓣移植术（laterally pedicle positional flap graft）利用相邻牙的健康牙龈形成带蒂的龈黏膜瓣，向牙龈退缩病损区滑行转移，以覆盖裸露的根面，治疗个别牙较窄的牙龈退缩的方法。适应于：个别牙龈退缩，且邻牙可提供龈瓣，并能侧向转移，可将裸露根面覆盖。（4）牙龈冠向复位术（gingival coronally repositioned flap）是在术区行水平及垂直切口，分离并翻起半厚瓣，根面处理后，冠向复位缝合，牙周塞治。术后可使牙龈退缩和牙根暴露区获得一定的牙龈覆盖，单纯的冠向复位较难增加附着龈宽度，可在冠向复位术后 2 个月实施游离牙龈移植手术以增加角化牙龈宽度。

本章有 4 例牙龈退缩或牙龈缺损患者，1 例为牙龈瘤切除术后用牙龈冠向复位术联合局部组织牵拉缝合术治疗，以改善因手术创伤造成的牙龈缺损，观察 3 个月，疗效稳定。1 例为下前牙多个牙的 Miller Ⅲ类牙龈退缩伴有反殆，经过基础治疗后行游离牙龈移植术，随访 15 周后获得了角化龈增生和根面覆盖。1 例为 41 牙的牙龈退缩，基础治疗后行牙龈结缔组织移植，联合冠向复位术，观察 3 个月时牙龈退缩得到明显改善，但在 1 年 11 个月时出现轻度复发，经过牙周基础治疗后好转；病例 4 为牙龈退缩后用结缔组织移植联合冠向复位术观察 2 个月，达到了较好疗效。建议对膜龈手术适应证和手术操作技巧要严格把关，以取得好的疗效，膜龈手术疗效与适应证选择和医生水平密切相关。

参考文献

[1] Urban IA,Lozada JL,Nagy K,et al.Treatment of severe mucogingival defects with a combination of strip gingival grafts and a xenogeneic collagen matrix: a prospective case series study. Int J Periodontics Restorative Dent,2015, 35:345-53.

[2] Tarnow DP, Pérez JM, Ghamid SS,et al. A new technique to identify the location of the mucogingival junction on computer tomographic scans before implant placement. Implant Dent, 2015, 24:338-42.

[3] Froum S, Lagoudis M, Rojas GM,et al. New surgical protocol to create interimplant papilla: the preliminary results of a case series. Int J Periodontics Restorative Dent,2016, 36:161-8.

[4] Andreasi Bassi M, Andrisani C, Lopez1 MA, et al. Modified connective tissue punch technique to increase the vestibular/buccal keratinized tissue on flapless implant surgery: a case series. J Biological Regulators Homeostatic Agents,2016, 30(2 Suppl 1):29-34.

[5] Atieh MA, Alsabeeha N, Tawse-Smith A,et al. Xenogeneic collagen matrix for periodontal plastic surgery procedures: a systematic review and meta-analysis. J Periodont Res 2015, 2016, 51（4）: 438-52.

[6] Gracis M, Molinari E and Ferro S. Caudal mucogingival lesions secondary to traumatic dental occlusion in 27 cats: macroscopic and microscopic description, treatment and follow-up. J Feline Medicine Surgery, 2015, 17(4): 318-28.

[7] Stiller M, Peleska B, Hmaidouch R,et al. Dentofacial composition: an entire aesthetic concept. Facial Plast Surg,2015, 31:504-12.

[8] Pini Prato G, Cortellini P. Thirty-year stability after regeneration of a deep intrabony defect. a case repor. J Clin Periodontol, 2016, 43: 857-62.

[9] Raffaele A, Enrico L, Giorgio P,et al. Gingival Margin Stability After Mucogingival Plastic Surgery. The Effect of Manual Versus Powered Toothbrushing: A Randomized Clinical Trial. J Periodontol, 2016, 87(10):1186-94.

[10] Xie YF, Shu R, Qian JL,et al. Esthetic management of mucogingival defects after excision of epulis using laterally positioned flaps. Cell Biochem Biophys, 2015, 71:1005-10.

[11] Solakoglu O,Filippi A. Transreplantation: an alternative for periodontally hopeless teeth.. Quintessence Int, 2017, 48: 287-93.

[12] Clark-Perry D,Mikitanov S I,Levin L. Do root coverage procedures affect the longevity of teeth? A systematic review. Quintessence Int, 2021,52(4):284-91.

[13] Zuhr O,Akakpo D,Eickholz P,et al. Tunnel technique with connective tissue graft versus coronally advanced flap with enamel matrix derivate for root coverage: 5-year results of an RCT using 3D digital measurement technology for volumetric comparison of soft tissue changes. J Clin Periodontol, 2021, 48（7）: 949-61.

[14] Ragghianti-Zangrando MS,Margarido Brondino NC,Damante CA,et al. Clinical outcomes and gingival blood flowmetry of two types of subepithelial connective tissue graft for root coverage in multiple gingival recessions: a preliminary study. Int J Periodontics Restorative Dent, 2021, 41(2):285-93.

[15] Carcuac O,Derks J. Modified free gingival graft technique for root coverage at mandibular incisors: a case series. Int J Periodontics Restorative Dent, 2021,41(2): e37-e44.

第2节　牙冠延长术

病例1 上前牙折裂位于龈下

患者：徐某，女，63岁。

主诉：上前牙折裂1年。

病史：1年前咬硬物引起前牙折裂，未作治疗，近来自觉影响美观和饮食希望修复，否认全身系统疾病病史。

检查：21牙残冠，折裂断面位于龈下，牙龈红肿，牙槽骨吸收0~1度，余牙牙龈稍红，无明显肿胀，口腔卫生尚可。

病症诊断：上前牙折裂位于龈下。

治疗计划：

① 口腔卫生指导，② 21 牙根管治疗，③ 牙冠延长术，④ 桩冠修复，⑤ 牙周维护治疗。

处理：

分期作根管治疗、牙冠延长术、桩核烤瓷冠修复、牙周维护治疗。

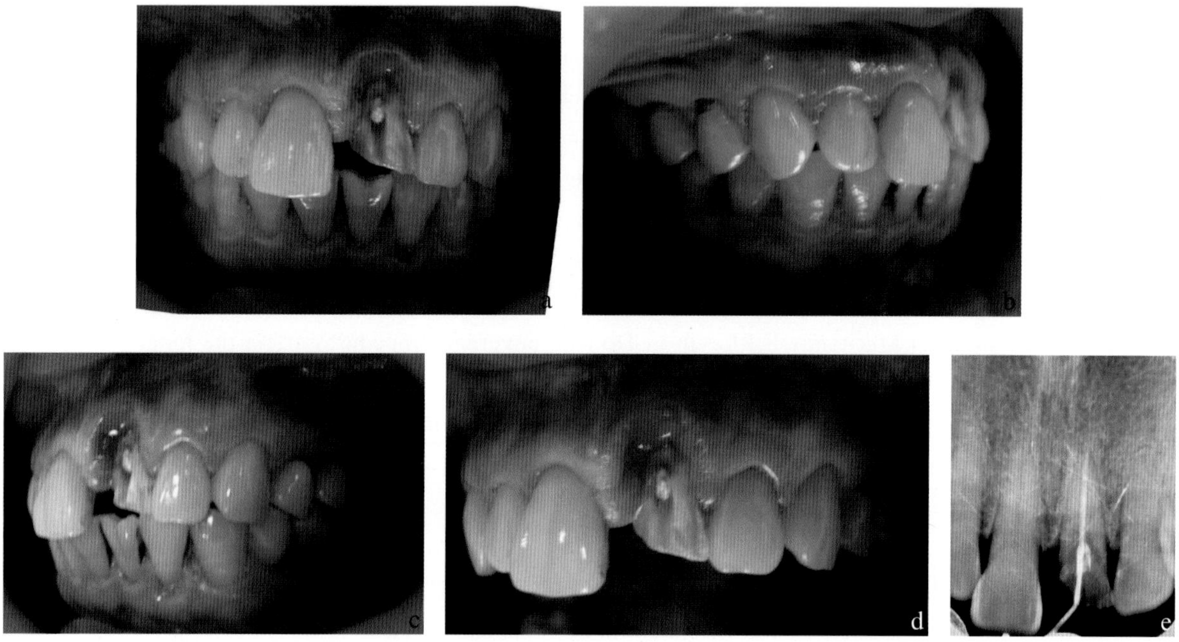

图 16-1　初诊时口内照及X线片：21牙残冠，折裂位于龈下，牙龈红肿，21牙根管口暴露，余牙牙龈未见明显肿胀，口腔卫生尚可，牙槽骨吸收0~1度。

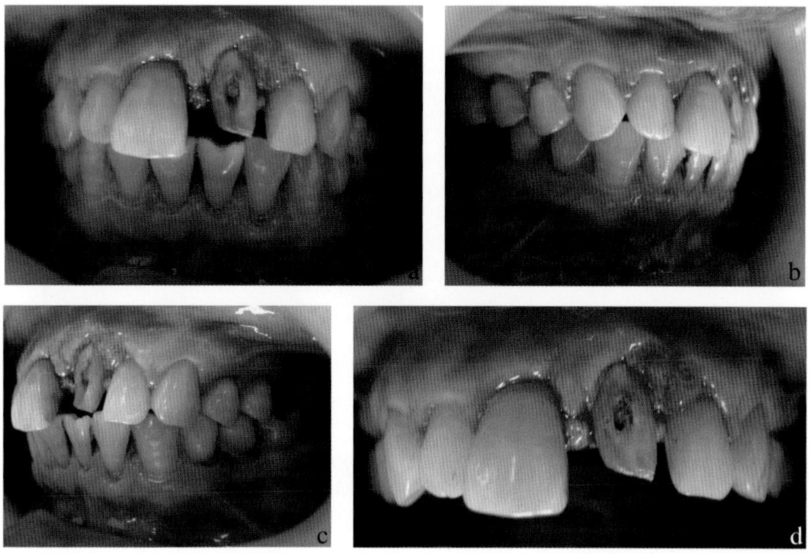

图 16–2　根管治疗后行牙冠延长术后 1 周口内照

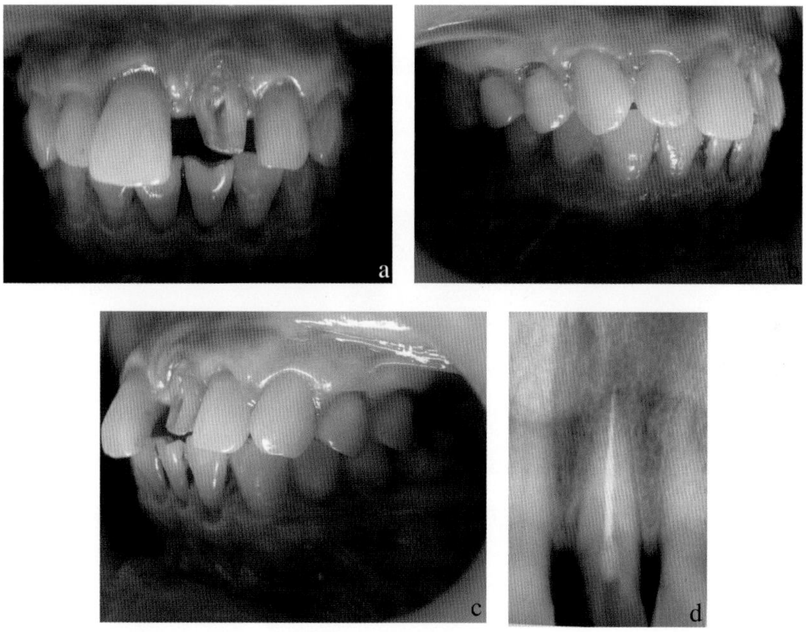

图 16–3　牙冠延长术后 6 周口内照及 X 线片：牙龈伤口基本愈合，折裂牙断面已充分暴露，择期作桩冠修复。

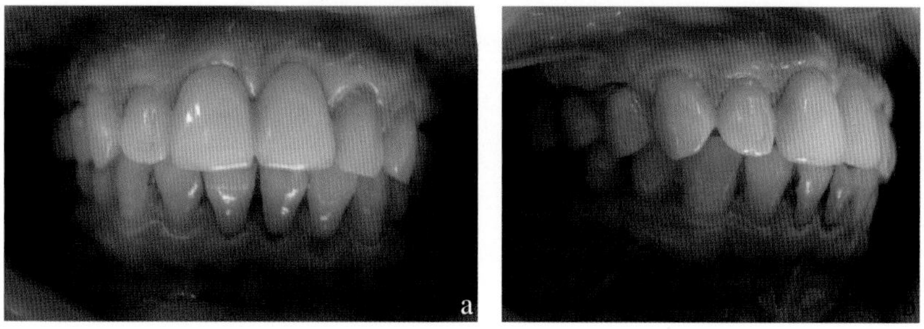

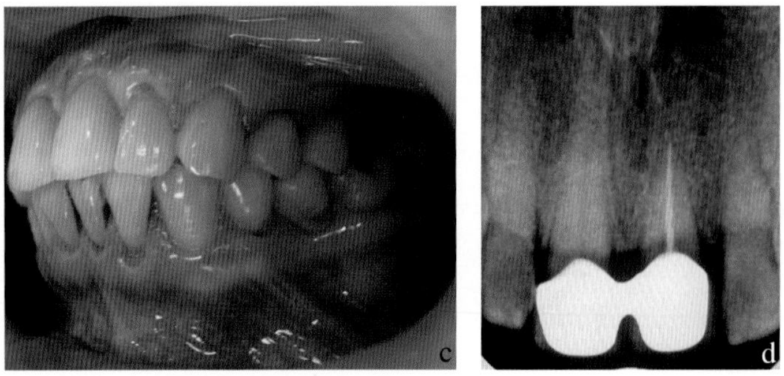

图 16-4　牙冠延长术后 3 个月行桩核修复后 1 周口内照及 X 线片。

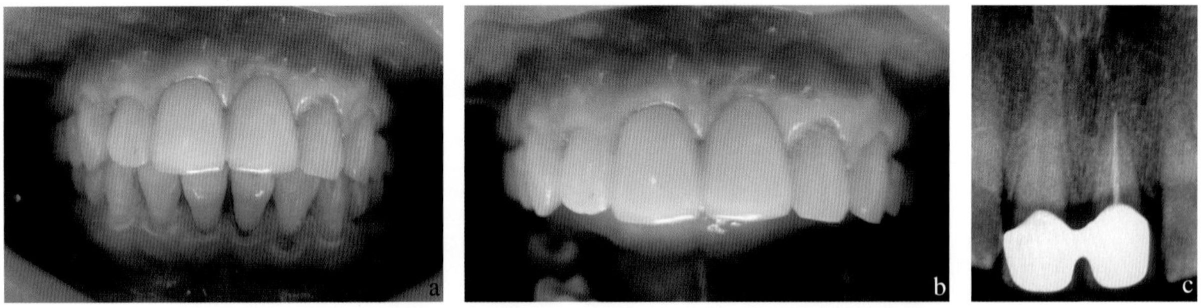

图 16-5　烤瓷修复 1 年口内照及 X 线片

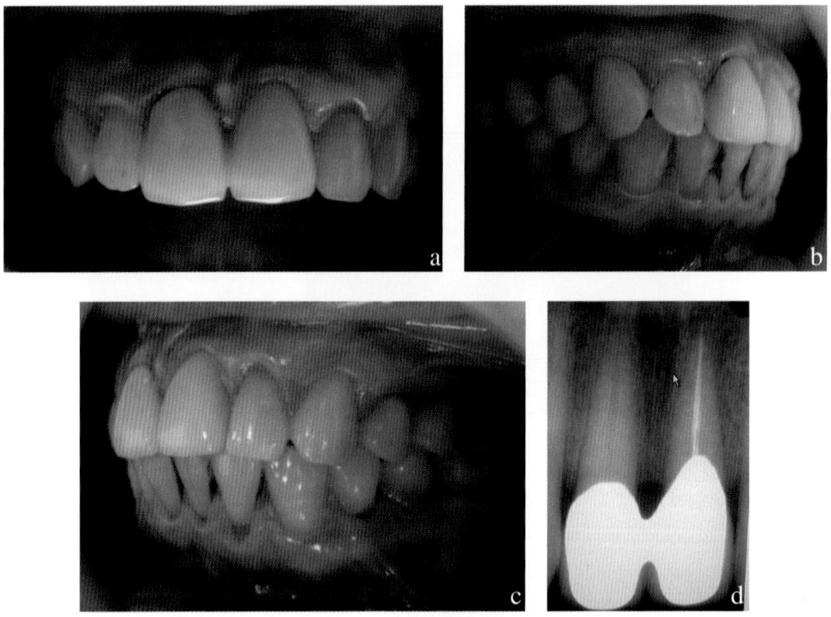

图 16-6　烤瓷修复后 3 年口内照及 X 线片：牙龈轻度红肿，牙槽骨未见明显吸收，患者满意。

病例2 后牙龋坏位于龈下

患者：谢某，女，35岁。
主诉：左下后牙龋坏严重2年。
病史：2年前开始左下后牙颈部龋坏，食物嵌塞，未作治疗，近来感觉自发痛，牙龈红肿，影响美观和饮食，否认全身系统疾病病史。
检查：34牙颊侧龋坏，且位于龈下5mm，牙龈稍红肿覆盖牙根断面，探痛，已穿髓，X线片见34牙龋坏位于牙槽嵴顶处。
病症诊断：34牙颊侧龋坏位于龈下。

治疗计划：

① 口腔卫生指导，② 34 牙根管治疗，③ 牙冠延长术，④ 桩冠修复，⑤ 牙周维护治疗。

处理：

分期作根管治疗、牙冠延长术、烤瓷牙冠修复、牙周维护治疗。

预后：

34 牙未作牙龈根向复位术使附着龈减少。

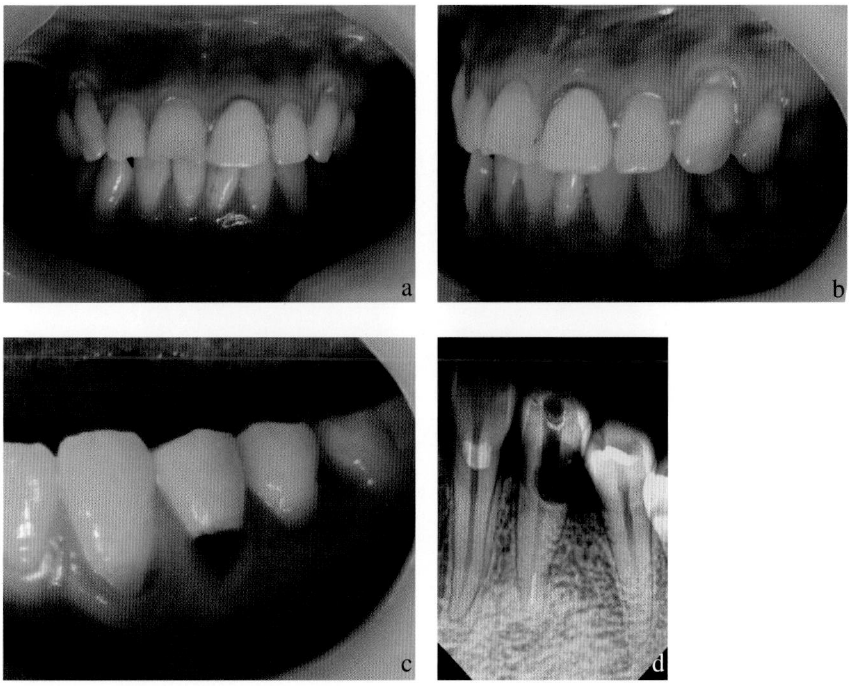

图 16-7　初诊时口内照及 X 线片：34 牙颊侧龋坏，且位于龈下 5mm，牙龈缘稍红肿，覆盖牙颈部龋坏断面，X 线片示 34 牙龋坏位于牙槽嵴顶，余牙未见明显异常，口腔卫生尚可。

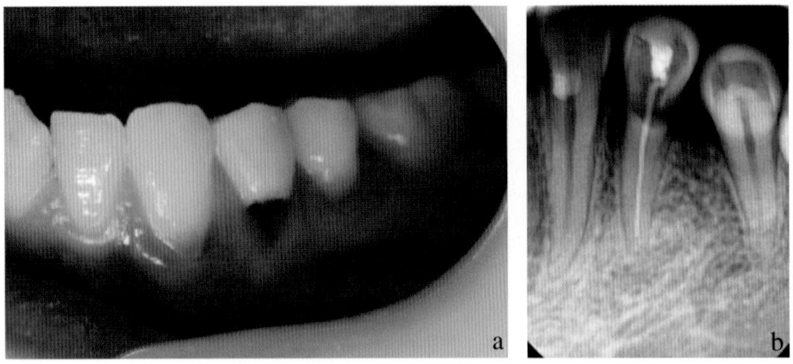

图 16-8　34 牙根管充填后口内照及 X 线片

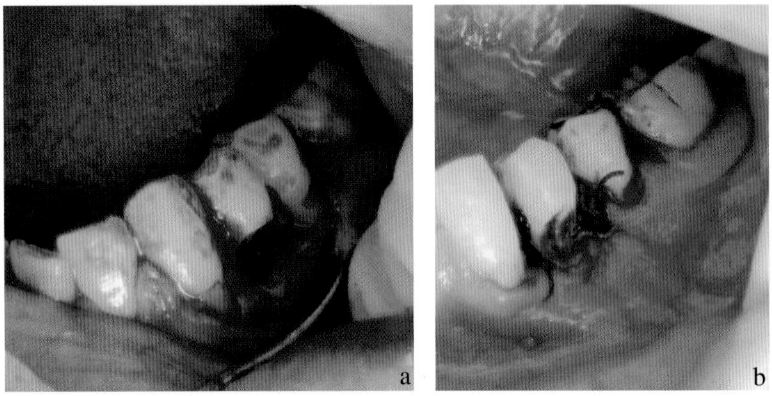

图 16-9　34 牙牙冠延长术中口内照：局麻下对 34 牙及邻近 33 牙和 35 牙行沟内切口，翻起牙龈瓣，去除部分牙槽骨，使龋坏断面与牙槽嵴顶有 3~4mm 距离，行骨修整，对 33 牙 ~35 牙的牙龈瓣复位后缝合，使龋坏断缘暴露。

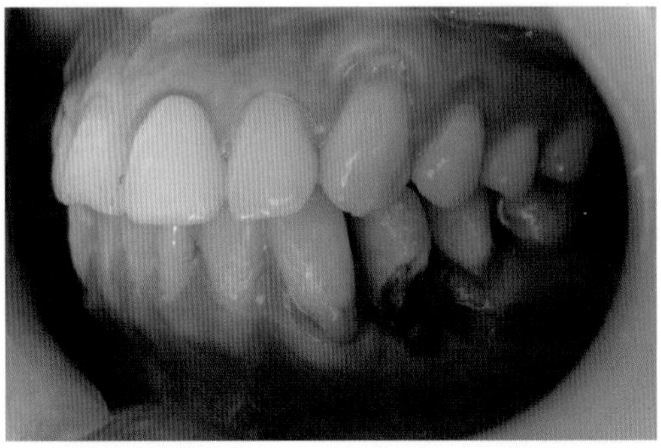

图 16-10　牙冠延长术后 1 周口内照（择期行 34 牙龋洞充填）

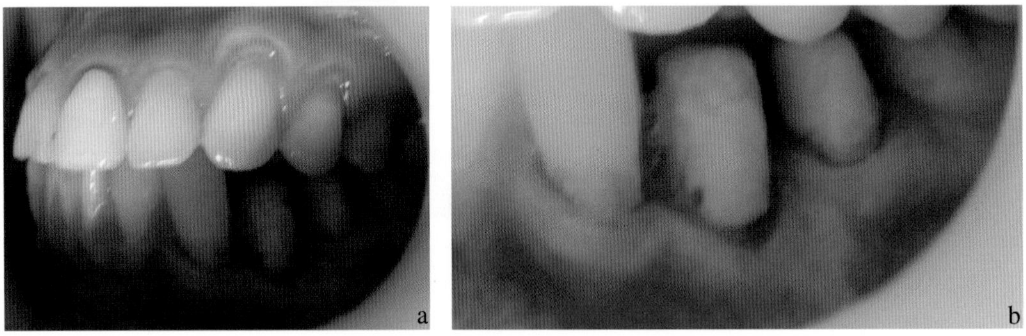

图 16-11　34 牙和 35 牙手术后一个半月口内照：伤口基本愈合后备牙，取模型制作烤瓷联冠。

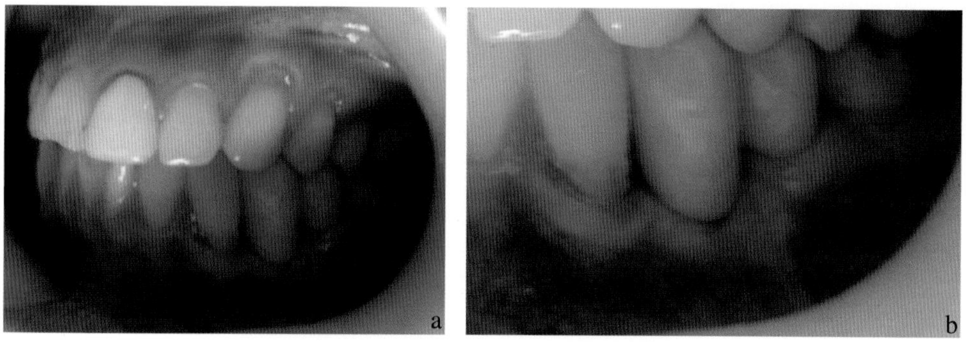

图 16-12　34 牙和 35 牙戴入全瓷冠桥后口内照

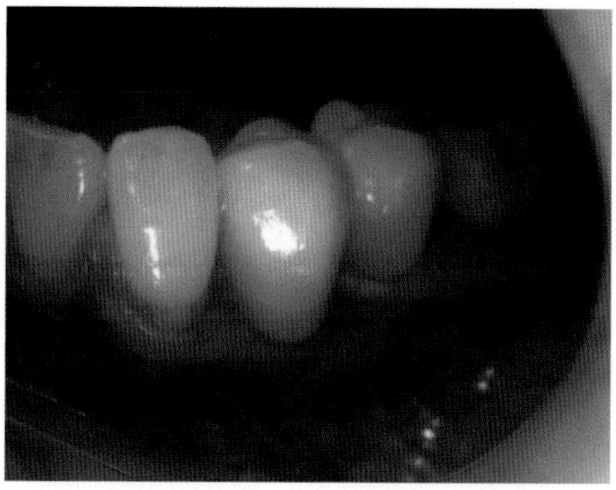

图 16-13　34 牙和 35 牙戴入全瓷冠桥后 2 个月口内照

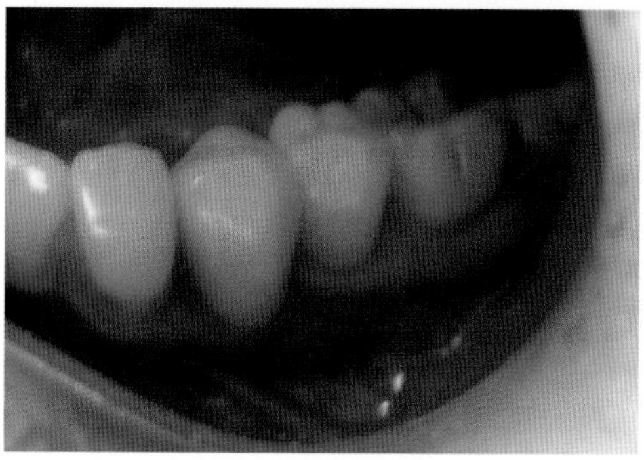

图 16-14　34 牙和 35 牙戴入全瓷冠桥 1 年后口内照：冠桥良好，牙龈形态好，未见炎症，由于龋坏严重损害附着龈使附着龈减少，修复后牙龈炎概率增加。建议手术时作牙龈根向复位术，以保留附着龈。

病例3 上前牙龋坏位于龈下

患者：麦某，女，65 岁。

主诉：上前牙龋坏 1 年。

病史：1 年前开始上前牙颈部龋坏，一直未作治疗，近来影响美观和担心牙齿折裂要求治疗，否认全身系统性疾病病史。

检查：11 牙和 21 牙近远中龋坏位于龈下，已穿髓，探痛（++），牙间隙较大，X 线片见 11 牙和 21 牙牙槽骨吸收 1 度。

诊断：11 牙和 21 牙近远中龋坏位于龈下

治疗计划：

① 口腔卫生指导，② 11 牙和 21 牙根管治疗，③ 牙冠延长术，④ 烤瓷修复，⑤ 牙周维护治疗。

处理：

分期作根管治疗、牙冠延长术、烤瓷冠修复、牙周维护治疗。

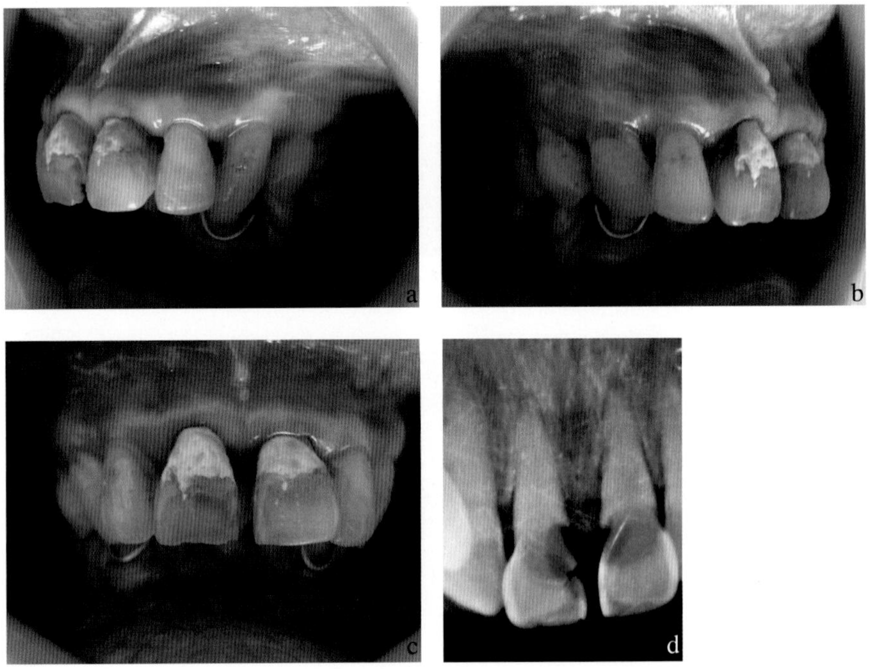

图 16–15 初诊时口内照及 X 线片：11 牙和 21 牙近远中龋坏位于龈下，已穿髓，探痛（++），牙间隙较大，11 牙和 21 牙牙槽骨吸收 1 度。

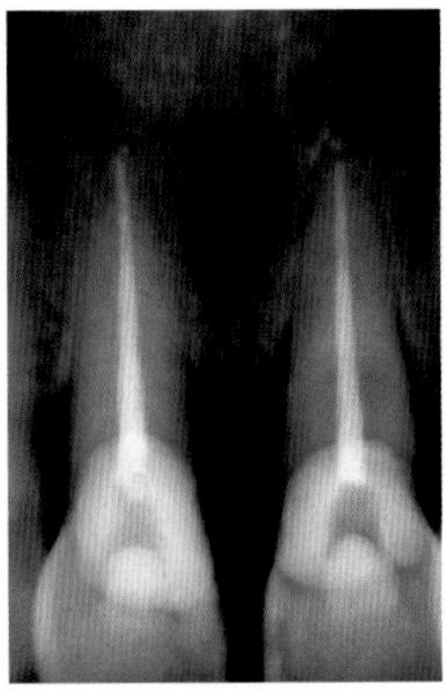

图 16–16 11 牙和 21 牙根管充填后 X 线片

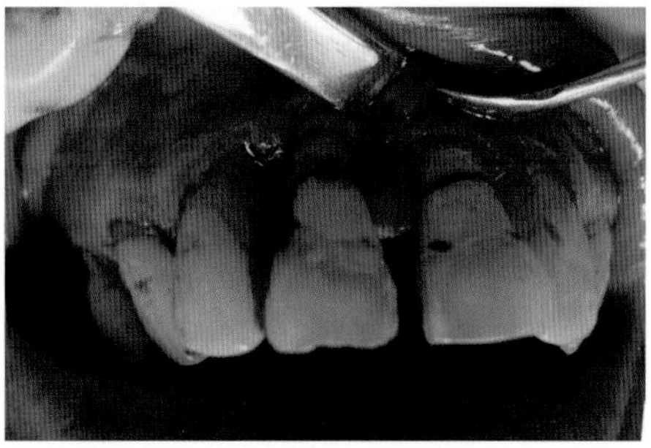

图 16-17　11 牙和 21 牙牙冠延长术中口内照：局部阿替卡因麻醉下沟内切口，翻起牙龈粘骨膜瓣，行根面平整和肉芽组织清创，去除部分牙槽骨使龋坏断缘与牙槽嵴顶有 3~4mm 距离，并进行骨修整，冲洗后牙龈瓣复位缝合。

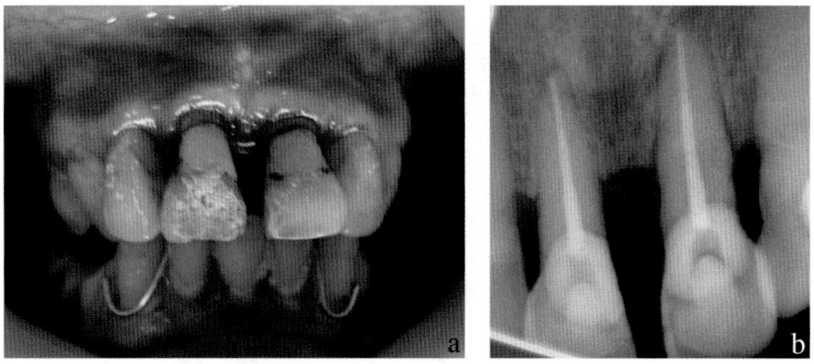

图 16-18　术后 1 周拆线后口内照及 X 线片：牙龈轻度红，无明显肿胀

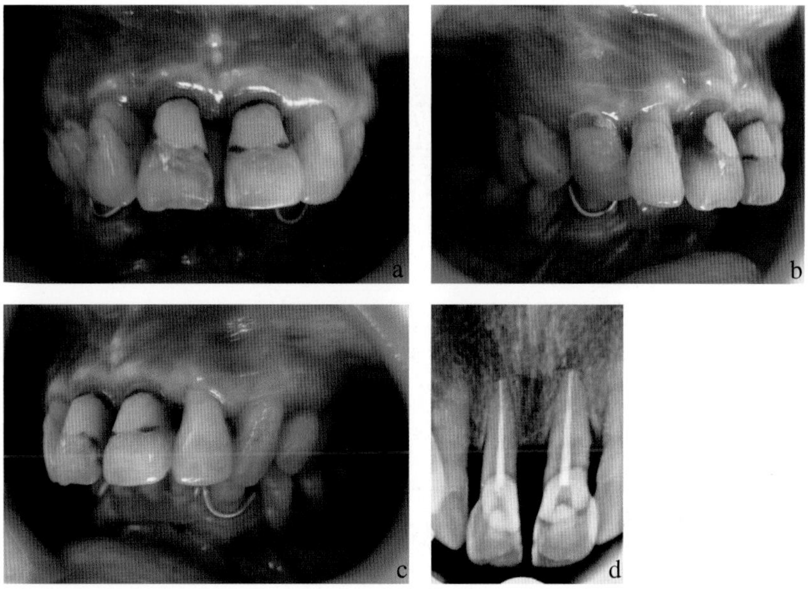

图 16-19　术后 4 周口内照和 X 线片：牙龈伤口愈合，龋坏处暴露，硬骨板形成。

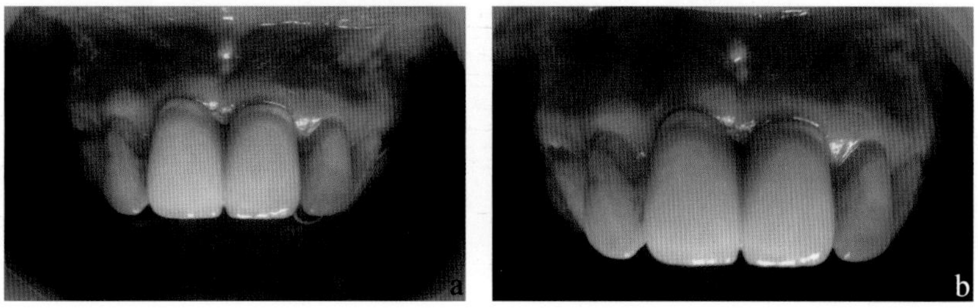

图 16-20　烤瓷修复后 1 个月口内照：牙龈无明显炎症

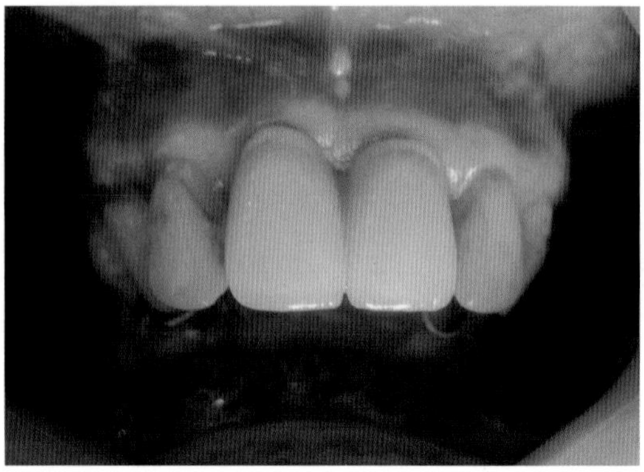

图 16-21　烤瓷修复后 1 年口内照：牙龈形态和牙齿协调，无明显红肿和出血。

病例 4　露龈笑

患者：杨某，女，32 岁。

主诉：上前牙变色伴露龈笑 3 年。

病史：3 年前开始上前牙烤瓷牙冠修复，1 年前发现另一个上前牙变色，未作治疗，近来由于影响美观要求治疗，否认全身系统性疾病病史。

检查：11 牙烤瓷冠，21 牙变色，露龈笑，牙龈红肿，牙槽骨吸收 0~1 度。

病症诊断：21 牙变色伴露龈笑。

治疗计划：

① 口腔卫生指导，② 21 牙根管治疗，③ 11 牙和 21 牙牙冠延长术，④ 烤瓷修复，⑤ 牙周维护治疗。

处理：

分期作根管治疗、牙冠延长术、烤瓷冠修复、牙周维护治疗。

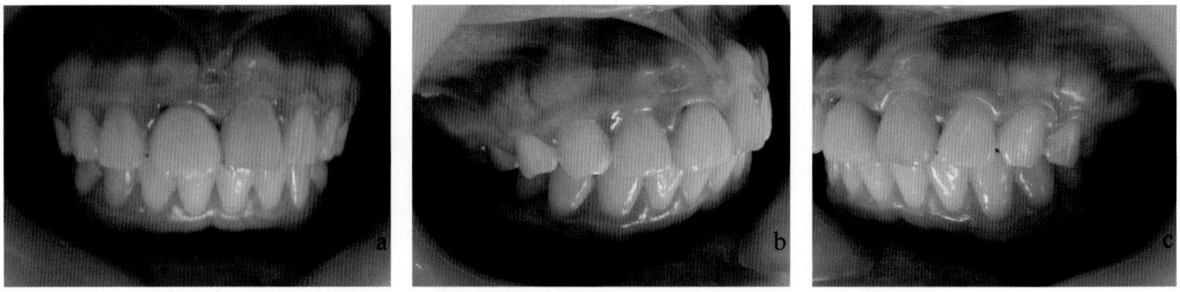

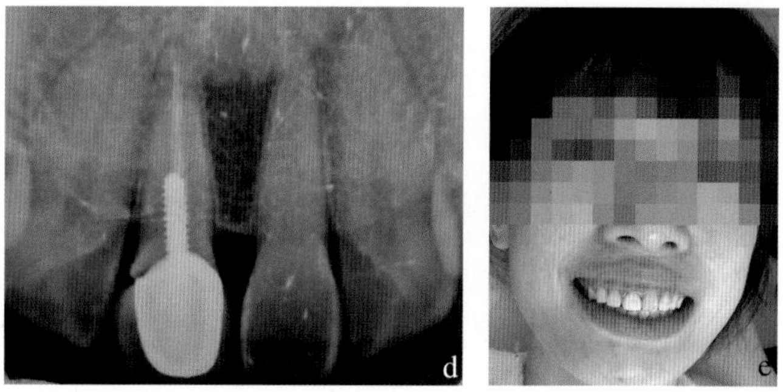

图 16-22　初诊时口内照及 X 线片及露龈笑照片：11 牙烤瓷，21 牙变色，露龈笑，牙龈红肿，牙槽骨吸收 0~1 度。桩冠修复。

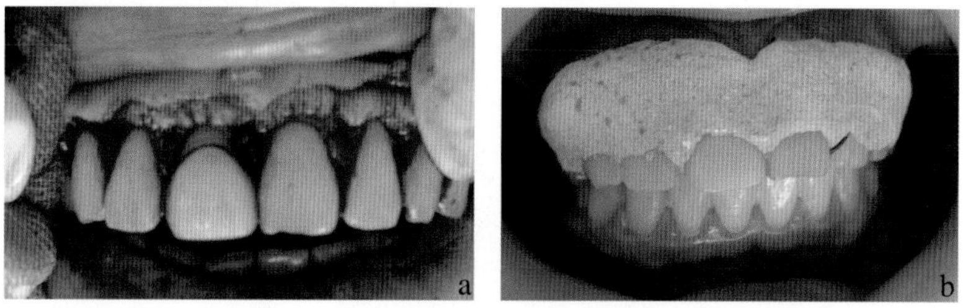

图 16-23　11 牙和 21 牙行牙冠延长术：阿替卡因局麻下行上前牙牙龈翻瓣术，去除部分牙槽骨（去骨的量根据露龈笑严重程度确定），修整牙槽骨形态，根面修整后龈瓣复位缝合。

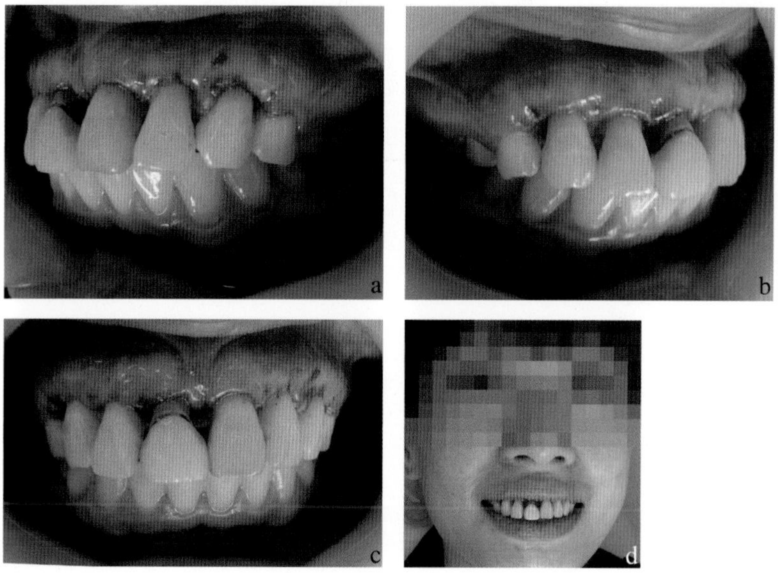

图 16-24　11 牙和 21 牙术后 1 周口内照：牙龈伤口稍红，无明显肿胀。

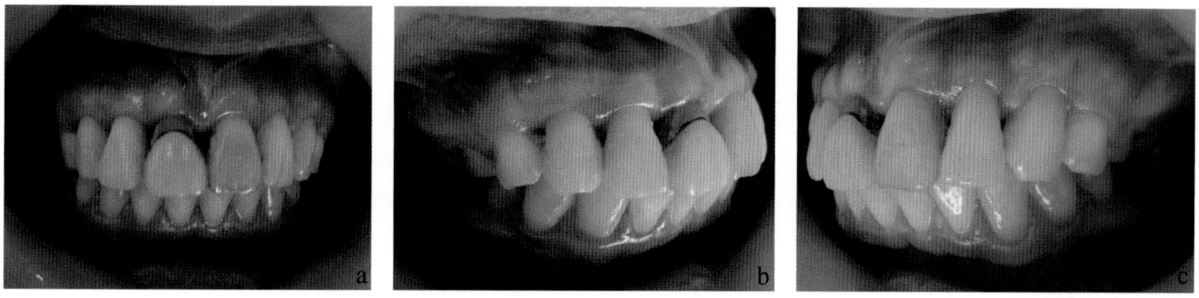

图 16-25　术后 1 个月口内照：牙龈伤口生长良好

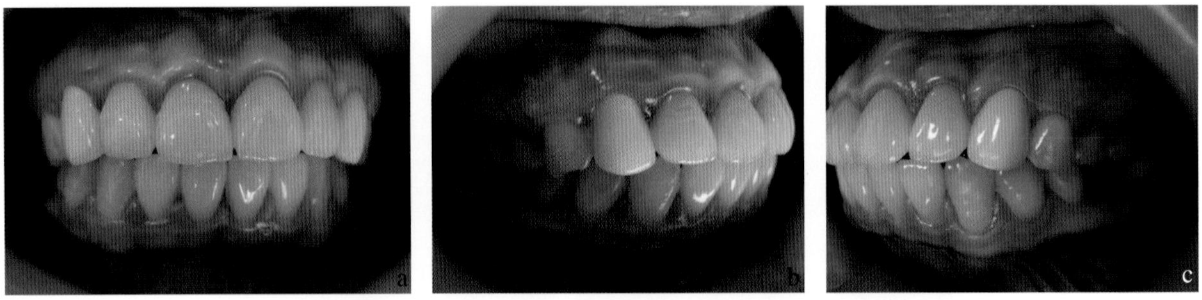

图 16-26　术后 3 个月烤瓷修复后 1 周口内照：牙龈形态与牙齿协调。

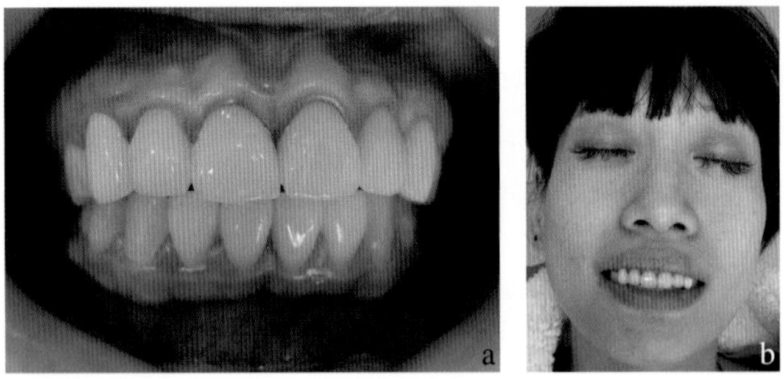

图 16-27　烤瓷修复后 9 个月（术后 1 年）口内照及正面微笑照：牙龈无明显炎症，露龈笑明显改善。

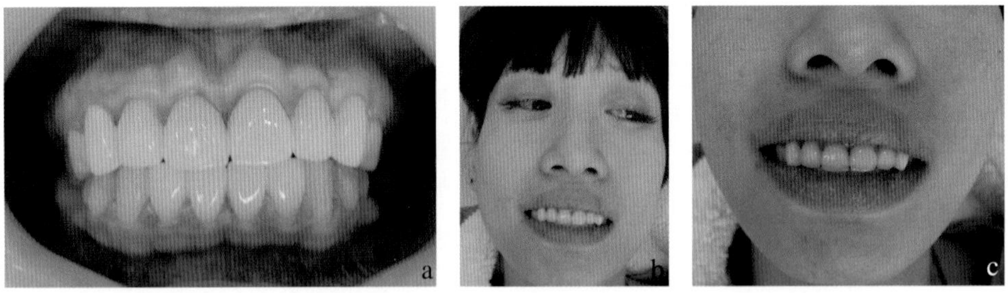

图 16-28　烤瓷修复后 2 年（术后 2 年 3 个月）口内照正面微笑照：牙龈形态和牙齿协调，无明显红肿和出血，露龈笑消失。

[述评]

牙冠延长术（crown lengthening surgery）是在符合牙周生物学宽度的原则下通过手术方法去除一定牙龈和牙槽骨，使牙齿暴露量增加，利于牙体修复或改善牙龈形态。牙冠延长术包括手术方法和正畸方法，应根据具体情况进行选择。正常情况下，从龈沟底到牙槽嵴顶的距离是恒定的，称为生物学宽度（biological width），包括结合上皮和牙槽嵴顶冠方附着于根面的结缔组织，一般为 2mm 左右。在行牙冠延长术时，应维持此距离，否则，牙龈会重新生长到术前水平，修复后牙龈发生炎症，增生或红肿，牙槽嵴吸收。

1. 适应证：（1）牙折裂位于龈下，影响牙体预备、取印模及修复；（2）龋坏达龈下，根管侧穿或牙根外吸收在牙颈部 1/3 处，尚有保留价值；（3）破坏了生物学宽度的修复体，需重建生物学宽度者；（4）临床冠过短，修复体难以固位，或无法粘接正畸装置者；（5）露龈笑影响美观需改善美观者。2. 禁忌证：（1）牙根过短，冠根比例失调者；（2）牙齿折断达龈下过多，手术后剩余牙槽嵴高度不足以支持牙齿行使功能者；（3）需切除牙槽骨过度，导致与邻牙不协调或伤及邻牙者；（4）全身情况不宜手术者。3. 术前准备：术前应消除牙龈炎症，口腔卫生指导，使患者能较好控制菌斑。4. 手术步骤：（1）切口：探明牙断端位置及范围，在前牙美观区域，应考虑使术后龈缘位置与邻牙协调，做内斜切口，若附着龈宽度不足，应行根向复位瓣；（2）翻瓣及刮治：翻开全厚瓣，除去残留牙龈组织，刮除肉芽，暴露牙断面；（3）修整牙槽骨：切除部分牙槽骨，使断端距离牙槽骨嵴顶距离至少 3mm，以满足生物学宽度，向邻牙牙槽嵴顶移行，在上前牙美学区考虑前牙牙龈形态协调性；（4）彻底根面平整：去除根面上残余牙周膜纤维，防止术后复发；（5）龈瓣修剪、复位及缝合：修整龈瓣位置，形态及厚度，复位到牙槽嵴顶处，缝合；（6）放置牙周塞治剂：压迫止血，牙龈位置及形态满意后，放牙周保护剂。5. 术后护理：手术当天可刷牙，但不刷术区，用 0.12% 氯己定含漱，每天 2 次，含漱 1 个月；口服甲硝唑片和抗生素（如头孢类药物）4~7 天，术后 1 周内不用术区咀嚼食物。6. 术后修复：术后 6 周开始修复，美容区至少在术后 2 个月后开始。

本章 4 例患者中，有 1 例为上前牙折裂位于龈下，经过根管治疗、牙冠延长术、桩冠修复和牙周维护治疗，观察 3 年疗效稳定；1 例为后牙龋坏位于龈下，经过根管治疗、牙冠延长术和烤瓷修复，观察 1 年疗效好；1 例为上颌中切牙龋坏位于龈下，经过根管治疗、牙冠延长术、烤瓷修复和牙周维护治疗，观察 1 年疗效好；第 4 例为上前牙变色伴露龈笑，经过根管治疗、牙冠延长术、烤瓷修复和牙周维护治疗，观察 2 年疗效稳定。这些病例均经过了牙冠延长术，确保断面暴露利于修复，在手术时要考虑保留附着龈宽度，以免修复后发生牙龈炎症。

参考文献

[1] Silva CO,Rezende RI,Mazuquini AC,et al. Aesthetic crown lengthening and lip repositioning surgery: pre- and post-operative assessment of smile attractiveness. J Clin Periodontol, 2021, 48(6): 826-33.

[2] Paolantoni G, Marenzi G, Mignogna J,et al.Comparison of three different crown-lengthening procedures in the maxillary anterior esthetic regions. Quintessence Int, 2016, 47(5):407-16.

[3] Oppermann RV, Gomes SC, Cavagni J,et al. Response to proximal restorations placed either subgingivally or following crown lengthening in patients with no history of periodontal disease. Int J Periodontics Restorative Dent, 2016, 36(1):117-24.

[4] Nobre CMG, de Barros Pascoal AL , Souza ,et al.A systematic review and meta-analysis on the effects of crown lengthening on adjacent and non-adjacent sites. Clin Oral Invest, 2017, 21(1): 7-16.

[5] Pilalas I, Tsalikis L, Tatakis DN,et al. Prerestorative crown lengthening surgery outcomes: a systematic review. J Clin Periodontol, 2016, 43(12): 1094-108.

[6] Zhen M, Wang C, Hu WJ,et al. Periodontal evaluation of crown-root fractured teeth following modified crown lengthening surgery. Br Dent J,2017, 222(1):21-5.

[7] Al-Sowygh ZH. Does surgical crown lengthening procedure produce stable clinical outcomes for restorative treatment. A meta-analysis. J Prosthodont, 2019,28(1): e103-e109.

[8] Yu H,Zhu H.The management of a complicated crown-root fracture incorporating modified crown-lengthening surgery. Br Dent J, 2021, 230(4): 217-22.

[9] Liu X, Yu J, Zhou J,et al.A digitally guided dual technique for both gingival and bone resection during crown lengthening surgery.J Prosthet Dent, 2018, 119:345-9

[10] Nagasupriya A, Rao DB, Ravikanth M, et al. Immunohistochemical expression of matrix metalloproteinase 13 in chronic periodontitis. Int J Periodontics Restorative Dent, 2014, 34(4):e79-84.

[11] Sarver DM, Hill C. Interactions of hard tissues, soft tissues, and growth over time, and their impact on orthodontic diagnosis and treatment planning. Am J Orthod Dentofacial Orthop, 2015, 148(3):380-6.

[12] Zuchellis G,Mazzotti C, Manaco C,et al. A standardized approach for the early restorative phase after esthetic crown-lengthening surgery. Int J Periodontics Restorative Dent, 2015, 35(5):601-11.

[13] St Germain Jr HA, Jenkins JF. Conservative restoration of worn mandibular anterior teeth combining gingival repositioning and a template matricing technique. Oper Dent, 2015, 40(5):462-9.

[14] Frizzera F, Pigossi SC, Tonetto MR,et al. Predictable interproximal tissue removal with a surgical stent. J Prosthetic Dentistry, 2014, 112(4):727-30.

[15] Hayashi J, Shin K, Takei HH,,et al. Minimally invasive surgical approaches for esthetic implant dentistry: a case report. J Oral Implantol, 2016, 42(1): 93-7.

[16] Domínguez E, Pascual-La Rocca A, Valles C, et al. Stability of the gingival margin after an aesthetic crown lengthening procedure in the anterior region by means of a replaced flap and buccal osseous surgery: a prospective study. Clin Oral Investig,2020,24(10):3633-40.

[17] Marzadori M,Stefanini M,Sangiorgi M,et al. Crown lengthening and restorative procedures in the esthetic zone. Periodontol 2000, 2018, 77(1): 84-92.

[18] 曹采方. 临床牙周病学. 第1版. 北京：北京大学医学出版社，2009：94-96

[19] 陈铁楼，刘国勤，赵海军，等. 残根不同断面水平的牙周处理及疗效作用研究. 口腔医学, 2014, 34(10): 746-9.

[20] 陈铁楼. 把根留住与将根进行到底. 医学争鸣杂志, 2012, 3(2): 24-6.

第4部分

牙周病症的多学科联合治疗

第17章　牙周与修复的联合治疗

病例1 慢性牙周炎

患者：沈某，女，45岁

主诉：全口多数牙松动3年

病史：5年前开始牙龈红肿，刷牙出血，咬硬物无力，3年前开始右上后牙松动，之后出现多数牙逐渐松动，近期左下后牙胀痛，松动明显，口服消炎药疗效不佳影响咬合即来就诊，否认全身系统性疾病病史。

检查：口腔卫生一般，全口牙龈红肿或退缩，36牙牙龈红肿明显，松动3度，其余牙松动1~3度；X线片见36牙牙槽骨吸收达根尖，其余牙牙槽骨吸收1~3度。

病症诊断：慢性牙周炎（重症）

治疗计划：

① 口腔卫生宣教，② 拔除36牙，③ 龈上洁治术和龈下刮治术，④ 牙周翻瓣术，⑤ 烤瓷冠桥修复，⑥牙周维护治疗。

处理：

分期行口腔卫生宣教、拔除36牙、龈上洁治术和龈下刮治术、牙周翻瓣术、烤瓷冠桥修复、牙周维护治疗。

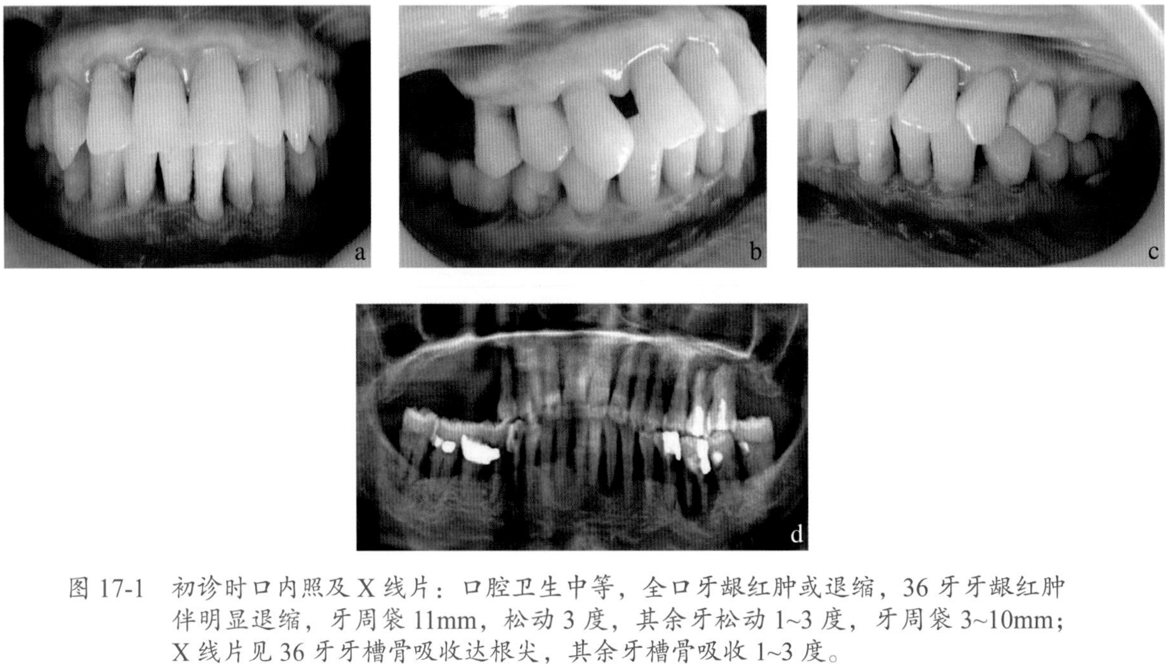

图 17-1　初诊时口内照及X线片：口腔卫生中等，全口牙龈红肿或退缩，36牙牙龈红肿伴明显退缩，牙周袋11mm，松动3度，其余牙松动1~3度，牙周袋3~10mm；X线片见36牙牙槽骨吸收达根尖，其余牙槽骨吸收1~3度。

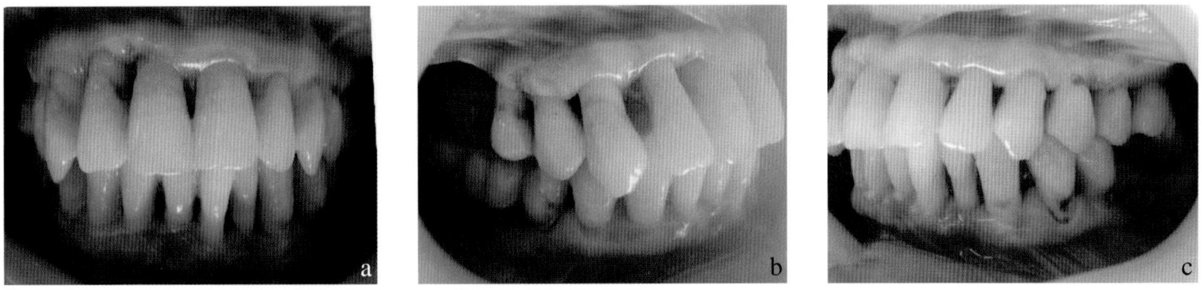

图 17-2　在口腔卫生宣教、龈上洁治术和龈下刮治术、拔除 36 牙后行右上牙牙周翻瓣术后 1 周口内照：全口牙龈红肿明显好转，36 牙拔牙创伤口愈合良好，11 牙和 12 牙及右上翻瓣术区伤口稍红，无明显肿胀。

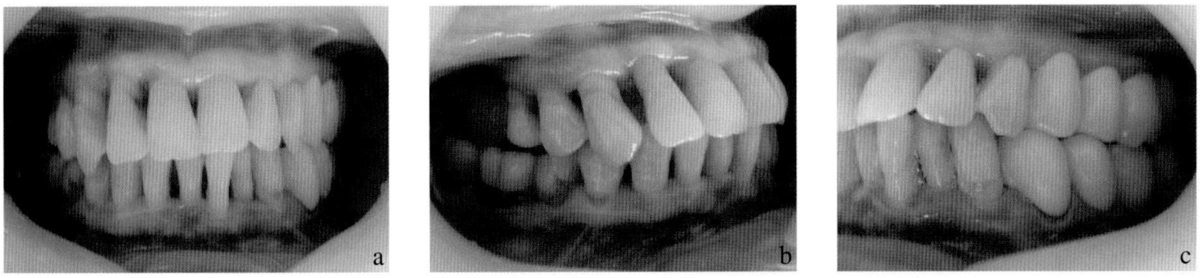

图 17-3　左侧上下颌后牙烤瓷修复固定后口内照：牙龈红肿消失。

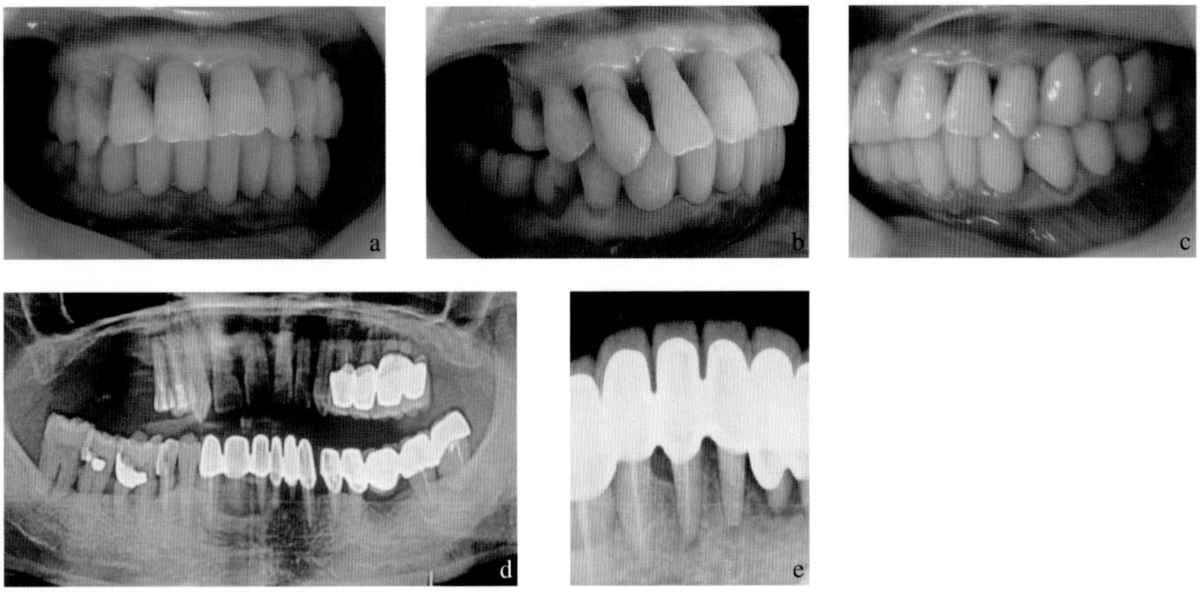

图 17-4　下前牙烤瓷修复后口内照及 X 线片：牙龈无明显红肿，下前牙烤瓷固定良好，牙槽骨吸收未见明显加重。

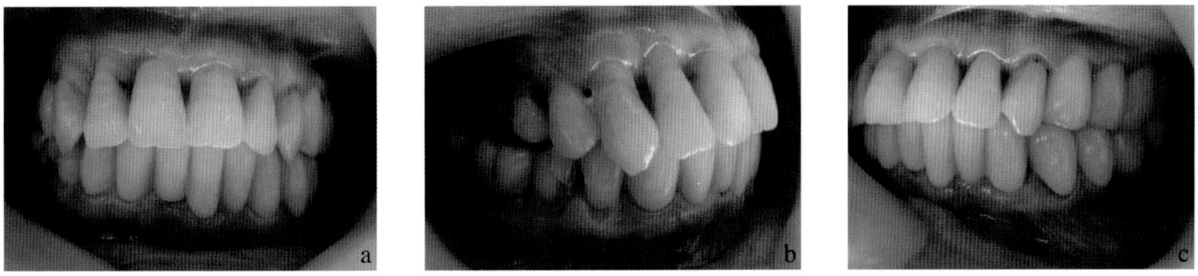

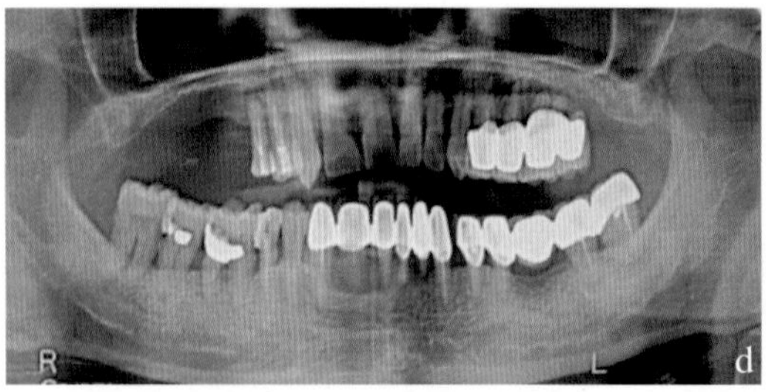

图 17-5　下前牙烤瓷固定后 1 年口内照及 X 线片：烤瓷夹板固定良好，牙龈无明显红肿，龈缘少许软垢残留；牙槽骨吸收无明显加重。

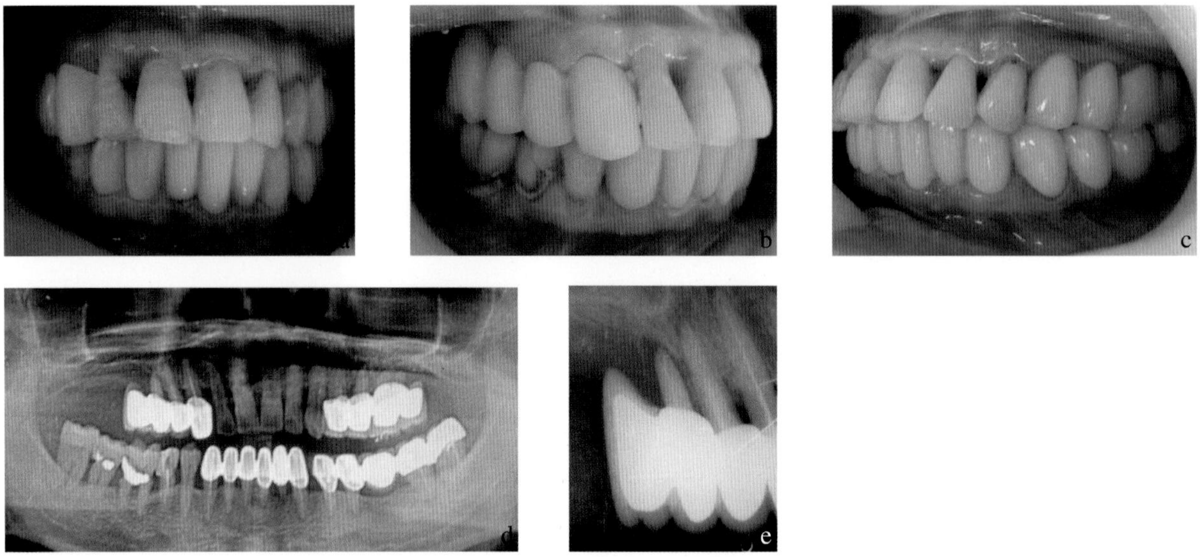

图 17-6　右上后牙烤瓷固定修复结束当时口内照及 X 线片：牙龈无明显红肿，牙槽骨吸收未见加重。

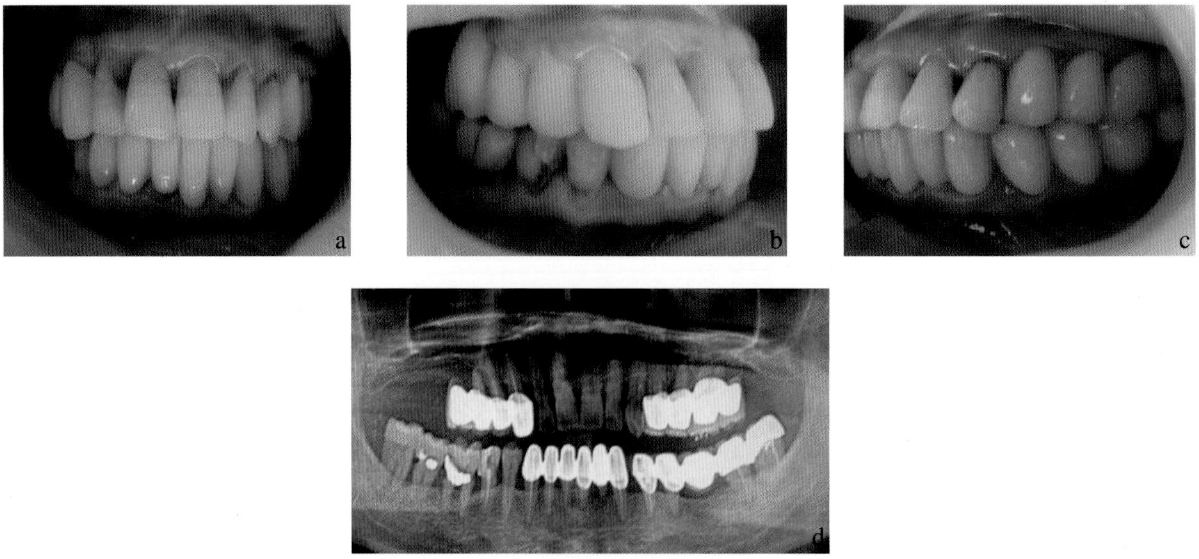

图 17-7　右上烤瓷修复后 2 年口内照及 X 线片：牙龈无明显红肿，牙槽骨吸收无明显加重。

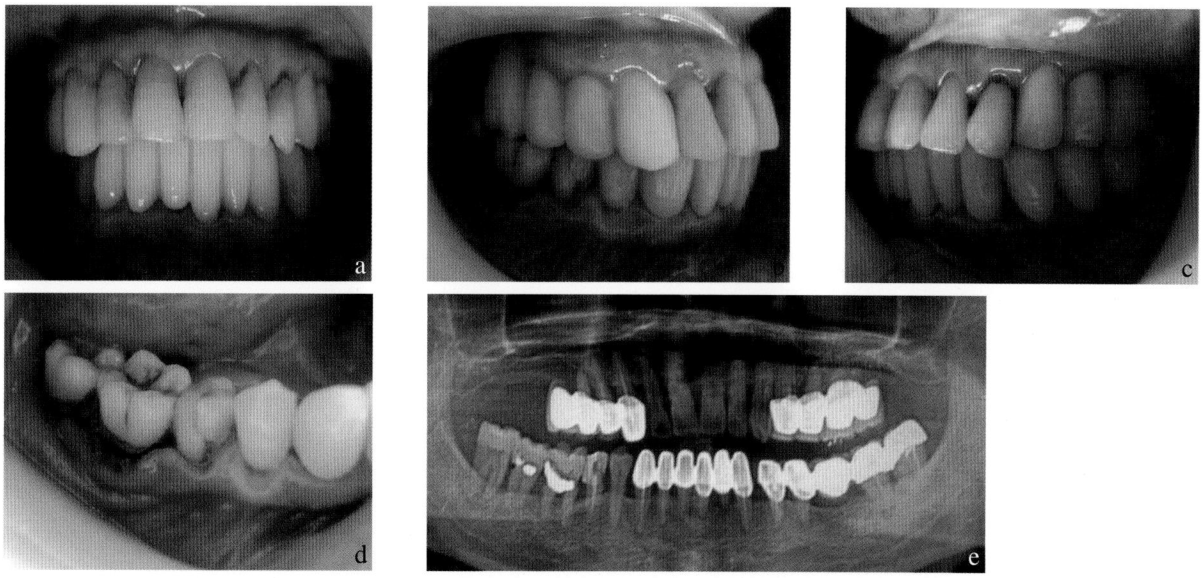

图 17-8 右上烤瓷修复后4年口内照及X线片：前牙牙龈龈缘轻度红肿，少许牙石，46牙和47牙牙龈明显红肿，食物嵌塞，根分叉病变。牙槽骨吸收加重不明显。

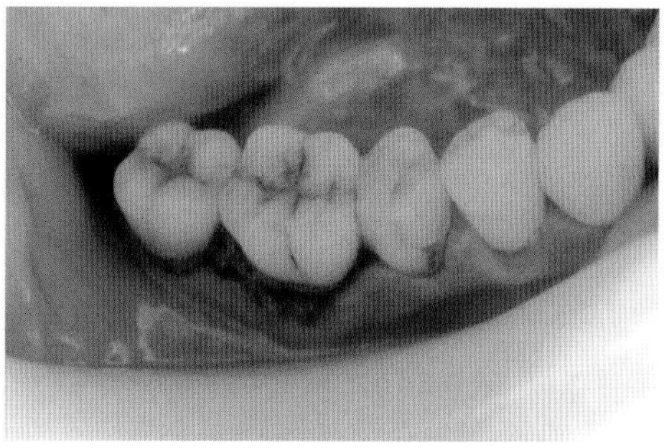

图 17-9 右下后牙牙周局部刮治和冲洗后口内照：46牙和47牙牙龈红肿好转，建议继续做牙周冲洗治疗后行牙周翻瓣术。

病例2 慢性牙周炎

患者：李某，女，41岁。

主诉：上前牙肿痛及磨牙松动2年。

病史：2年前开始磨牙区牙龈肿痛和出血，之后逐渐松动，下颌第一磨牙相继拔除，近1年来上颌第一磨牙逐渐松动，上前牙牙龈肿胀明显，影响美观和咬合要求治疗，否认全身系统性疾病病史。

检查：牙石位于龈缘，深覆𬌗，36牙和46牙缺失，16牙松动3度，13牙和23牙牙龈增生严重，左、右侧后牙牙龈增生，上颌牙龈增生比下颌明显。X线片见36牙和46牙缺失，16牙牙槽骨吸收3度，26牙骨吸收2度，余牙牙槽骨吸收1~2度。

病症诊断：慢性牙周炎。

治疗计划：

① 口腔卫生宣教，② 龈上洁治术，③ 龈下刮治术，④ 拔除松动的 16 牙，⑤ 再次龈下刮治术，⑥ 缺失牙烤瓷修复，⑦ 牙周维护治疗。

处理：

分期作龈上洁治术、龈下刮治术、拔除松动牙、再次龈下刮治术、烤瓷修复、牙周维护治疗。

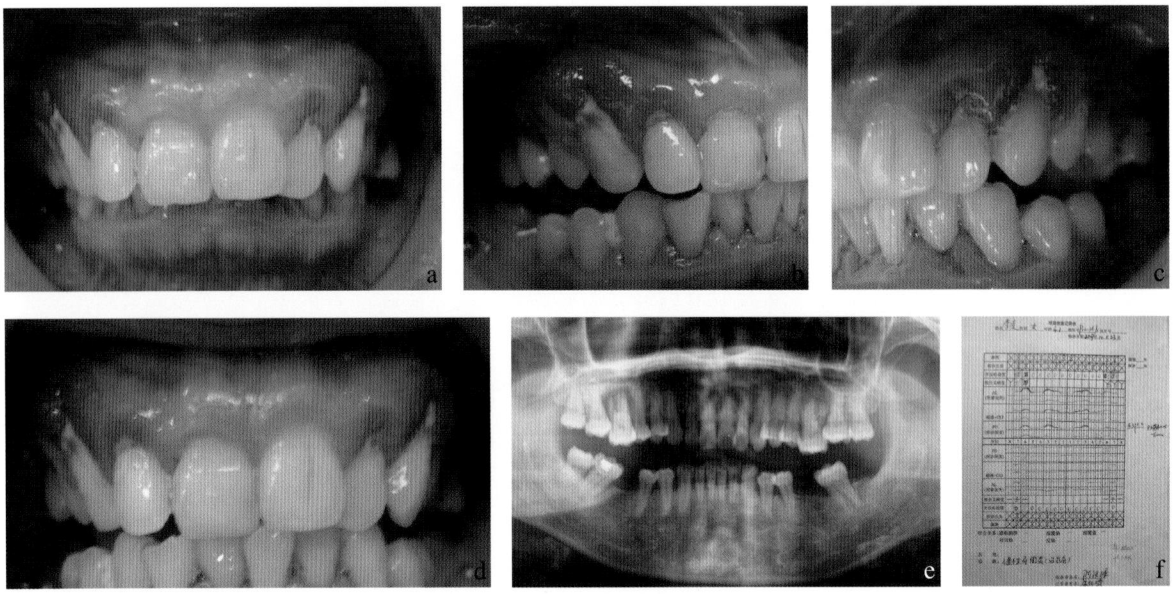

图 17-10　初诊时口内照、X 线片、临床检查表：牙石位于龈缘，深覆秴，36 牙和 46 牙缺失，16 牙松动 3 度，13 牙和 23 牙牙龈增生严重，左、右侧后牙牙龈增生，上颌牙龈增生比下颌明显，牙周袋多数大于 4~5mm。X 线片见 36 牙和 46 牙缺失，16 牙牙槽骨吸收 3 度，26 牙骨吸收 2 度，余牙牙槽骨吸收 1~2 度。

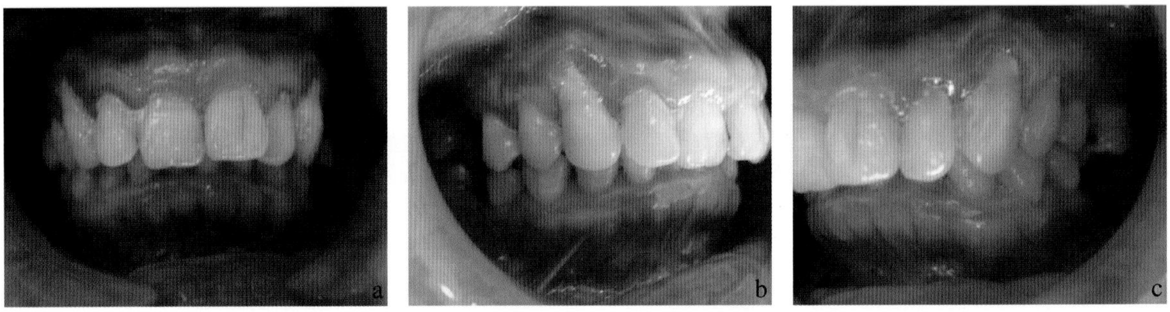

图 17-11　龈上洁治术后 1 周口内照：牙龈红肿好转。

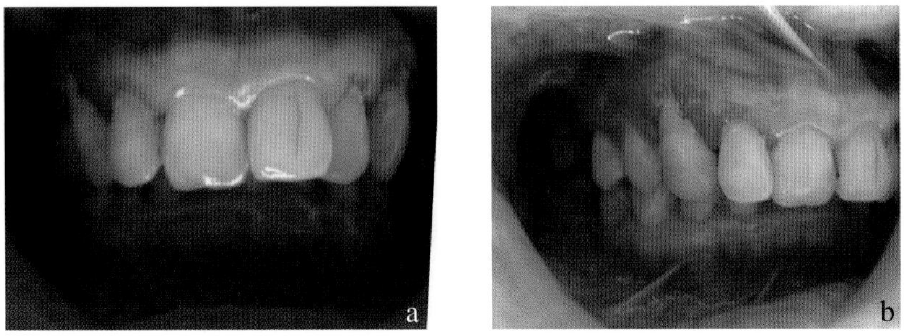

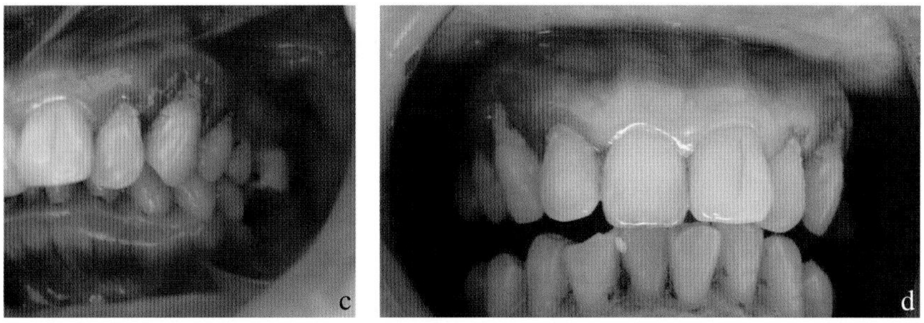

图 17-12　龈下刮治术后 1 周口内照：上颌前牙及后牙牙龈明显好转，13 牙和 23 牙肿胀明显减轻，拔除 16 牙。

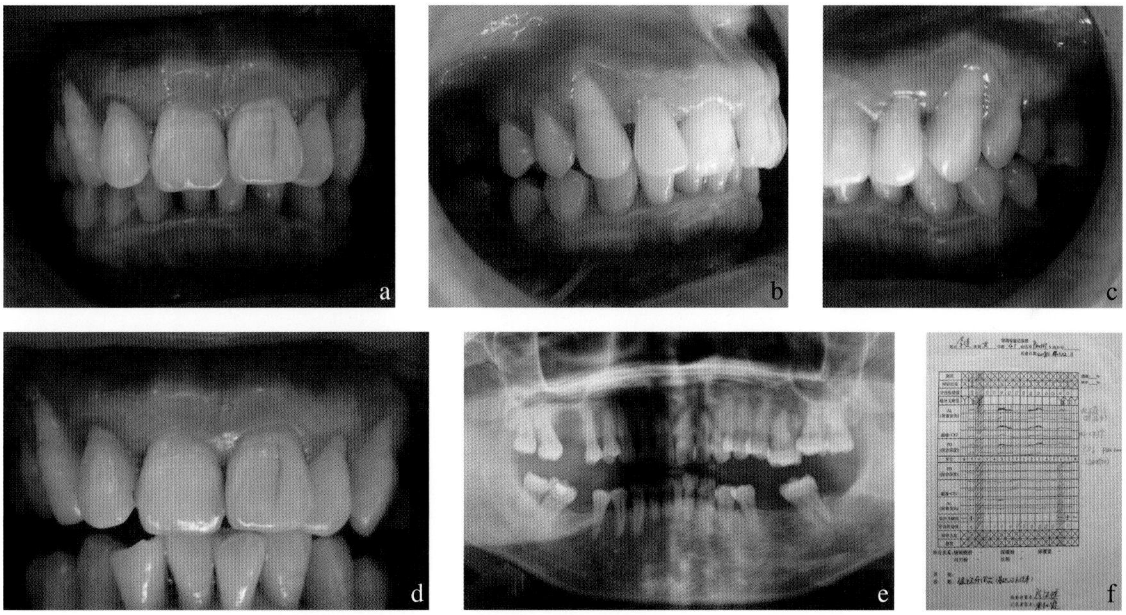

图 17-13　再次龈下刮治术后 1 个月口内照、X 线片和临床检查表：13 牙、23 牙牙龈炎症消失，全口牙槽骨吸收无明显加重，牙周袋多数小于 4mm。

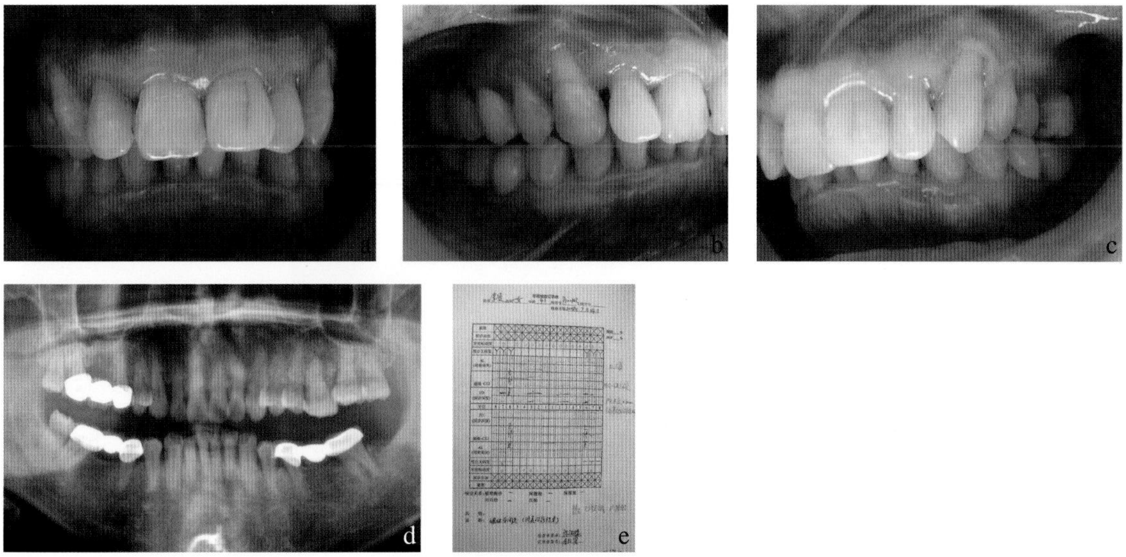

图 17-14　烤瓷修复后 1 年口内照、X 线片和临床检查表：牙龈无明显红肿，牙槽骨吸收无明显加重，缺失牙修复良好，牙周袋位于 3~4mm，并维持稳定。

病例3 烤瓷修复后牙周脓肿

患者：杨某，男，68岁。
主诉：上前牙烤瓷修复后牙周溢脓5个月。
病史：15年前上前牙烤瓷冠桥修复，5个月前开始唇侧牙龈反复肿胀，口服消炎药稍好转，之后多次出现牙龈肿痛即来就诊，否认全身系统性疾病病史。
检查：11牙、21牙、22牙烤瓷桥，22牙崩瓷，唇侧牙龈脓肿和瘘管，有脓液溢出，11牙唇侧牙龈红肿。X线片示22牙根折裂，牙槽骨吸收2度，11牙根尖阴影，牙槽骨吸收1度。
病症诊断：上前牙烤瓷修复后牙周脓肿。

治疗计划：

① 口腔卫生宣教，② 拆除烤瓷桥，③ 根管治疗，④ 牙冠延长术，⑤ 桩冠烤瓷桥修复，⑥ 牙周维护治疗。

处理：

分期作拆除烤瓷桥、根管治疗、牙冠延长术、桩冠烤瓷桥修复和牙周维护治疗。

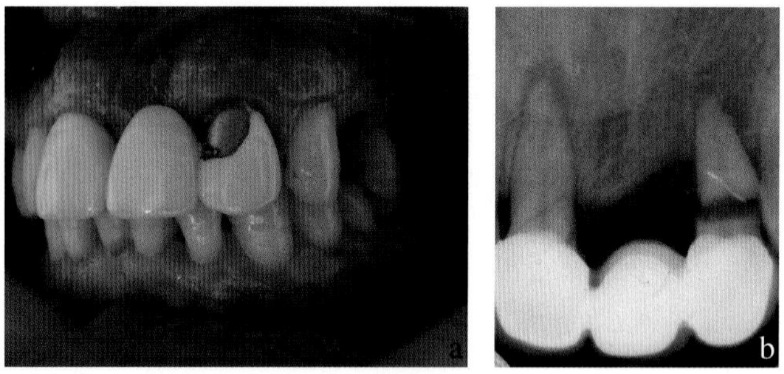

图 17-15 初诊时口内照和X线片：11牙、21牙、22牙烤瓷桥，22牙崩瓷，牙龈红肿，唇侧脓肿和瘘管，有脓液溢出，11牙唇侧牙龈红肿。X线片示22牙根折裂，牙槽骨吸收2度，11牙根尖阴影，牙槽骨吸收1度。

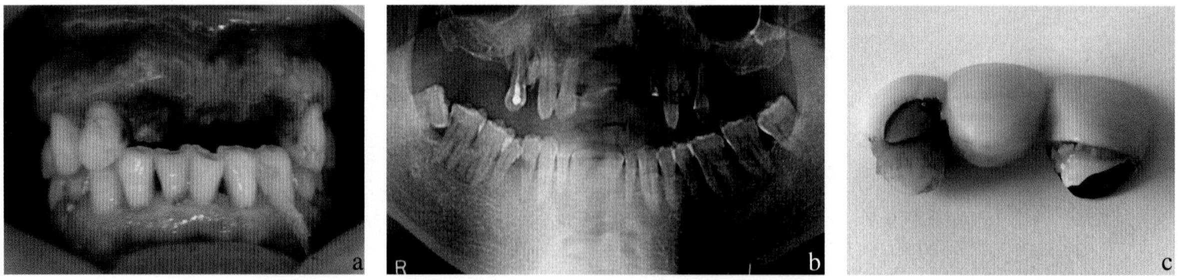

图 17-16 拆除烤瓷桥后口内照、X线片及拆除的烤瓷桥：22牙折裂位于龈下，分别作11牙和22牙根管治疗。

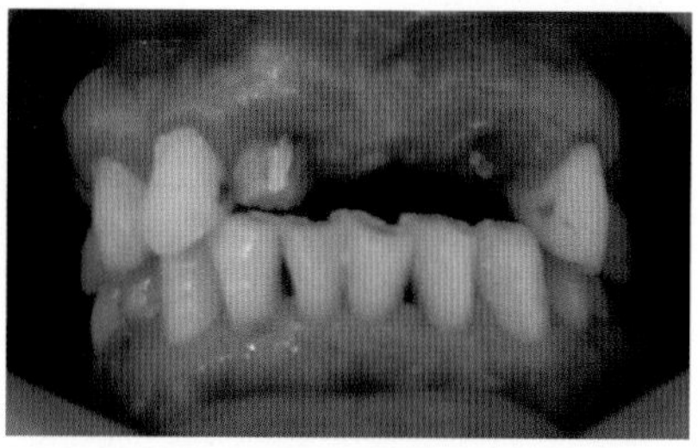

图 17-17　拆除烤瓷桥 2 周，根管治疗结束后 1 周口内照

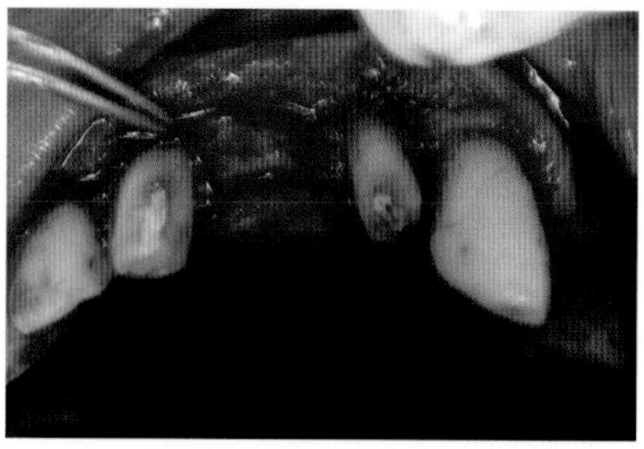

图 17-18　11 牙和 22 牙行牙冠延长术中口内照：11 牙和 22 牙在局麻下翻瓣并去除部分牙槽骨，使骨缘与龋坏断面有 3~4mm 距离，冲洗后牙龈根向复位缝合。

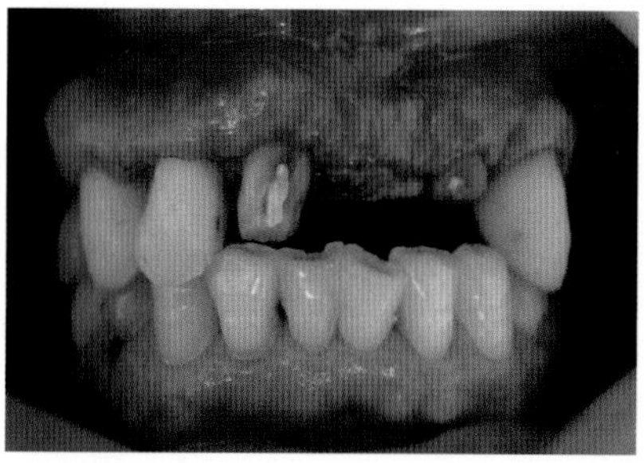

图 17-19　牙冠延长术 1 周拆线后口内照

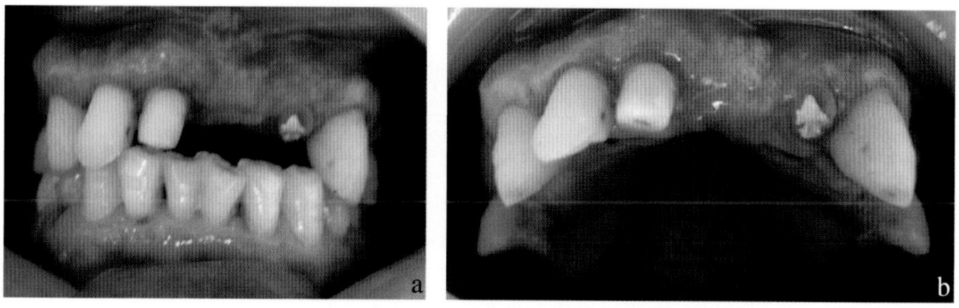

图 17-20　牙冠延长术后 4 周口内照：伤口愈合良好

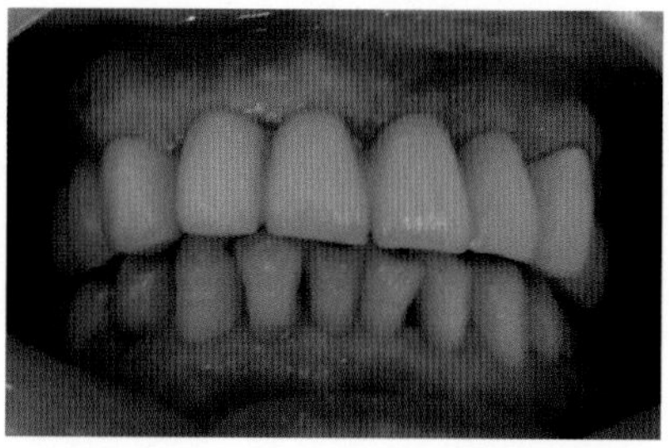

图 17-21　牙冠延长术 6 周烤瓷修复完成后 1 周口内照：牙齿和牙龈恢复良好。

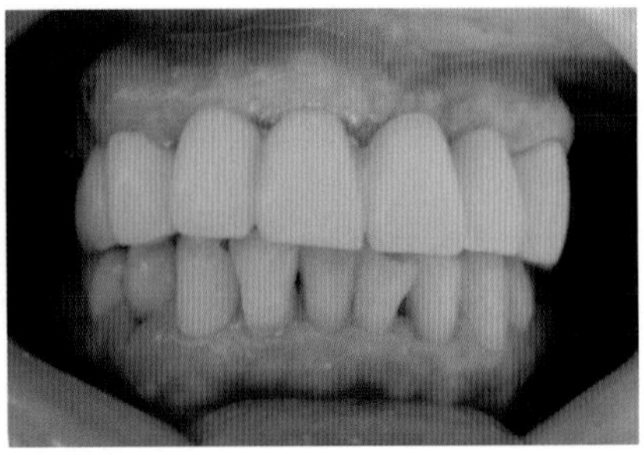

图 17-22 烤瓷修复完成后半年口内照：牙龈无明显炎症，患者满意。

病例4 烤瓷修复后牙龈增生

患者：李某，女，60 岁。
主诉：上前牙烤瓷修复后牙龈增生 1 年。
病史：5 年前因牙周炎上前牙松动作烤瓷夹板固定，1 年前开始上前牙唇侧牙龈反复红肿，口服消炎药好转，之后复发，近来牙龈出血加重即来就诊，否认全身系统性疾病病史。
检查：12 牙至 23 牙烤瓷桥，唇侧牙龈明显红肿，11 牙和 21 牙牙龈红肿更严重，牙龈退缩 4~5mm，食物嵌塞，16 牙、25 牙、26 牙缺失。X 线片示 11 牙和 21 牙牙槽骨吸收达根尖，余牙牙槽骨吸收 1~3 度。
病症诊断：上前牙烤瓷修复后牙龈增生。

治疗计划：

① 口腔卫生宣教，② 龈上洁治术和龈下刮治术，③ 翻瓣术，④ 截断 11 牙和 21 牙颈部并拔除牙根，⑤ 拆除烤瓷桥，⑥ 重新烤瓷桥修复，⑦ 牙周维护治疗。

处理：

分期作龈上洁治术和龈下刮治术、翻瓣术、截断 11 牙和 21 牙颈部并拔除牙根、拆除烤瓷桥、重新行烤瓷桥修复、牙周维护治疗。

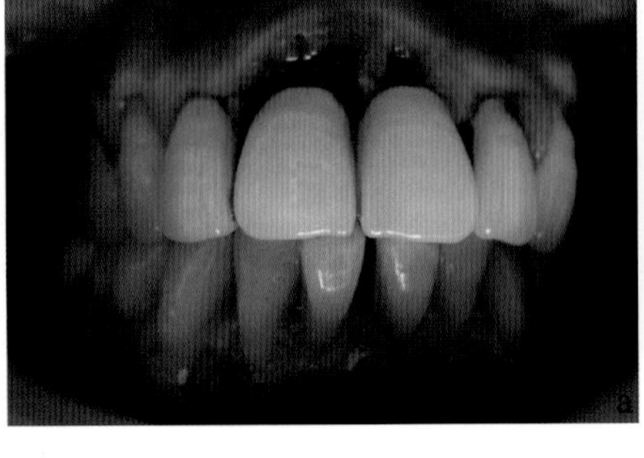

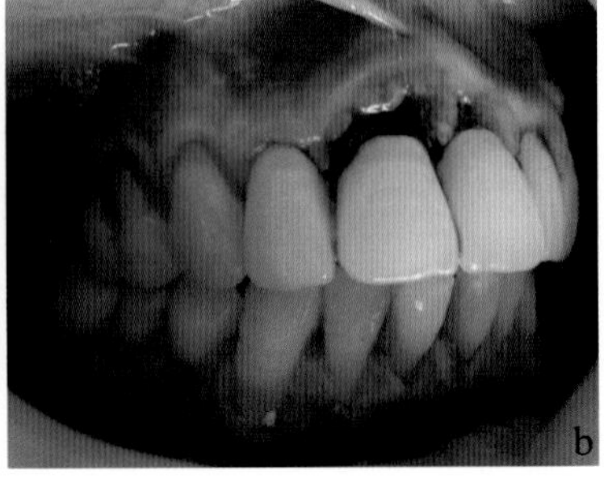

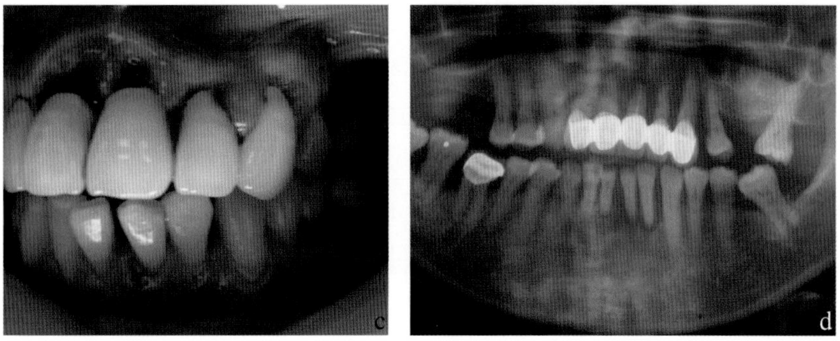

图 17-23　初诊时口内照和X线片：12牙至23牙烤瓷桥，唇侧牙龈明显红肿，11牙和21牙牙龈明显红肿增生，牙龈退缩4~5mm，食物嵌塞，16牙、25牙、26牙缺失。X线片示11牙和21牙牙槽骨吸收达根尖，余牙牙槽骨吸收1~3度。

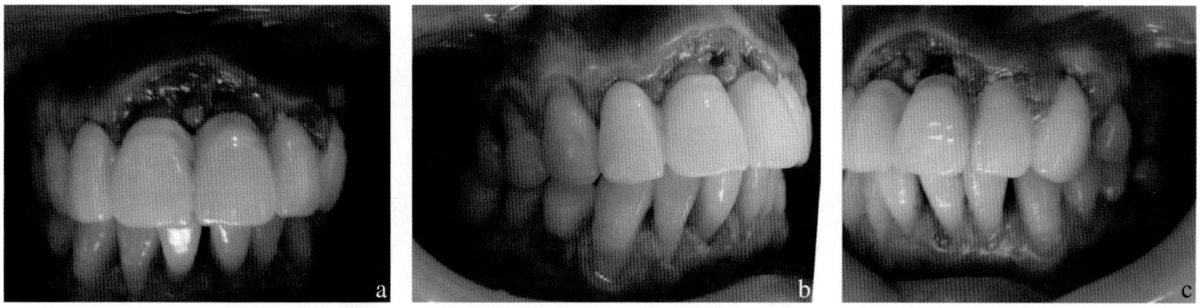

图 17-24　龈上洁治和龈下刮治术后1周口内照：牙龈红肿好转，出血减少，行上前牙翻瓣术，术中见11牙和21牙牙槽骨吸收达根尖，行牙颈部截断并拔除牙根。

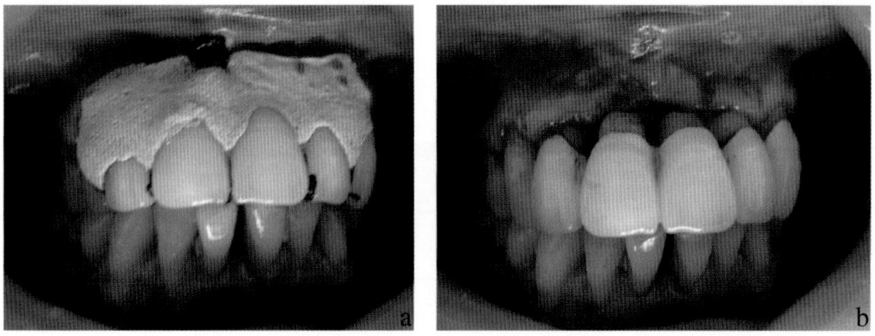

图 17-25　上前牙翻瓣术后1周牙周塞治剂去除前后口内照：牙龈红肿明显好转。

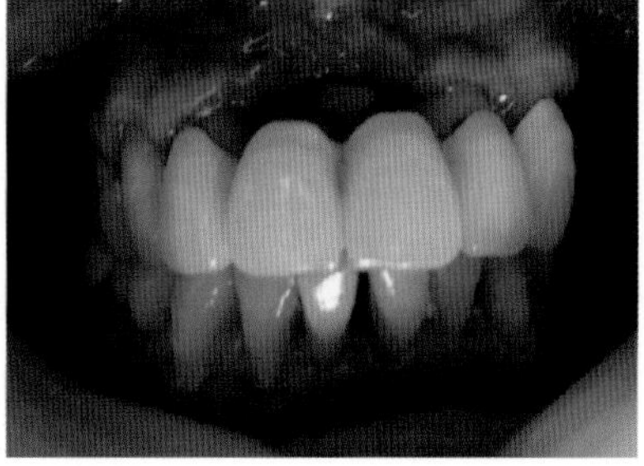

图 17-26　上前牙翻瓣术后2周口内照：牙龈愈合明显好转。

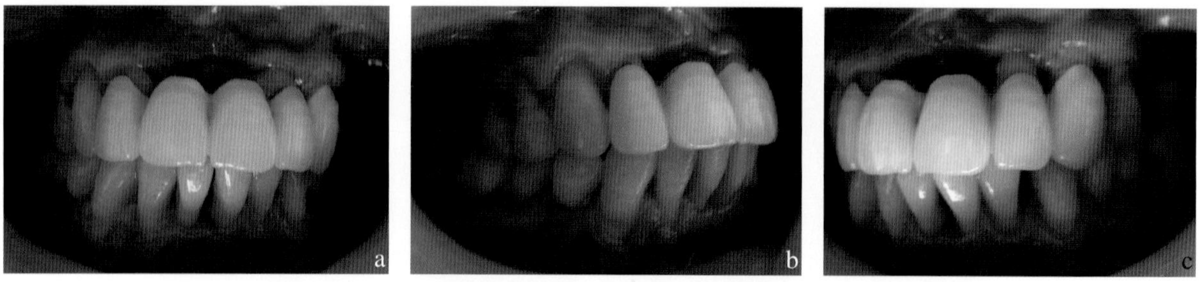

图 17-27　上前牙翻瓣术后 3 个月口内照：牙龈退缩，炎症完全消失。

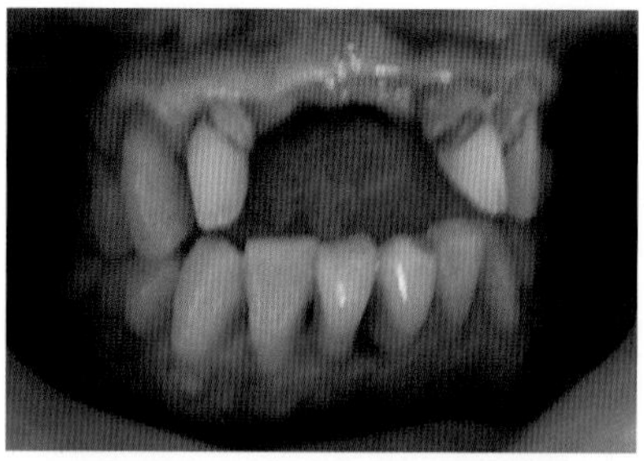

图 17-28　拆除上前牙烤瓷桥后口内正面照：伤口愈合良好

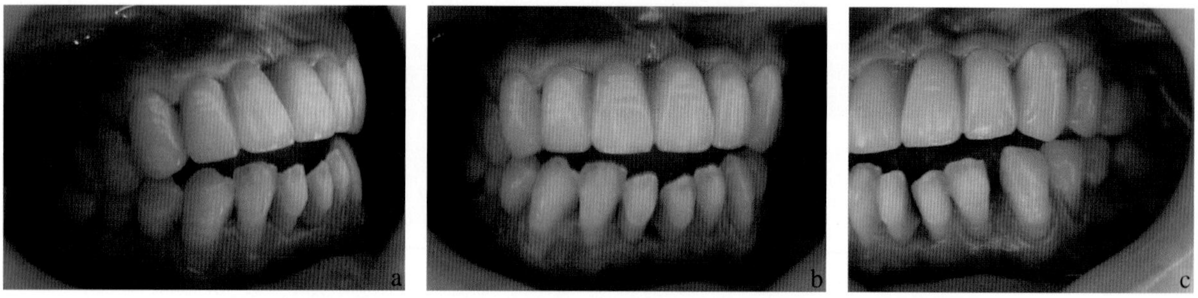

图 17-29　上前牙牙周翻瓣术后 4 个月行烤瓷修复 1 周口内正面照：上下前牙唇侧移位，为美观需要纠正上颌前牙唇侧倾斜在设计时将上颌前牙适当向舌侧倾斜。

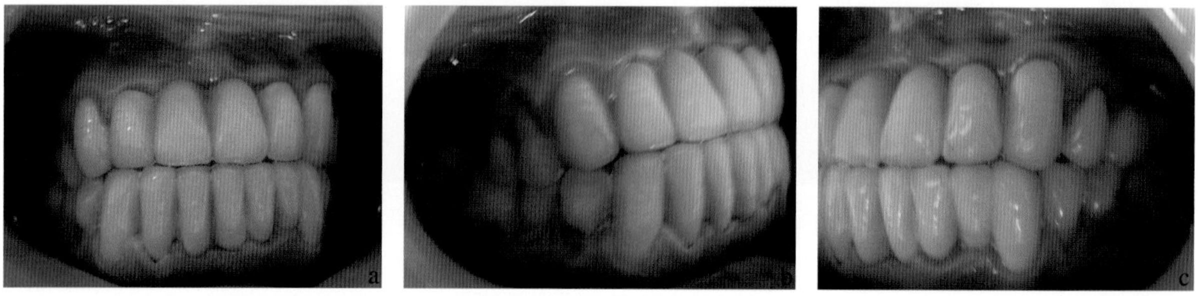

图 17-30　上前牙烤瓷修复后半年，下前牙烤瓷修复后 1 周口内照

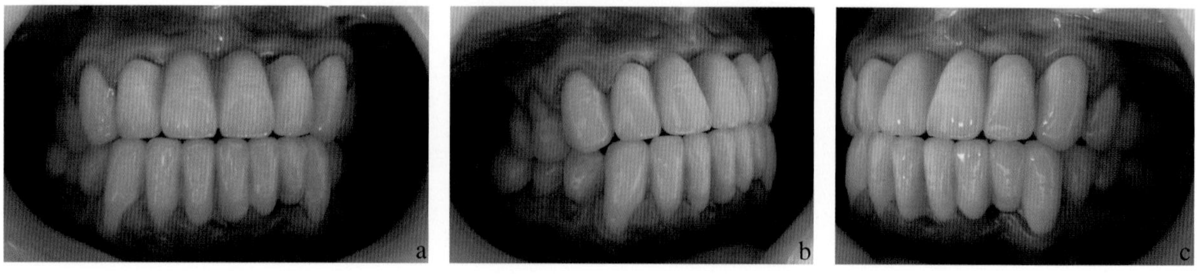

图 17-31　上前牙烤瓷修复后 1 年半，下前牙烤瓷修复后 1 年口内照

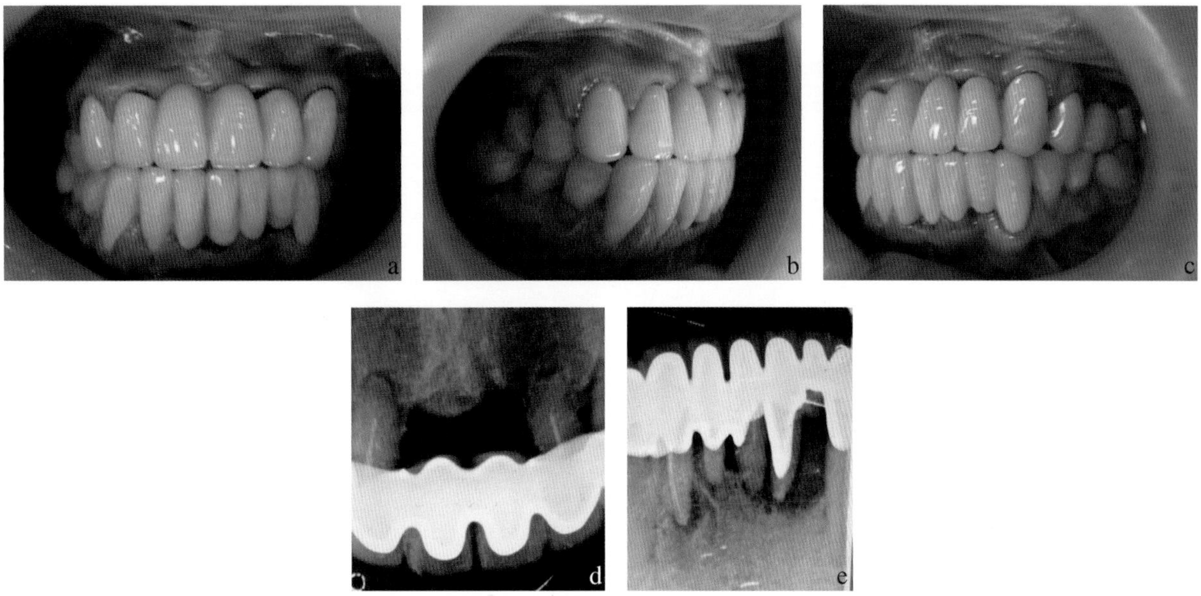

图 17-32　上前牙烤瓷修复后两年半，下前牙烤瓷修复后 2 年口内照和 X 线片

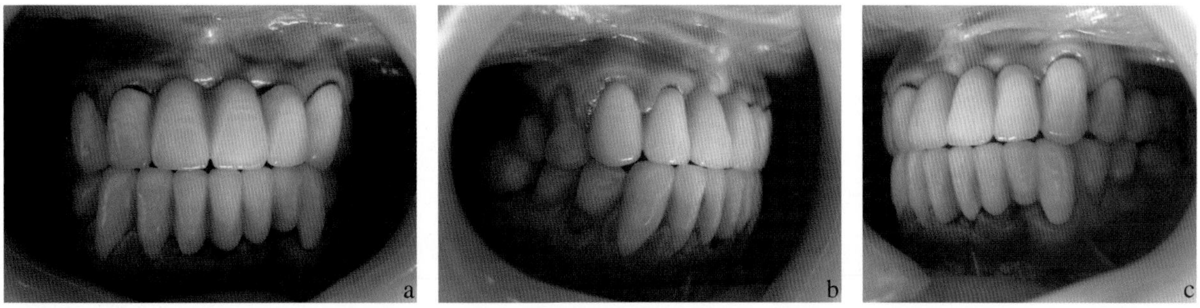

图 17-33　上前牙烤瓷修复后 3 年半，下前牙烤瓷修复后 3 年口内照

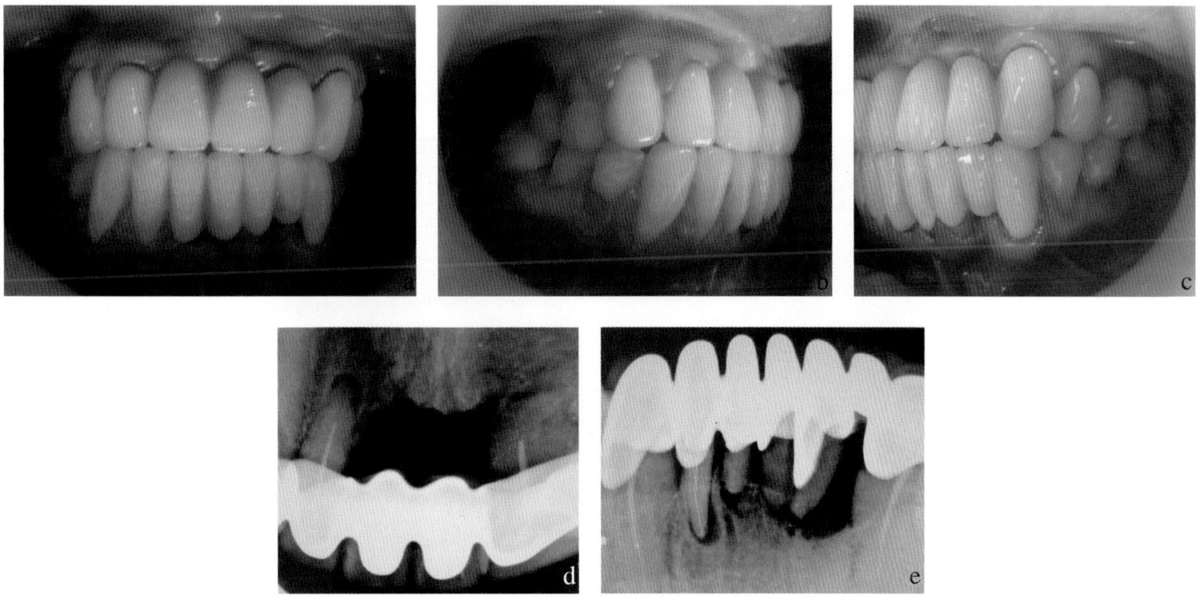

图 17-34　上前牙烤瓷修复后7年半,下前牙烤瓷修复后7年口内照和X线片:31 牙和 32 牙牙龈轻度退缩，颈部暴露，但烤瓷桥未见明显松动，也未见唇侧瘘管和明显牙龈肿胀，12 牙和 22 牙牙槽骨吸收 2~3 度，41 牙和 42 牙牙槽骨吸收近根尖。

病例5 侵袭性牙周炎伴咬合创伤

患者：李某，女，28岁。

主诉：多数牙松动2年。

病史：5年前刷牙出血，咬合不适，之后牙龈肿痛，2年前上下前牙开始松动，之后出现后牙松动并逐渐脱落，唇侧移位，口服消炎药未见明显好转，影响美观和咀嚼即来就诊，否认全身系统性疾病病史。

检查：口腔卫生一般，前牙唇侧移位和开𬌗，咬合创伤，牙龈退缩和红肿，15牙、21牙、26牙、42牙缺失，牙石和软垢位于龈缘。全口牙槽骨吸收2~3度。

诊断：侵袭性牙周炎伴咬合创伤。

治疗计划：

① 口腔卫生宣教，② 龈上洁治术，③ 龈下刮治术，④ 调𬌗，⑤ 烤瓷桥修复，⑥ 牙周维护治疗。

处理：

分期作龈上洁治术、龈下刮治术、调𬌗、烤瓷桥修复、牙周维护治疗。

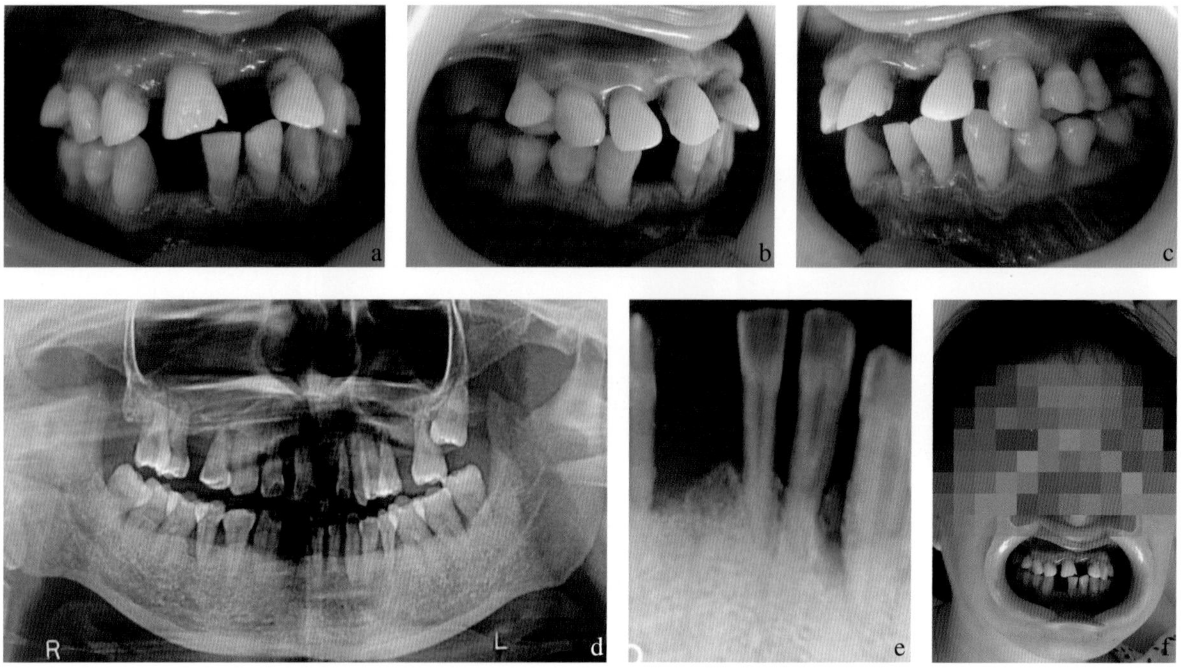

图 17-35 初诊时口内照、X线片及正面照：口腔卫生一般，前牙唇侧移位和部分开𬌗，牙龈退缩和红肿，15牙、21牙、26牙、42牙缺失，牙石和软垢位于龈缘。全口牙槽骨吸收2~3度。

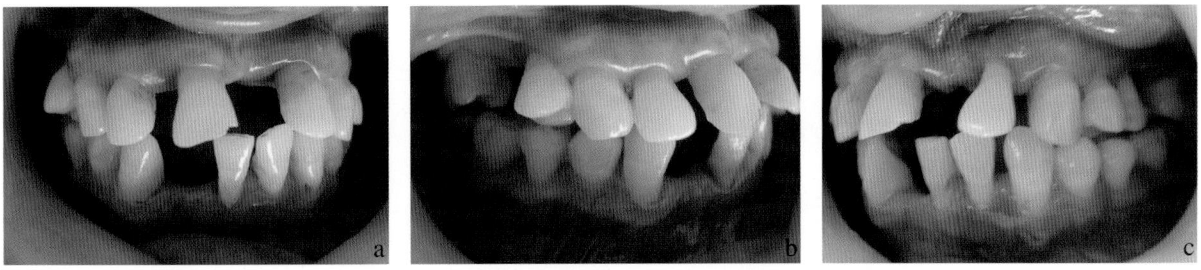

图 17-36　龈上洁治术后 1 周口内照

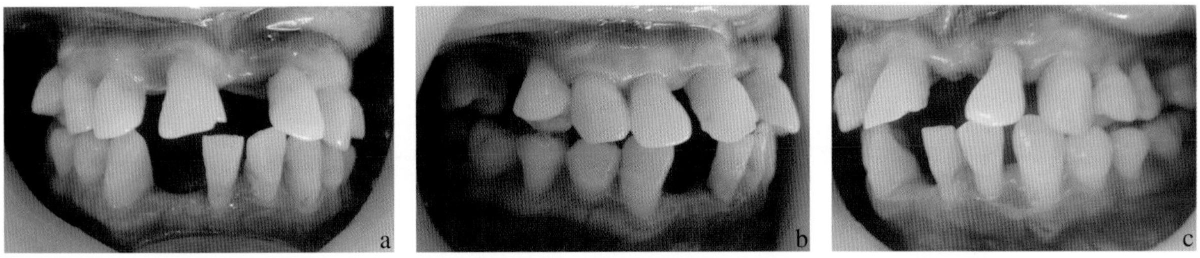

图 17-37　龈下刮治术和调𬌗后 1 周口内照

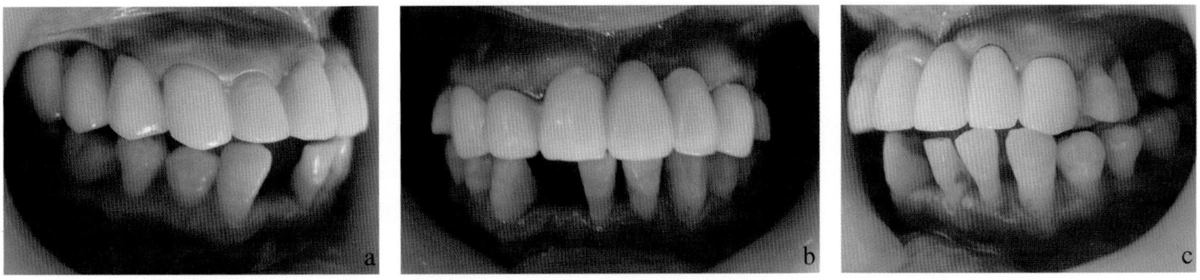

图 17-38　上前牙烤瓷桥固定修复后 1 周口内照

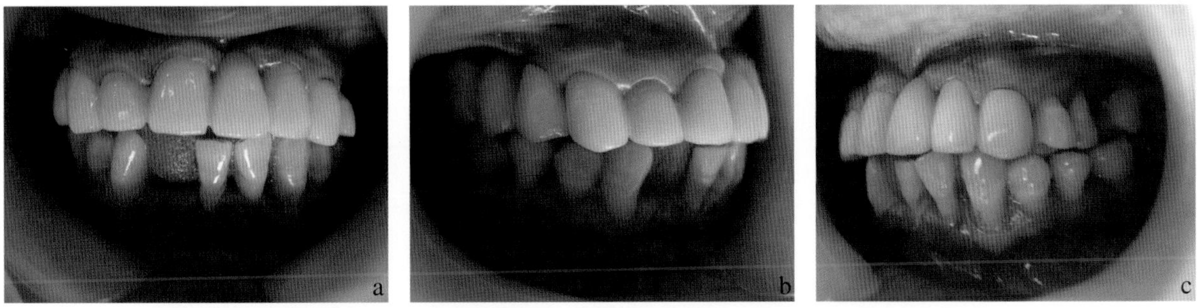

图 17-39　上前牙烤瓷修复及夹板固定 1 个月口内照：前牙烤瓷修复且固定良好，后牙咬合不良，牙龈无明显红肿。

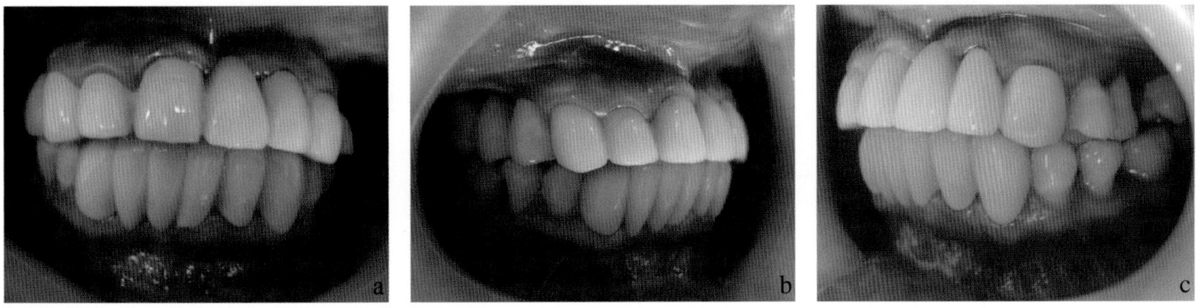

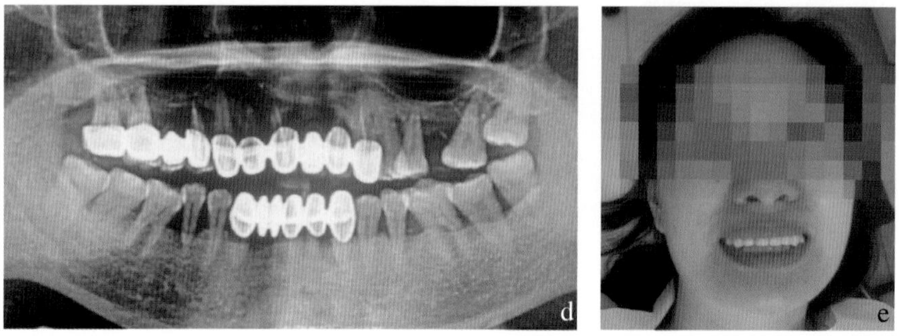

图 17-40　下颌缺失牙烤瓷桥修复和松牙固定后 1 周口内照、X 线片及微笑照。

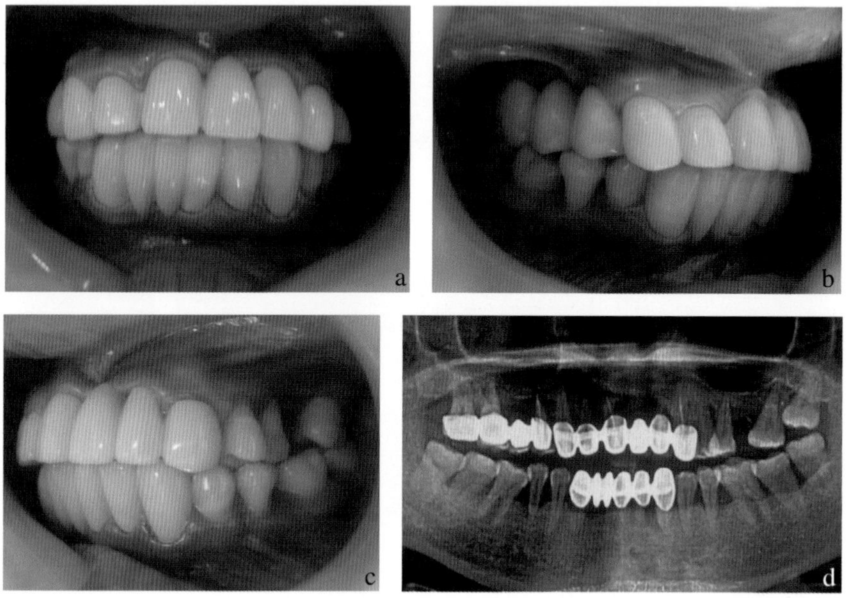

图 17-41　缺失牙烤瓷桥修复及松动牙牙周夹板固定后 2 年口内照及 X 线片

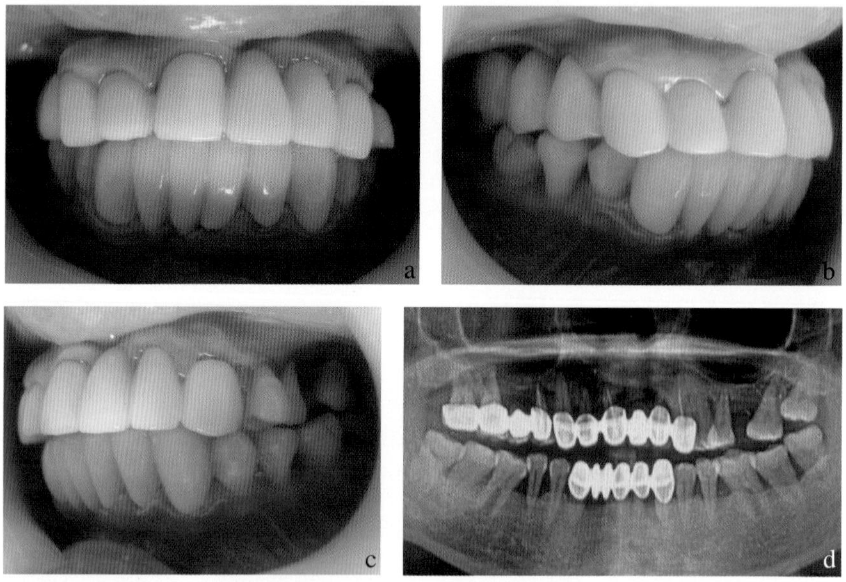

图 17-42　缺失牙烤瓷桥修复及夹板固定后 3 年口内照及 X 线片：牙龈龈缘稍红，无明显肿胀，全口牙牙槽骨无明显吸收加重，夹板固定处牙槽嵴硬骨板形成。

[述评]

牙周病是牙齿缺失的主要原因，成人牙周病患病率大于80%，牙齿松动脱落是重症牙周炎的临床表现之一，牙齿缺失修复治疗是牙周炎系统治疗的重要阶段。牙周炎患者在进行牙齿缺失修复时要确保牙周组织健康，在制定修复计划时，需有牙周科医生参与。不良修复体会影响牙周组织健康，牙周健康与修复存在双向关系，确保牙周组织健康是实施口腔修复治疗的前提。牙周与修复联合治疗主要包括在修复前、中、后对牙周炎患者进行仔细的牙周诊治，对残根残冠修复前行牙冠延长术，对不良修复体重新设计和治疗等。另外，烤瓷修复时冠缘间隙可影响牙周组织的健康，烤瓷修复材料对牙龈组织健康有一定刺激，牙周炎患者在选择修复材料时要结合患者经济条件、牙齿状况、材料性能进行综合考虑。牙周健康是口腔修复治疗成功的基础、支撑和保障，修复治疗应确保牙周组织健康，重视修复中可能出现的牙周问题，减少不良修复体对牙周组织的破坏。

重症牙周炎由于多数牙齿的牙周组织均会受破坏，严重时会引起牙齿松动或脱落，因此，在修复缺失牙时要考虑邻近牙的牙周健康情况，邻近牙齿可能会有不同程度松动，所以在治疗牙龈急性炎症和减轻牙周袋的同时，要调整咬合以减少松动牙的咬合创伤。因为咬合与牙周健康有密切关系，适当的咬合刺激可促进牙槽骨改建和骨生长，但咬合创伤可加重基牙牙槽骨吸收；同时咬合创伤过大还会影响修复体的稳固，如果咬合创伤使桩冠受力不均，容易导致桩冠和桥体的松动和脱落。

本部分有5例患者，其中2例为慢性牙周炎，1例为烤瓷桥修复后牙周溢脓、1例为烤瓷修复后牙龈增生、1例为侵袭性牙周炎伴咬合创伤。在2例慢性牙周炎患者中，1例经过龈上洁治术、龈下刮治术、调𬌗、根管治疗、烤瓷修复治疗，观察1年病情稳定；另1例经过龈上洁治术、龈下刮治术、调𬌗、根管治疗、烤瓷夹板固定和缺失牙修复治疗，观察1年未见复发。对1例烤瓷修复后牙周溢脓患者经过拆除烤瓷桥、根管治疗、牙冠延长术和桩冠烤瓷桥修复，观察半年牙周状况良好；对1例烤瓷修复后牙龈增生患者经过龈上洁治术和龈下刮治术、牙周翻瓣术、残根拔除及烤瓷修复后观察7年半虽然出现下前牙牙槽骨吸收但牙齿仍稳固；对1例侵袭性牙周炎伴咬合创伤患者经过龈上洁治术、龈下刮治术、调𬌗、烤瓷修复及夹板固定后观察3年未见复发。这5例患者均经过了牙周和修复的联合治疗，取得了满意的疗效。

参考文献

[1] Derks J,Schaller D,Hakansson J, et al.Effectiveness of implant therapy analyzed in a swedish population: prevalence of peri-implantitis. J Dent Res, 2016, 95(1):43-9.

[2] Al-Nazhan SA, Alsaeed SA, Al-Attas HA,et al.Prevalence of apical periodontitis and quality of root canal treatment in an adult Saudi population. Saudi Med J, 2017, 38(4):413-21.

[3] Cook DR,Mealey BL,Verrett RG,e al. Relationship between clinical periodontal biotype and labial plate thickness: an in vivo study. Int J Periodontics Restorative Dent, 2011, 31(4):345-54.

[4] Kebede TG, Holtfreter B, Kocher T,et al. Association of periodontal destruction and diabetes with mortality. J Dent Res, 2017, 96(1): 56–63.

[5]Wu Y, Huang F, Zhou X,et al.Hypoxic preconditioning enhances dental pulp stem cell therapy for infection-caused bone destruction.Tissue engineering. Part A, 2016, 22(19-20):1191-203.

[6] Monje A, Aranda L, Diaz KT,et al. Impact of maintenance therapy for the prevention of peri-implant diseases: a systematic review and meta-analysis.J Dent Res, 2016, 95(4):372-9.

[7] Li S, Di P, Zhang Y,et al.Immediate implant and rehabilitation based on All-on-4 concept in patients with generalized aggressive periodontitis: A medium-term prospective study.Clin Implant

Dent Relat Res, 2017, 19:559-71.

[8] 路惠捷，陈铁楼. 非外科牙周干预对口腔健康相关生活质量及牙周临床指标影响.临床口腔医学杂志, 2015, 35(6)：284-7.

[9] 路惠捷，陈铁楼. 冠桥固定松动牙对重症牙周炎及口腔健康相关生活质量的影响.口腔医学，2015, 35（11）925-9.

[10] 陈铁楼. 残根不同断面水平的牙周处理及疗效作用研究. 口腔医学，2014, 34（10）：746-9.

[11] 陈铁楼, 王世锋, 刘国勤, 等. 补肾固齿丸联合松牙固定对重症牙周炎疗效及机制研究.同济大学学报, 2013, 34(1):55-8.

[12] Bernauer SA,Müller J,Zitzmann NU,Joda T. Influence of preparation design, marginal gingiva location, and tooth morphology on the accuracy of digital impressions for full-crown restorations: an in vitro investigation. J Clin Med ,2020, 9(12): 3984.

[13] Nazeer R,Jamal S,Khan FR. Aesthetic rehabilitation in a patient with skeletal mandibular deficiency and open bite: journey from splinted metalloceramic prosthesis to all-ceramic crowns. J Pak Med Assoc, 2021,7(1A):159-63.

[14] Grischke J,Szafra ń ski SP,Muthukumarasamy U,et al. Removable denture is a risk indicator for peri-implantitis and facilitates expansion of specific periodontopathogens: a cross-sectional study. BMC Oral Health, 2021,21(1): 173.

[15] Cortellini P,Stalpers G,Mollo A, et al.Periodontal regeneration versus extraction and dental implant or prosthetic replacement of teeth severely compromised by attachment loss to the apex: A randomized controlled clinical trial reporting 10-year outcomes, survival analysis and mean cumulative cost of recurrence. J Clin Periodontol, 2020,47(6): 768-76.

第18章 牙周与牙髓联合治疗

病例1 牙周牙髓联合病变

患者：顾某，女，54岁。
主诉：右下后牙颊侧溢脓1年。
病史：1年前右下后牙因咬硬物出现疼痛，未作处理，半年后出现咬合不适，颊侧脓肿，口服消炎药好转，之后多次出现牙龈溢脓，影响咬合即来就诊，否认血液及其他系统疾病病史。
检查：口腔卫生好，46牙𬌗面近中部分牙折裂，近髓，颊侧瘘管，牙周袋11mm，根分叉垂直深度6mm，水平方向颊舌侧穿通，45牙烤瓷冠，46牙近中骨吸收达根尖。
病症诊断：牙周牙髓联合病变。

治疗计划：

① 根管治疗，② 骨移植术，③ 烤瓷冠修复，④ 牙周维护治疗。

处理：

分期作根管治疗、骨移植术、烤瓷冠修复、牙周维护治疗。

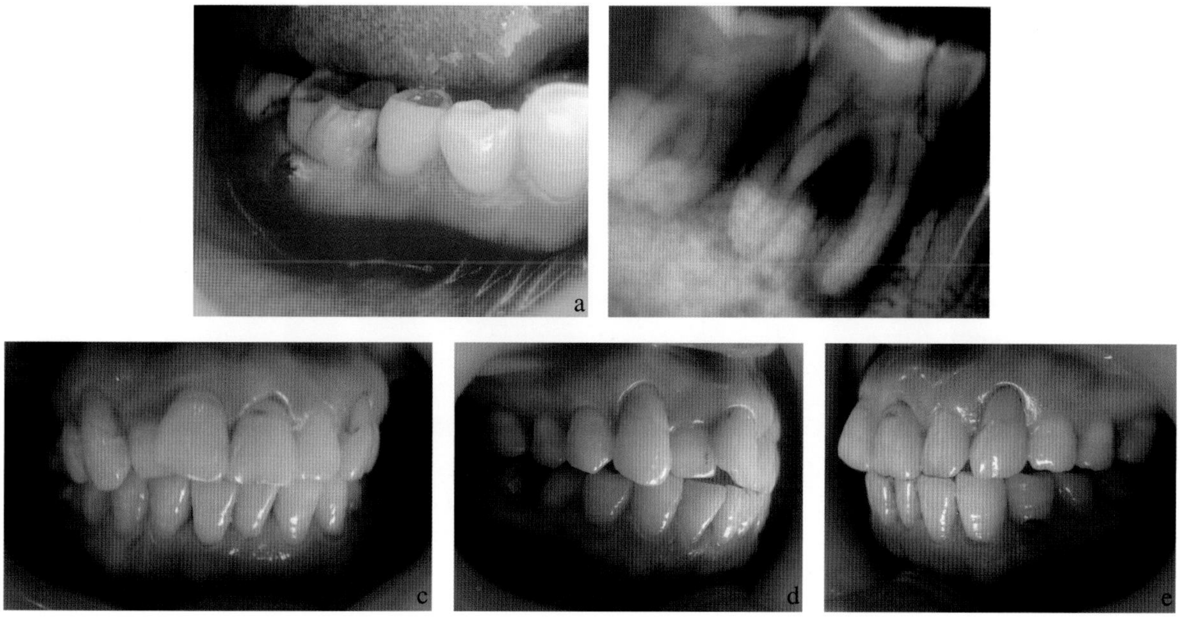

图18-1 初诊时口内照及X线片：口腔卫生好，46牙𬌗面近中部分牙折裂，近髓，颊侧瘘管，牙周袋11mm，根分叉垂直深度6mm，水平方向颊舌侧穿通，45牙烤瓷冠，46牙近中骨吸收达根尖。

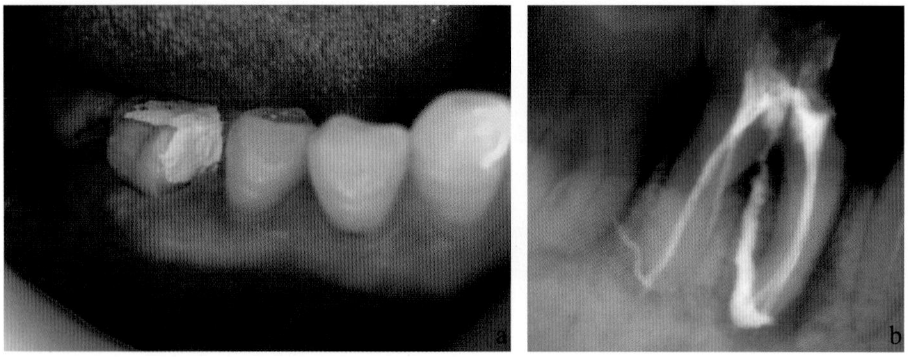

图 18-2　根管治疗后 1 周口内照

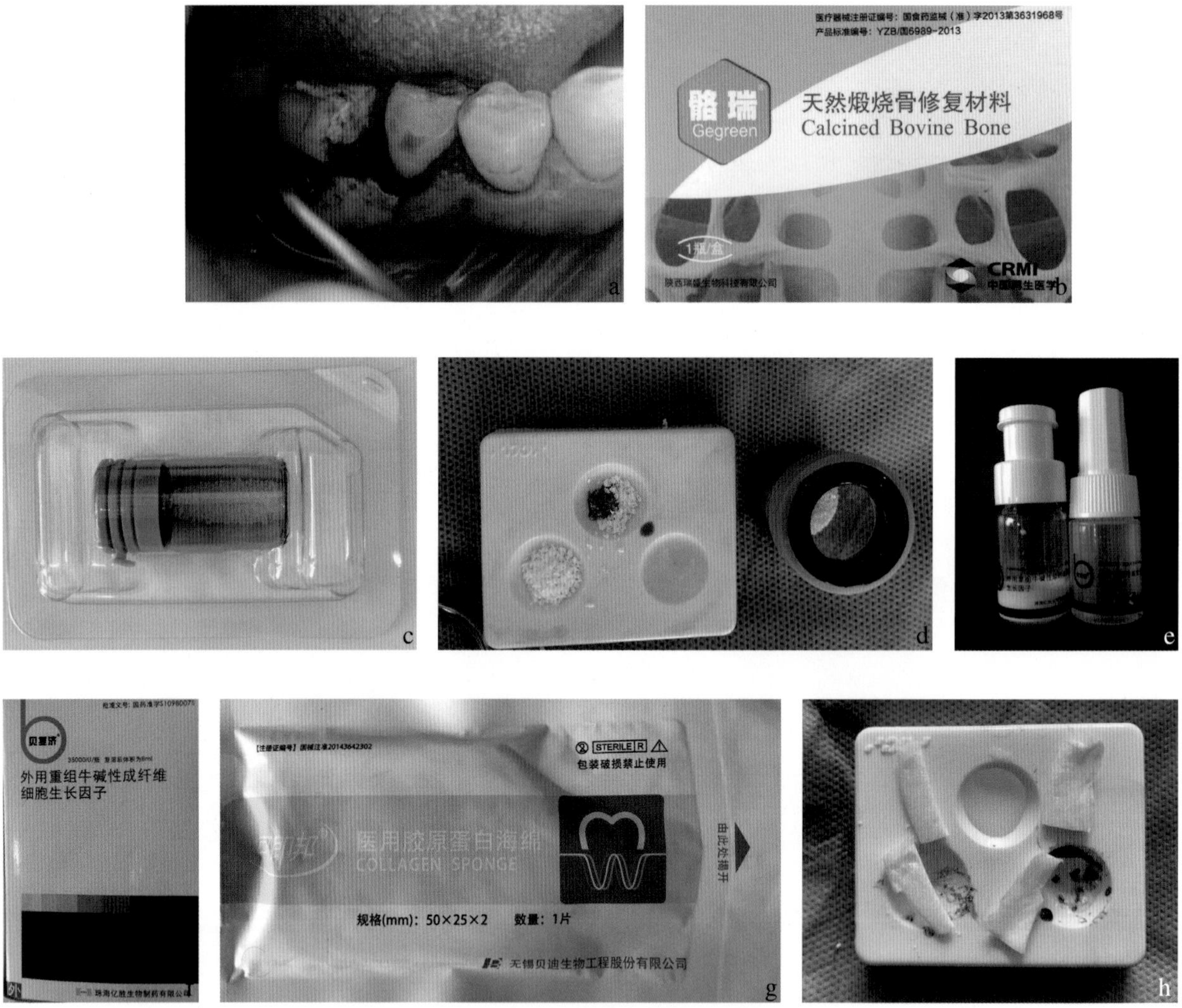

图 18-3　翻瓣术、植骨术及胶原移植术中口内照、骨粉、胶原和生长因子材料：在局麻下翻起（45 牙~47 牙）牙龈瓣，根面平整后植入骼瑞骨粉，再在骨粉表面覆盖含碱性成纤维细胞生长因子的胶原，龈瓣冠向复位后缝合，敷牙周塞治剂。

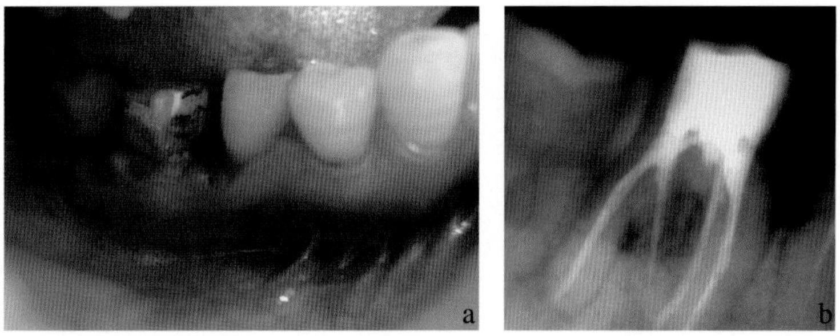

图 18-4　术后 2 周口内照及 X 线片：46 牙龈缘稍红肿，根分叉骨移植良好，46 牙根管充填良好。

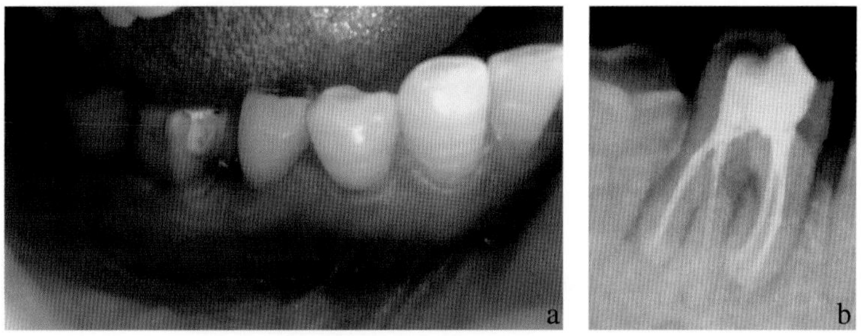

图 18-5　术后 4 周口内照及 X 线片：46 牙术后 4 周伤口生长良好，骨缺损处骨移植材料充填良好。

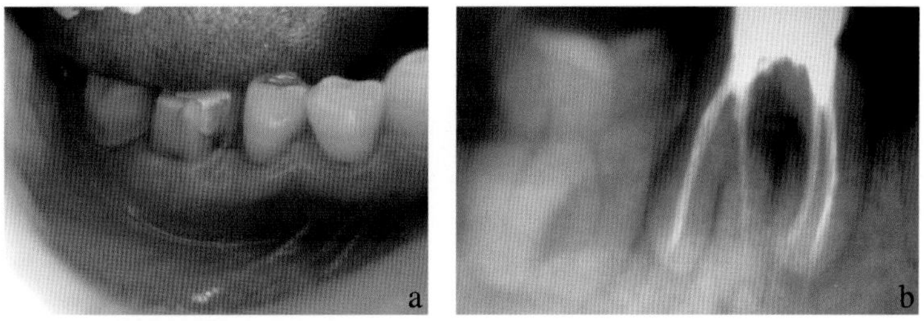

图 18-6　术后 6 个月口内照及 X 线片：46 牙伤口愈合完好，骨再生修复良好，未见明显骨吸收。

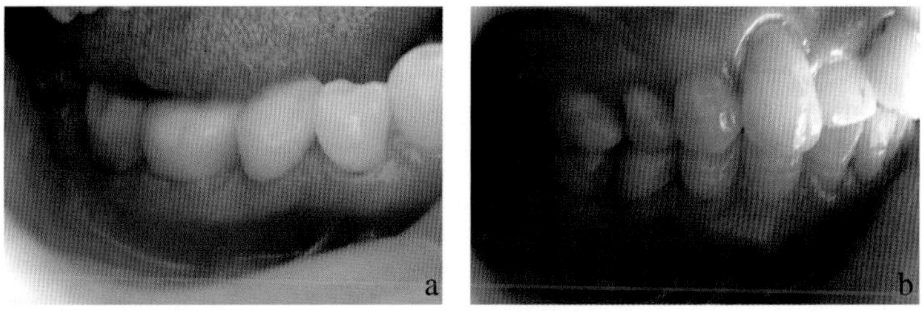

图 18-7　烤瓷冠修复 2 周口内照：46 牙烤瓷冠修复良好，牙龈形态良好。

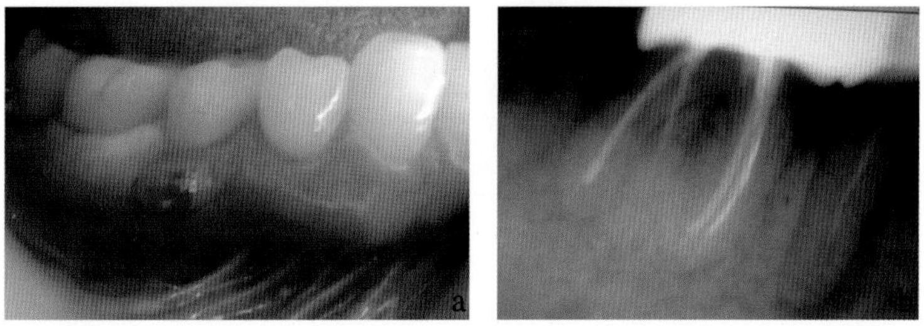

图 18-8　烤瓷冠修复后 3 年口内照及 X 线片：46 牙牙龈未见炎症，45 牙颊侧瘘管，46 牙根分叉处骨再生修复良好，45 牙根尖偏近中阴影，可能与 45 牙根充不密合有关，行 45 牙根管再治疗。

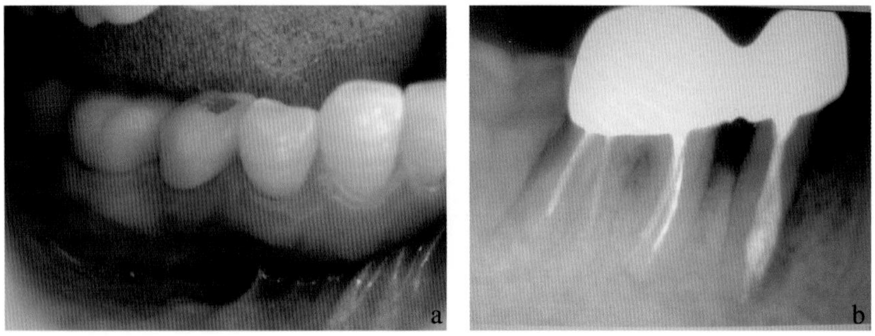

图 18-9　45 牙根管充填后 1 年局部照及 X 线片：45 牙根充后 1 年未见复发，根尖区骨再生良好。46 牙牙龈和牙齿修复良好，牙龈未见红肿，46 牙骨再生良好。

病例2 根分叉病变

患者：李某，男，50 岁。

主诉：右下后牙颊侧肿痛半年。

病史：半年前右下后牙出现咬硬物疼痛，口服消炎药好转，近 1 个月出现咬合痛加重，颊侧溢脓，影响饮食即来就诊，否认血液及其他系统疾病病史。

检查：47 牙金属冠，牙龈红肿，牙周袋 9mm，根分叉病变，前牙牙龈退缩，牙石和色素沉积于牙面，近中牙槽骨吸收达根尖。

病症诊断：47 牙根分叉病变。

治疗计划：

① 翻瓣术，② 根管治疗，③ 牙半切除术，④ 烤瓷联冠修复，⑤ 牙周维护治疗。

处理：

分期作翻瓣术、根管治疗、牙半切除术、烤瓷联冠修复及牙周维护治疗。

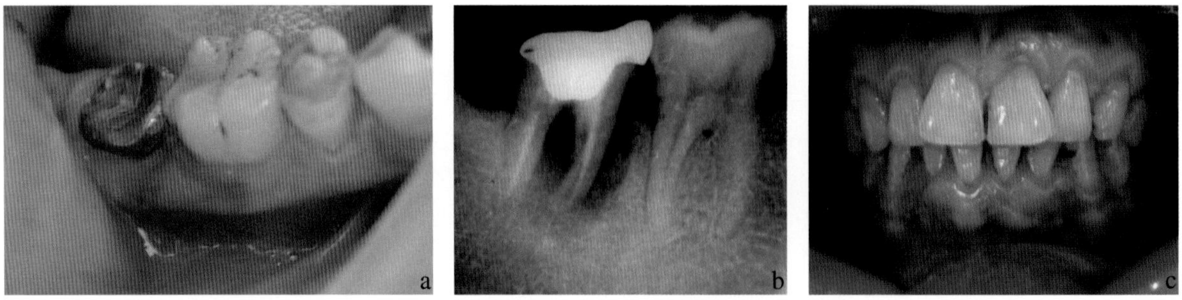

图 18-10　初诊时口内照及 X 线片：47 牙金属冠，根分叉病变，牙龈红肿，牙周袋 9mm，前牙牙龈退缩，牙石和色素沉积于牙面，近中根牙槽骨吸收达根尖。

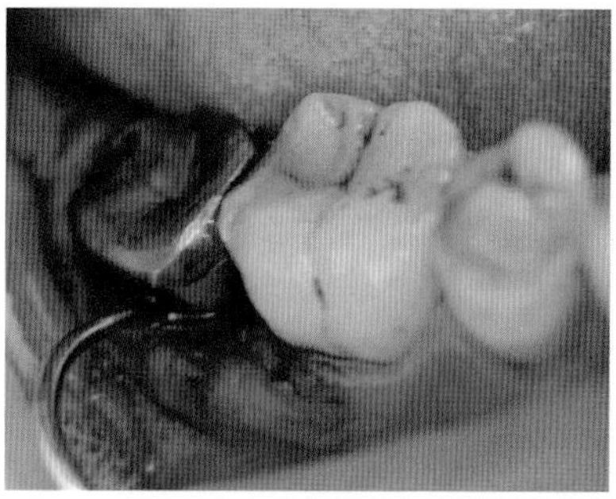

图 18-11　47 牙牙周翻瓣术口内照

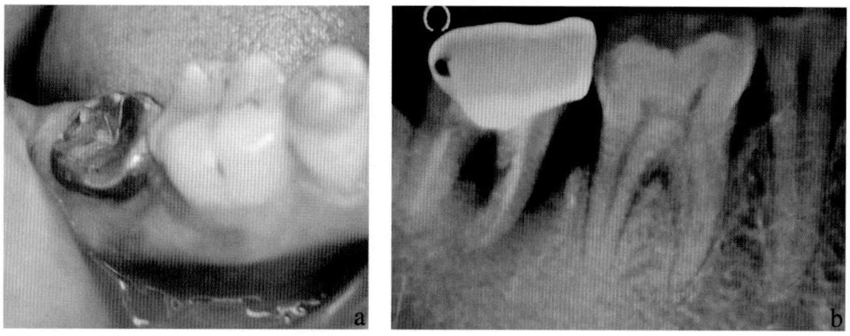

图 18-12　47 牙术后 3 个月口内照及 X 线片：牙龈红肿消失，咬合无力，X 线片示 47 牙近中根牙槽骨吸收 3 度，47 牙近中根隐裂，46 牙远中牙槽骨吸收 1~2 度。

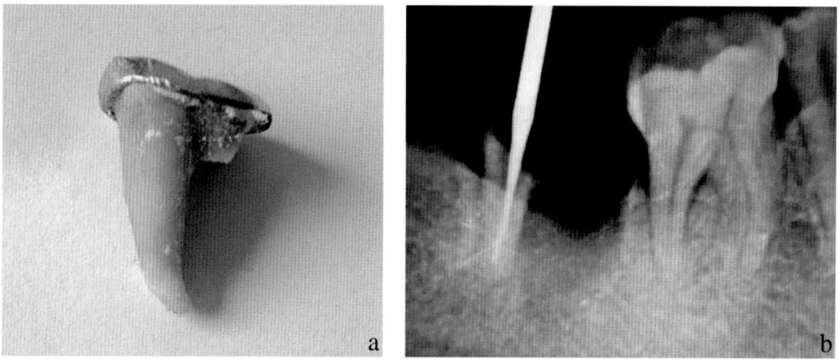

图 18-13　47 牙近中根半切除术拔除离体牙后及 X 线片：47 牙半切除术后对远中牙根行根管治疗。

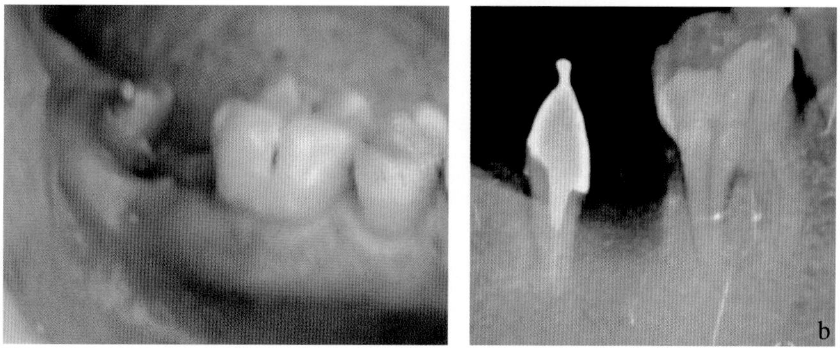

图 18-14　47 牙半切术后 1 个月口内照及 X 线片：47 牙拔牙创口未完全愈合，根管治疗后 1 周行根管桩钉黏结。

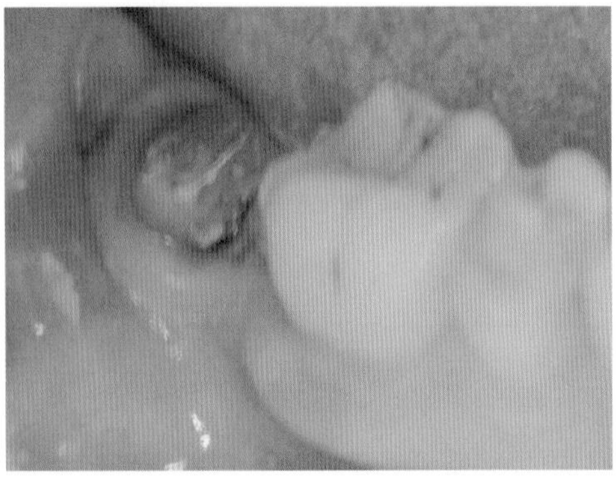

图 18-15　术后 2 个月口内照：伤口基本愈合。

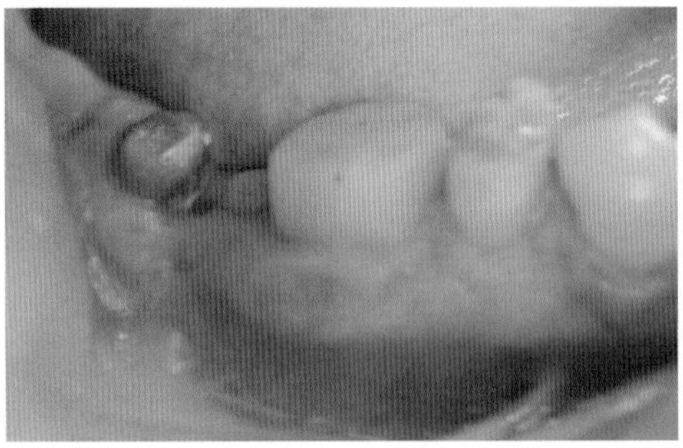

图 18-16　牙半切术后 3 个月口内照：术区伤口愈合良好。

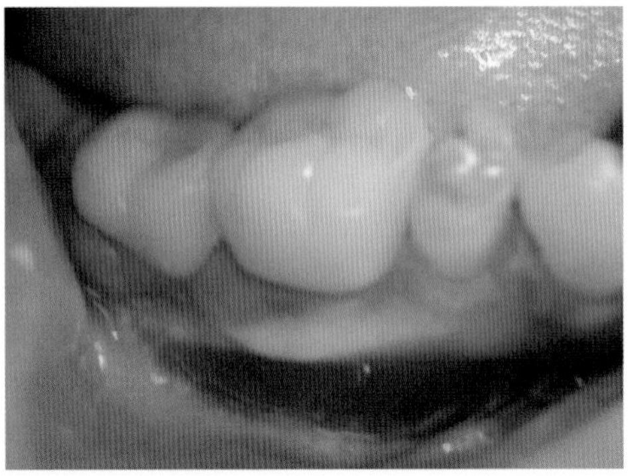

图 18-17　46 牙和 47 牙烤瓷联冠修复后 1 周口内照

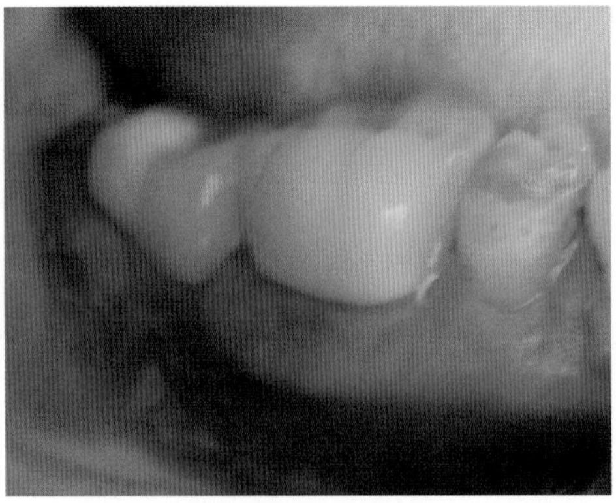

图 18-18　46 牙和 47 牙烤瓷联冠修复 12 个月局部照：咬合良好，牙龈无明显红肿，菌斑控制良好。

病例3 根尖周囊肿术后伤口不愈合

患者：杨某，女，42岁。
主诉：上前牙术后反复溢脓3周。
病史：3周前因上前牙根尖肿胀1年去当地医院就诊，医生诊断为尖周囊肿行囊肿摘除术，术后伤口一直不愈合，有脓液溢出，口服消炎药未见明显好转即来就诊，否认血液及其他系统性疾病病史。
检查：11牙和12牙根尖周囊肿术后，11牙和12牙牙龈黏膜移行处手术伤口红肿，未愈合，有脓液溢出。X线片见11牙和12牙根尖有约1.5x1.5cm直径的圆形骨吸收阴影区，余牙牙槽骨吸收1度。
病症诊断：11牙、12牙根尖周囊肿术后伤口不愈合待查。

治疗计划：

①局部冲洗，②根管治疗，③根管再治疗，④牙周维护治疗。

处理：

分期作局部冲洗、根管治疗、根管再治疗、牙周维护治疗。

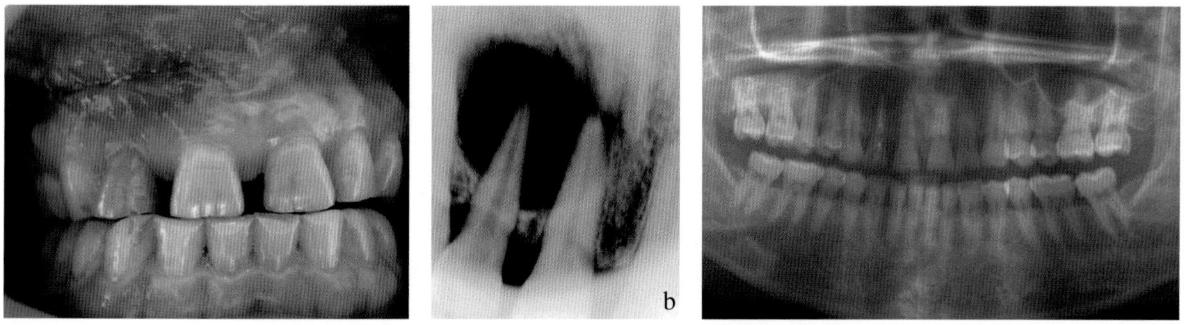

图 18-19　初诊时口内照及X线片：11牙和12牙根尖周囊肿摘除术后，11牙和12牙牙龈黏膜移行处手术伤口红肿，未愈合，有脓液溢出。X线片见11牙和12牙根尖有约1.5×1.5cm的圆形骨吸收阴影区，余牙牙槽骨吸收1度。

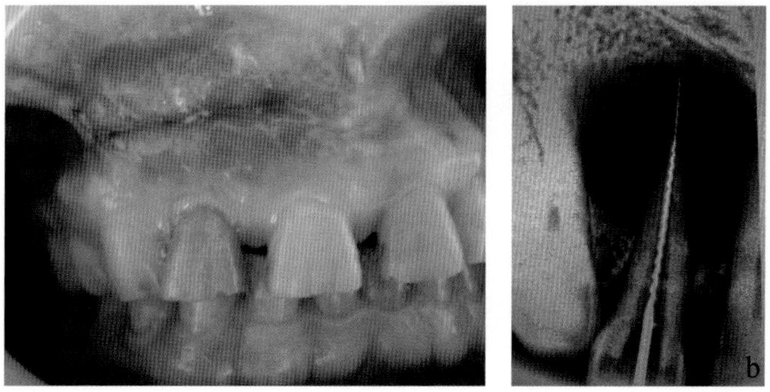

图 18-20　12牙根管治疗1周口内照及X线片：伤口愈合明显好转

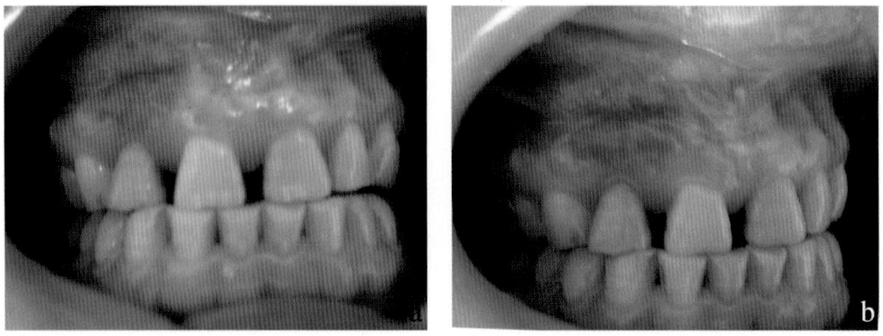

图 18-21　11 牙和 12 牙封药 3 周后上前牙口内照：手术伤口完全愈合，牙龈红肿基本消失。

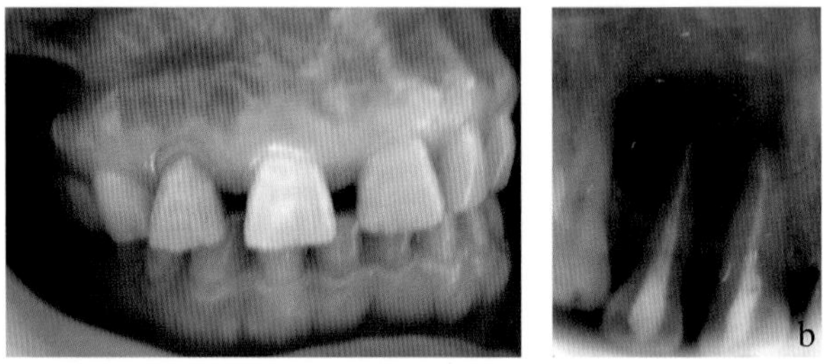

图 18-22　11 牙和 12 牙封药 4 周上前牙口内照及根充后 X 线片：手术伤口完全愈合，牙龈炎症消失，根尖阴影仍存在。

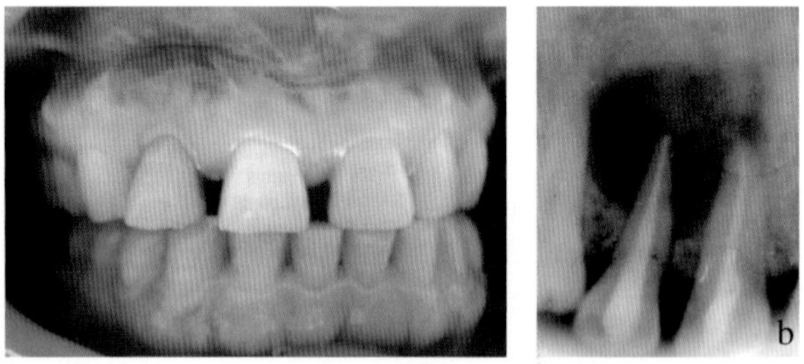

图 18-23　11 牙和 12 牙根管充填后 2 个月口内照及 X 线片：伤口愈合良好，尖周阴影密度改善。

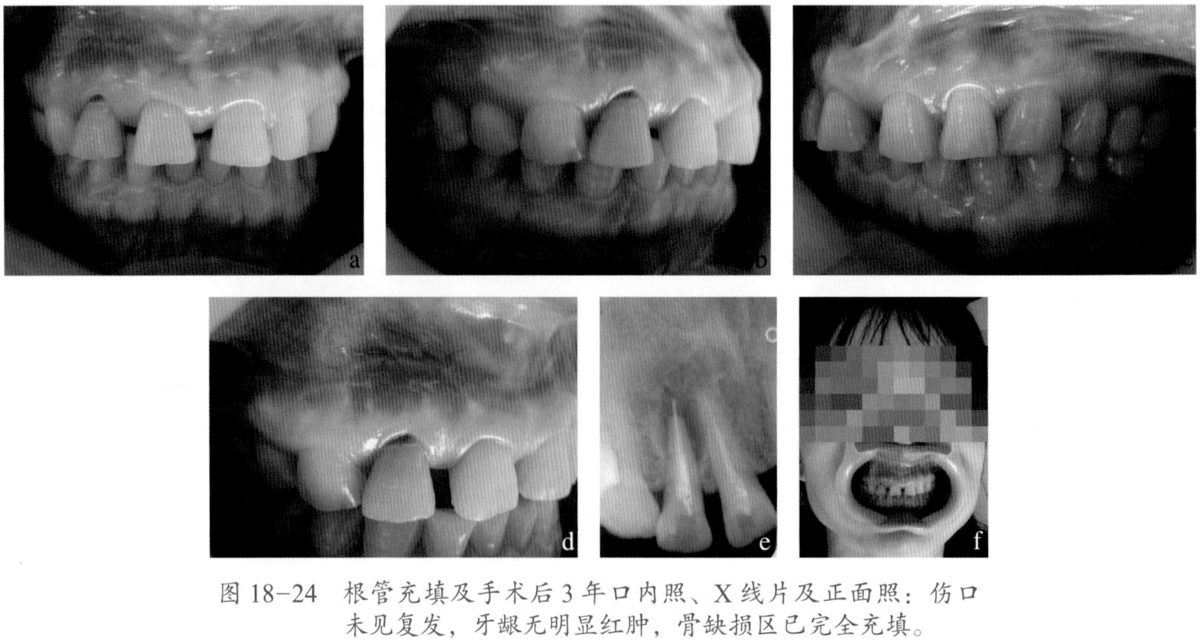

图 18-24　根管充填及手术后 3 年口内照、X 线片及正面照：伤口未见复发，牙龈无明显红肿，骨缺损区已完全充填。

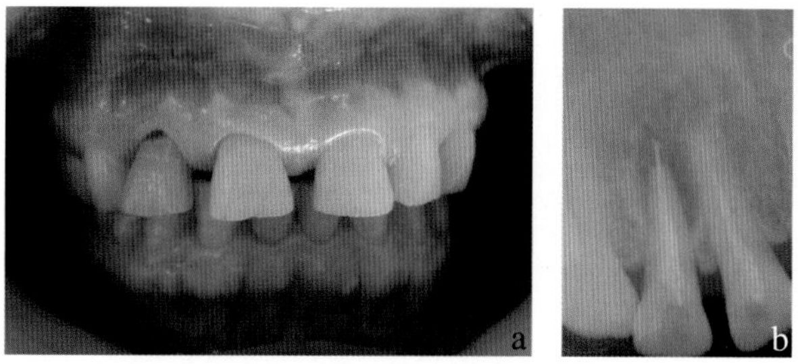

图 18-25　手术后 4 年口内正面照及 X 线片：伤口未见复发，骨再生和骨钙化良好，患者很满意。

病例4　牙周牙髓联合病变

患者：金某，男，63 岁。

主诉：右下后牙颊侧瘘管半年。

病史：半年前右下后牙颊侧出现脓肿，之后形成瘘管，有脓液溢出，之后 1 个月出现咬合痛和自发痛，口服消炎药好转，近 1 个月症状加重即来就诊，否认血液及其他系统性疾病病史。

检查：46 牙颊侧瘘管，牙龈红肿，牙周袋 6mm，有脓液溢出，叩痛（++）。X 线片见 46 牙牙槽骨吸收 2 度，根分叉区骨吸收，近中根牙槽骨吸收达根尖。

病症诊断：46 牙牙周牙髓联合病变。

治疗计划：

① 口腔卫生宣教，② 根管治疗，③ 烤瓷冠修复，④ 牙周维护治疗。

处理：

分期作根管治疗、烤瓷冠修复、牙周维护治疗。

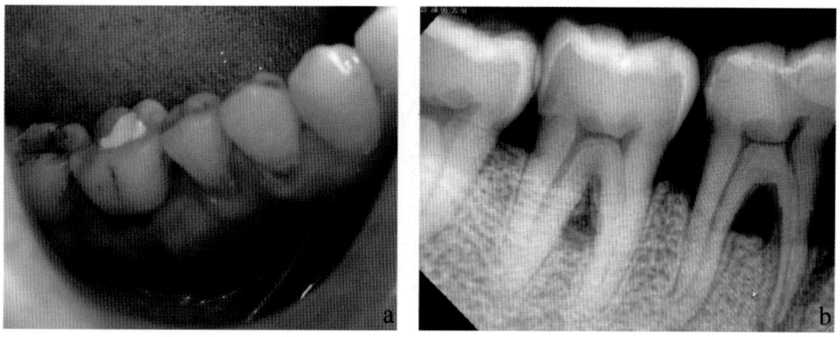

图 18-26　初诊时口内照及 X 线片：46 牙颊侧瘘管，牙龈红肿，牙周袋 6mm，有脓液溢出，叩痛（++）。X 线片见 46 牙牙槽骨吸收 2 度，根分叉区骨吸收，近中根牙槽骨吸收达根尖。

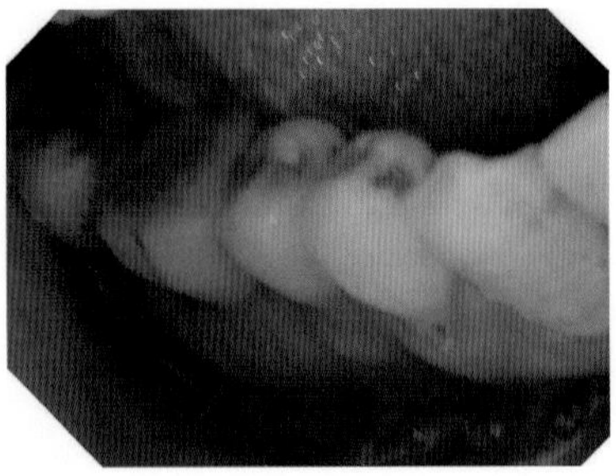

图 18-27　46 牙根管治疗后 1 周口内照：牙龈红肿消失

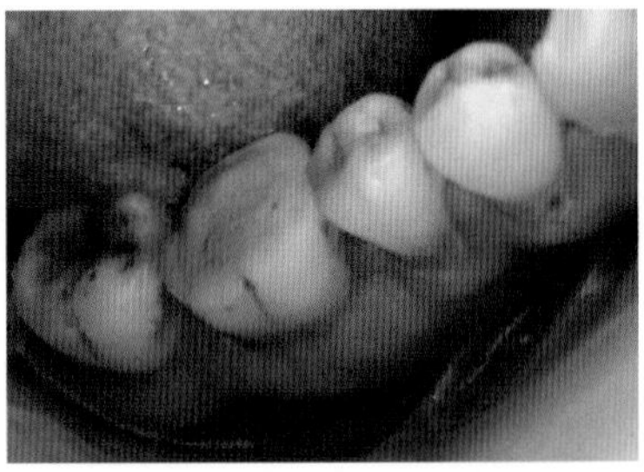

图 18-28　46 牙根管治疗 1 个月及牙周基础治疗后 2 周口内照：
46 牙牙龈红肿和瘘管消失，牙龈退缩，牙周袋为 3mm。

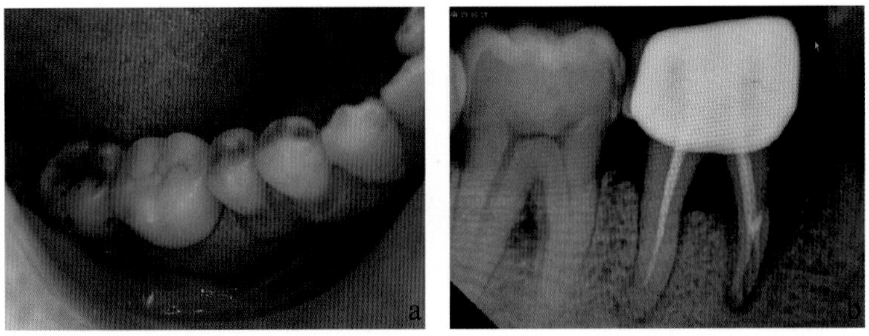

图 18-29　46 牙烤瓷修复后 1 周口内照及 X 线片：46 牙烤瓷修复和根管充填良好。

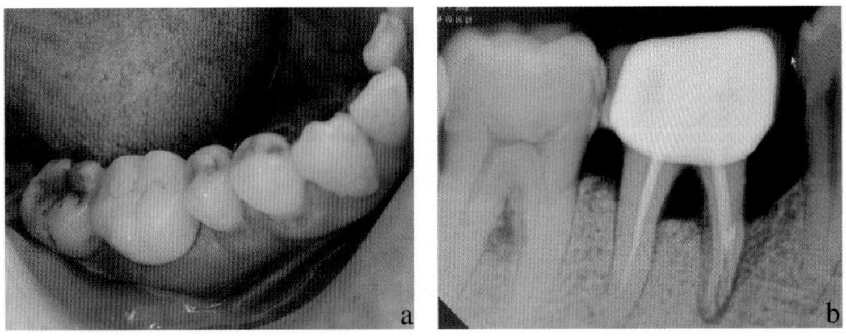

图 18-30　46 牙烤瓷修复后半年口内照及 X 线片：牙冠与邻牙协调，牙龈未见炎症和瘘管复发，牙槽骨未见明显吸收加重。建议必要时行骨移植术或 GBR 手术。

病例5 根尖囊肿术后伴根尖周瘘管不愈合

患者：王某，男，28岁

主诉：左上后牙颊侧瘘管不愈合

病史：7年前开始左上后牙反复肿胀，当时诊断为根尖囊肿，在外院行囊肿摘除术后伤口一直未愈合。后来在术区形成瘘管，有时有脓液溢出，服用消炎药后好转，之后反复发生多次，近一年来服用甲硝唑效果不佳，经朋友介绍前来就诊希望彻底解决肿胀和瘘管问题，否认血液及其他系统性疾病病史。

检查：左上4为乳牙，颊侧近根尖部有一瘘管，未见明显脓液溢出，牙龈稍红，无明显肿胀，无明显松动。其余牙牙龈乳头轻度红肿，少许牙石位于龈缘；X线片见左上4乳牙根管内外均有吸收，牙根比邻牙明显缩短，牙槽骨吸收0-1度，24恒牙未见滞留或异位。

病症诊断：左上4乳牙根尖囊肿术后伴根尖周瘘管不愈合

治疗计划：

① 口腔卫生宣教，② 龈上洁治术，③ 根管治疗术，④ 根尖囊肿摘除术，⑤ 龋病充填修复术，⑥ 随访和牙周维护治疗。

处理：

分期局部龈上洁治术、根管治疗术、根尖囊肿摘除术、龋病充填修复术、随访和牙周维护治疗。

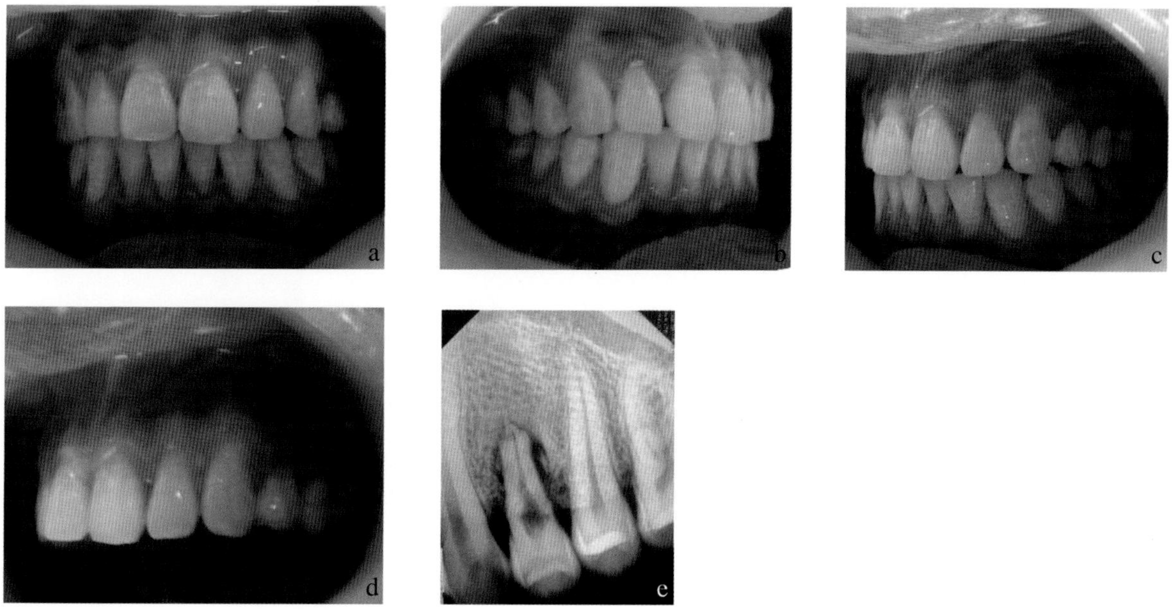

图 18-31　初诊时口内照及X线片：左上4为乳牙，颊侧近根尖部有一瘘管，未见明显脓液溢出，牙龈稍红，无明显肿胀，无明显松动。其余牙牙龈乳头轻度红肿，少许牙石位于龈缘；X线片见左上4乳牙根管内外均有吸收，未作根管治疗，牙根比邻牙明显缩短，牙槽骨吸收0~1度，左上4恒牙未见滞留或异位。

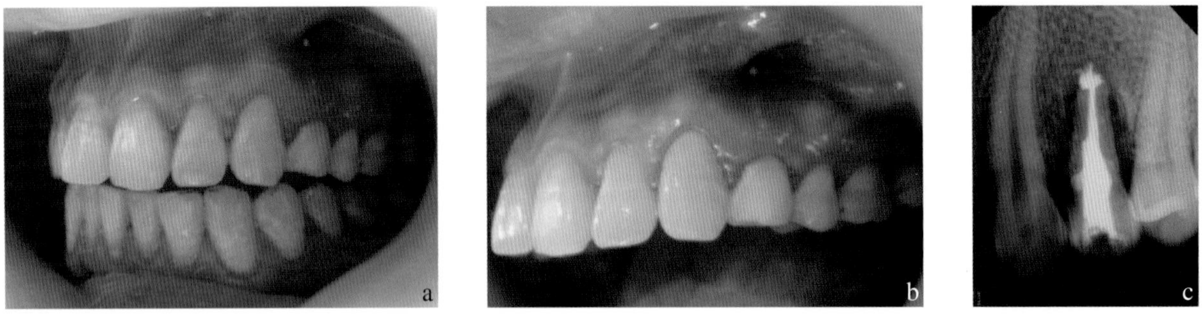

图 18-32　左上 4 乳牙根管治疗结束口内局部照和 X 线片：根管充填良好，瘘管未愈合，牙槽骨吸收 0-1 度。

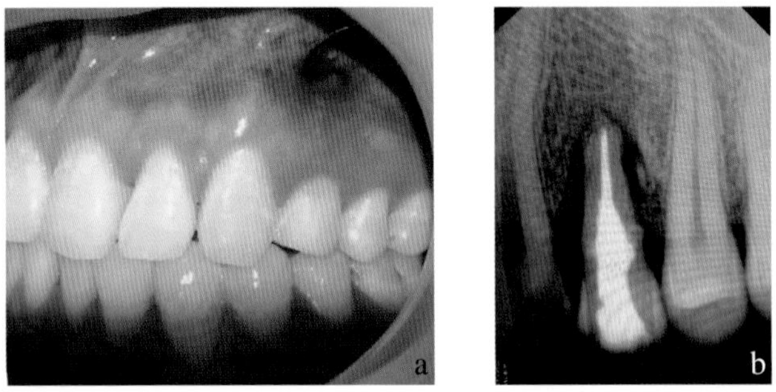

图 18-33　左上 4 乳牙根管充填后 1 个月口内局部照和 X 线片：根管充填良好，瘘管未愈合，牙槽骨吸收 1 度。

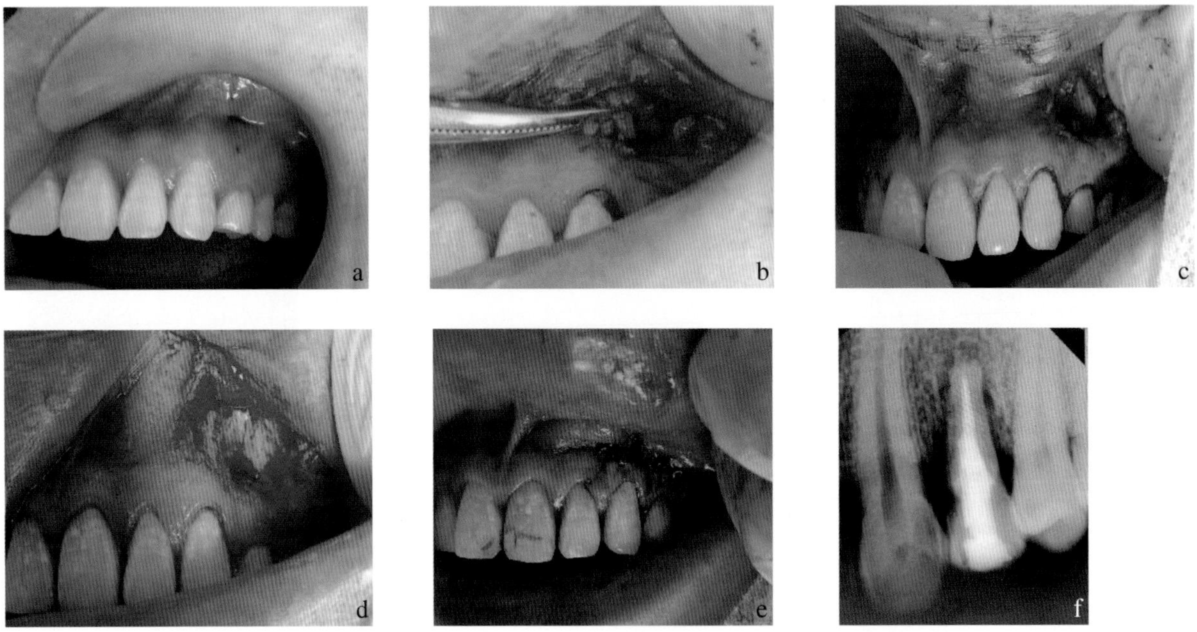

图 18-34　左上 4 乳牙根管充填后 6 个月行根尖囊肿摘除术中口内照和 X 线片：在阿替卡因局部麻醉下，在瘘管冠部 2mm 处的健康牙龈处水平切口，向根尖方向翻起牙龈瓣，见有约 1cm 直径大小的骨缺损，内有肉芽组织，用锐利的刮勺将骨缺损处肉芽组织去除并刮治干净，搔刮瘘管，生理盐水冲洗后严密缝合；X 线片见牙槽骨吸收 1 度。

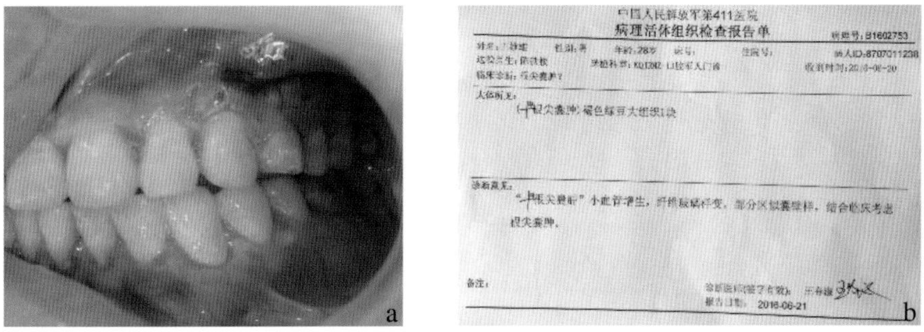

图 18-35　术后 1 周拆线时口内照：伤口愈合尚好，牙龈未见明显红肿，病例报告为根尖囊肿。

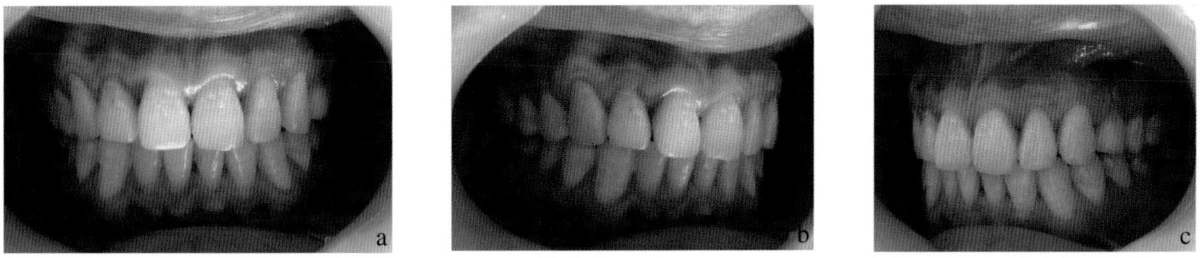

图 18-36　术后 2 周口内照：伤口处有小孔，牙龈无明显红肿。

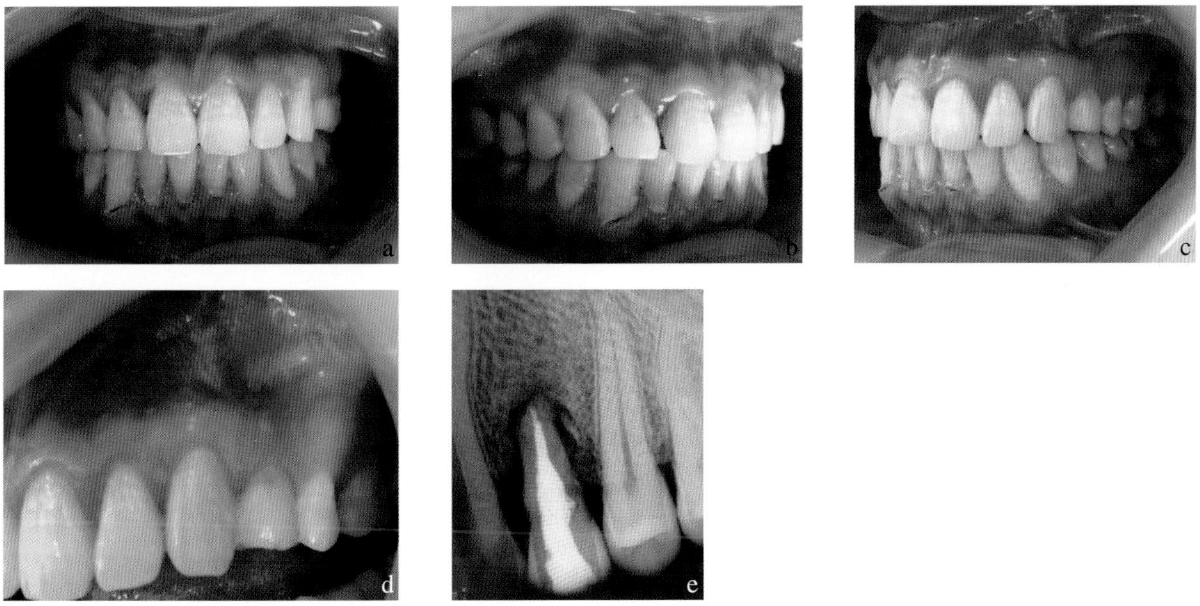

图 18-37　术后 3 个月口内照及 X 线片：伤口和瘘管完全愈合，左上 4 乳牙牙龈无明显红肿，下前牙唇侧龈缘处有牙石和软垢，X 线片见左上 4 乳牙牙槽骨吸收 2 度。

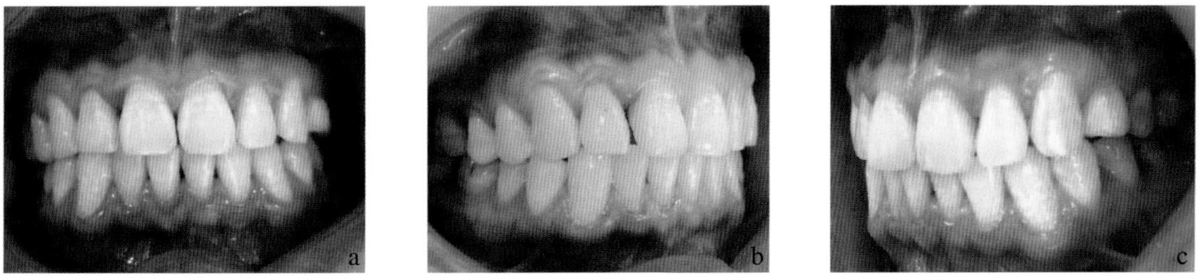

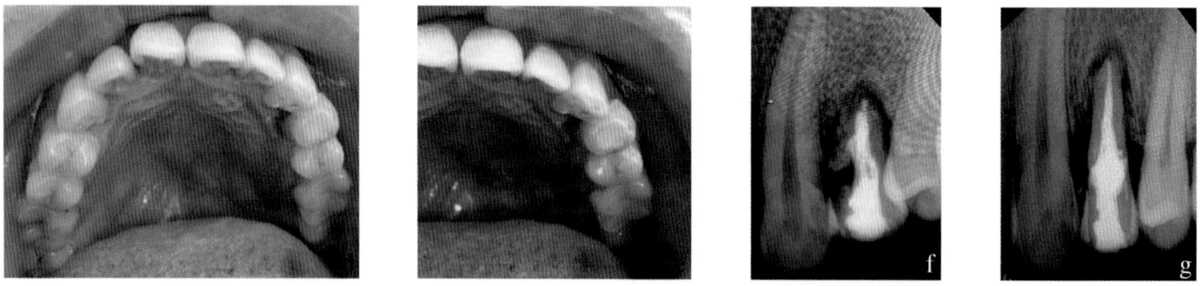

图 18-38　术后 12 个月左上 4 乳牙口内照及修复前后 X 线片：口腔卫生不良，左上 4 乳牙舌侧龋坏，行光固化充填修复龋洞，X 线片见牙槽骨吸收未加重。

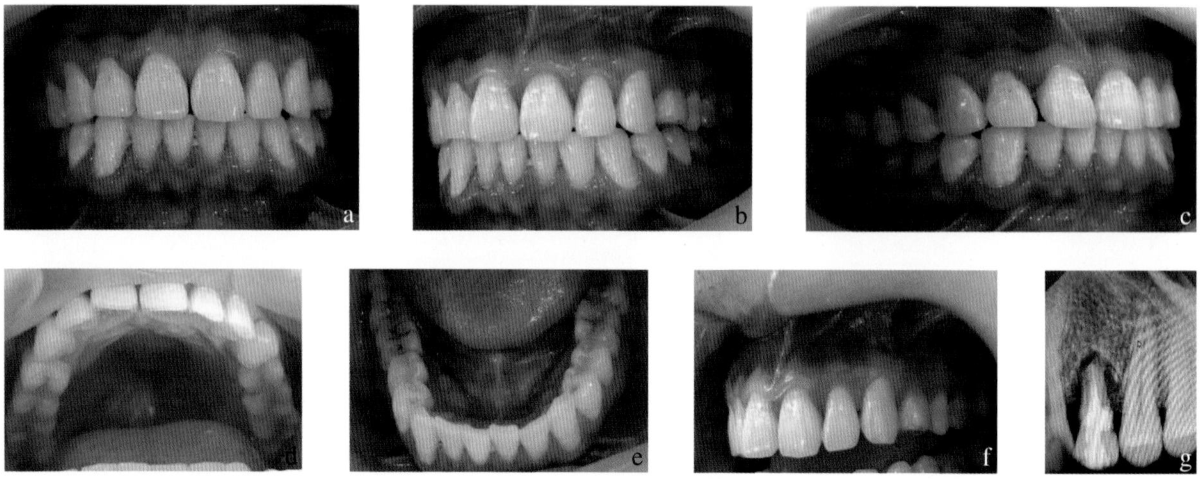

图 18-39　术后 3 年口内照及 X 线片：患者口腔卫生一般，左上 4 乳牙手术区域伤口愈合良好，瘘管未见复发。全口牙龈轻度红肿，有少许牙石和软垢位于龈缘。X 线片见左上乳牙 4 牙槽骨吸收 2 度，未见明显加重，患者满意。

[述评]

牙周牙髓联合病变（periodontal endodontic combined lesions）包括牙髓根尖周病对牙周组织的影响、牙周病对牙髓组织的影响、牙周病变与牙髓病变并存。在通常情况下牙周组织与牙髓组织之间存在交通途径，主要有（1）根尖孔：是牙周组织和牙髓的重要通道，血管、神经和淋巴通过根尖孔相互通连;（2）根管侧支:即牙根侧壁上的交通支，在近根尖 1/3 处最多，当深牙周袋达根尖 1/3 处时，牙髓受影响机会增加，在多根牙根分叉区有约 20% ~ 60% 牙有根管侧支；（3）牙本质小管：正常牙根表面有牙骨质覆盖牙本质，但约有 10% ~ 18% 的牙齿在牙颈部无牙骨质覆盖，牙本质暴露，在前牙高达 25%。另外，牙颈部牙骨质薄，容易被刮除或当有牙龈退缩时，薄层牙骨质被刷牙磨除，使下方牙本质暴露，菌斑细菌毒性产物、药物及染料等均可双向渗透相互影响。由于牙周组织和牙髓组织之间可通过根尖孔、根管侧支、牙本质小管等相连，其感染和炎症可交互扩散，因此在治疗时要牙周和牙髓科医师联合诊治以取得更好疗效。

（一）牙髓病变对牙周组织的影响：特点为：牙髓无活力或活力异常；牙周破坏较为局限；根尖区骨质破坏呈烧瓶形，邻牙牙周基本正常；余牙牙周破坏较轻。主要为根尖周感染急性发作形成牙槽脓肿，脓液沿阻力较小途径向牙周组织排出，其牙周破坏其实为牙髓炎症排脓通道。脓液向牙周引流途径包括，（1）沿牙周膜间隙向龈沟排脓，形成单一、窄而深达根尖的牙周袋；（2）脓液由根尖周组织穿透附近牙槽骨达骨膜下，掀起软组织向龈沟排出，形成宽而深的牙周袋，但不能探到根尖，多见于唇颊侧骨板较薄处。特点是深牙周袋排脓是在短期内形成，患牙无明显牙槽嵴吸收，余牙无严重牙周炎，患牙多为死髓牙，由牙髓和根尖周病引起急性炎症，此型在临床上易被误诊为牙周脓肿。牙髓治疗过程中或治疗后造成牙周病变：如根管治疗过程中根管壁侧穿或髓室底穿通、髓腔或根管内封入烈性药物等，均可通过根分叉区或根管侧支伤及牙周组织。根管治疗后，可能发生牙根纵裂，临床表现为患牙有钝痛、咬物痛、局限的深牙周袋，活髓牙根纵裂，可见到典型根管影像增宽，可反复发生牙周脓肿，出现窦道。（二）牙周病变对牙髓组织的影响：1. 逆行性牙髓炎：由于深牙周袋内细菌、毒素通过根尖孔或根尖 1/3 处根管侧支进入牙髓，先引起根尖孔附近牙髓充血和炎症，之后局限慢性牙髓炎可急性发作，表现为典型的急性牙髓炎。检查时可见患牙有深达根尖区的牙周袋或严重的牙龈退缩，牙齿一般松动度达Ⅱ度以上。牙髓有明显的激发痛等。2. 长期存在的牙周病变，袋内毒素可对牙髓造成慢性小量刺激，引起修复性牙本质形成，重者可引起牙髓慢性炎症、变性、钙化甚至坏死。这些牙可能未表现出牙髓症状，但实际上已经发生病变。3. 牙周治疗对牙髓有一定影响：刮治和根面平整时，将牙根表面的牙骨质刮去，常使牙本质暴露，造成根面敏感和牙髓反应性改变。牙周袋内或根面用药均可通过根管侧支或牙本质小管刺激牙髓，此时，牙髓反应长且为慢性，临床无明显症状。（三）牙周病变与牙髓病变并存：指牙周炎和牙髓根尖周病同时发生在同一颗牙齿，各自为独立病变，当病变发展到严重阶段时，二者可相互影响。

治疗时应尽量找出原发病因，认真处理牙周、牙髓两方面病症，彻底消除感染源，牙髓根尖周病经彻底牙髓治疗预后较好；牙周病损疗效预测性不如牙髓病，因此，牙周 - 牙髓联合病变预后取决于牙周病损预后。1. 由牙髓病和根尖病变引起牙周病变的患牙，应尽早进行牙髓治疗。病程短者，牙周病变只是个排脓通道，经过根管治疗后，牙周病变即可愈合。若病程长久，牙周排脓通道处就会有上皮长入，菌斑牙石深入袋内，牙周炎病变成立，其疗效主要取决于牙周治疗的效果。此时治疗顺序是：先清除髓腔内感染牙髓，清除牙周袋内感染，再完善根管充填。完成上述治疗数月后骨质仍无修复，或牙周袋仍深且炎症不能控制时，再进一步牙周治疗如翻瓣术等。2. 患牙有深牙周袋，但牙髓活力测试显示牙髓尚有活力时，可先行牙周治疗观察疗效，效果不佳者，需再次明确牙髓活力，对检查牙髓活力尚存但已迟钝的患牙，不宜过于保守，应同时做牙髓治疗，这有利于牙周病变愈合。3. 逆行性牙髓炎：患牙能否保留主要取决于该牙牙周病变和牙周治疗预后。治疗顺序是先清除髓腔内感染牙髓，再清除牙周袋内感染，再完善根管充填。对多根牙只有一个牙根有深牙周袋引起的牙髓炎，且患牙不松，可在根管治疗和牙周治疗结束后，将患根截除保留患牙。如牙周病变已十分严重，或患牙过于松动，则可直接考虑拔牙。在不能确定病原的情况下，死髓牙先做牙髓治疗，配合牙周治疗；活髓牙则先做牙周治疗和调𬌗，若疗效不佳，再视情况行牙髓治疗。

本部分有 5 例患者，2 例为牙周牙髓联合病变，其中 1 例经过根管治疗、骨移植术、烤瓷修复治疗，观察 3 年疗效稳定，另 1 例经过根管治疗、牙周基础治疗和烤瓷修复，观察半年疗效好。病例 2 为下颌后牙根分叉病变，经过翻瓣术、根管治疗、牙半切除术和烤瓷联冠治疗，观察 1 年疗效好。病例 3 为尖周囊肿术后伤口不愈合，经过局部冲洗、根管治疗和根管再治疗，观察 4 年疗效好。病例 5 为根尖囊肿术后伴根尖周瘘管不愈合，经过龈上洁治术、根管治疗术，根尖囊肿摘除术联合瘘管搔刮术随访 3 年疗效好，未见复发。对此类涉及牙髓和牙周联合病变者应结合病变特点，实施牙周和牙髓联合治疗才能达到好的疗效。

参考文献

[1] Schmidt JC, Walter C, Amato M，et al. Treatment of periodontal-endodontic lesions-a systematic review. J Clin Periodontol, 2014, 41(8):779-90.

[2] Ustaoğlu G,Uğur Aydin Z,Özelçi F. Comparison of GTR, T-PRF and open-flap debridement in the treatment of intrabony defects with endo-perio lesions: a randomized controlled trial. Med Oral Patol Oral Cir Bucal, 2020, 25(1): e117-e123.

[3] Plakwicz P and Czochrowska EM.The prospective study of autotransplanted severely impacted developing premolars: periodontal status and the long-term outcome. J Clin Periodontol, 2014, 41(5):489-96.

[4] Cho YD,Lee JE,Chung Y,et al. Collaborative management of combined periodontal-endodontic lesions with a palatogingival groove: a case series. J Endod, 2017, 43(2):332-7.

[5] Olczak K, Pawlicka H. Mineral trioxide aggregate in treatment of permanent teeth with open apex and endo-perio lesions. A case report. European Journal of Paediatric Dentistry, 2015, 16(4):287-9.

[6] Yan H,Xu N,Wang H,Yu Q. Intentional replantation with a 2-segment restoration method to treat severe palatogingival grooves in the maxillary lateral incisor: a report of 3 cases.J Endod, 2019,45(12):1543-9.

[7] Gomes CC,Guimarães LS,Pinto LCC,et al. Investigations of the prevalence and virulence of Candida albicans in periodontal and endodontic lesions in diabetic and normoglycemic patients. J Appl Oral Sci, 2017, 25(3):274-81.

[8] Skucaite N, Peciuliene V, Maneliene R,et al.Antibiotic prescription for the treatment of endodontic pathology: a survey among Lithuanian dentists. Medicina, 2010, 46(12):806-13.

[9] Lin LM &.Rosenberg PA.Repair and regeneration in endodontics. Int Endod J, 2011, 44(10):889-906.

[10] 陈铁楼，张新海．软组织移植手术在龈乳头缺失重建中的作用．中华口腔医学，2017, 52（2）: 86-90

[11] 陈铁楼，王世锋，刘国勤，等．富血小板血浆与多孔矿化骨修复兔下颌骨双皮质骨缺损作用．口腔医学，2013, 33（11）：743-7.

[12] 陈铁楼，张新海，徐尔理，等．糖尿病型牙周炎牙龈组织炎症因子表达及与细胞凋亡关系．实用口腔医学杂志，2017,33（4）：518-21.

[13] 赵海军，陈铁楼．氧化应激诱发糖尿病性牙周炎作用及机制．口腔医学，2016, 36（3）：273-6.

[14] Chen Tielou, Lu Huijie. Effect of autologous platelet-rich plasma in combination with bovine porous bone mineral and Bio-guide membrane on bone regeneration in mandible bicortical bony defects. J Craniofac Surg, 2014, 25(1):215-23.

[15] Chen Tielou, Lu Huijie. Why platelet-rich plasma failed to promote bone healing in combination with a biphasic synthetic graft material in bone defects: a critical comment. J Craniofac Surg, 2014, 25(4):1568-9.

第19章　牙周与正畸联合治疗

病例1 上前牙外伤致舌侧折裂于龈下

患者：史某，男，22岁。
主诉：上前牙外伤致舌侧折裂于龈下1个月。
病史：1个月前因摔倒致上前牙折裂，影响美观和咬合即来就诊，否认血液疾病及其他系统疾病病史。
检查：11牙折裂使舌侧位于龈下5mm，近中切角缺失，斜形劈裂位于龈下（劈裂部分已拔除），牙槽骨无明显吸收。
病症诊断：11牙近中切角折裂位于龈下。

治疗计划：

利用正畸技术将11牙牵出以减少因使用传统牙冠延长术导致术后牙龈退缩，影响美观。① 正畸牵引11牙，② 牙冠延长术，③ 烤瓷修复，④ 牙周维护治疗。

处理：

分期作正畸牵引11牙、牙冠延长术、烤瓷修复、牙周维护治疗。

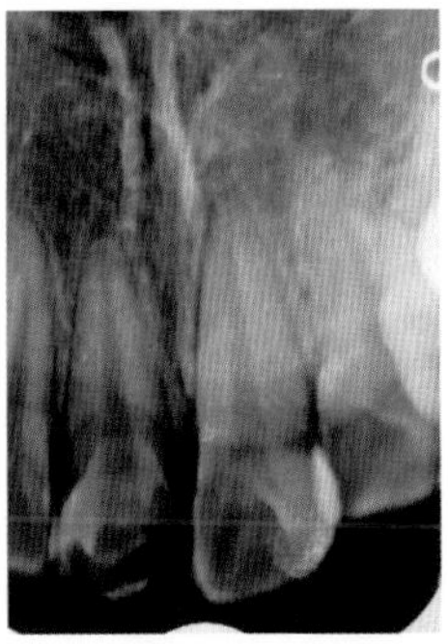

图19-1　初诊时X线片：11牙折裂，舌侧位于龈下5mm，近中切角缺失，斜形劈裂位于龈下（劈裂部分已拔除），牙槽骨无明显吸收。

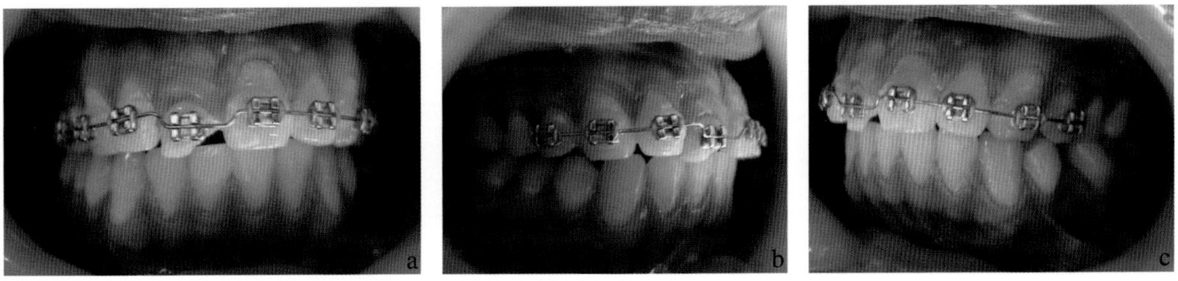

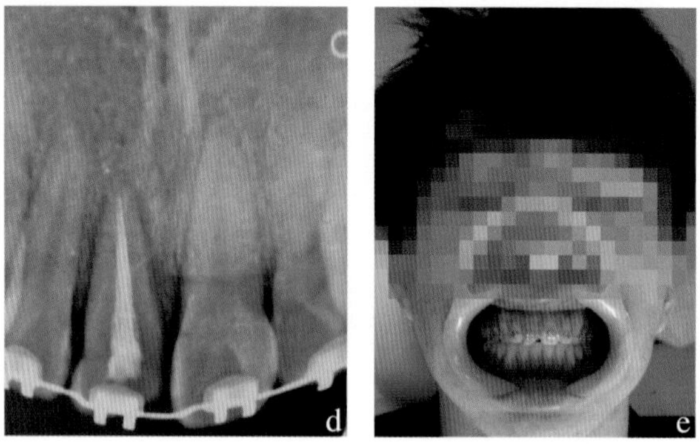

图 19-2　正畸牵引 3 个月口内照、X 线片及正面照：利用正畸技术将 11 牙向切端牵引，牙龈缘线伴随牙齿向切端移位，X 线片示 11 牙已行根管治疗。

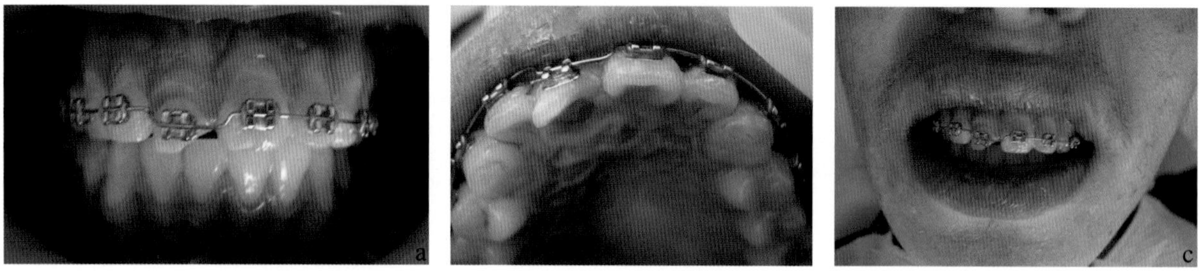

图 19-3　正畸牵引 4 个月口内照：11 牙已牵出使折裂舌侧断面基本位于邻牙龈缘处，但唇侧牙龈缘与邻牙不协调，需行牙冠延长术。

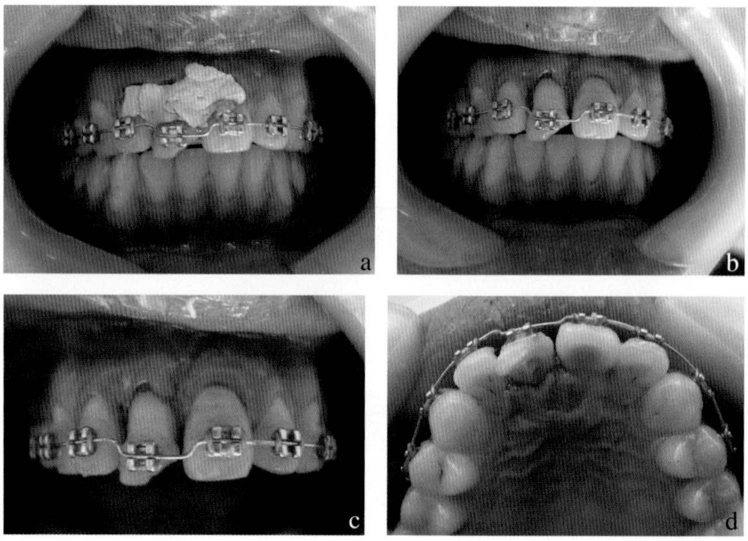

图 19-4　牙冠延长术后 1 周口内照：牙冠延长术后牙龈缘与邻牙协调，舌侧断面位于龈缘以上。

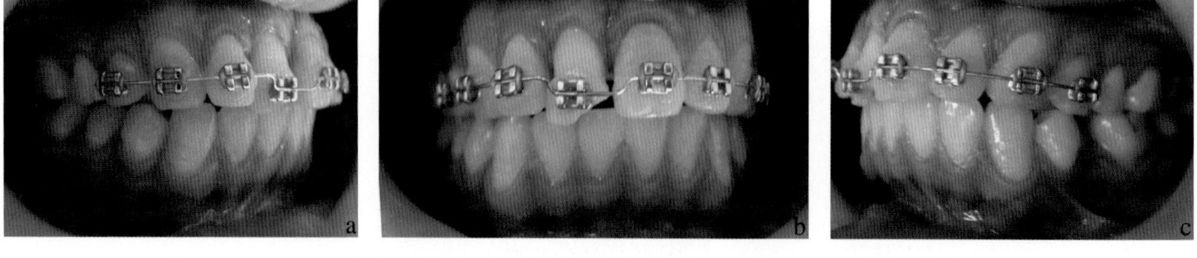

图 19-5　牙冠延长术后 2 周（正畸牵引 3 个月）口内照：11 牙伤口生长良好。

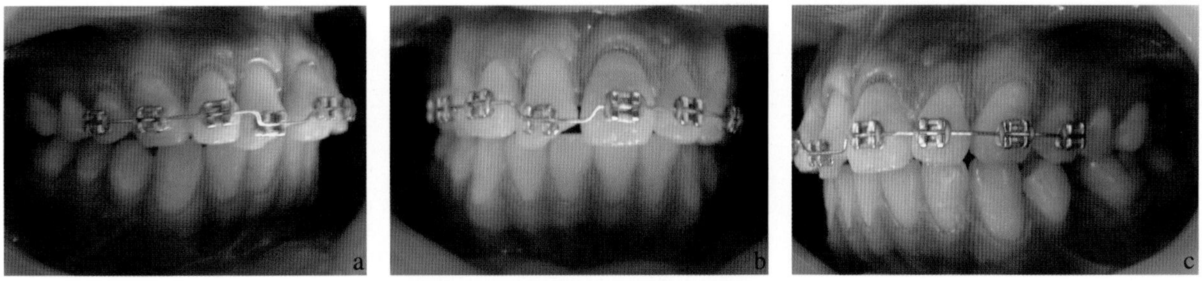

图 19-6　牙冠延长术后 4 周口内照

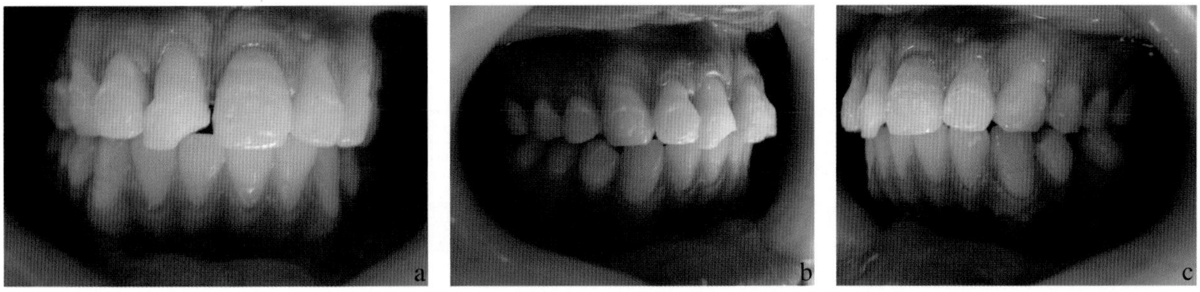

图 19-7　牙冠延长术后 5 周拆除矫治器后口内照

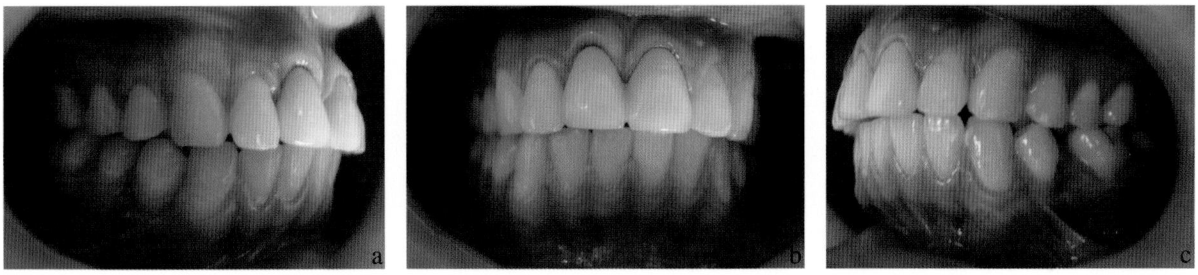

图 19-8　牙冠延长术后 2 个月烤瓷修复后口内照

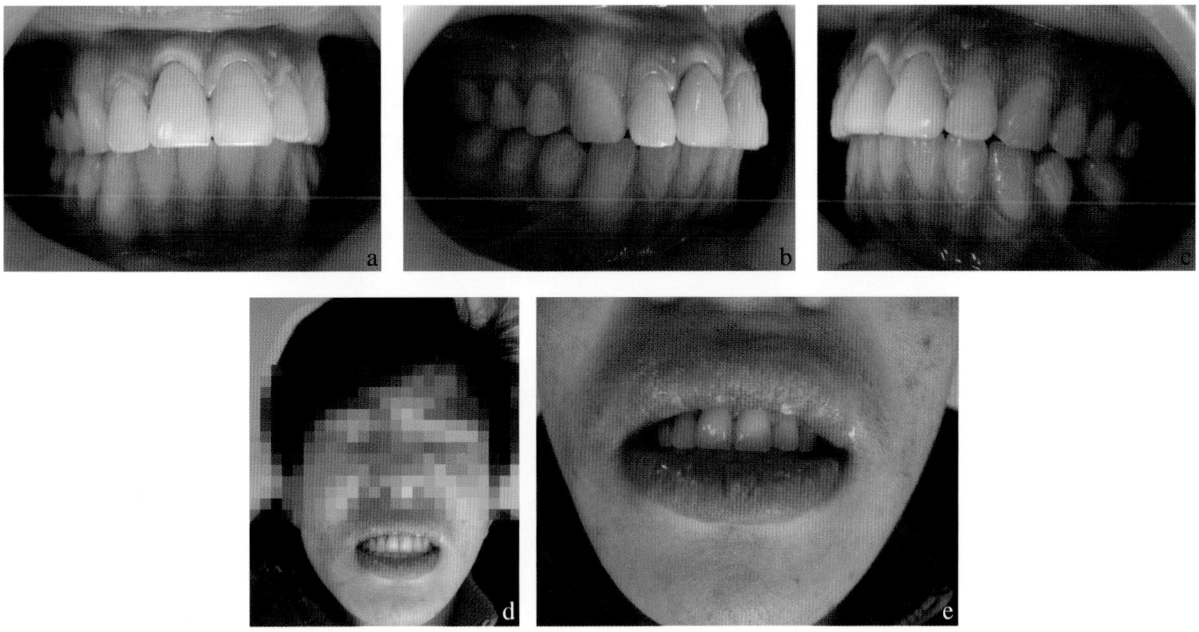

图 19-9　烤瓷修复后 12 个月口内照和正面照：牙龈无红肿

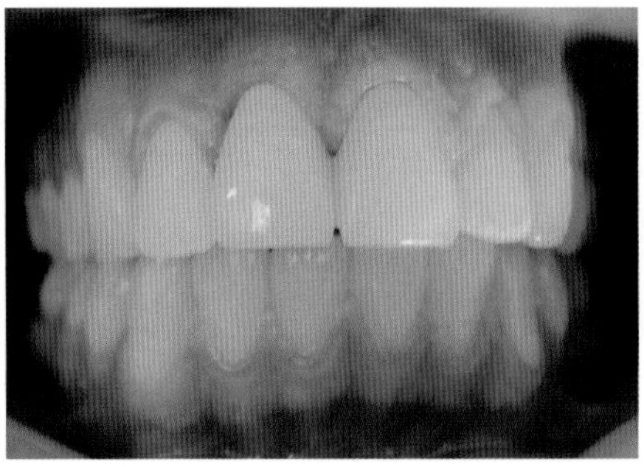

图 19-10　烤瓷修复后 24 个月口内照：牙龈未见明显炎症，牙冠与邻牙协调美观，患者满意。

病例2 正畸橡皮圈不良牵引引起牙周破坏

患者：雷某，女，30 岁。

主诉：正畸橡皮圈不良牵引引起牙松动 2 周。

病史：数月前患者因牙不齐去外地某医院矫正，医师使用正畸橡皮圈牵拉牙齿，使橡皮圈滑入牙周袋内引起牙龈红肿出血，2 周前发现牙龈红肿明显，牙齿轻度松动即来就诊，否认全身系统性疾病病史。

检查：14 牙缺失，15 牙和 16 牙牙龈明显肿胀，15 牙松动 2 度；X 线片示 15 牙牙槽骨吸收近根尖，16 牙近中牙槽骨吸收 2 度。

病症诊断：正畸橡皮圈不良使用致 15 牙松动。

治疗计划：

① 局部冲洗消炎，② 翻瓣术去除正畸橡皮圈，③ 玻璃纤维夹板固定，④ 烤瓷夹板固定，⑤ 牙周维护治疗。

处理：

分期作局部冲洗消炎、翻瓣术、玻璃纤维夹板固定、烤瓷夹板固定、牙周维护治疗。

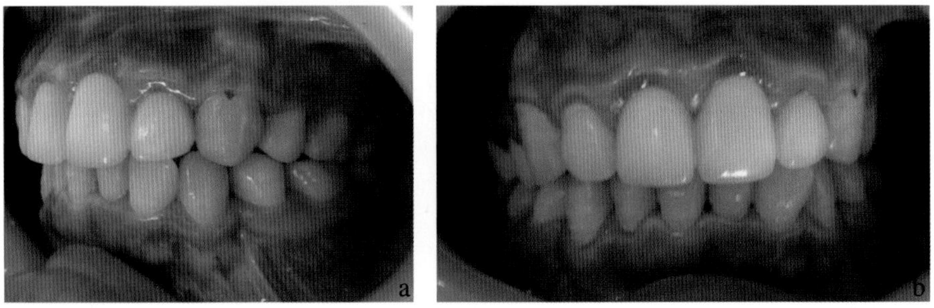

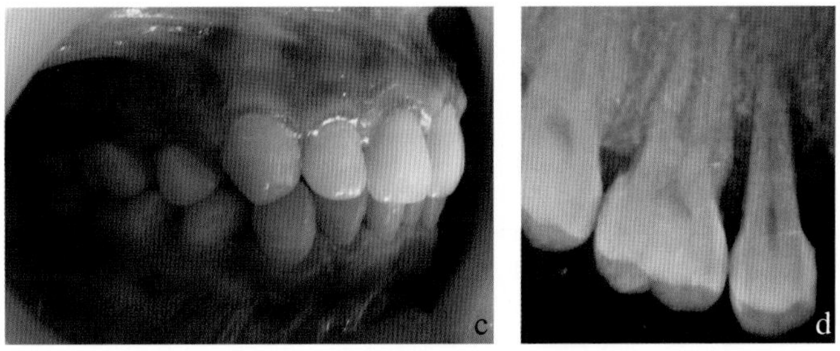

图 19-11　初诊时口内照及 X 线片：14 牙缺失，15 牙和 16 牙牙龈明显肿胀，15 牙松动 2 度，全口多数牙牙龈轻度红肿，少许牙石软垢位于龈缘；X 线片示 15 牙牙槽骨吸收近根尖，16 牙近中牙槽骨吸收 2 度。

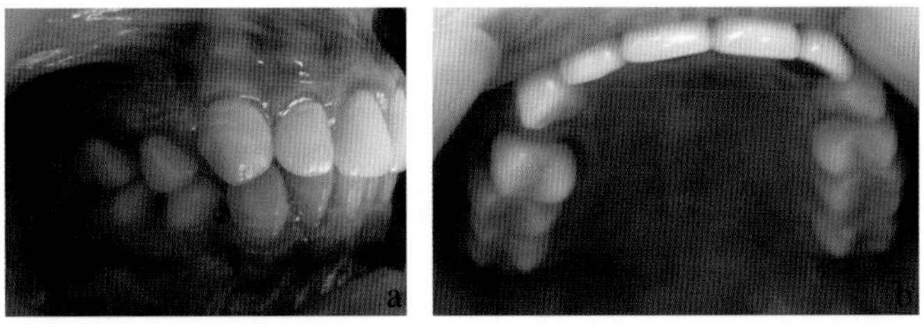

图 19-12　局部冲洗及口服消炎药后 3 天口内照：15 牙和 16 牙牙龈急性炎症好转，13 牙与 15 牙牙间隙，15 牙和 16 牙牙周袋 8 ~ 10mm。

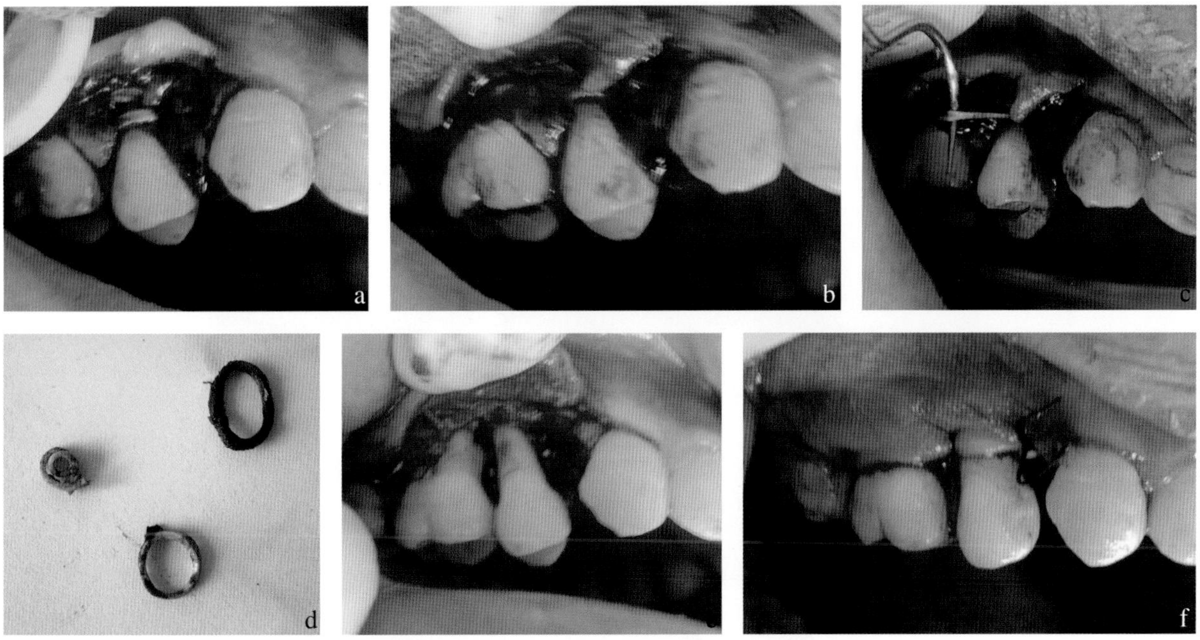

图 19-13　15 牙和 16 牙翻瓣术：在阿替卡因麻醉下对 15 和 16 牙行翻瓣术，沟内切口，翻起牙龈瓣，见 3 个橡皮圈套于 15 牙和 16 牙的牙颈部，取出橡皮圈，刮除局部的肉芽组织并修整牙槽骨，冲洗后牙龈瓣冠向复位缝合。并用玻璃纤维夹板固定松动牙。

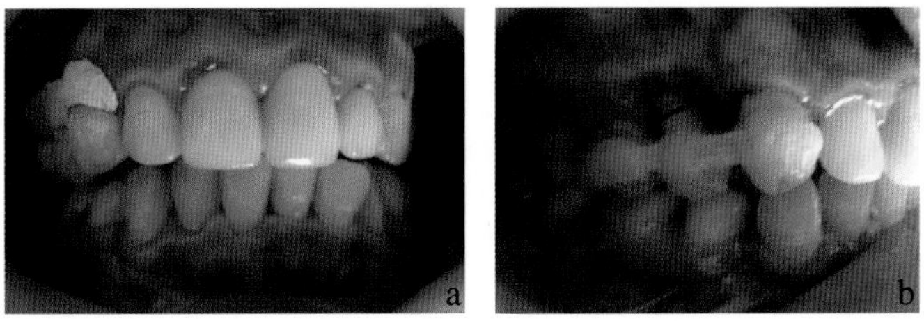

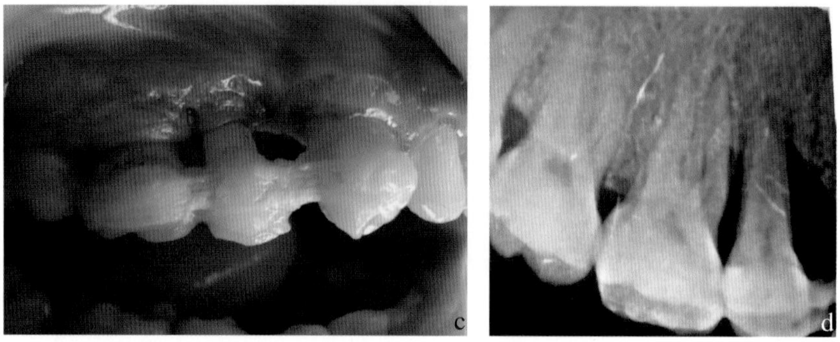

图 19-14　术后 1 周口内照及 X 线片：玻璃纤维夹板固定良好，牙龈退缩。

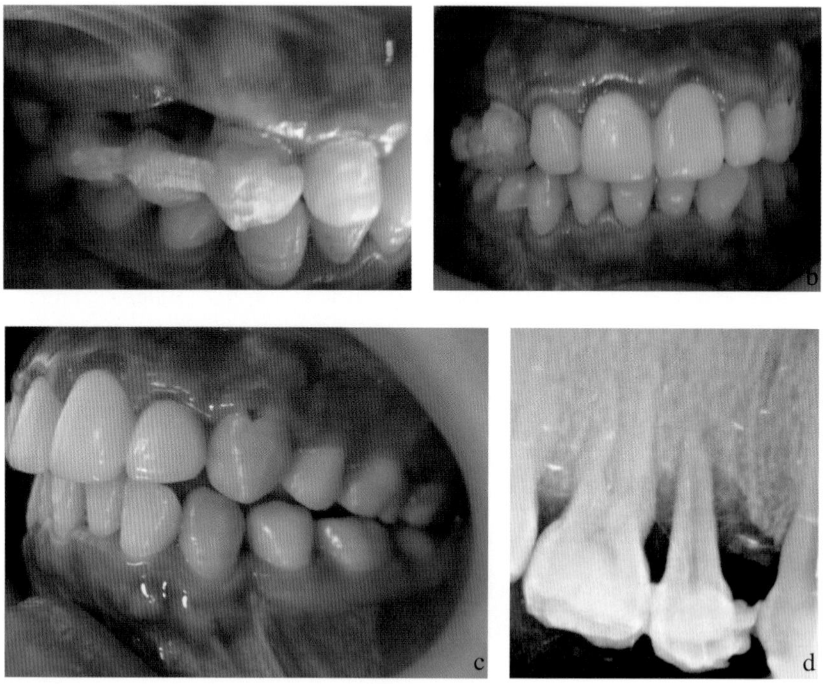

图 19-15　术后 1 个月口内照及 X 线片：手术伤口基本愈合，牙龈退缩，夹板固定良好，牙槽骨吸收稍改善。

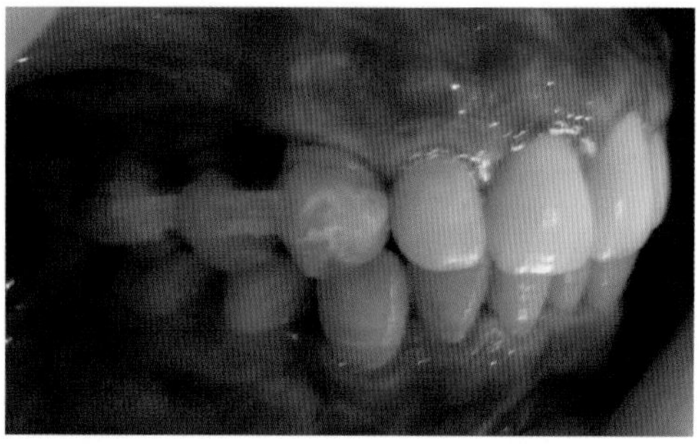

图 19-16　术后 2 个月口内右侧面照：手术伤口已愈合，牙龈退缩稍好转，夹板继续固定，注意牙周维护治疗。

建议半年后根据牙龈和骨愈合情况考虑 GTR 手术和烤瓷夹板固定修复牙间隙及缺失的牙龈乳头。

病例3 侵袭性牙周炎伴牙列不齐

患者：俞某，女，25岁。

主诉：右下后牙肿痛1年。

病史：1年前开始无明原因出现右下后牙牙龈肿痛，刷牙出血，有时有脓液溢出，口服消炎药好转，近来出现松动，咬合不适，影响饮食即来就诊，否认全身系统性疾病病史。

检查：口腔卫生良好，牙排列不齐，46牙牙龈明显红肿，松动2～3度，X线片显示，46牙槽骨吸收3度，余牙牙槽骨吸收1～2度。

病症诊断：侵袭性牙周炎伴牙列不齐。

治疗计划：

① 龈上洁治术，② 龈下刮治术，③ 翻瓣术，④ 拔除46牙，⑤ 正畸治疗，⑥ 46牙修复治疗，⑦ 牙周维护治疗。

处理：

分期作龈上洁治术、龈下刮治术、翻瓣术、拔除46牙、正畸治疗、46牙修复治疗、牙周维护治疗。

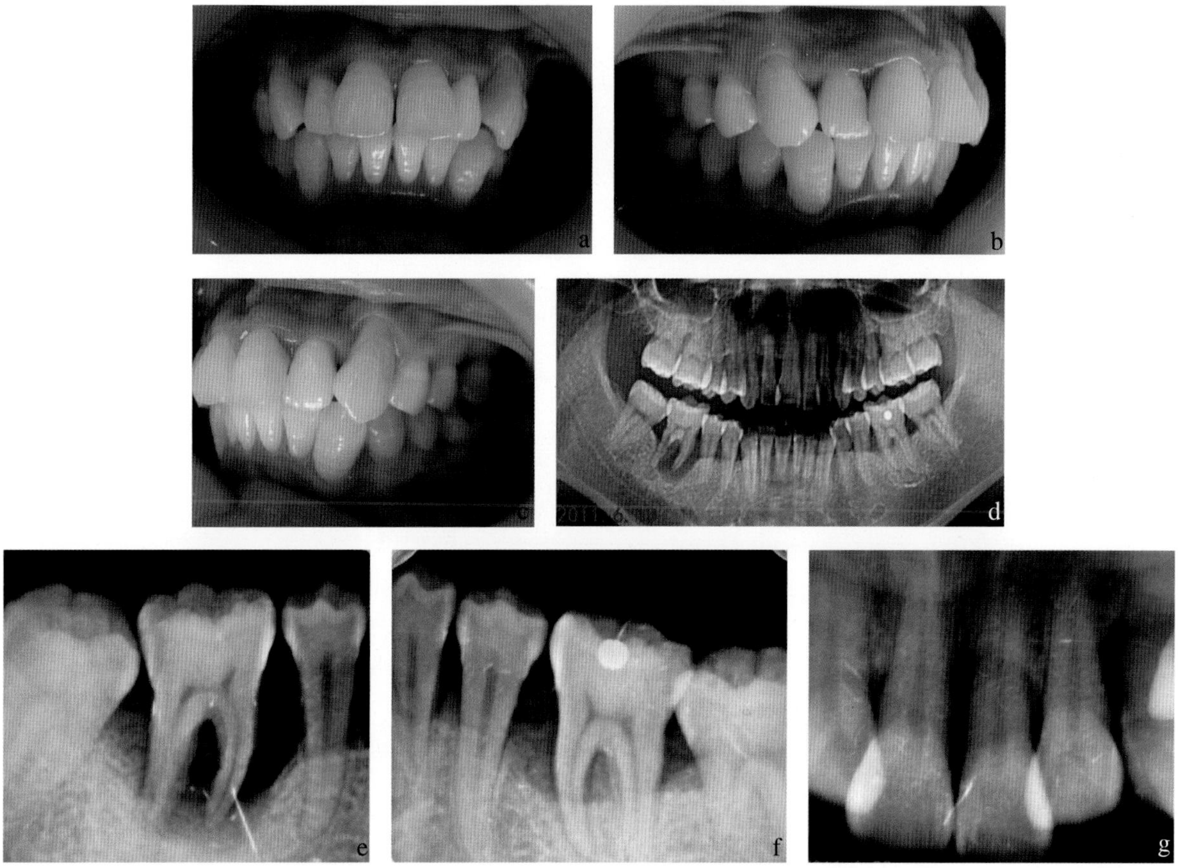

图19-17　初诊时口内照及X线片：口腔卫生良好，牙排列不齐，牙龈退缩，46牙牙龈明显红肿，牙周袋13mm，松动2～3度，36牙牙周袋9mm，牙龈红肿。X线片显示，46牙骨吸收3度，36牙、11牙、21牙牙槽骨吸收2～3度，其余牙牙槽骨吸收1～2度。

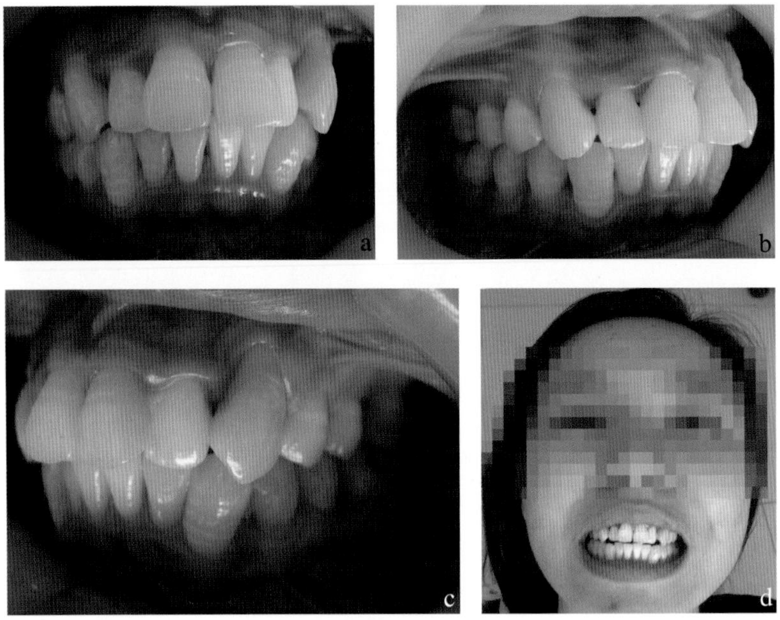

图 19-18　龈上洁治术后 1 周口内照：牙龈红肿减轻。

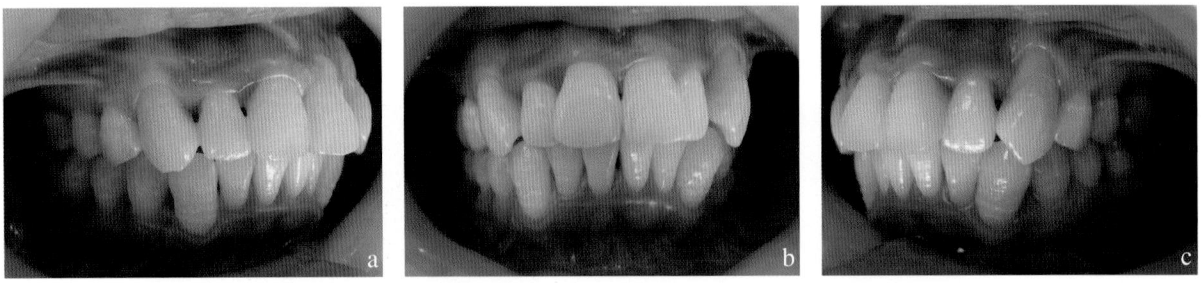

图 19-19　龈下刮治术后 1 周口内照：牙龈炎症明显好转

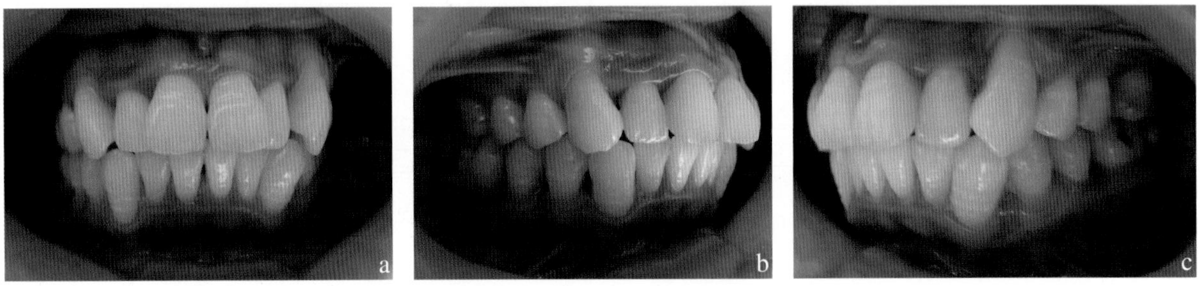

图 19-20　龈下刮治术后 1 个月口内照：前牙牙龈红肿基本消失，36 牙牙周袋 7mm，牙龈无明显肿胀，在阿替卡因麻醉下常规行左下后牙沟内切口，翻瓣，根面平整和肉芽组织刮治，生理盐水冲洗，牙龈瓣冠向复位后缝合，敷牙周塞治剂。

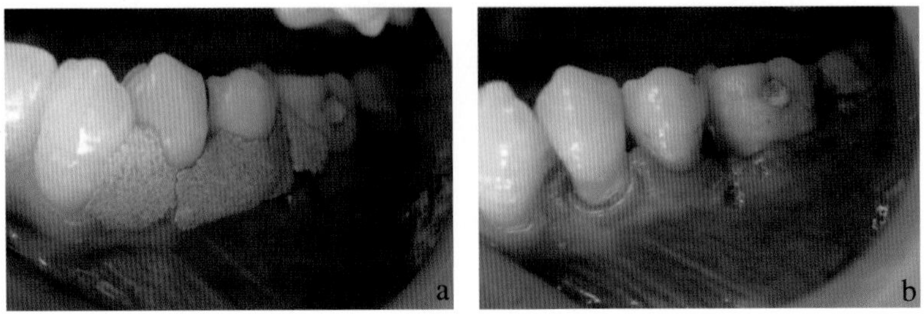

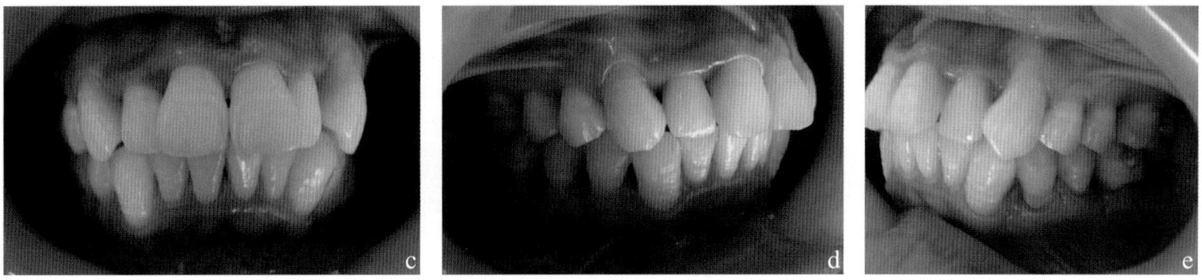

图 19-21　左下后牙牙周翻瓣术后 1 周口内照：牙周塞治剂去除前后。

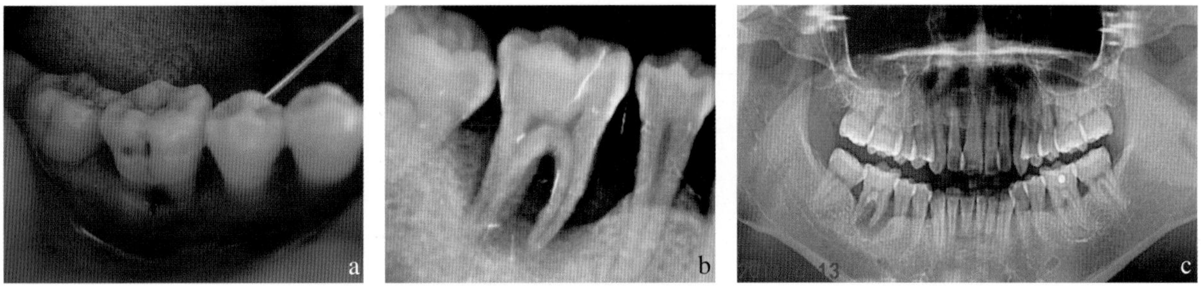

图 19-22　左下后牙牙周翻瓣术后 1 个月右下后牙口内局部照及 X 线片：46 牙根分叉病变为 4 度，探针从根分叉处探出，松动 2 ~ 3 度，46 牙牙周袋 10mm，牙龈稍红肿，46 牙骨吸收达根尖，建议拔除。

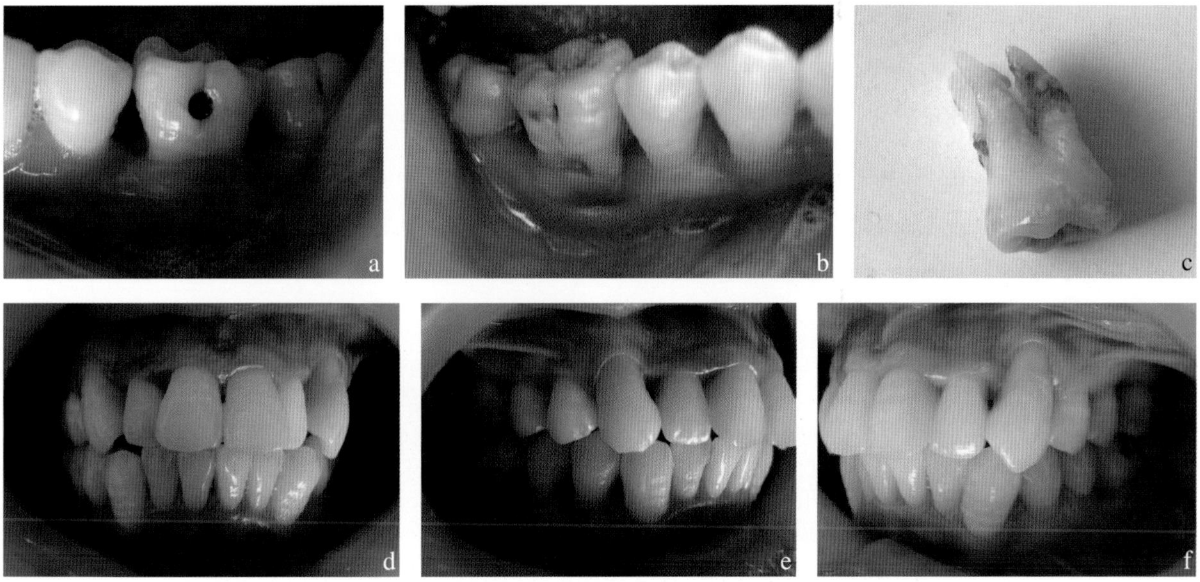

图 19-23　左下后牙牙周翻瓣术后 6 周口内照及 46 牙离体照：36 牙伤口愈合良好。46 牙龈退缩，松动 2 ~ 3 度，牙周袋 10mm，拔除 46 牙。

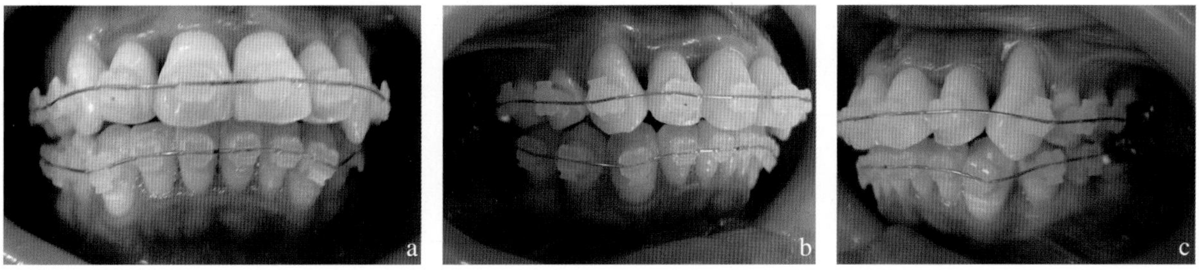

图 19-24　正畸治疗 2 个月口内照

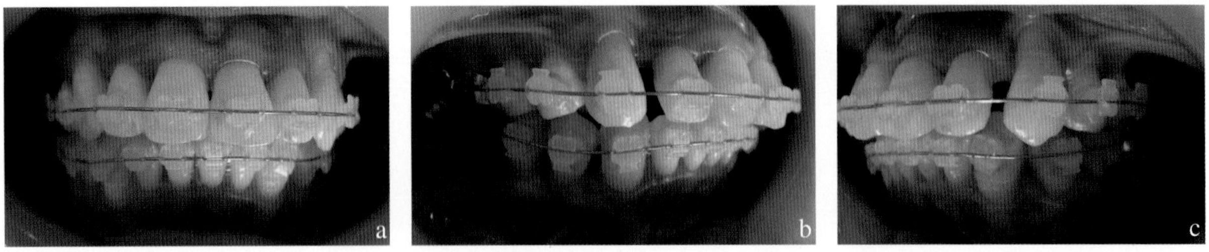

图 19-25　正畸治疗 6 个月口内照

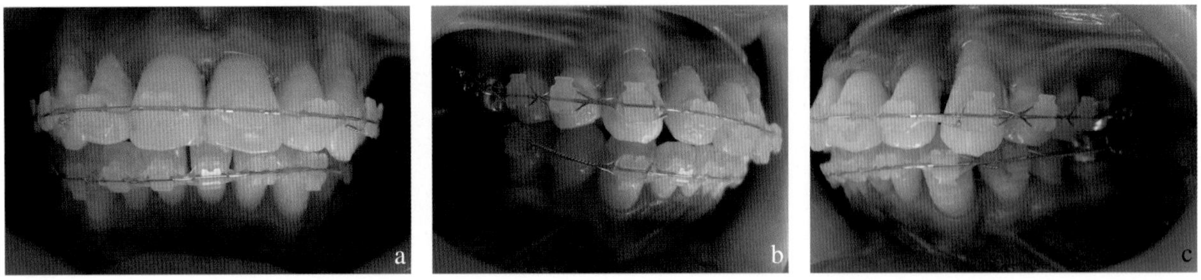

图 19-26　正畸治疗 12 个月口内照

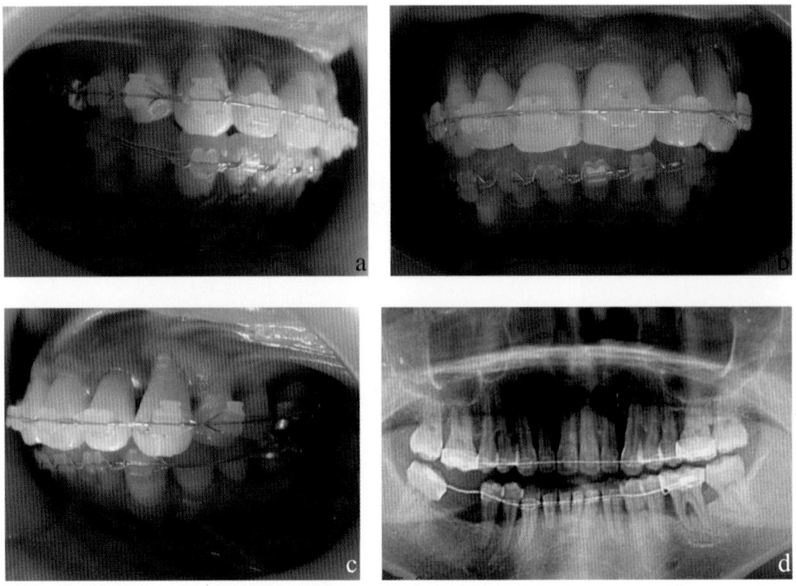

图 19-27　正畸治疗 2 年口内照及 X 线片：牙周状况稳定，牙龈无明显红肿，牙槽骨吸收未见明显加重。

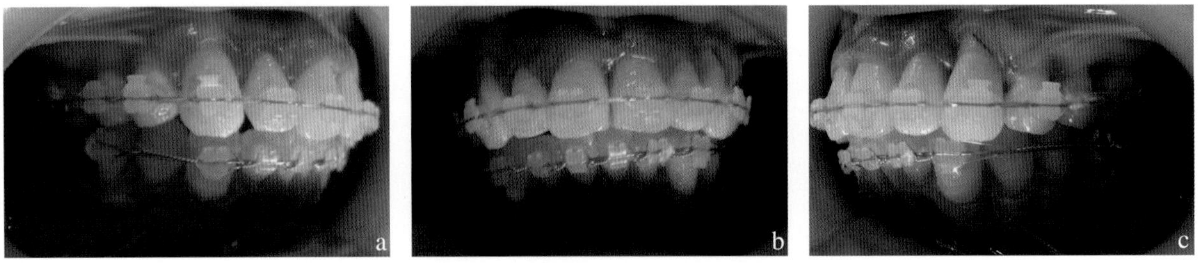

图 19-28　正畸治疗 3 年口内照。

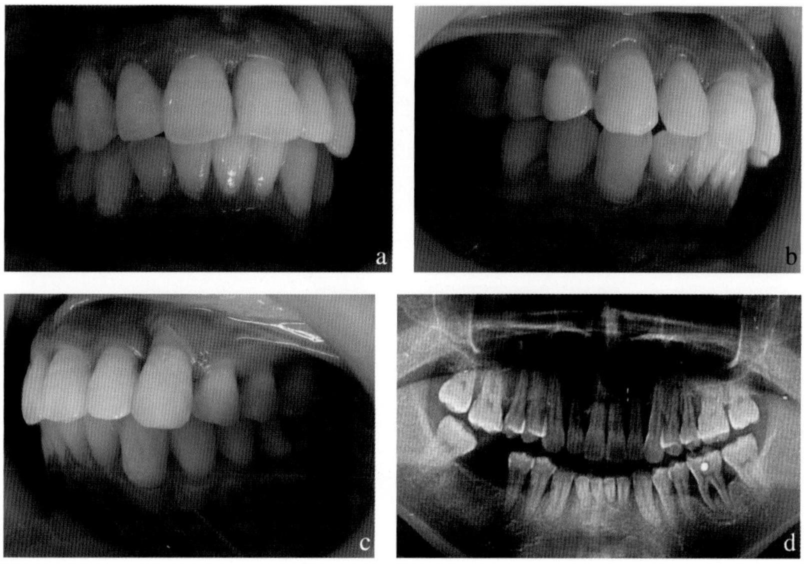

图 19-29 正畸治疗3年拆除矫治器后1周口内照及X线片：牙龈无明显红肿牙松动（-），牙槽骨吸收未见明显加重。

择期行46牙种植或烤瓷桥修复，定期牙周维护治疗。

病例4 PAOO牙周手术加速正畸骨再生

患者：马某，男，26岁

主诉：牙排列不齐要求矫正

病史：上前牙间隙大，向唇侧突起，深覆盖，影响咬合和美观，要求矫正治疗即来院就诊，否认全身系统性疾病病史。

检查：口腔卫生良好，上前牙向唇侧移位，中切牙和侧切牙更明显，牙间隙明显增宽，深覆盖明显，牙龈无明显红肿，牙松动（-），X线片见牙槽骨无明显吸收，上颌切牙向唇侧倾斜移位明显，深覆盖。

病症诊断：上颌切牙唇侧移位、深覆盖

治疗计划：

① 口腔卫生宣教，② 拔除14牙和24牙，③ 正畸治疗，④ PAOO手术，⑤ 牙周维护治疗。

处理：

分期行口腔卫生宣教、拔除14牙和24牙、正畸治疗、PAOO手术、牙周维护治疗。

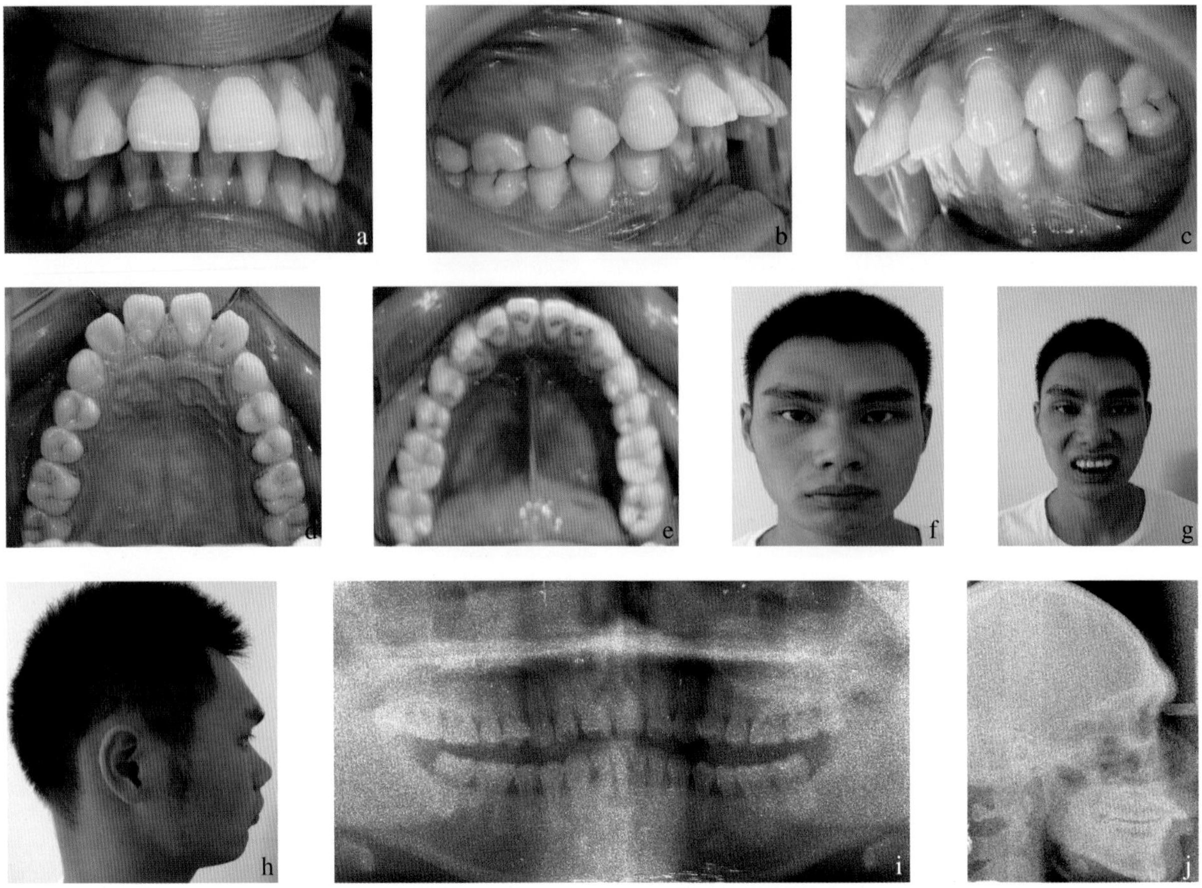

图 19-30　初诊时口内照及 X 线片：口腔卫生良好，上颌切牙向唇侧移位呈开殆，中切牙和侧切牙更明显，牙间隙增宽，深覆盖，牙龈无明显红肿，牙松动（-）；X 线片见牙槽骨无明显吸收，上颌切牙向唇侧倾斜移位呈开殆，深覆盖。

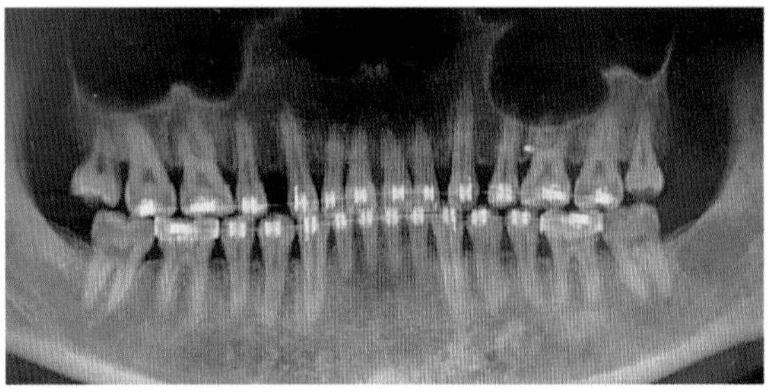

图 19-31　口腔卫生宣教并拔除 14 牙、24 牙后正畸治疗 1 年 X 线片：上前牙唇侧移位明显改善，但 13 牙和 14 牙之间，及 23 牙和 24 牙之间牙间隙较大。

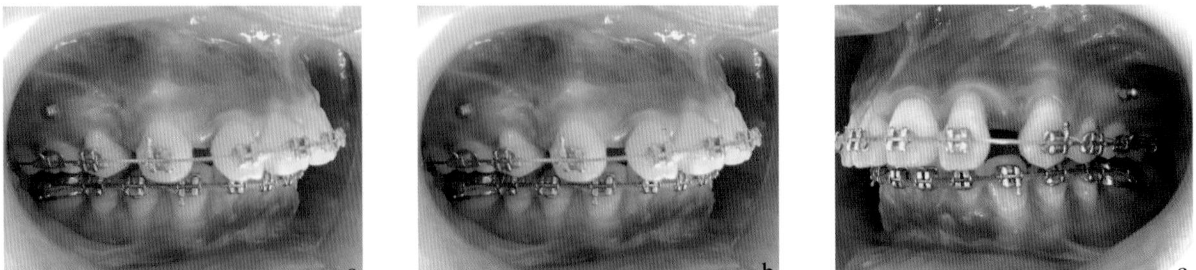

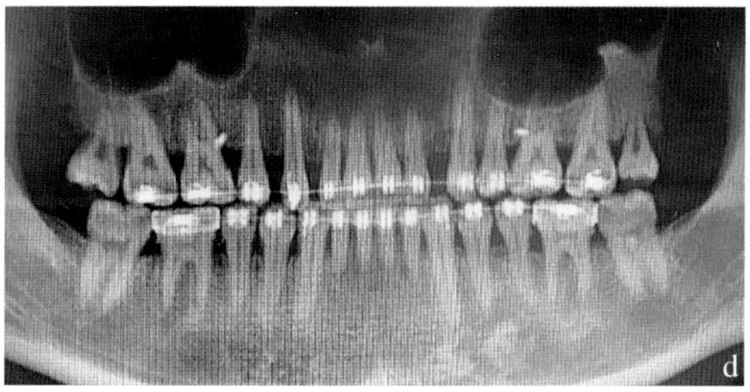

图 19-32　正畸治疗 1 年半口内照及 X 线片：13 牙和 14 牙之间、23 牙和 24 牙之间牙间隙较大，利用支抗继续牵引缩小间隙。

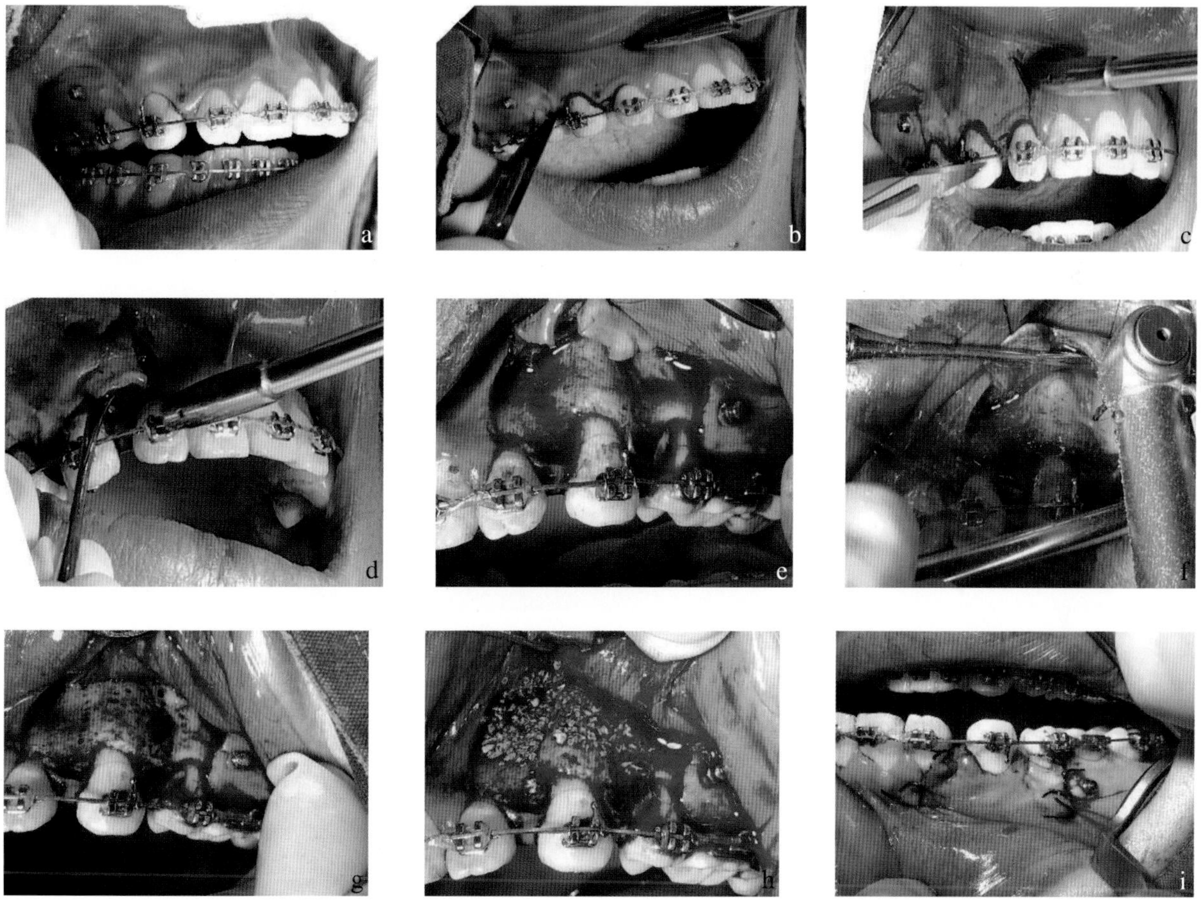

图 19-33　正畸治疗 2 年 PAOO 手术照片：23 牙和 24 牙之间牙间隙基本变小，但 13 牙和 14 牙之间牙间隙利用支抗钉牵拉数月，关闭牙间隙效果较差，行 PAOO 手术协助关闭间隙。在阿替卡因局麻下，保留牙龈乳头切口和附加切口，翻起牙龈瓣，部分骨劈开和钻孔，骨修整术，植骨后牙龈瓣复位缝合，术后给予口服甲硝唑片和头孢类药物，西帕依固龈液漱口水漱口，2 周拆线。术后当天给予右上 3 和 4 牙加力关闭间隙。

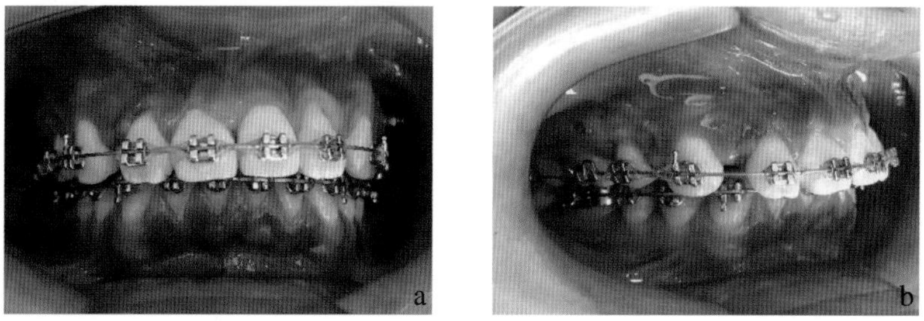

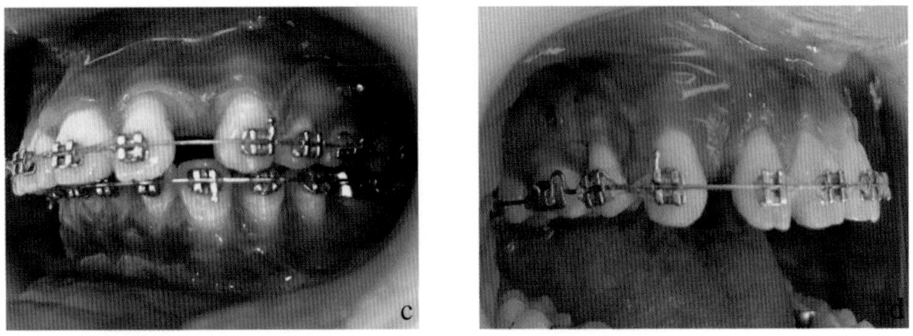

图 19-34 PAOO 术后 2 周拆线后口内照：伤口生长良好，牙龈无明显红肿，13 牙和 14 牙之间间隙明显减小。

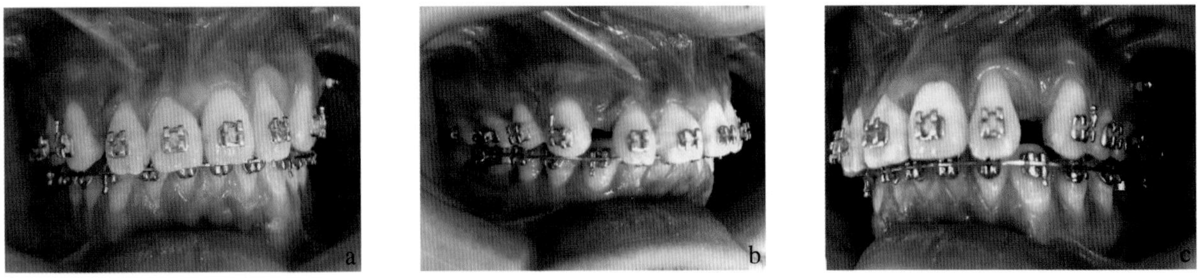

图 19-35 PAOO 术后 4 周口内照：伤口已愈合，牙龈无明显红肿；13 牙和 14 牙之间间隙已基本关闭。

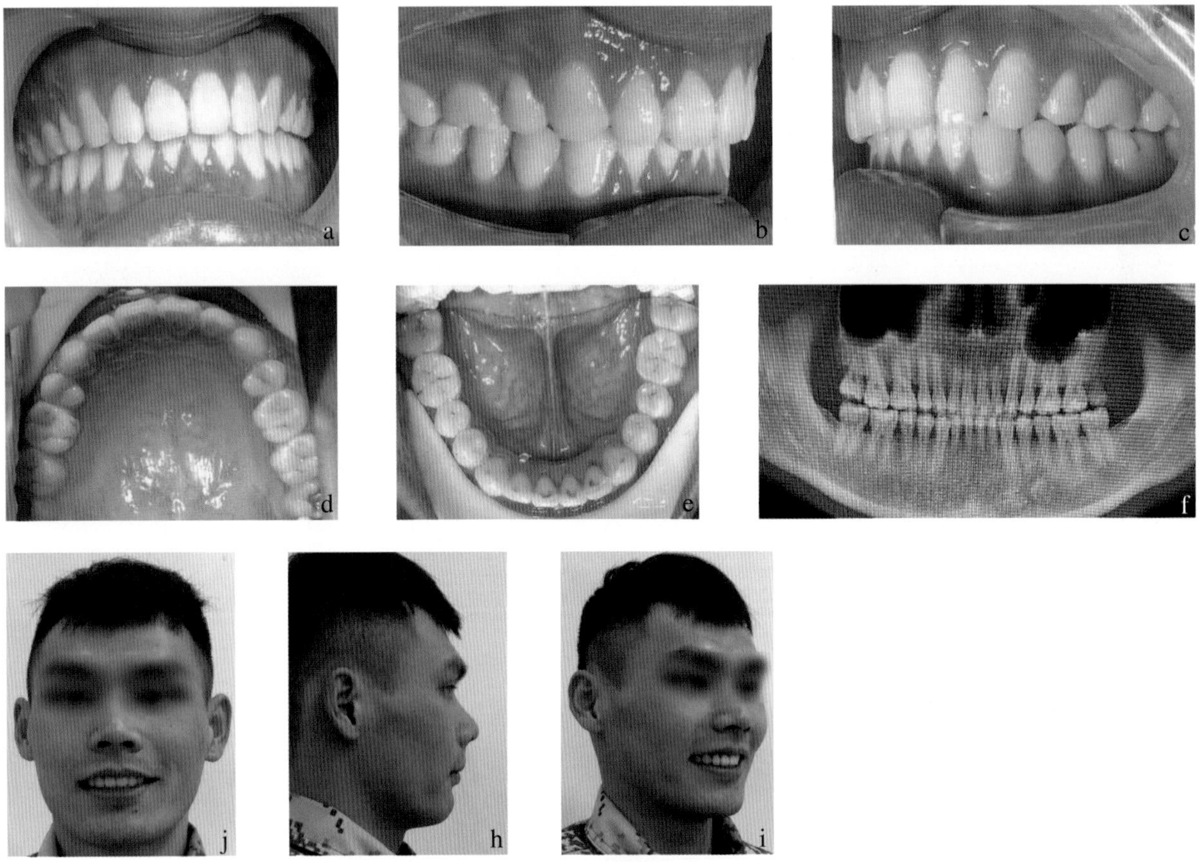

图 19-36 PAOO 术后半年口内照，X 线片及患者正侧面照：患者 13 牙和 14 牙之间及 23 牙和 24 牙之间间隙完全关闭，牙列整齐，拆除矫治器，牙龈轻度红肿，给予牙周基础治疗患者满意。

建议患者定期作牙周维护，以保持牙周组织健康。

陈铁楼　王晓曼

[述评]

随着技术进步和生活水平提高，牙周病患者通过正畸治疗改善口腔健康和美观需求增加，在这些人群中，既有因先天错殆畸形影响牙周健康的青少年，也有因牙周病变引起前牙扇形移位、牙齿缺失造成邻牙移位等错殆畸形的成人患者。2005 年第 3 次全国口腔健康流行病学调查显示，12 岁年龄组牙龈探诊出血检出率为 57.7%，35 ~ 44 岁年龄组和 65 ~ 77 岁年龄组牙周健康率均不足 15%，牙周病是以牙菌斑为始动因子，在多种局部和全身促进因素影响下，累及牙周支持组织炎症性、破坏性疾病，危害牙周组织并与全身健康有密切关系。其病因为牙周支持组织破坏导致牙齿倾斜、伸长、移位、松动等，严重时导致牙齿松动脱落，损害患者咀嚼、发音功能及美观。牙齿位置异常、拥挤、错位等错殆畸形引起原发性殆创伤及其形成的不利于牙菌斑清除的环境，是牙周炎发生发展的局部促进因素。而对伴有错殆畸形的牙周病患者，如果单纯接受牙周治疗而不配合正畸治疗，虽然牙周炎症状改善，但由于无法形成有利于患者自我牙周维护的口腔环境，加之患者咬合问题，其疗效无法长期维持，需要牙周与正畸联合治疗，以纠正倾斜移位的牙齿，消除咬合创伤及菌斑滞留因素，改善咬合关系，对患者自我菌斑控制和长期维持疗效有重要意义。需牙周和正畸联合治疗的病症包括：① 先天性牙齿拥挤错位、深覆殆、深覆盖等错殆畸形；② 成人因牙周炎导致前牙病理性移位、伸长及间隙；③ 后牙缺失未及时修复，邻牙向缺牙间隙倾斜。

牙周病正畸治疗原则：1. 正畸治疗前必须控制牙周炎症，消除致病因素和深牙周袋，确保牙周健康稳定，患者需掌握菌斑控制方法；要求牙周状况应满足探诊出血位点 < 15%，全口菌斑指数 < 25%，全口牙周探查无探诊深度 ≥ 5mm 患牙，无 Ⅱ 度以上根分叉病变；2. 在正畸治疗过程中，正畸装置应尽量简单，加力大小恰当，将细丝轻力理念贯穿始终，防止牙齿松动过大。患者应认真菌斑控制和定期复查牙周状况。3. 为保证矫治效果长期稳定，在正畸治疗后需戴保持器至少 6 个月，定期复查和牙周维护治疗。对于牙龈炎和轻度牙周炎患者，遵循以上牙周病患者治疗原则，在控制炎症和良好菌斑控制后，常规正畸治疗就能排齐牙列、改善咬合关系，形成利于患者牙周维护的口腔环境，达到正畸目标。健康牙周状况是正畸治疗基础，正畸治疗是伴错殆畸形的牙周病患者系统治疗中的一个重要步骤，其目的在于排齐牙齿，形成利于自我菌斑控制口腔环境，改善咬合关系，促进牙周健康，恢复正常咀嚼和殆系统稳定，改善容貌外观等。而成功的牙周治疗和定期牙周维护是正畸治疗顺利进行及保持良好矫正效果所不可缺少的。随着正畸治疗经验的累积和牙周手术应用，牙周专业和正畸专业学科间的联系更为密切。牙周病患者正畸治疗展现了多学科联合治疗复杂牙周病的重要性。

本部分共有 4 例患者，1 例为外伤导致的牙折裂位于龈下，经过正畸牵引、牙冠延长术、烤瓷修复等联合治疗，观察 2 年疗效稳定；1 例为正畸不良引起牙松动，用牙周基础治疗、牙周手术取出橡皮圈、玻璃纤维夹板固定，观察 2 个月取得了一定疗效，避免了因不良矫正导致的严重后果；1 例为侵袭性牙周炎伴牙排列不齐，经过牙周基础治疗、牙周翻瓣术、拔除松动牙、正畸治疗等联合治疗观察 3 年，牙周状况稳定，未见复发。病例 4 为上颌切牙唇侧移位伴深覆盖患者，在正畸过程中由于骨质厚影响正畸牵引速度，采用 PAOO 手术加速正畸骨再生，术后 4 周取得了好的关闭间隙效果，术后半年即完成矫正，取得了好的疗效。经过对这些病例治疗表明牙周与正畸联合对许多牙周病症都有较好疗效，多学科联合有重要意义。对龋坏或折裂位于龈下较严重者先用正畸牵引再作牙冠延长术可避免因直接手术导致牙龈缘位置过低；对正畸橡皮圈不良矫正导致牙周破坏者要及时行牙周手术取出橡皮圈以免引起牙齿脱落；对牙周炎伴牙列不齐者在正畸前需作牙周治疗、正畸中和正畸后要配合牙周医生作牙周维护治疗，以确保正畸的疗效，对正畸中因骨质过厚影响正畸牵引者可考虑 PAOO 手术，以获得好的疗效。

参考文献

[1] Lyons KM & Darby I.Interdisciplinary periodontics: the multidisciplinary approach to the planning and treatment of complex cases. Periodontology 2000, 2017, 74(1):7-10.

[2] Sun C, Liu F, Cen S,et al. Tensile strength suppresses the osteogenesis of periodontal ligament cells in inflammatory microenvironments. Molecular Medicine Reports, 2017, 16: 666-72.

[3] Sun J,Dong Z, Zhang Y,et al. Osthole improves function of periodontitis periodontal ligament stem cells via epigenetic modification in cell sheets engineering. Sci Rep, 2017, 7(1):5254

[4] Brugnami F,Caiazzo A,Signorelli L,et al. Regenerative orthodontics: gbr and corticotomy to stretch the limits of orthodontic treatment. Int J Periodontics Restorative Dent, 2021,41(1):105-11.

[5] Saloom HF, Papageorgiou SN, Carpenter GH,et al. Impact of obesity on orthodontic tooth movement in adolescents. J Dent Res, 2017, 96(5) 547-54.

[6] Bozoglan A, Ertugrul AS, Taspınar M,et al. Determining the relationship between atherosclerosis and periodontopathogenic microorganisms in chronic periodontitis patients. Acta Odontologica Scandinavica, 2017, 75(4): 233-42.

[7] Kokai S, Kanno Z, Koike S,et al.Retrospective study of 100 autotransplanted teeth with complete root formation and subsequent orthodontic treatment. Am J Orthod Dentofacial Orthop, 2015, 148(6):982-9.

[8] Kirschneck C, Fanghänel J, Wahlmann U,et al. Interactive effects of periodontitis and orthodontic tooth movement on dental root resorption, tooth movement velocity and alveolar bone loss in a rat model. Ann Anat, 2017, 210: 32-43.

[9] Cheng Y, Chen JW, Ge MK,et al. Efficacy of adjunctive laser in non-surgical periodontal treatment: a systematic review and meta-analysis. Lasers Med Sci, 2016, 31:151-63.

[10] Muñoz F,Wilcko T,Acuña S,et al. Periodontally Accelerated Osteogenic Orthodontics (PAOO) technique in cleft patients: A complement to orthognathic surgery in dentoalveolar expansion. A case series report. J Craniomaxillofac Surg, 2020, 48(11):1028-34.

[11] 张波，胡文杰 . 牙周病患者的正畸治疗 . 中国实用口腔科杂志 , 2017, 10(7):385-9.

[12] Cao T,Xu L,Shi J, et al. Combined orthodontic-periodontal treatment in periodontal patients with anteriorly displaced incisors. Am J Orthod Dentofacial Orthop, 2015,148(5):805-13.

[13] Zhang Y,Tian Y,Yang X,et al.MicroRNA21 serves an important role during PAOOfacilitated orthodontic tooth movement. Mol Med Rep, 2020,22(1):474-82.

[14] Singh S,Jayan B. Comparative evaluation of Periodontally Accelerated Osteogenic Orthodontics (PAOO) versus conventional orthodontic tooth movement in adult patients with bimaxillary dentoalveolar protrusion. Int J Periodontics Restorative Dent , 2019, 39(4): 571-7.

第 20 章　牙周与种植的联合治疗

病例 1　种植体周围炎的非手术治疗

患者：陆某，男，35 岁。

主诉：上前牙种植后牙龈肿痛 2 个月。

病史：4 年前上前牙行种植修复，近 2 个月来牙龈红肿，自觉咬合不适，刷牙有时出血即来就诊，否认血液及其他系统疾病病史。

检查：21 牙为种植牙，牙龈红肿伴轻度增生，龈缘稍退缩，少许牙石位于龈缘，探诊出血，松动度不明显；X 线片示 21 牙牙槽骨吸收 1 ~ 2 度，其余牙牙槽骨吸收 1 ~ 3 度。

诊断：种植体周围炎

治疗计划：

① 口腔卫生宣教，② 龈上洁治术，③ 龈下刮治术，④ 牙周维护治疗。

处理：

分期作口腔卫生宣教、龈上洁治术、龈下刮治术和牙周维护治疗。

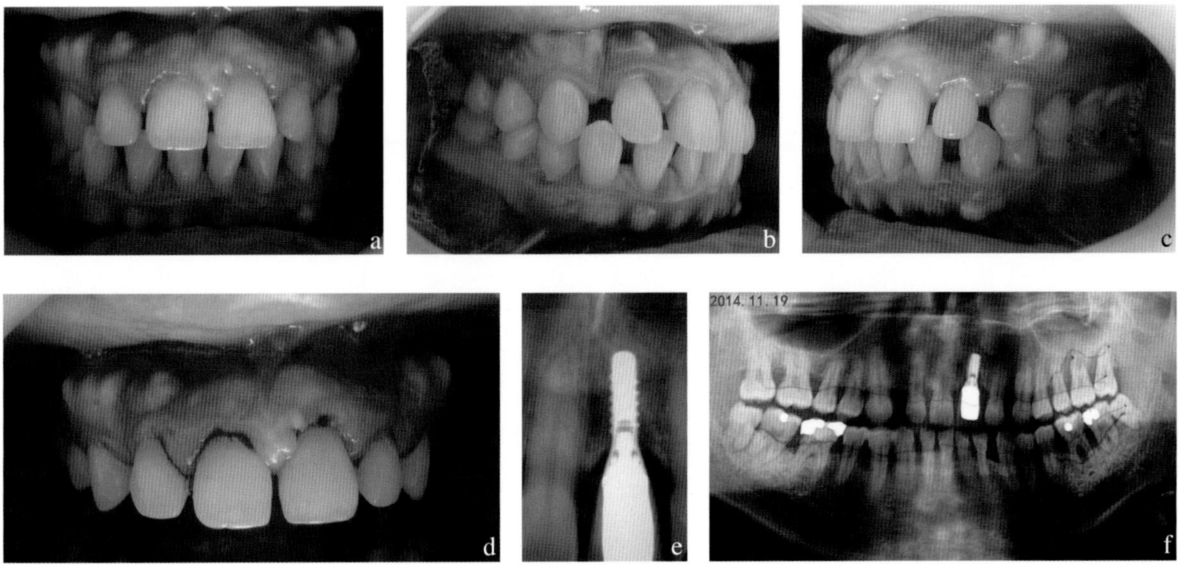

图 20-1　初诊时口内照及 X 线片：21 牙为种植牙，牙龈红肿伴轻度增生，部分龈缘退缩，少许牙石位于龈缘处，探诊出血，松动度不明显；X 线示牙槽骨吸收 1 ~ 2 度，其余牙牙槽骨吸收 1 ~ 3 度。

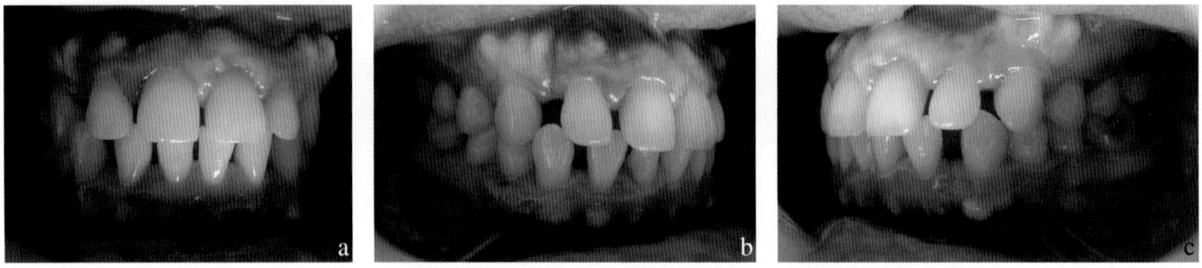

图 20-2　龈上洁治术后 1 周口内照：21 牙牙龈红肿稍好转。

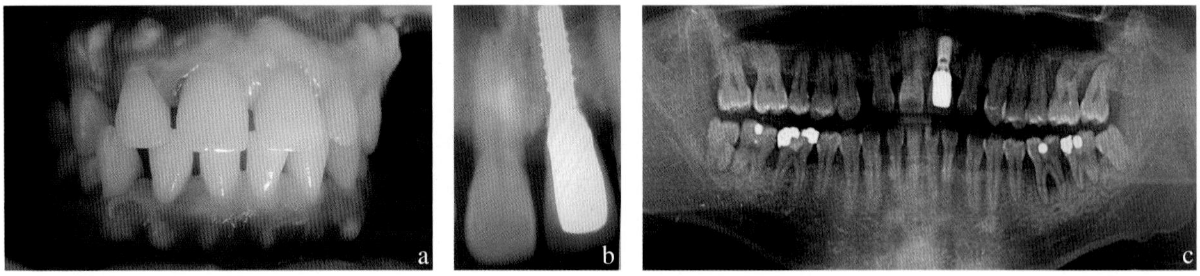

图 20-3　龈下洁治术后 6 个月口内照及 X 线片：21 牙牙龈红肿明显好转，牙槽骨吸收轻度改善。

病例2 种植体周围炎非手术治疗

患者：龚某，女，72 岁。

主诉：右下后牙种植后 5 年牙龈肿痛 3 个月。

病史：5 年前右下后牙缺失接受种植修复，近 1 年感觉种植牙区域肿痛伴牙龈出血，近 3 个月来刷牙出血明显，咬合不适即来就诊，否认全身系统性疾病病史。

检查：46 牙缺失，已行 45 牙～47 牙种植牙修复，47 牙与 48 牙之间食物嵌塞，牙龈红肿，45 牙牙龈退缩，34 牙、35 牙和 36 牙缺失，X 线片示 45 牙和 47 牙牙槽骨吸收 1 度。

病症诊断：45 牙和 47 牙种植体周围炎。

治疗计划：

① 口腔卫生宣教，② 龈上洁治术，③ 龈下刮治术，④ 冲洗上药，⑤ 牙周维护治疗。

处理：

分期作龈上洁治术、龈下刮治术、冲洗上药、牙周维护治疗。

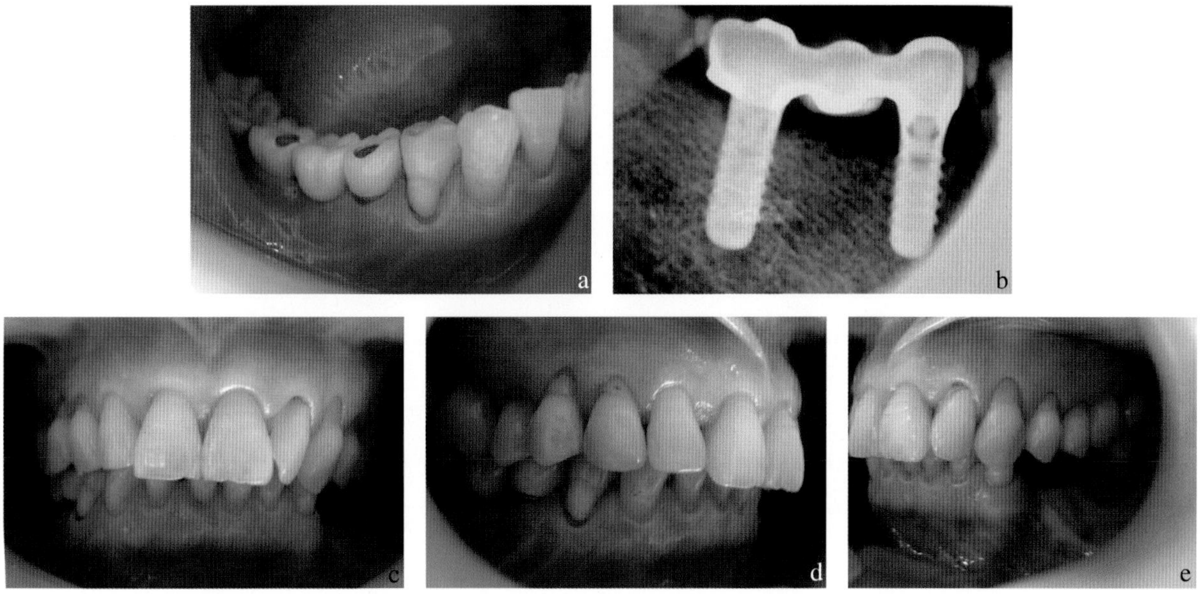

图 20-4　初诊时口内照及 X 线片：45 牙、46 牙、47 牙为种植桥，47 牙与 48 牙之间食物嵌塞，牙龈红肿，45 牙牙龈退缩，34 牙、35 牙和 36 牙缺失，X 线片见 45 牙和 47 牙牙槽骨吸收 1 度。

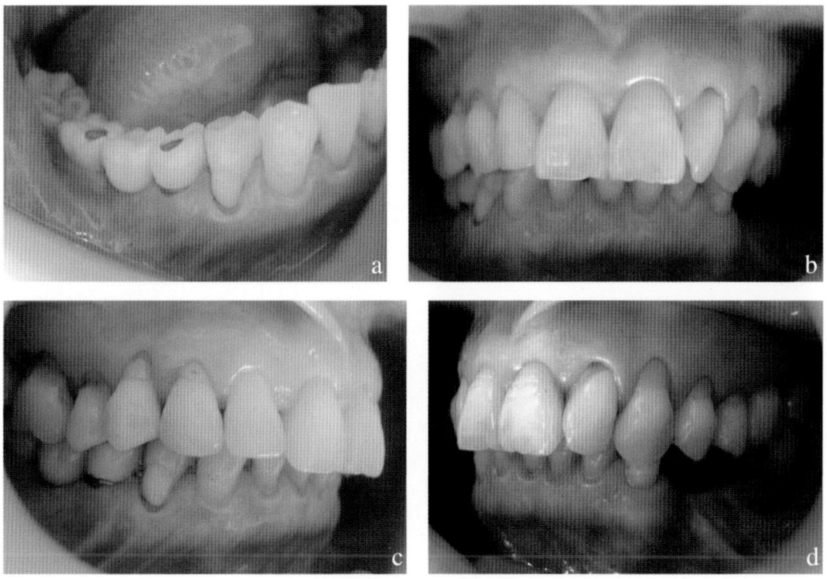

图 20-5　龈上洁治术、龈下刮治术和局部冲洗上药后 1 周口内照：45 牙、46 牙、47 牙和 48 牙牙龈红肿明显好转。

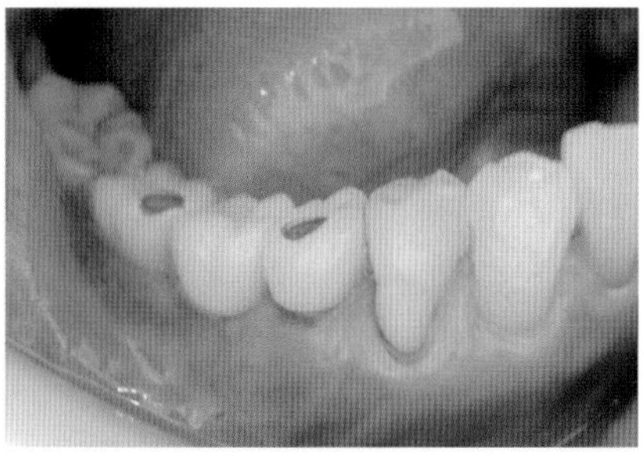

图 20-6　牙周非手术治疗 1 年后口内局部照：牙龈红肿未见复发，牙周状况稳定。建议，认真刷牙，定期牙周维护治疗。

病例3 牙周骨缺损的种植修复手术

患者：何某，女，33岁

主诉：左上后牙要求种植牙修复

病史：10年前左上后牙行烤瓷冠修复，近期咬合痛，牙龈经常红肿，行口服消炎药后好转。去其它医院拍X线片检查发现牙根折裂伴根尖周炎，5个月前已拔除患牙，现要求行种植手术修复缺失牙。否认全身系统性疾病病史。

检查：口内检查，26牙（左上6）缺失，12牙和21牙烤瓷冠，45牙～47牙烤瓷桥；牙龈无明显红肿，口腔卫生良好，无牙石和色素，邻牙无明显移位，对颌牙无伸长，26牙缺失，牙间隙约8-9mm。CT片见26牙缺失，26牙近中及25牙远中牙槽骨吸收明显，形成骨下袋，上颌窦底到26牙牙槽嵴顶近中处距离约为6mm，到牙槽嵴顶远中处距离约为11 mm。

病症诊断：（1）26牙缺失；（2）26牙牙周骨缺损

治疗计划：

26牙种植修复+骨移植（骨缺损处植骨）

① 口腔卫生宣教+龈上洁治术，② 同期植入种植体+植入骼瑞骨粉+海奥骨膜，③ 二期手术安装基台，④ 种植修复牙冠，⑤ 牙周维护治疗。

处理：

分期行口腔卫生宣教+龈上洁治术、种植+植骨+骨膜、二期手术、种植体牙冠修复、牙周维护。

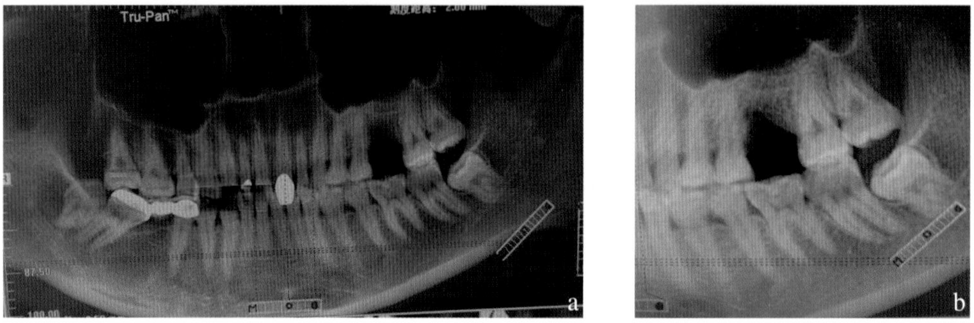

图 20-7 初诊时口内检查及拍CT片：口腔卫生良好，牙龈无明显红肿，26牙缺失，12牙和21牙烤瓷冠，45牙～47牙烤瓷桥。CT片示26牙缺失，26牙近中及25牙远中骨吸收明显，形成骨下袋，其余牙牙槽骨无明显吸收，上颌窦底到26牙牙槽嵴顶的近中处距离约6 mm，到26牙牙槽嵴顶远中处约11 mm。

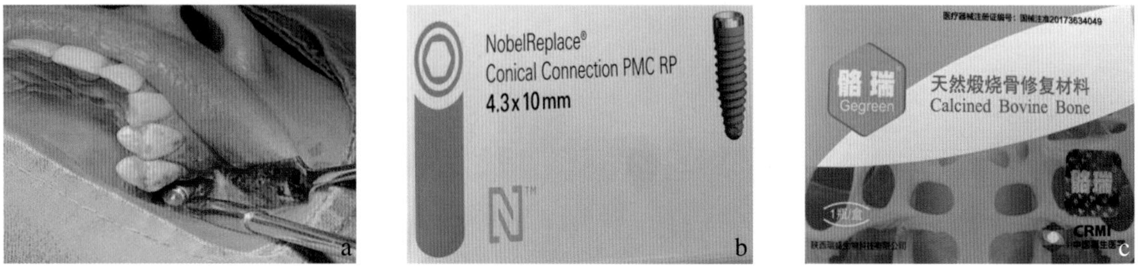

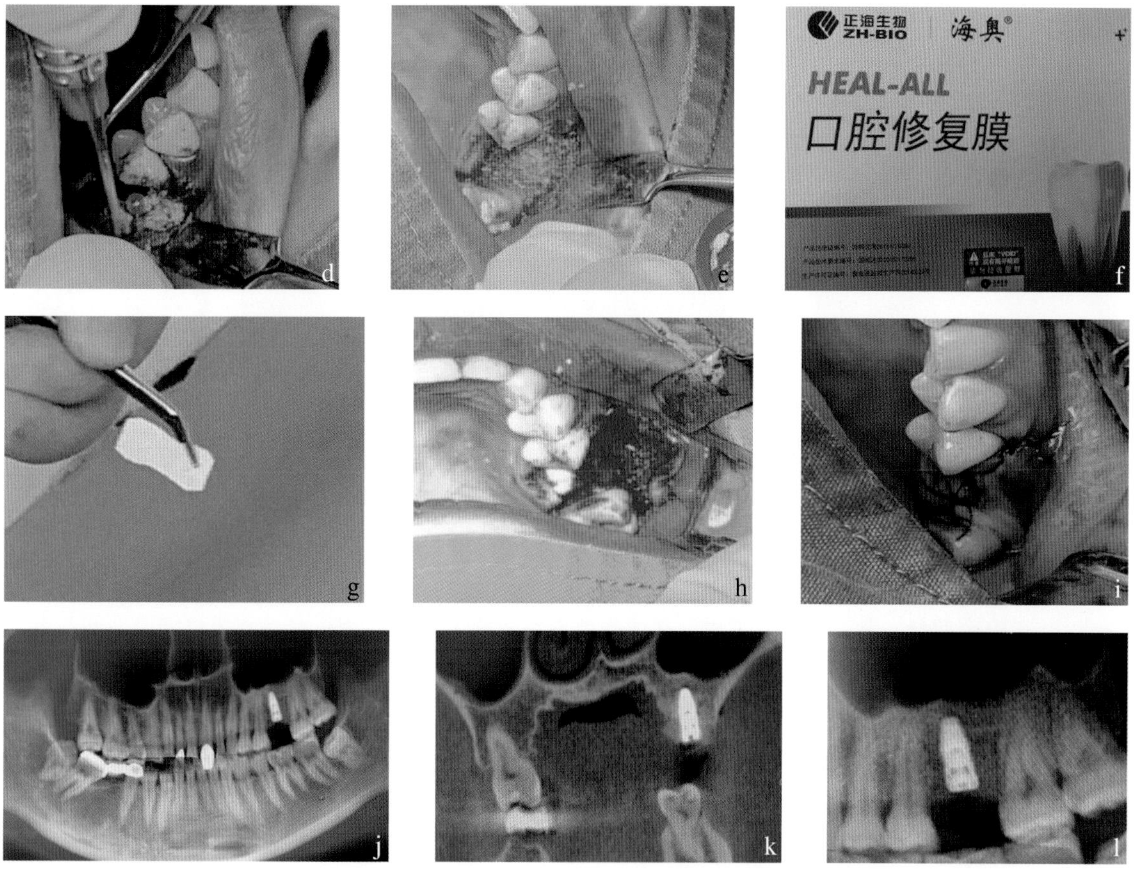

图 20-8　26 牙种植体植入联合骨移植手术全过程：常规 26 牙局部麻醉，常规切口，翻瓣后局部刮治，行 Nobelreplace (4.3x10mm) 的种植体植入手术，植入种植体后见种植体的近中、颊侧、舌侧部分暴露（牙周骨缺损），行骼瑞骨粉充填骨缺损处，用海奥骨膜覆盖骨粉和周围骨边缘处，牙龈瓣复位后缝合，拍 CT 片检查。建议术后常用剂量口服甲硝唑片 + 头孢克洛胶囊 1 周，注意口腔卫生和洗必泰每日 3 次漱口。

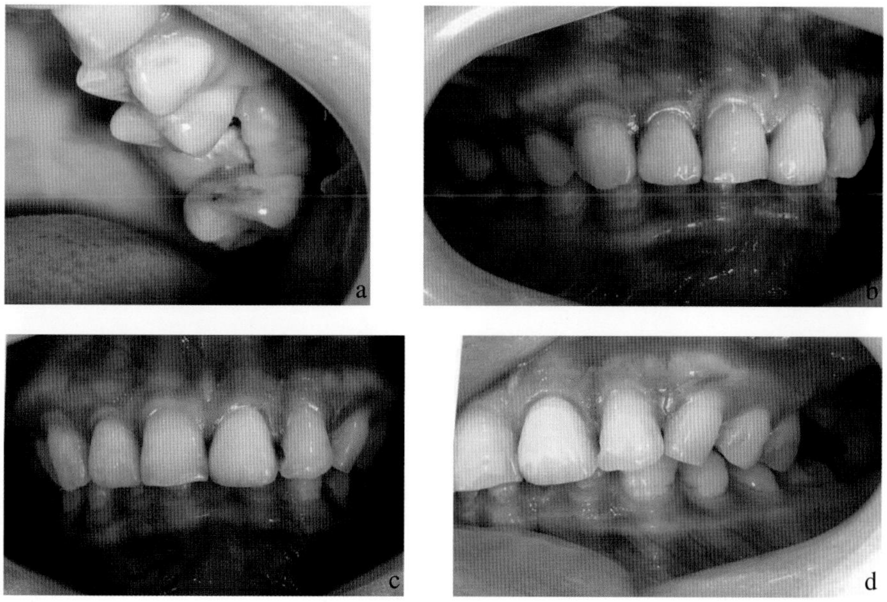

图 20-9　26 牙行种植手术 2 周拆线时口内照：伤口愈合一般，牙龈未见明显红肿，行局部冲洗。建议患者注意口腔卫生，洗必泰每日 3 次漱口。

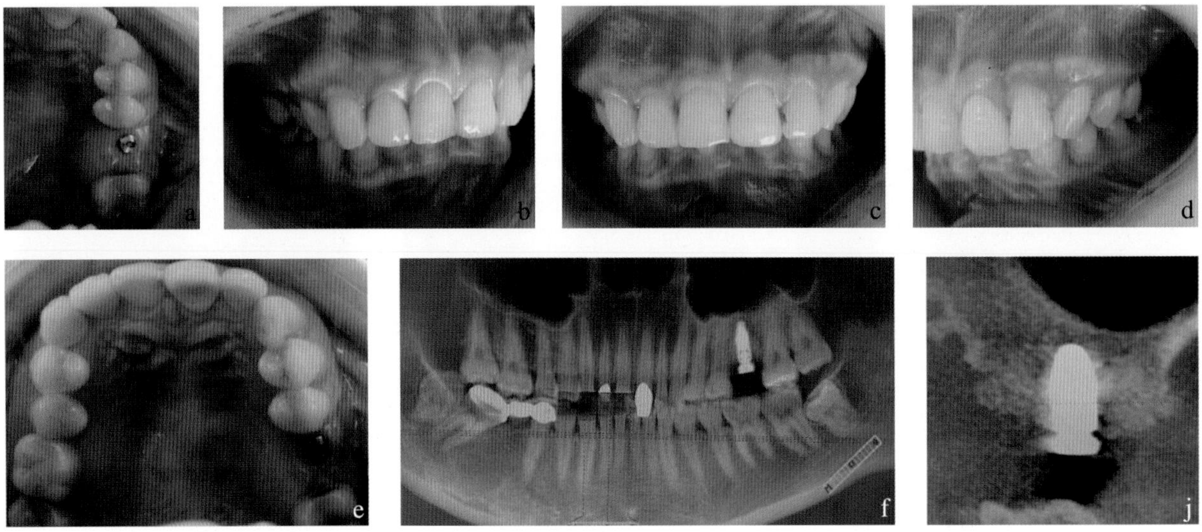

图 20-10　26 牙种植二期手术后 3 周（取模时）口内照及 X 线片：种植手术后半年复诊，行口内和 CT 检查见牙龈和骨愈合良好，行种植牙二期手术（常规切口，放置愈合基台后缝合），二期手术后 10 天拆线，见术区愈合良好；在二期手术后 3 周复诊，愈合基台与牙龈协调，无明显牙龈红肿，取模型制作烤瓷冠修复。

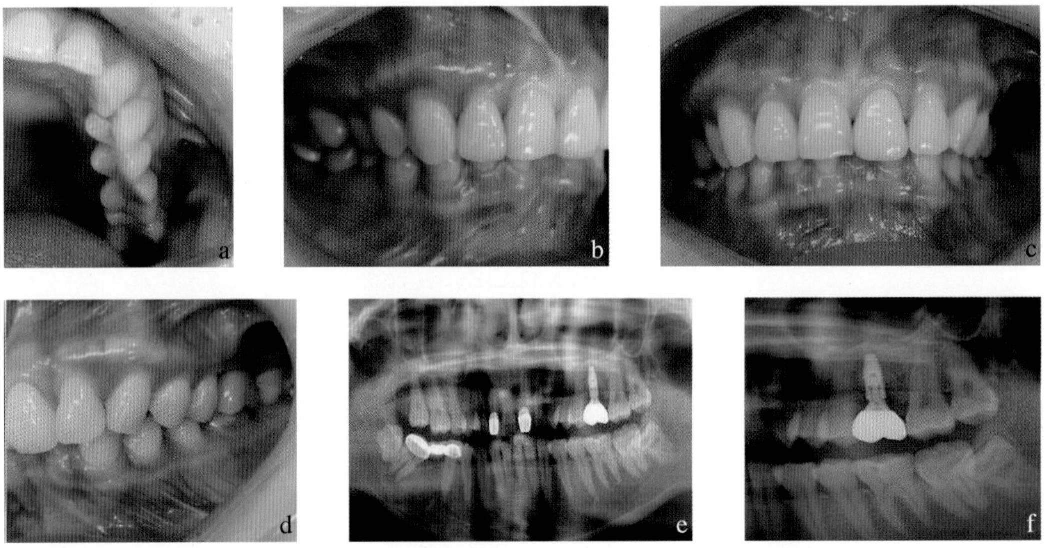

图 20-11　26 牙行种植牙冠修复结束后 2 周口内照及 X 线片：患者自觉冠修复后咬合良好，牙冠和牙龈颜色和形态协调，种植体与牙槽骨愈合良好。建议患者做好牙周维护，定期复诊。

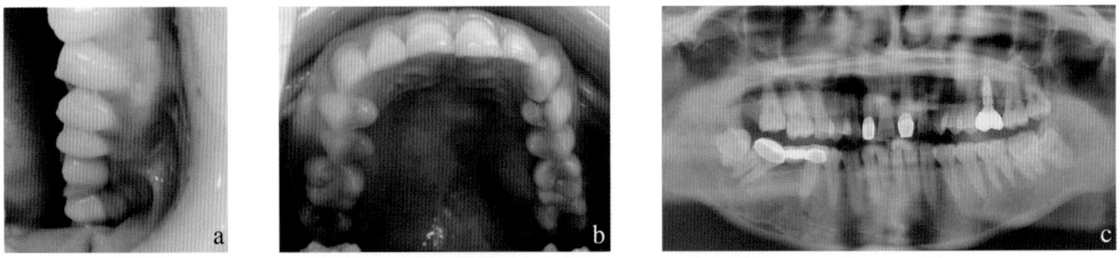

图 20-12　26 牙行种植牙冠修复后 6 个月口内照及 X 线片：牙龈无明显红肿，种植体周围牙槽骨未见明显吸收。建议认真牙周维护，定期复诊。

陈铁楼　陈骏

病例4 种植体周围炎

患者：辛某，女，56岁。
主诉：种植修复后1年咬合不适
病史：2年前由于46牙缺失，在外院行46牙种植体修复，修复后患者一直感觉不适，刷牙出血，前去就诊后医生拆除烤瓷冠后建议消炎治疗。患者经口服消炎药和漱口治疗，效果不佳，半年来一直感觉出血明显，咬合不适，经朋友介绍前来我院就诊。否认全身系统性疾病病史。
检查：口腔卫生尚可，46牙为种植牙，颊侧牙龈明显红肿，有脓液渗出，探诊出血，种植体周袋=6mm，其余牙牙龈无明显红肿；x线片见牙槽骨吸收2度，其余牙牙槽骨吸收1度。
病症诊断：46牙种植体周围炎

治疗计划：

① 口腔卫生宣教，② 3%双氧水反复冲洗46牙种植体周袋、上药，③ 龈上洁治术、龈下刮治术和牙龈形态修整术，④ 种植体烤瓷冠戴入，⑤ 牙周维护治疗和随访。

处理：

分期行口腔卫生宣教、3%双氧水冲洗46牙种植体周袋、龈上洁治术、龈下刮治术和牙龈形态修整术、种植体烤瓷冠戴入、牙周维护治疗和随访。

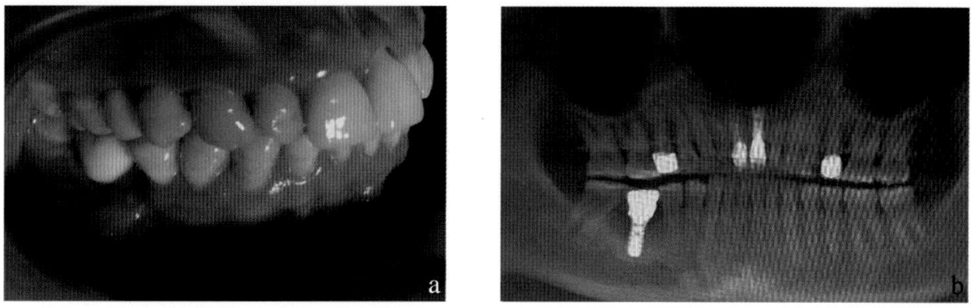

图 20-13　初诊时46牙种植牙口内照和全景X线片：口腔卫生尚可，46牙为种植牙，颊侧牙龈明显红肿，有脓液渗出，探诊出血，种植体周袋=6mm，其余牙牙龈无明显红肿；X线片见牙槽骨吸收2度，其余牙牙槽骨吸收1度。

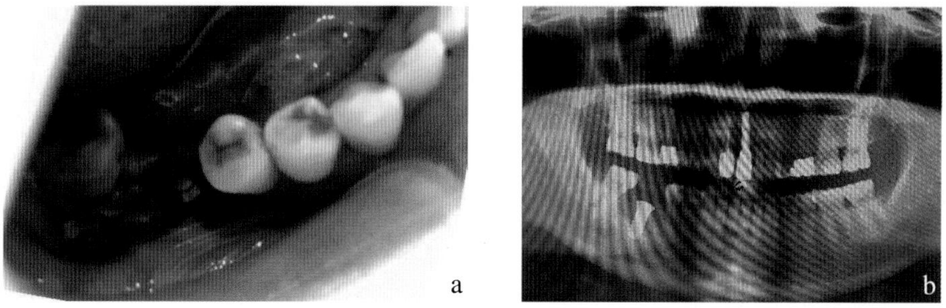

图 20-14　46牙种植牙拆除烤瓷冠口内照和X线片：46牙种植体周围牙龈红肿，舌侧牙龈增生，覆盖部分愈合基台，颊侧红肿，探诊出血，种植体周袋=7mm，X线片见种植体周围牙槽骨吸收明显。

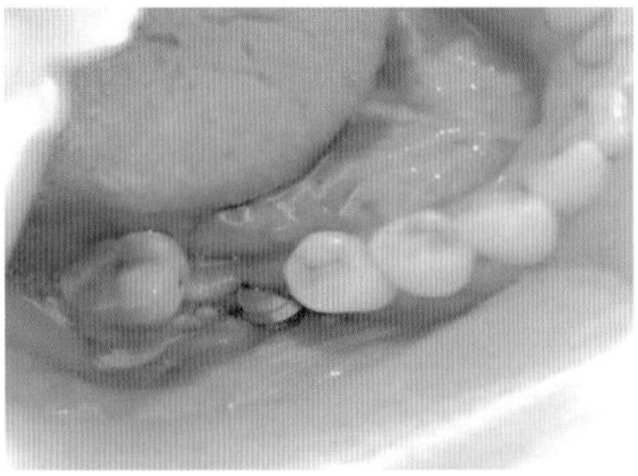

图 20-15　46 牙种植体局部冲洗后 1 周口内照：牙龈红肿好转。

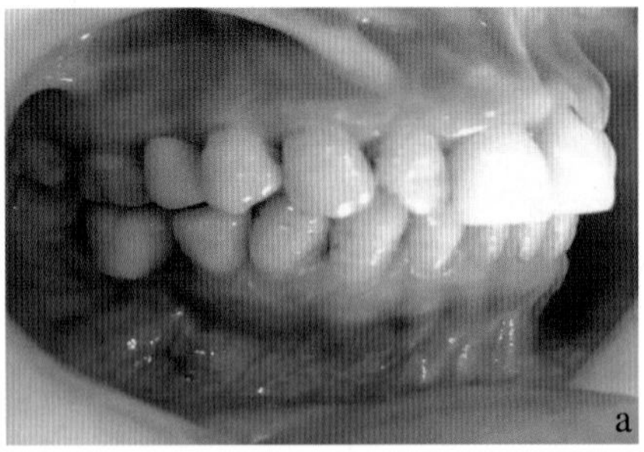

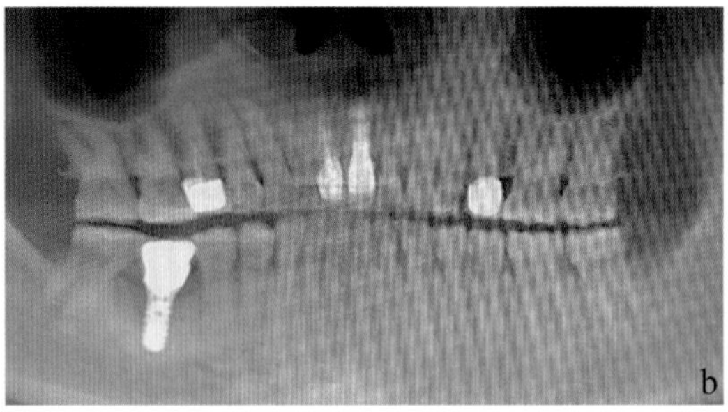

图 20-16　46 牙种植牙治疗后 3 个月口内照和 X 线片：待急性炎症消除后，行局部龈上洁治术、龈下刮治术及牙龈形态修整术，治疗 3 个月后重新戴入种植体烤瓷冠，牙龈炎症明显好转，X 线片见骨吸收改善。患者自觉好转。

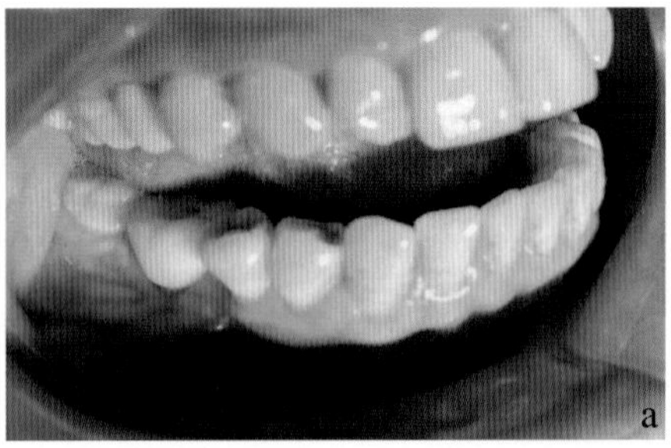

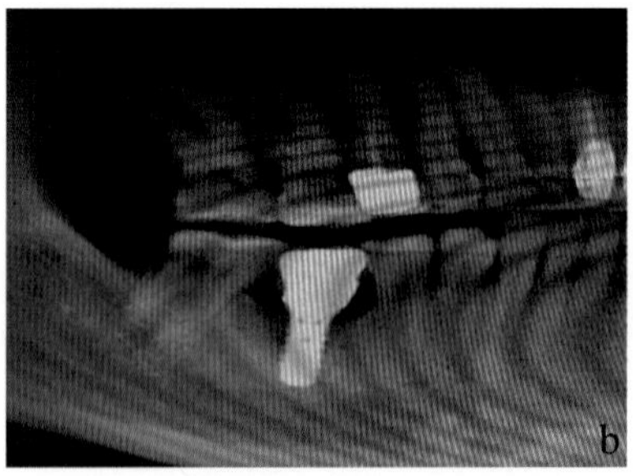

图 20-17　46 牙种植牙修复后 6 个月口内照及 X 线片：牙龈轻度红，无明显肿胀，46 牙种植体周牙槽骨基本稳定，无明显吸收加重。

建议患者要注意口腔卫生，定期复查，以减少种植体周围炎复发。（由于 46 牙附着龈较少，易发生种植体周围炎，必要时行游离龈移植术以增加附着龈宽度）。

[述评]

重度牙周炎常因牙齿松动脱落需对缺失牙进行修复，因此，修复方法的选择对牙周炎患者有重要意义，而种植修复的高成功率使其成为修复缺失牙首选。有学者提出对牙周炎患牙进行策略性（strategic）拔除，以阻止牙槽骨吸收，因为重度牙周炎患牙如果已经发展到牙槽骨严重吸收再拔除将给种植修复带来困难，应在还有一定牙槽骨存在时即拔除患牙行种植修复。重度牙周炎是否可通过完善牙周治疗得到控制，对重复牙周炎患牙是拔除行种植修复还是通过完善牙周治疗保留患牙，有不同观点。研究发现，有 28% ~ 56% 患者，12% ~ 43% 种植体会在种植后 5 ~ 10 年内发生种植体周围炎，尤其是牙周炎患者行种植修复，其发生种植体周围炎的风险更大，当余留天然牙牙周治疗不彻底，有 5 mm 牙周袋存在时，几乎 50% 种植体会在种植后 8 ~ 10 年发生种植体周围炎。虽然，随着种植修复技术发展以及新型种植体研发和使用，种植体周围炎发生率和种植失败率已大幅下降，但种植体周围炎发生和种植失败仍是不可避免的问题。种植体周围炎与牙周炎对治疗反应完全不同，目前针对种植体周围炎的治疗方法均缺少长期观察的证据，证明其治疗效果是可预期的。虽然在经污染的种植体表面重建骨结合是可能的，但重建骨结合的量个体间差异很大，种植体表面特性是影响重建骨结合的重要因素。种植修复后因为存在发生种植体周围炎的风险，如果过早地拔牙行种植修复，很可能该种植体会在以后的某个时间因种植体周围炎而拔除，需要再次行种植修复。如果将牙周炎患牙尽可能保留到患者 50 ~ 60 岁，则该部位仅需行一次种植修复即可。但保留患牙会造成最终拔牙时牙槽骨严重吸收，给种植修复带来困难，随着短种植体成功应用和骨增量技术不断完善，此问题将会逐渐解决。牙周炎患者牙周炎危险因素、病变进展速度、对治疗反应、对疗效期望值及经济状况等均不相同，而牙科医师的牙周病学专业技能也不相同，所以目前对牙周炎患牙尚无统一、明确拔除标准。炎症严重程度相同的患牙，如果患者的依从性很好，能进行良好的菌斑控制且能定期复诊，则患牙能保留，否则就不能保留。重度牙周炎患者在严重程度相同的患牙，有经验的牙周科医师能将其保留，而其他医师就可能将其拔除，所以，牙周炎是可防可控的。多数牙周炎患者在经过完善牙周治疗和良好牙周维持下均能取得满意的效果。不进行完善的牙周治疗阻止疾病进程，或随意拔除那些通过成熟的牙周治疗就可保存的患牙，这些做法均不可取。种植修复是修复缺失牙的首选，但也仅仅用来修复缺失牙而不是代替天然牙。

种植体周围炎的治疗方法包括非手术治疗和手术治疗。非手术治疗方法包括洁治术、刮治术、激光、药物局部处理等，手术治疗方法包括翻瓣术、骨移植术、引导组织再生术和美容性膜龈手术等。非手术治疗和牙周维护是治疗种植体周围炎的基础治疗手段，轻、中度种植体周围炎可通过非手术治疗方法得到明显改善，重度种植体周围炎，特别是骨缺损严重者可通过清创性手术、再生性手术和美容性手术达到较好的疗效。

本章共有 4 例患者，前 2 例为种植体周围炎的非手术治疗，均经过了龈上洁治术、龈下刮治术、冲洗上药和牙周维护治疗等牙周非手术治疗，分别观察半年和 1 年，疗效稳定；病例 3 为牙周骨缺损的种植修复患者，经过牙周基础治疗后，在常规植入种植体后，在骨缺损处植入骨粉和骨膜覆盖，半年后二次手术放置愈合基台，并完成冠修复，观察半年疗效稳定。病例 4 为种植体周围炎，由于患者牙龈炎症明显并伴有牙龈增生，在药物冲洗和洁治的同时，作了拆除烤瓷冠后的牙周非手术治疗和牙龈形态修整术，观察半年，病情未见复发。这些病例证明牙周非手术治疗和种植后的牙周维护治疗对种植体周围炎的疗效和种植体的寿命有重要意义，做好种植体周的维护至关重要。牙周骨移植和 GBR 对骨缺损处的种植修复有重要作用。

参考文献：

[1] Dortbudak O, Haas R, Bernhart T,et al.Lethal photosensitization for decontamination of implant surfaces in the treatment of peri-implantitis. Clinical Oral Implants Research. 2001, 12(2):104-8.

[2] Heitz-Mayfield LJA. Diagnosis and management of peri-implant diseases. Australian Dental Journal, 2008, 53(Suppl)1:S43-8.

[3] Baron M, Haas R,Dortbudak O,et al. Experimentally induced peri-implantitis: a review of

different treatment methods described in the literature. Int J Oral Maxifac Implants, 2000, 15(4):533-44.

[4] Haas R, Baron M, Dortbudak O,et al. Lethal photosensitization, autogenous bone, and e-PTFE membrane for the treatment of peri-implantitis: preliminary results. Int J Oral Maxifac Implants, 2000, 15(3):374–82.

[5] Romanos GE,Dent DM,Nentwig GE,et al.Regenerative therapy of deep peri-implant infrabony defects after CO2 laser implant surface decontamination.Int J Periodontics Restorative Dent, 2008, 28(3):245-55.

[6] Bidra AS, Shaqman M. Treatment planning and sequence for implant therapy in a young adult with generalized aggressive periodontitis. J Oral Implantology, 2012, 38(4):405-15.

[7] Smith MM,Knight ET,Al-Harthi L,et al. Chronic periodontitis and implant dentistry. Periodontol 2000, 2017, 74(1): 63-73.

[8] Bragger U,Burgin W,Hammerle CHF,et al.Associations between clinical parameters assessed around implants and teeth. Clinical Oral Implants Research, 1997, 8(5):412-21.

[9] 章锦才. 重度牙周炎患牙行种植修复时的治疗选择. 中华口腔医学杂志, 2014, 49(6): 324-7.

[10] 陈铁楼，张新海. 重症牙周炎牙周和种植治疗的矛盾和统一. 医学争鸣, 2015, 6（5）: 214-7.

[11] Ramanauskaite A,Baseviciene N,Wang HL,et al. Effect of history of periodontitis on implant success: meta-analysis and systematic review. Implant Dent, 2014,23(6): 687-96.

[12] Canullo L,Laino L,Longo F,et al. Does chlorhexidine prevent complications in extractive, periodontal, and implant surgery? a systematic review and meta-analysis with trial sequential analysis. Int J Oral Maxillofac Implants, 2020, 35(6):1149-58.

[13] Shahbazi A,Feigl G,Sculean A,et al. Vascular survey of the maxillary vestibule and gingiva-clinical impact on incision and flap design in periodontal and implant surgeries.Clin Oral Investig, 2021, 25(2) 539-46.

[14] Lu W,Qi G,Ding Z,et al. Clinical efficacy of acellular dermal matrix for plastic periodontal and implant surgery: a systematic review.Int J Oral Maxillofac Surg, 2020, 49(8):1057-66.

[15] Chen TL, Lu HJ, Zhang XH, et al. The activation and osteoinduction effects of thrombin in the maxillary sinus augmentation process: does thrombin only display activation effects on platelet-rich plasma. Int J oral Maxillofac Surg, 2015, 44: 806-7.

第5部分

其他技术对牙周病症治疗

第 21 章　激光对增生性龈炎的作用

病例 1　增生性龈炎伴部分反殆

患者：杜某，男，12 岁

主诉：间断性刷牙出血 1 年。

病史：患者为青春期，1 年前开始牙龈肿痛，刷牙出血，有时咬硬物出血，近一个月来牙龈肿胀明显，口服消炎药疗效欠佳，即来就诊，否认血液及其他系统疾病病史。

检查：牙龈红肿明显，少许牙石软垢位于龈缘，下前牙明显增生，探诊出血，牙排列不齐，前牙部分反殆，左右侧后牙咬合不良，牙龈轻度红肿；牙槽骨无明显吸收。

病症诊断：增生性龈炎伴部分反殆。

诊断依据：

青春期，牙龈红肿增生，部分反殆，无明显牙槽骨吸收。

治疗计划：

① 口腔卫生指导，② 龈上洁治术，③ 激光治疗，④ 正畸治疗，⑤ 牙周维护治疗。

处理：

分期作龈上洁治术、激光治疗、正畸治疗和牙周维护治疗。

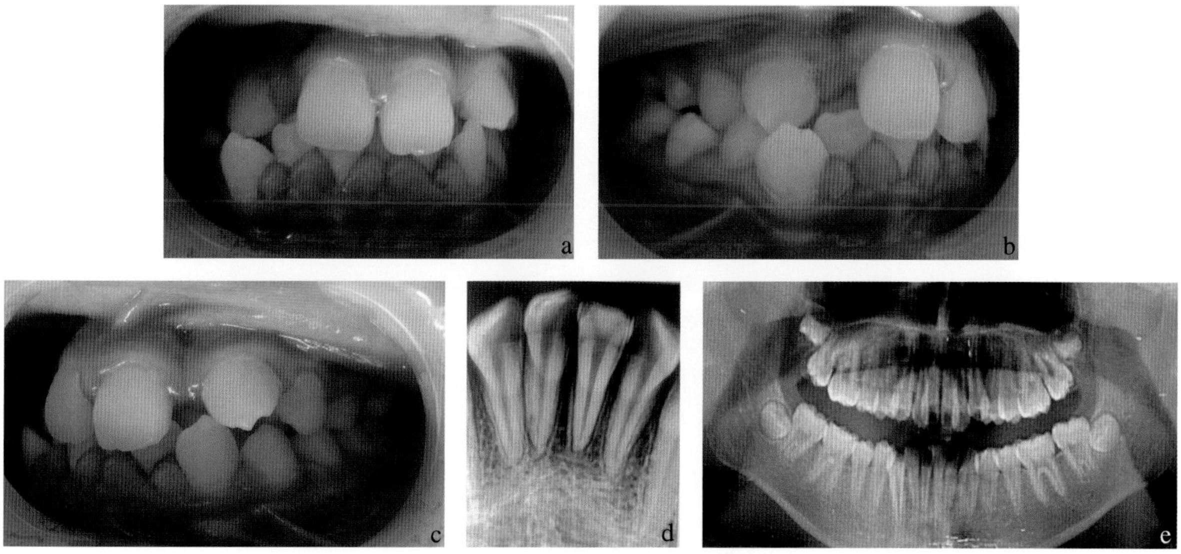

图 21-1　初诊时口内照及 X 线片：牙排列不齐，前牙部分反殆，左右侧后牙咬合不良，牙龈红肿，下前牙牙龈增生明显，探诊出血，牙石软垢位于牙龈缘处，后牙牙龈轻度红肿；牙槽骨无明显吸收。

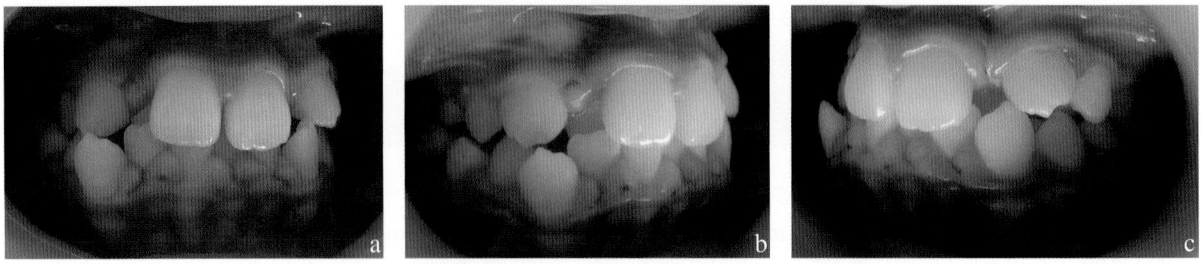

图 21-2　龈上洁治术后 1 周口内照：牙龈红肿好转。

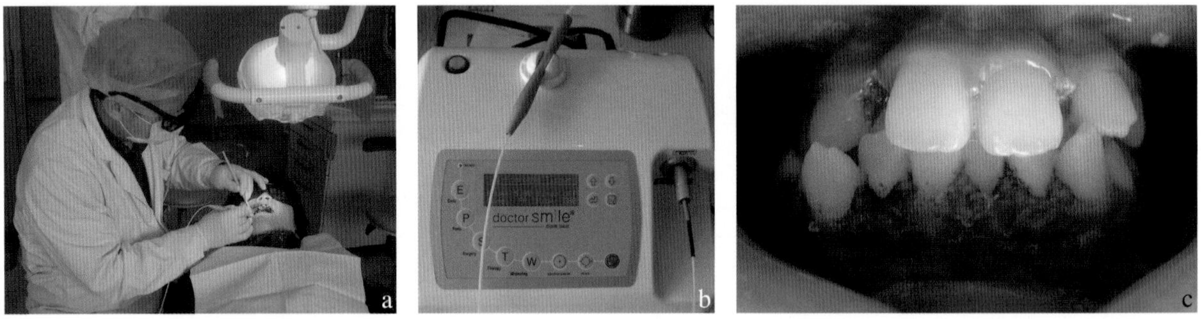

图 21-3　半导体激光治疗仪及牙龈切除术后当时口内照：用 Doctor Smile 激光治疗仪，功率为 2.0W 的连续波激光行下前牙牙龈增生切除，并作牙龈形态修整后，牙龈形态良好。

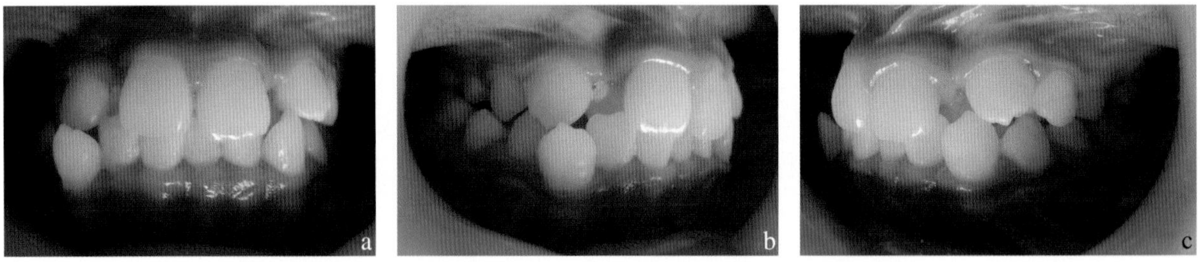

图 21-4　术后 1 个月口内照：前牙牙龈形态良好，无明显红肿，后牙牙龈形态和颜色基本正常，即开始正畸治疗。

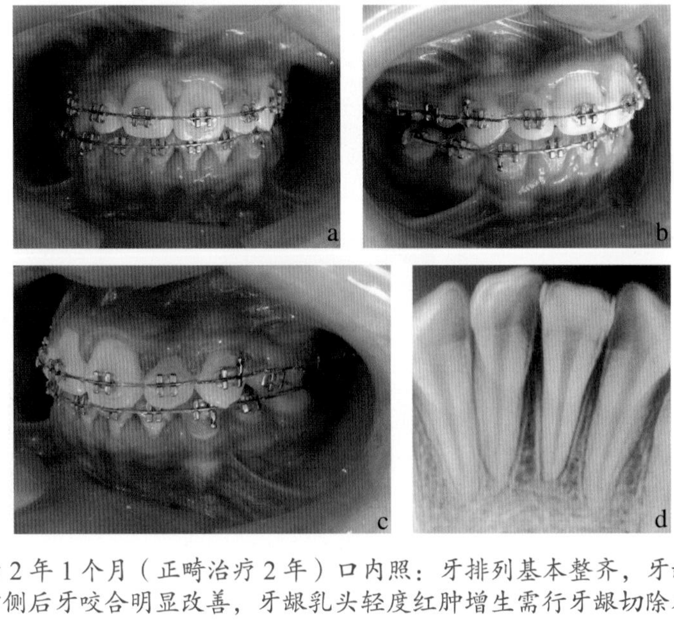

图 21-5　术后 2 年 1 个月（正畸治疗 2 年）口内照：牙排列基本整齐，牙龈乳头轻度增生，左右侧后牙咬合明显改善，牙龈乳头轻度红肿增生需行牙龈切除术和牙龈成形术。

病例2 正畸治疗中增生性龈炎伴牙间隙

患者：李某，男，16岁。
主诉：间断性刷牙出血1年。
病史：患者在1年前由于上前牙间隙及开𬌗实施正畸治疗，现牙间隙好转，近2个月来上前牙牙龈增生明显，影响牙间隙关闭，刷牙和咬硬物出血，口服消炎药物红肿好转，但增生明显即来就诊，否认血液及其他系统疾病病史。
检查：正畸治疗中，托槽和钢丝存在于上下牙列唇侧，11牙和21牙之间牙龈明显增生，牙间隙约2mm，上下前牙牙龈乳头增生，牙龈红肿，探诊出血，牙石和软垢位于牙龈缘处，前牙深覆盖，左右侧后牙牙龈乳头轻度红肿。
病症诊断：正畸治疗中上前牙增生性龈炎伴牙间隙。

诊断依据：

正畸治疗中，上前牙牙间隙，牙龈增生。

治疗计划：

① 口腔卫生指导，② 龈上洁治术，③ 半导体激光治疗，④ 正畸治疗，⑤ 牙周维护治疗。

处理：

分期作龈上洁治术、激光治疗、正畸治疗和牙周维护治疗。

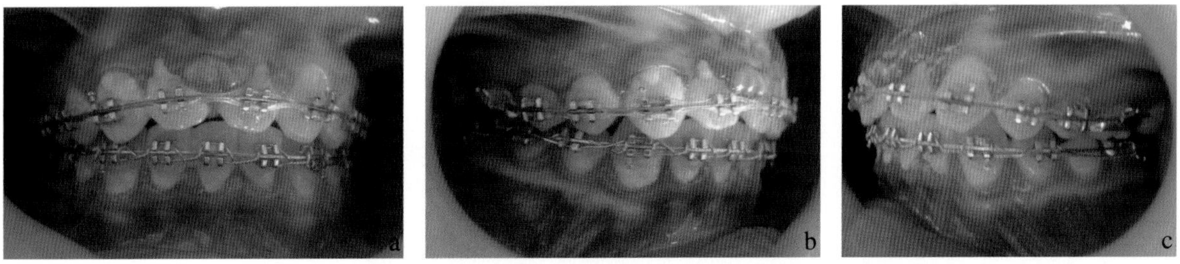

图21-6　初诊时口内照：正畸治疗中，托槽和钢丝存在于上下牙列唇侧，11牙和21牙之间牙龈明显增生，牙间隙约2mm，上下前牙牙龈乳头增生，牙龈红肿，探诊出血，牙石和软垢位于牙龈缘，前牙深覆盖，左右侧后牙牙龈乳头轻度红肿。

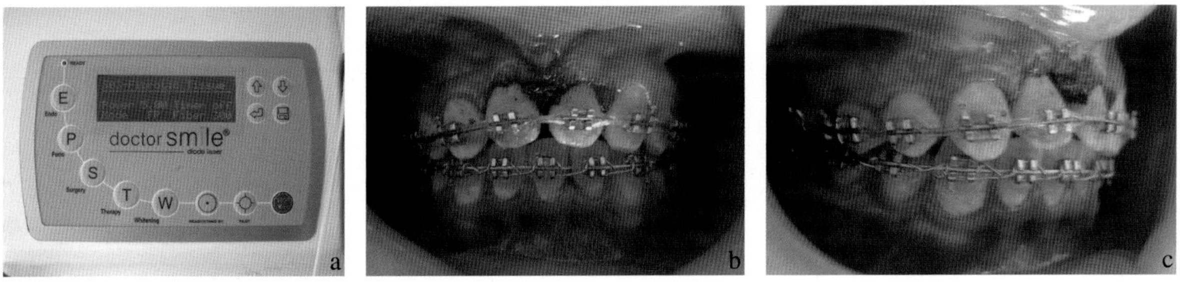

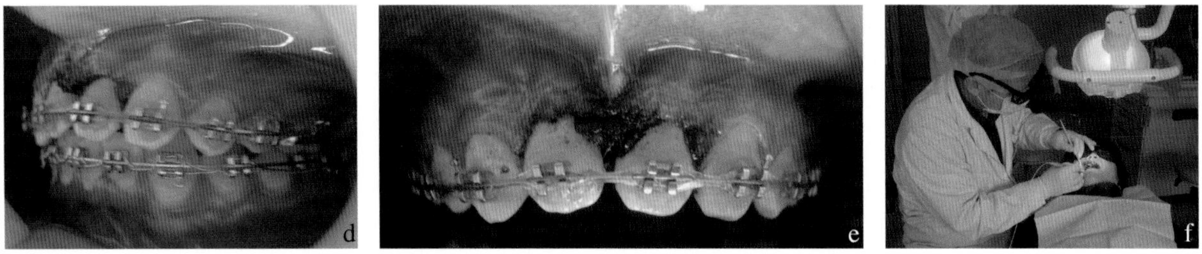

图 21-7　上前牙牙龈增生切除术后当时口内照及激光治疗仪器：在龈上洁治术后1周用功率为2.0W的Doctoe Smile半导体激光治疗仪对11牙和21牙之间的牙龈增生行牙龈切除和形态修整术，术后牙龈形态良好。

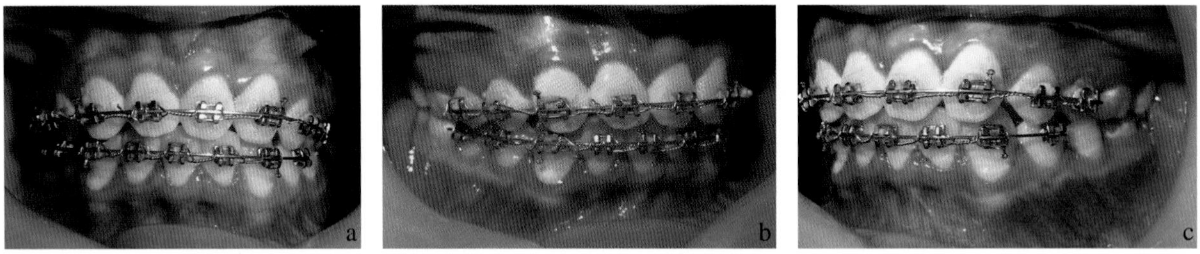

图 21-8　术后8个月口内照：正畸治疗中，11牙和21牙之间增生牙龈形态和颜色恢复正常，牙间隙已关闭，左右侧后牙牙龈无明显增生。

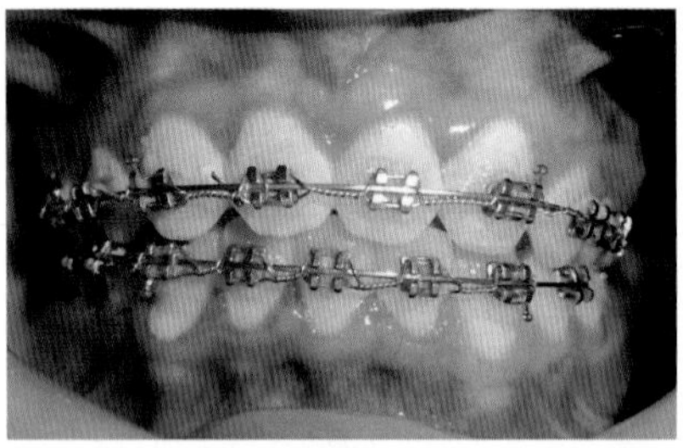

图 21-9　治疗后1年口内照：牙龈形态恢复正常，牙间隙已关闭，牙排列整齐，牙龈无明显炎症。（择期拆除矫治器）

病例3 上唇近口角区黏膜疣状增生

患者：林某，女，60岁。

主诉：上唇近口角区黏膜增生肿块2年余。

病史：2年前开始上唇近口角区口腔黏膜出现淡红色增生物，无明显肿胀和红肿，咬合时偶尔会咬伤增生物，近来感觉增生物增大，口服消炎药疗效欠佳即来就诊，否认血液及其他系统性疾病病史。

检查：上唇近口角处口腔黏膜上有一直径约1.3cm的圆形高出平面的菜花样增生物，色红，肿物无明显肿胀，周围黏膜无明显红肿。

病症诊断：上唇近口角区口腔黏膜疣状增生。

治疗计划：

① 激光切除术，② 随访观察，③ 口腔维护治疗。

处理：

分期作激光切除术和口腔维护治疗。

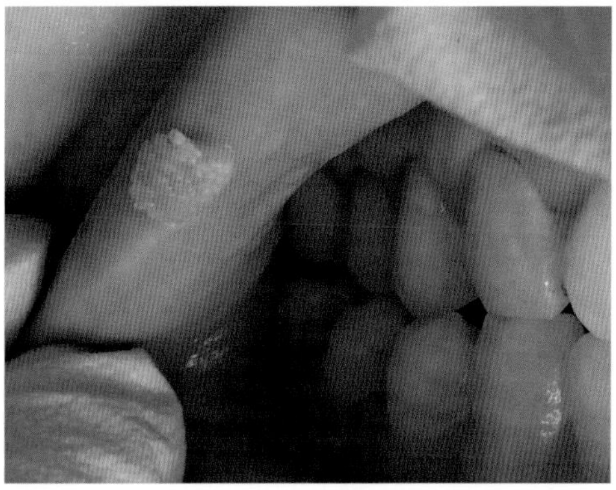

图 21-10　初诊时上唇疣状增生肿块口内照：上唇近口角处口腔黏膜上有一约 1.3cm 直径的圆形高出平面的菜花样增生物，色红，肿物无明显肿胀，周围黏膜无明显红肿。

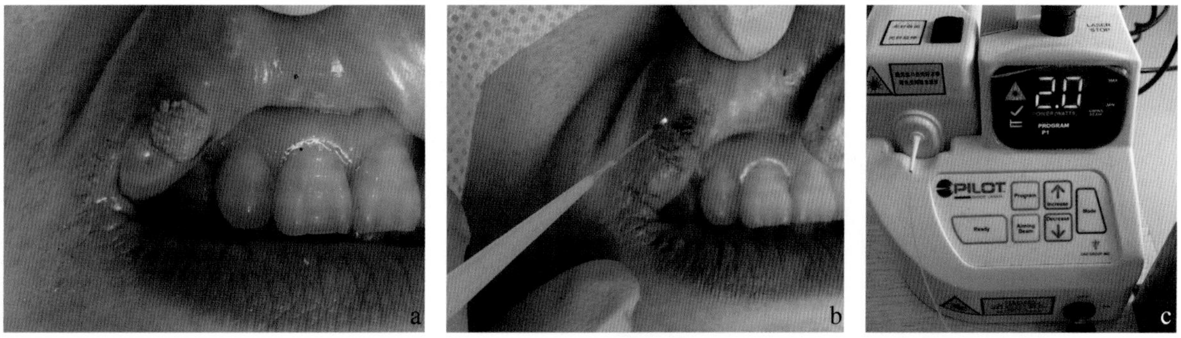

图 21-11　疣状增生肿块切除手术过程及激光治疗仪器照：在距离增生物约 2mm 用阿替卡因麻醉，用美国产的 Pilot 半导体激光治疗仪（功率为 2.0W）切除增生肿块，注意手术后术区与口腔黏膜平面平齐。

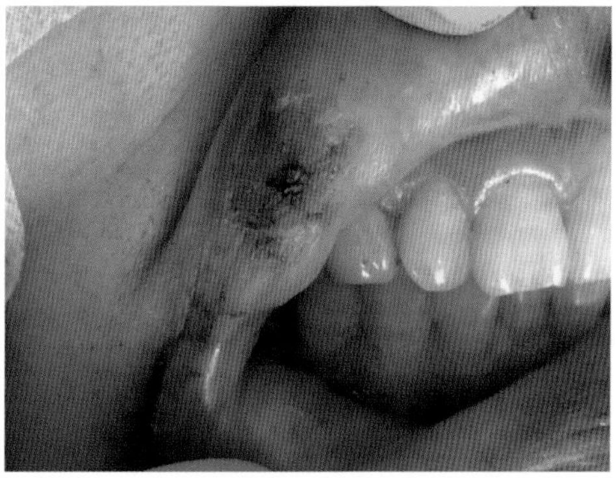

图 21-12　切除术后当时口内照：增生物已切除，伤口无出血。

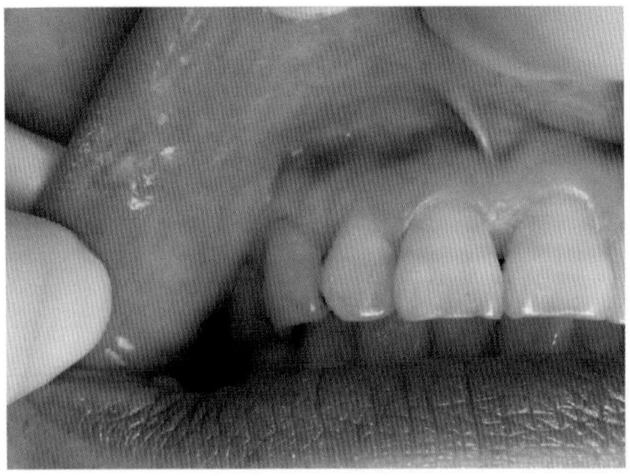

图 21-13　激光术后 8 天口内照：伤口基本愈合，黏膜颜色与正常黏膜颜色有轻度差异。

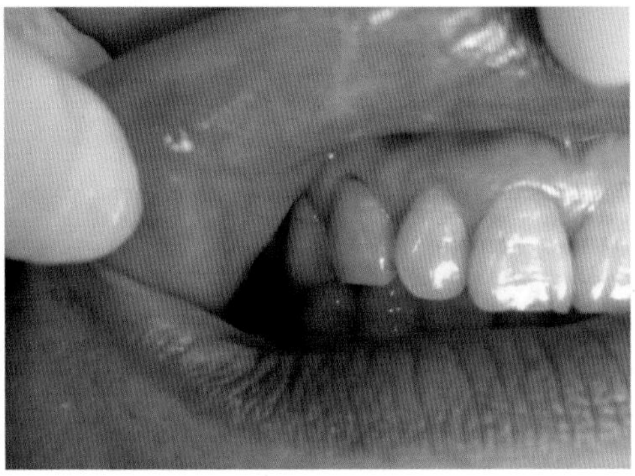

图 21-14　术后 1 个月口内照：伤口愈合，颜色与口腔黏膜接近。

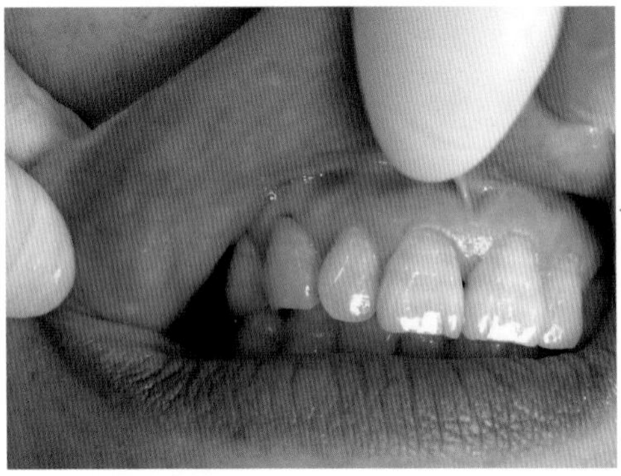

图 21-15　术后 2 个月口内照：伤口完全愈合，与正常黏膜颜色基本一致。

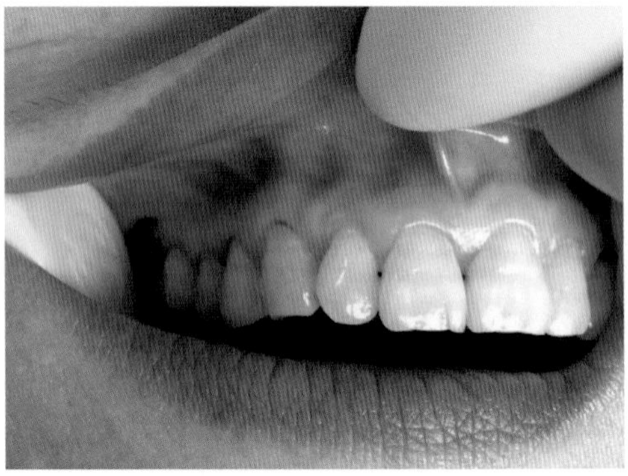

图 21-16　激光治疗后 3 个月口内照：术区口腔黏膜与正常黏膜一致。

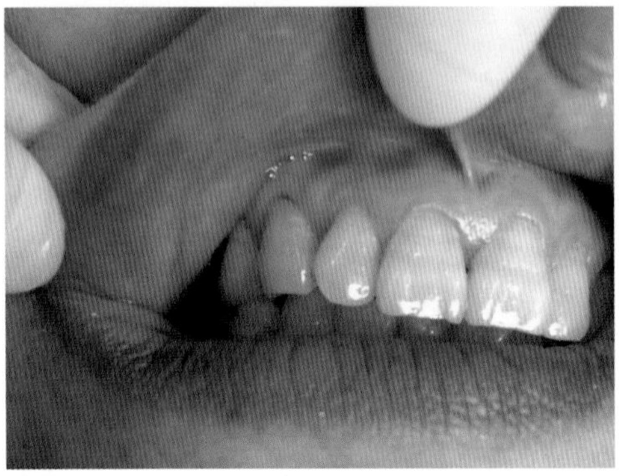

图 21-17　激光治疗后 1 年口内照：术区与正常黏膜完全一致。

[述评]　激光对增生性龈炎的作用

激光（laser）是指光受激辐射的光放大，最初中文名叫“镭射”、“莱塞”，是它的英文名称 LASER 的音译，取自英文 Light Amplification by Stimulated Emission of Radiation 每个单词第一个字母组成的缩写词，意思是“受激辐射的光放大”。激光的英文全名已表达了制造激光的主要过程。1964 年根据我国著名科学家钱学森建议，将“光受激发射”改称“激光”。激光是 20 世纪以来，继原子能、计算机、半导体之后，人类又一重大发明，被称为“最快的刀”、“最准的尺”、“最亮的光”和“奇异的激光”。它的原理早在 1916 年已被著名物理学家爱因斯坦发现，但要到 1958 年激光才被首次成功制造，激光是在有理论和实践背景下产生的，它的问世，获得了异乎寻常的飞快发展，激光的发展不仅使古老光学科学和光学技术获得了新生，而且导致整个新兴产业的出现。激光可使人们有效地利用前所未有的先进方法，去获得空前的效益和成果，促进了生产力的发展。半导体激光治疗仪根据所选功率不同可产生不同的反应，低剂量激光照射对人体免疫系统具有调节作用，可改善人体免疫功能，提高人体的防病抗病能力，如用波长为 650nm 的低强度激光照射人体，通过光化学效应，使血液动力学得到改善。当功率达到一定程度时对软组织可起到切割作用，利用这一点对牙龈组织切除和成形，可减少出血，医生有充足的时间完成塑形，促进伤口愈合，减少因手术对人体功能和美观的影响。激光治疗仪的优点为操作简便易学，使用安全，出血少，减轻患者恐惧感，疗效好，且对人体是一种无创、无副作用的治疗方法。

本部分有 3 例患者，1 例为增生性龈炎伴部分反殆，经过龈上洁治术、半导体激光治疗和正畸治疗观察 2 年疗效稳定；1 例为正畸治疗中出现上前牙增生性龈炎伴牙间隙较大难以关闭，经过龈上洁治术、激光治疗、正畸治疗，观察 1 年疗效稳定；1 例为口角黏膜疣状增生肿块，经过半导体激光治疗、口腔维护治疗，观察 1 年疗效稳定。经过这些病例诊治表明半导体激光对增生性龈炎伴反殆、正畸治疗中增生性龈炎、疣状增生肿块切除等均有良好疗效，且其作用可维持 1 ~ 2 年以上，是一种有效的治疗牙龈增生和黏膜疣状增生的方法。

参考文献

[1] Meseli SE, Kuru B, Kuru L.Effects of 810-nanometer diode laser as an adjunct to mechanical periodontal treatment on clinical periodontal parameters and gingival crevicular fluid volume of residual periodontal pockets. Niger J Clin Pract, 2017, 20(4):427-32.

[2] Pamuk F, Lütfioğlu M, Aydoğdu A,et al. The effect of low-level laser therapy as an adjunct to non-surgical periodontal treatment on gingival crevicular fluid levels of transforming growth factor-beta 1, tissue plasminogen activator and plasminogen activator inhibitor 1 in smoking and non-smoking chronic periodontitis patients: A split-mouth,randomized control study.J Periodont Res, 2017, 52:872–82.

[3] Pesevska S, Gjorgoski I, Ivanovski K,et al. The effect of low-level diode laser on COX-2 gene expression in chronic periodontitis patients. Lasers Med Sci. Lasers Med Sci,2017, 32:1463–8.

[4] Ertugrul AS, Tekin Y, Talmac AC. Comparing the efficiency of er,cr:ysgg laser and diode laser on human β-defensin-1 and il-1β levels during the treatment of generalized aggressive periodontitis and chronic periodontitis. J Cosmet Laser Ther, 2017, 19(7): 409–17.

[5] Swerts AA, Santos BFE, Bruzadelli SR, et al.Treatment of experimental periodontal disease by laser therapy in simvastatin-modified rats. J Appl Oral Sci, 2017, 25(4):387-95.

[6] Cobb CM.Lasers and the treatment of periodontitis: the essence and the noise. Periodontol 2000. 2017;75(1):205-295.

[7] Slots J.Periodontitis: facts, fallacies and the future. Periodontol 2000, 2017, 75(1):7-23.

[8] Lindstrom MG, Eva Wolf E, Fransson H. The antibacterial effect of Nd:YAG laser treatment of teeth with apical periodontitis: A randomized controlled trial. Journal of Endodontics, 2017, 43(6):857-63.

[9] Convissar RA,Diamond LB,Fazekas CD.Laser treatment of orthodontically induced gingival hyperplasia[J].Gen Dent,1996, 44（1）; 47-51.

[10] Mawardi H,Alsubhi A,Salem N,et al. Management of medication-induced gingival hyperplasia: a systematic review.Oral Surg Oral Med Oral Pathol Oral Radiol, 2021,131(1): 62-72.

[11] Vieira DL,Leite AF,Figueiredo PTS,et al. A conservative approach for localized spongiotic gingivitis hyperplasia using photodynamic therapy: a case report and review of the literature. Photobiomodul Photomed Laser Surg, 2019, 37(1): 57-61.

[12] Rossmann JA,Cobb CM. Lasers in periodontal therapy.Periodontol 2000, 1995,9: 150-64.

[13] Chen TL,Wang XM,Zhang XH,et al. Therapeutic effects of diode laser on vascular epulis in esthetic area. J Indian Soc Periodontol, 2021,25(1): 75-7.

第22章　高频电刀对牙龈增生的作用

病例1 牙齿龋坏位于龈下伴牙龈增生

患者：曾某，男，32岁。
主诉：右下后牙龋坏位于龈下2年。
病史：2年前右下后牙颊侧龋坏用树脂充填，半年前在充填材料根方出现继发龋，且位于龈下，牙龈增生覆盖龋坏处，1个月来刷牙出血，食物嵌塞明显即来就诊，否认血液及其他系统疾病病史。
检查：46牙颊侧龋坏已用树脂充填，充填材料根方继发龋，牙龈增生覆盖颈部龋坏区，探诊出血，有食物残渣存留于龋坏区，牙龈红肿，X线片见46牙牙槽骨吸收0～1度，根尖可见阴影。
病症诊断：46牙龋坏位于龈下伴牙龈增生。

诊断依据：

后牙龋坏位于龈下较多，牙龈增生覆盖牙颈部龋坏区。

治疗计划：

46牙龋坏位于龈下行奥丹高频电刀（金冕公司）联合牙冠延长术，① 46牙根管治疗，② 高频电刀手术，③ 牙冠延长术，④ 烤瓷冠修复，⑤ 牙周维护治疗。

处理：

分期作46牙根管治疗、高频电刀手术、牙冠延长术、烤瓷冠修复、牙周维护治疗。

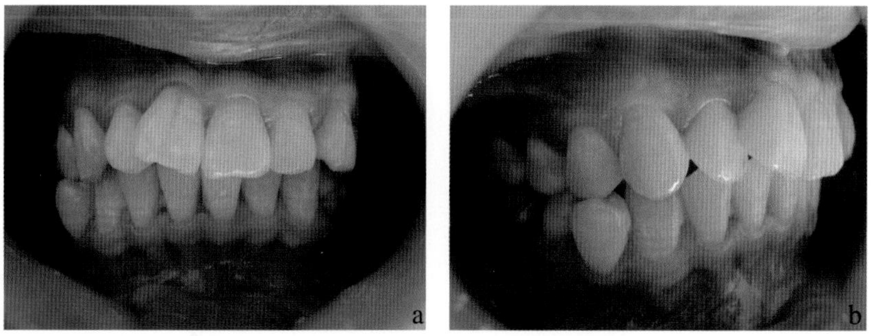

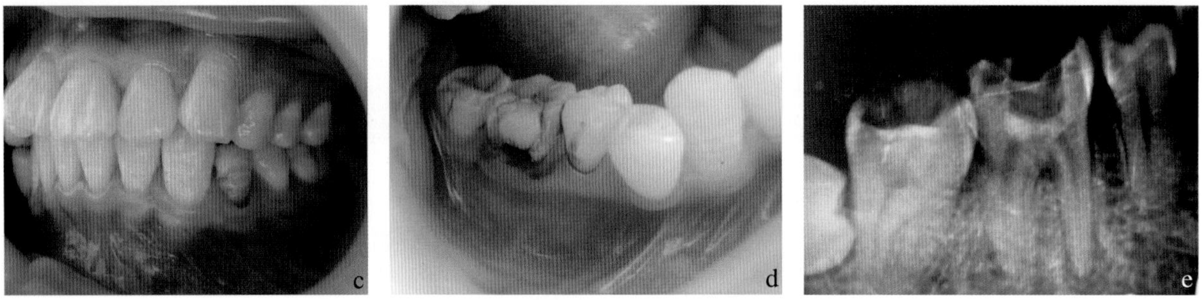

图 22-1　初诊时口内照及 X 线片：46 牙颊侧龋坏已用树脂充填，充填材料根方继发龋，牙龈增生覆盖牙颈部龋坏区，探诊出血，有食物残渣存留于龋坏区，牙龈红肿，X 线片见 46 牙牙槽骨吸收 0 ~ 1 度，根尖阴影。

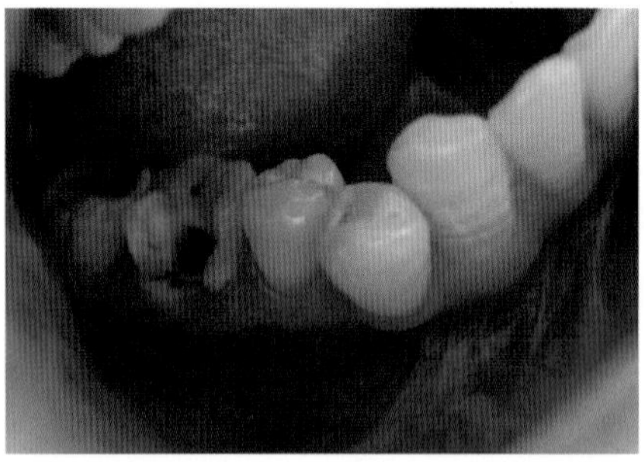

图 22-2　46 牙根管治疗中口内局部照：拆除充填物，见牙龈增生覆盖牙颈部龋坏边缘位置。

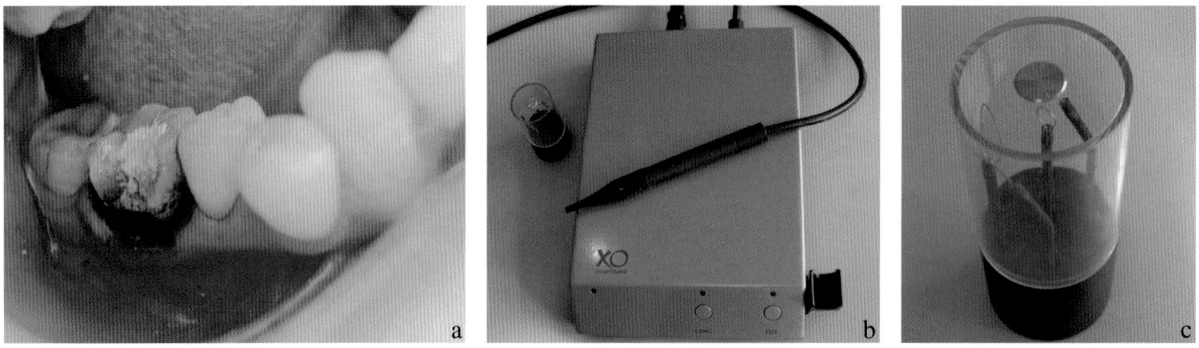

图 22-3　46 牙高频电刀手术当时口内局部照及高频电刀仪器照：用奥丹牌高频电刀行 46 牙牙龈切除术以暴露龋坏颈部龈缘，牙龈术区伤口黑色，无明显出血，根据切除组织大小和部位可选择不同的高频电刀工作尖。由于 46 牙龋坏位置较深，牙龈切除后龋坏位置仍位于骨缘以下，计划实施牙冠延长术。

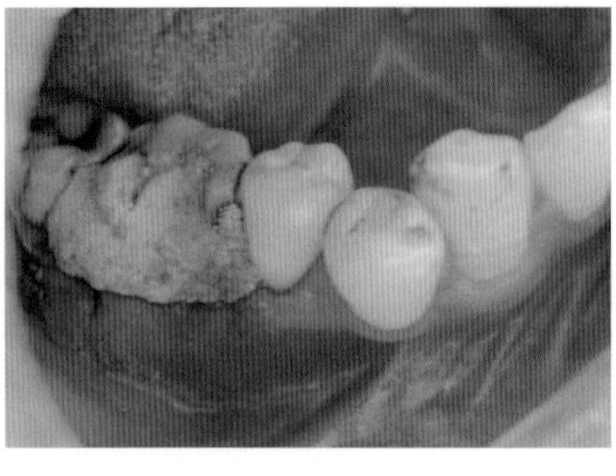

图 22-4　46 牙牙冠延长术后当时口内局部照：在高频电刀手术后实施牙冠延长术，常规麻醉下翻瓣、去骨、骨修整、龈瓣复位缝合后覆盖牙周塞治剂。

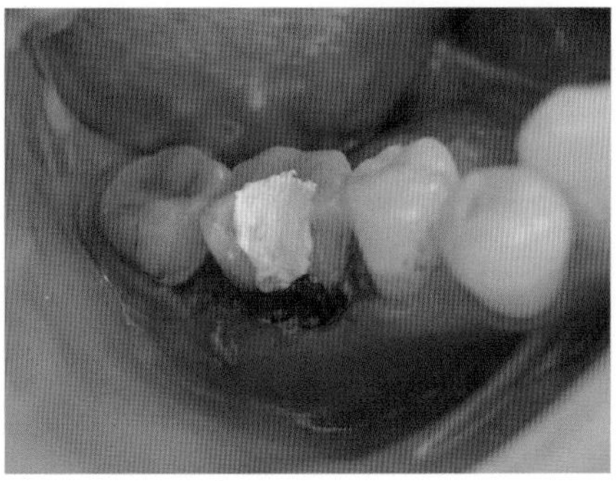

图 22-5　46 牙术后 1 周时口内右下后牙照：
手术伤口愈合尚可，无明显红肿。

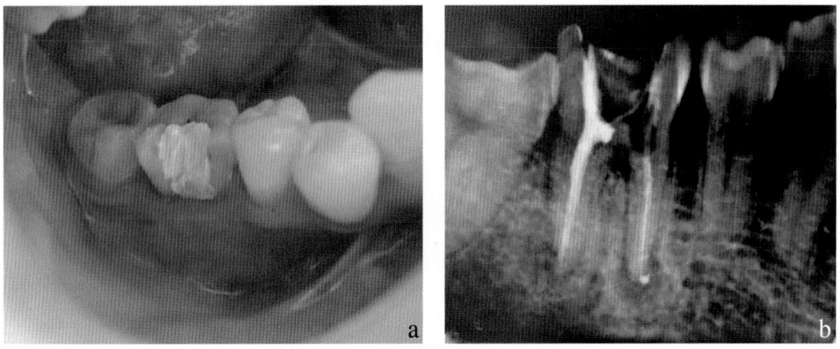

图 22-6　术后 1 个月口内局部照及 X 线片：
伤口愈合良好，根管已充填良好。

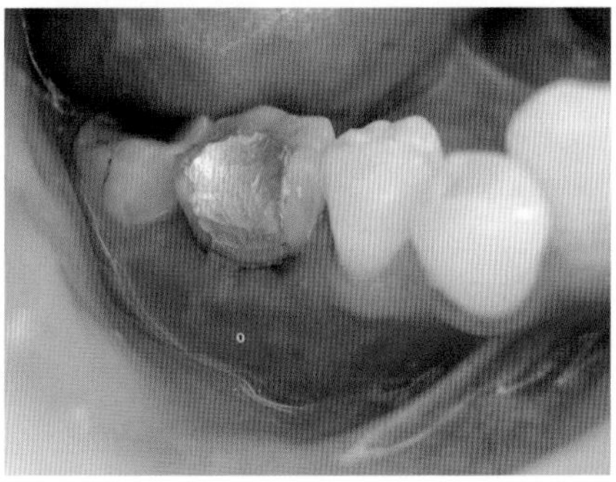

图 22-7　术后一个半月口内局部照：46 牙 RCT 治疗结束，
银汞合金充填，牙龈形态良好。

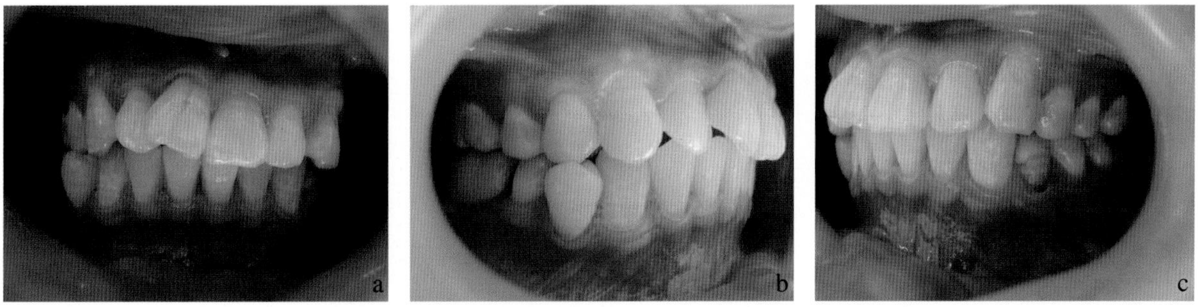

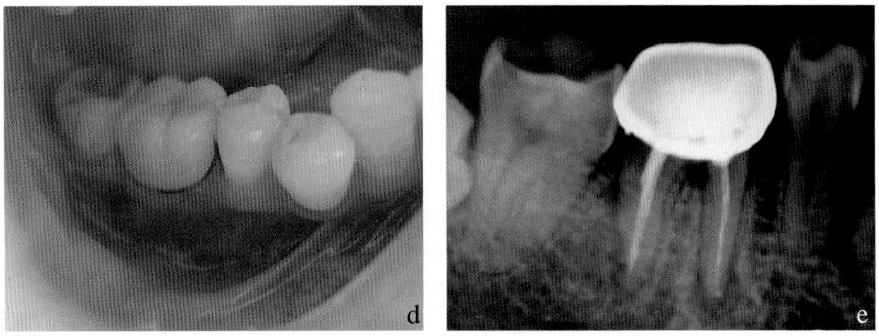

图 22-8　术后 2 个月口内照及 X 线片：全口牙牙龈未见明显异常，46 牙烤瓷冠修复后当时，牙齿和牙龈形态协调。

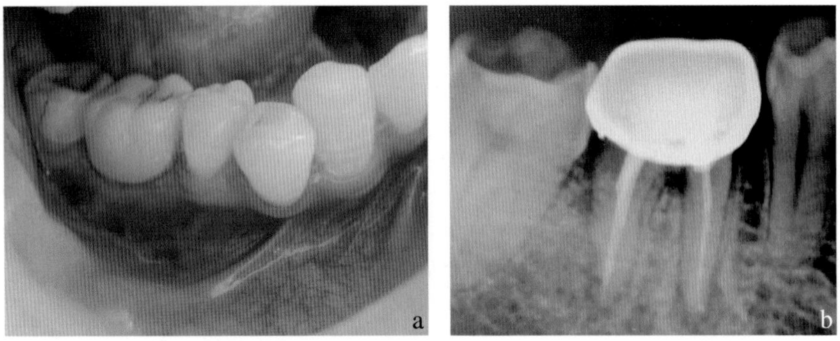

图 22-9　46 牙烤瓷冠修复后 1 年口内局部照及 X 线片：牙龈无明显炎症，牙槽骨无明显吸收。

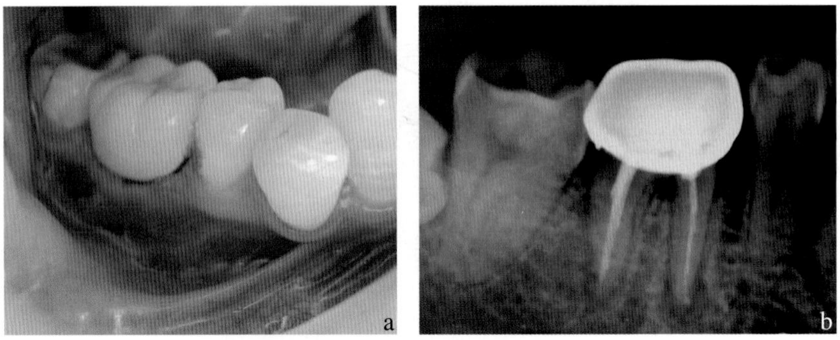

图 22-10　46 牙烤瓷修复后 2 年口内局部照及 X 线片：牙龈缘轻度红，探诊有少许出血，牙槽骨无明显吸收，给予局部洁治和 3% 过氧化氢冲洗治疗。

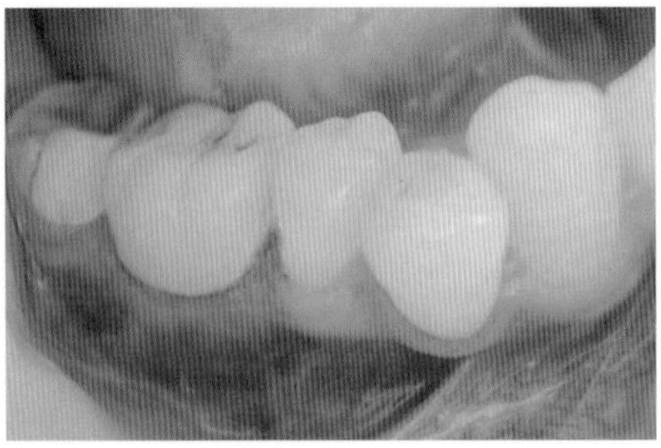

图 22-11　46 牙冠缘局部治疗后口内局部照：牙龈炎症基本消失。建议注意牙周维护治疗。

病例2 牙齿折裂位于龈下伴牙龈增生

患者：姚某，男，37岁。
主诉：上前牙折裂断缘位于龈下半年。
病史：半年前上前牙折裂，舌侧断缘位于龈下，牙龈覆盖断面，牙龈增生，无法行修复治疗，修复科医师请求牙周科会诊，自述刷牙有时出血，否认血液及其他系统疾病病史。
检查：22牙残根，斜形劈裂，劈裂位置在唇侧龈缘上约5mm，在舌侧龈缘下约3～4mm，舌侧牙龈覆盖折裂的断缘，牙龈红肿增生，X线片见22牙近远中牙槽骨吸收0～1度，根尖无明显阴影。
病症诊断：22牙折裂位于龈下伴牙龈增生。

治疗计划：

① 口腔卫生宣教，② 高频电刀行牙龈切除手术（金冕公司奥丹牌），③ 牙冠延长术，④ 烤瓷联冠修复，⑤ 牙周维护治疗。

处理：

分期作高频电刀行牙龈切除手术、牙冠延长术、烤瓷联冠修复和牙周维护治疗。

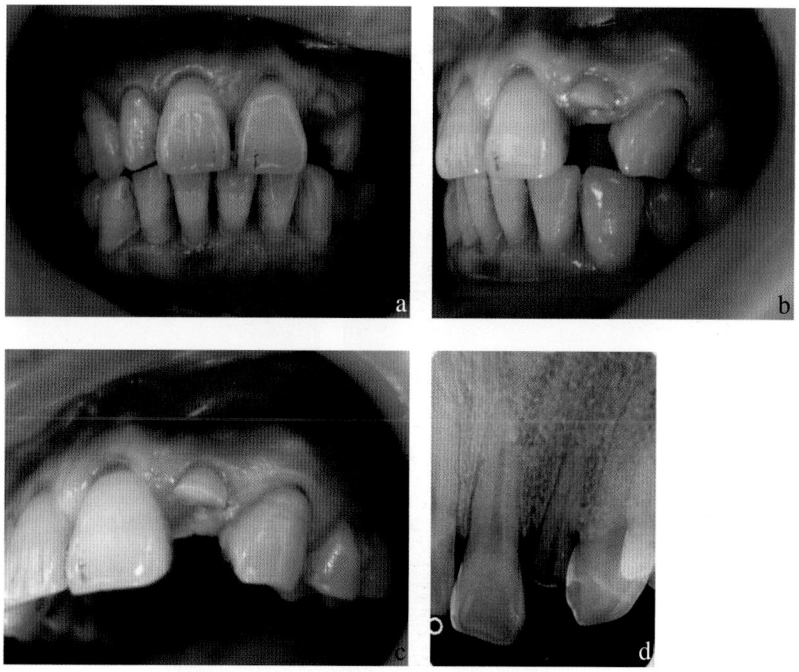

图 22-12　初诊时口内照及X线片：22牙残根，斜形劈裂，劈裂位置在唇侧龈缘上约5mm，在舌侧龈缘下约3～4mm，舌侧牙龈覆盖折裂断缘，牙龈红肿增生，X线片见22牙近远中牙槽骨吸收0～1度，根尖无明显阴影。

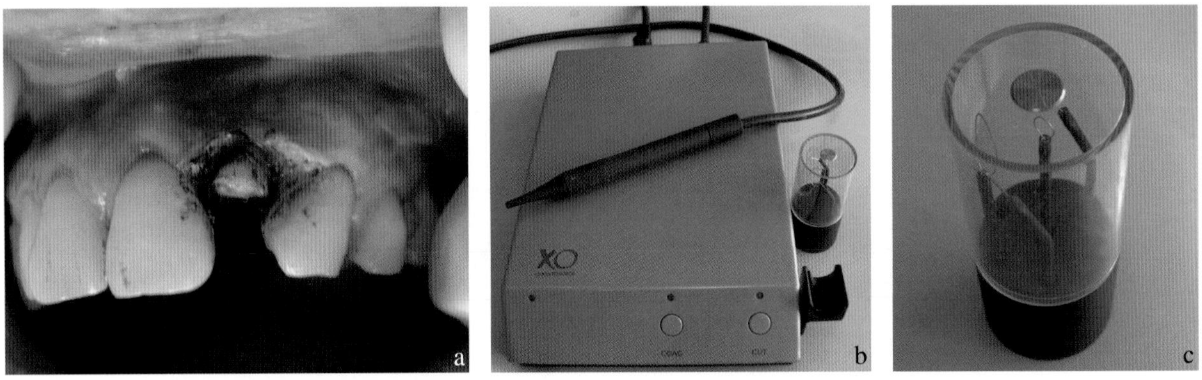

图 22-13　高频电刀行牙龈切除当时口内照、高频电刀仪器和工作头照：22 牙牙龈增生得以纠正，唇侧及近远中断缘已得以暴露，舌侧断缘未完全暴露，计划行牙冠延长术以暴露舌侧折裂断缘。

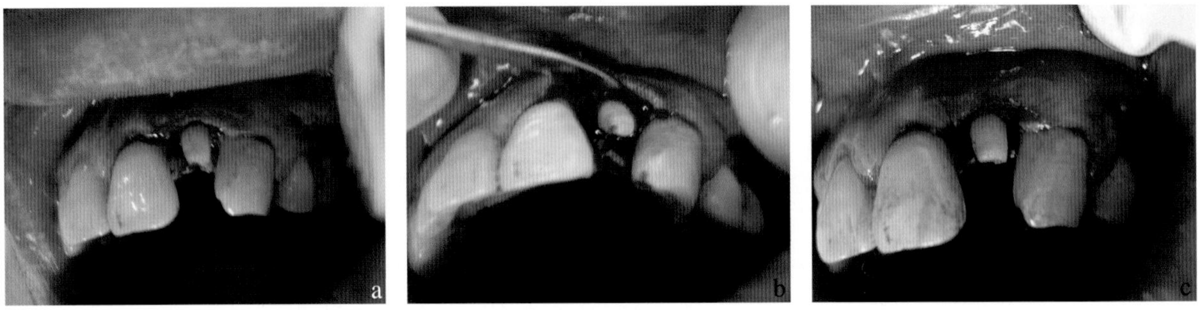

图 22-14　22 牙行牙冠延长术口内局部照：22 牙在局麻下沟内切口，翻起黏膜骨膜瓣，根面平整和肉芽组织修整，去除 22 牙舌侧少许牙槽骨使牙槽嵴顶到断缘为 3mm，骨修整后龈瓣复位缝合，敷牙周塞治剂。

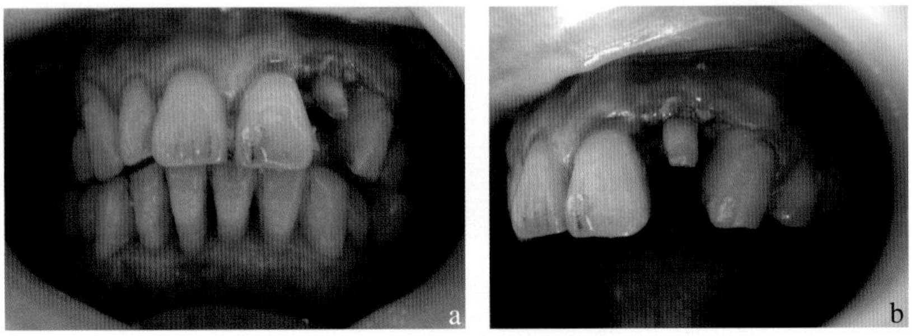

图 22-15　22 牙术后 1 周时口内照：术区伤口生长良好，无明显红肿。

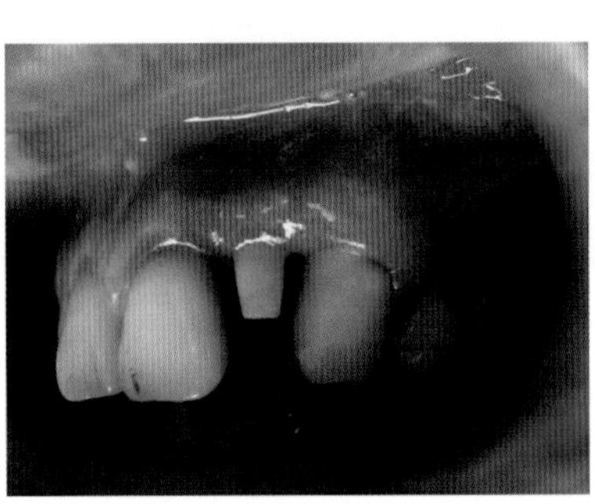

图 22-16　术后 4 周口内照：伤口愈合良好。

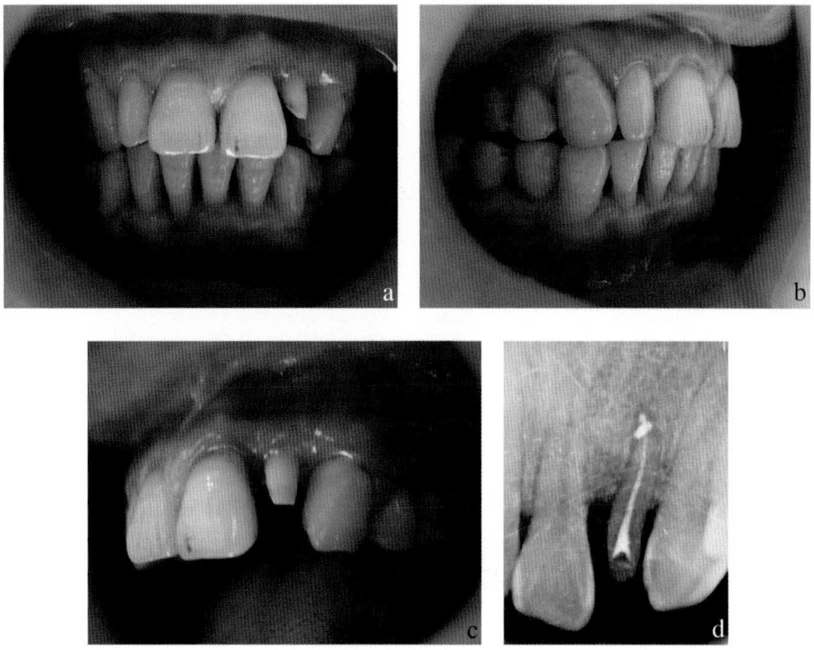

图 22-17　术后 2 个月口内及 X 线片照：22 牙牙龈形态生长良好，牙龈轻度退缩，X 线片见根管充填良好。

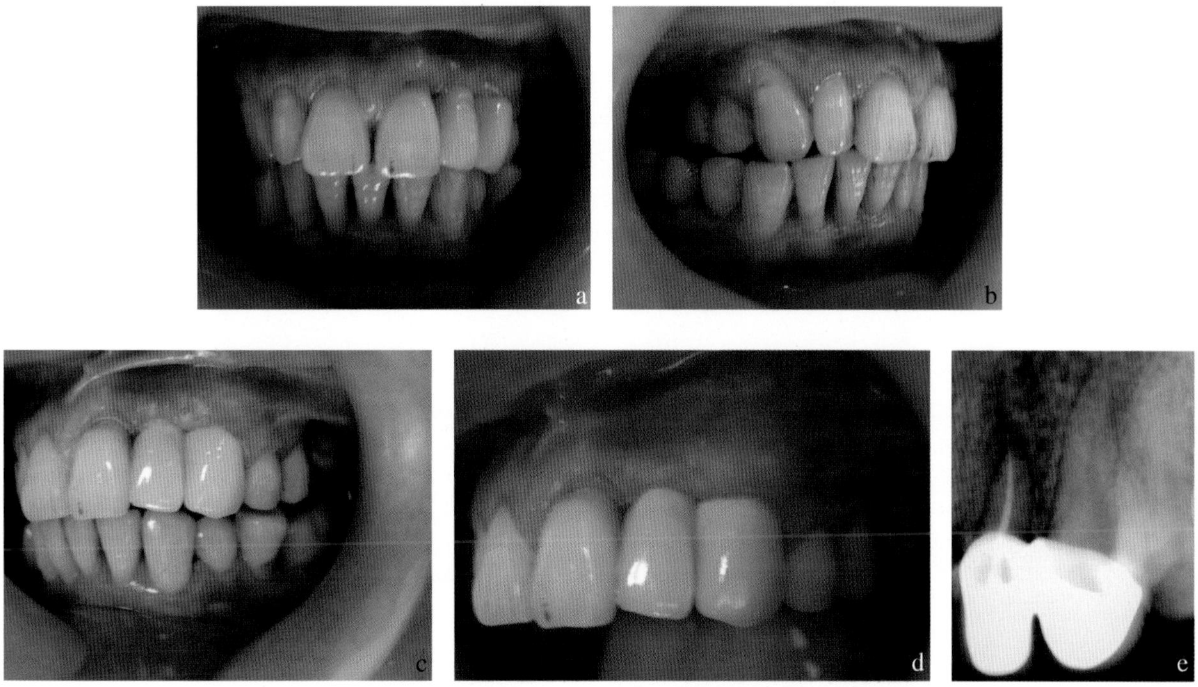

图 22-18　术后 3 个月 22 牙和 23 牙烤瓷联冠修复当时口内局部照及 X 线片：牙龈伤口已完全愈合，烤瓷冠桥修复良好。

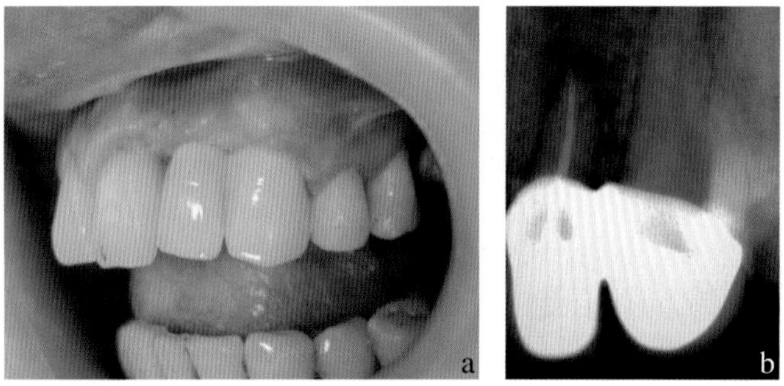

图 22-19　22 牙和 23 牙烤瓷联冠修复 1 年后口内照及 X 线片：牙龈无明显炎症，牙槽骨无明显吸收，患者满意。

病例3 下前牙烤瓷修复后牙龈增生

患者：沈某，女，55 岁。

主诉：下前牙烤瓷修复 8 年后牙龈炎性增生 1 年。

病史：8 年前下前牙因牙周炎引起牙槽骨吸收和轻度松动制作下前牙烤瓷夹板固定，1 年前开始牙龈红肿出血，牙龈增生，并逐渐加重，牙周袋 4 ~ 8mm，否认血液及其他系统性疾病病史。

检查：31 牙和 32 牙之间牙龈乳头处增生最明显，牙周袋约 8mm，其余下前牙牙龈缘及龈乳头轻度增生，牙周袋约 4 ~ 5mm，探诊出血，有食物残渣存留于龈袋内，X 线片见牙槽骨吸收 1 ~ 2 度，42 牙和 32 牙根尖阴影，根管充填不完整，但未出现根尖红肿和叩痛。

病症诊断：下前牙烤瓷修复后牙龈增生。

治疗计划：

① 口腔卫生宣教，② 用高频电刀行牙龈切除术及牙龈成形术，③ 术后观察，④ 牙周维护治疗。

处理：

分期用高频电刀行牙龈切除手术和牙龈形态修整术、牙周维护治疗。

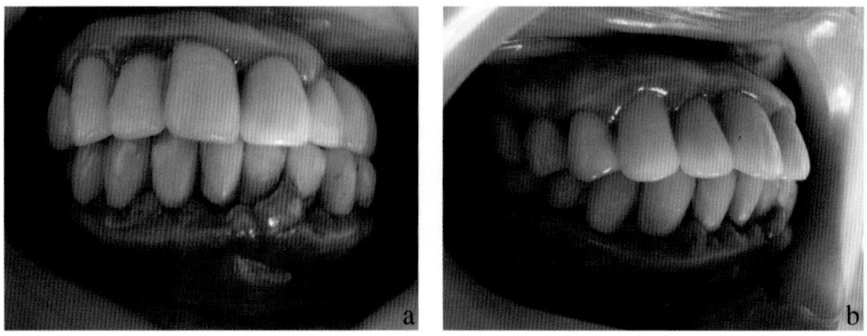

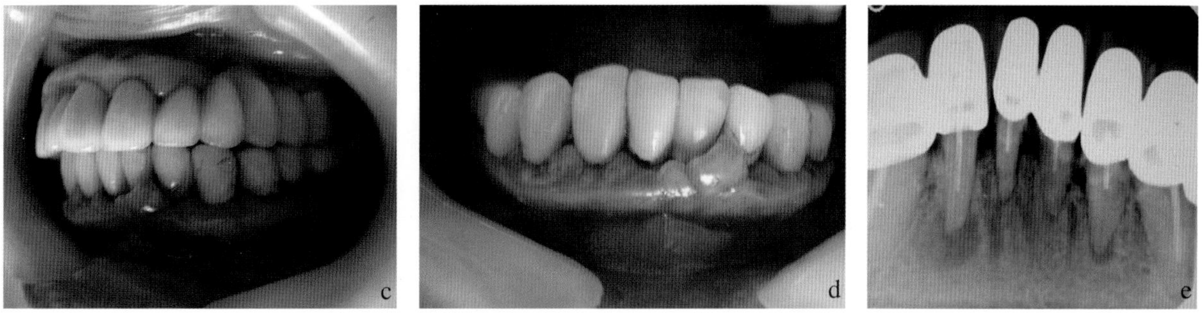

图 22-20　初诊时口内照及 X 线片：31 牙和 32 牙之间牙龈乳头增生明显，牙周袋约 8mm，其余下前牙牙龈缘及龈乳头轻度增生，牙周袋约 4 ~ 5mm，探诊出血，有食物残渣存留于龈袋内，X 线片见牙槽骨吸收 1 ~ 2 度，42 牙和 32 牙根尖阴影，根管充填不完整（与患者沟通后暂时不作 42 牙和 32 牙的根管再治疗）。

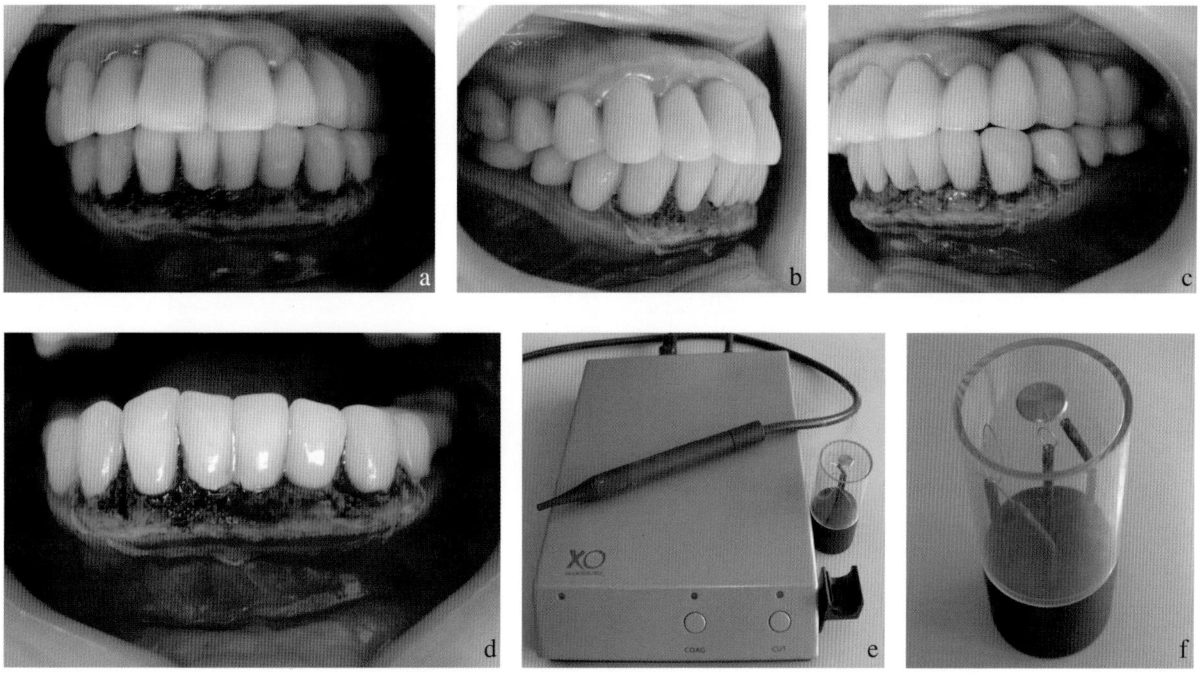

图 22-21　高频电刀行牙龈切除术当时口内照及高频电刀仪器照：用奥丹牌高频电刀（全冕公司）施行增生牙龈切除术和形态修整术，牙龈术区伤口少许黑色，无明显出血，根据切除组织大小和部位选择不同的高频电刀工作头，牙龈增生已得以纠正，术后牙龈形态良好，创面无明显出血。

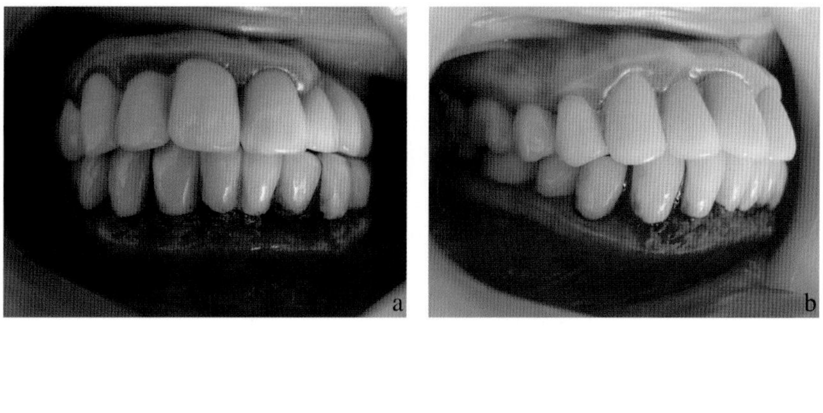

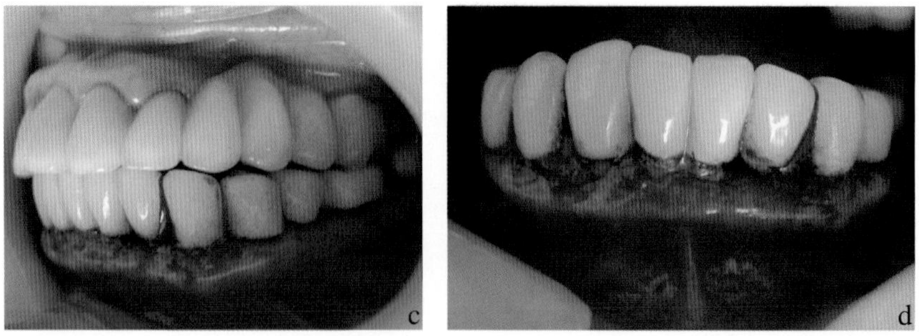

图 22-22　手术后 1 周口内照：下前牙牙龈轻度红，伤口未完全愈合。

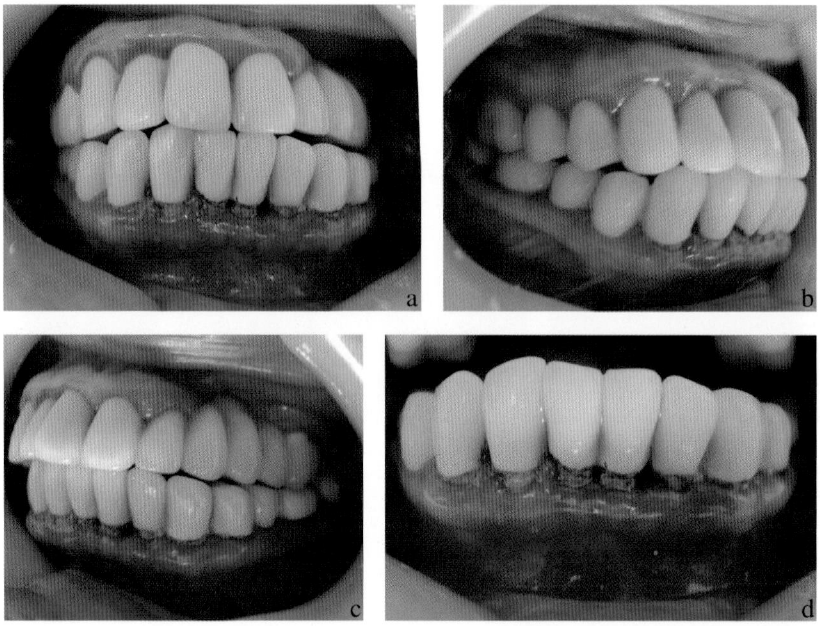

图 22-23　术后 2 周口内照：下前牙术区伤口生长良好。

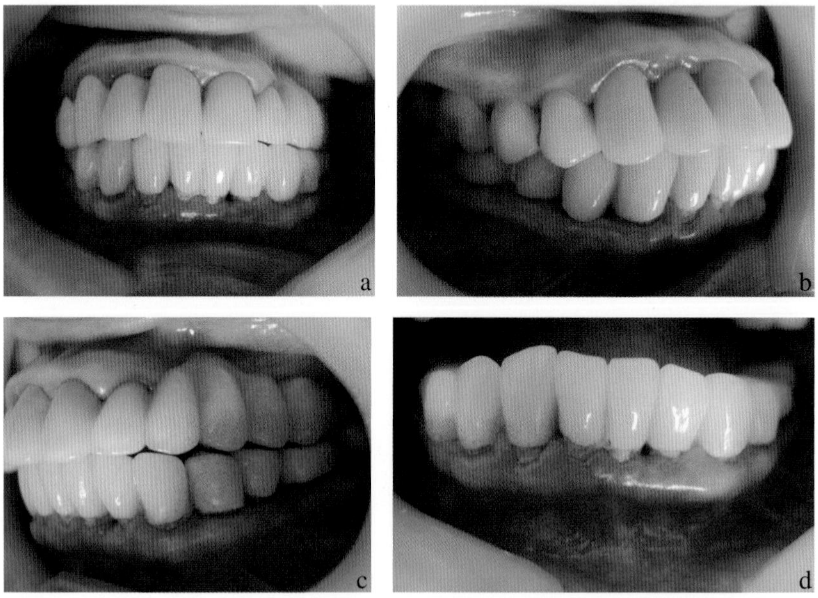

图 22-24　术后 6 个月口内照：伤口愈合良好，牙根面部分暴露，增生牙龈得到纠正，少许菌斑和软垢位于龈缘。

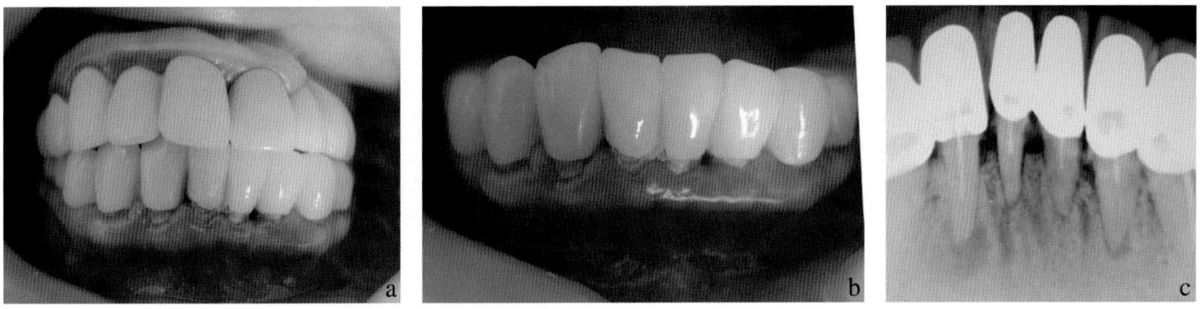

图 22-25　术后 2 年口内照及 X 线片：牙龈退缩区有少许牙石，轻度红，无明显牙龈增生复发，无明显牙槽骨吸收加重和根尖周炎症加重。建议继续行牙周维护治疗，必要时重作 42 牙和 32 牙根管治疗及下前牙烤瓷桥修复。

[述评] 高频电刀对牙龈增生的作用

牙龈增生（gingival hyperplasia）主要由菌斑、牙石等局部刺激和全身因素引起，经过龈上洁治术和龈下刮治术等局部治疗及药物消炎后，增生牙龈可明显减轻，对某些不能自行恢复的牙龈增生，需行手术治疗，但由于手术过程复杂，术后容易出血，且需要使用牙周塞治剂，影响美观和咀嚼。用高频电刀（High-frequency electrotome）对增生牙龈行牙龈切除术和牙龈成形术，手术操作简单，术中可随时调整电刀切除方向，有电凝止血作用，有充足时间对牙龈进行最佳外形塑造，术中可对出血活泼的血管进行止血以减少出血量，手术视野清晰，还可防止术后因患者进食活动引发牙龈出血。高频电刀术后次日创面有痂形成，类似保护膜覆盖创面，一般术后 10 日牙龈外形和色泽基本恢复正常。用高频电刀手术患者术后需强调口腔护理，每日用 1.5% 过氧化氢或西帕依固龈液漱口，并口服甲硝唑防止伤口感染，术后 7 日应进食半流质。

本部分有 3 例患者，1 例为后牙龋坏位于龈下伴牙龈增生，行高频电刀联合牙冠延长术后行烤瓷修复，观察 2 年疗效好；1 例为前牙折裂位于龈下伴牙龈增生行高频电刀联合牙冠延长术后，行烤瓷联冠修复，随访 1 年疗效稳定；1 例为牙松动烤瓷夹板固定后 8 年出现牙龈增生，经过高频电刀切除牙龈和牙龈形态修整，观察 2 年疗效稳定。经过 3 例患者诊治表明高频电刀可用于龋坏或折裂位于龈下且伴有牙龈增生、烤瓷修复后的牙龈增生患者的牙龈切除和牙龈形态修整术，疗效可维持 1 到 2 年以上，且操作简单，出血少，是治疗牙龈增生的有效方法之一。

参考文献

[1] Lewis JR,Reiter AM. Management of generalized gingival enlargement in a dog-case report and literature review. J Vet Dent, 2005, 22(3):160-9.

[2] Singhal P,Namdev R,Sarangal H,et al. A rare case of non syndromic congenital idiopathic gingival fibromatosis: electrosurgical management. J Clin Pediatr Dent, 2020,44(5): 352-5.

[3] Schneider AR,Zaki AE. Gingival wound healing following experimental electrosurgery: a light microscopic and macroscopic investigation. J Periodontol, 1974, 45(7):459-67.

[4] Hasar ZB, Ozmeric N,Ozdemir B,et al. Comparison of radiofrequency and electrocautery with conventional scalpel incisions.J Oral Maxillofac Surg, 2016, 74(11):2136-41.

[5] Elavarasu S,Thangavelu A,Alex S. Comparative evaluation of depigmentation techniques in

split-mouth design with electrocautery and laser.J Pharm Bioallied Sci, 2015, 7(Suppl 2): S786-S790.

[6] Ahmed SN,Donovan TE. Gingival displacement: Survey results of dentists' practice procedures. J Prosthet Dent, 2015,114(1):81-5.e1-2.

[7] Lin YH,Tu YK,Lu CT,et al. Systematic review of treatment modalities for gingival depigmentation: a random-effects poisson regression analysis. J Esthet Restor Dent, 2014,26(3): 162-78.

[8] Jagannathan R,Rajendran S,Balaji TM,et al. Comparative Evaluation of Gingival Depigmentation by Scalpel, Electrosurgery, and Laser: A 14 Months' Follow-up Study. J Contemp Dent Pract, 2020, 21(10):1159-64.

[9] Christensen GJ. Soft-tissue cutting with laser versus electrosurgery. J Am Dent Assoc, 2008, 139(7): 981-4.

[10] Qureshi A,Kellesarian SV,Pikos MA,et al. Effectiveness of radio waves application in modern general dental procedures: An update. Quintessence Int , 2017, 48(6):497-502.

[11] Patil KP,Joshi V,Waghmode V,et al. Gingival depigmentation: A split mouth comparative study between scalpel and cryosurgery. Contemp Clin Dent, 2015,6(Suppl 1): S97-S101.

第23章 高压氧对重度牙周炎的作用

病例 重度侵袭性牙周炎伴牙松动和牙龈炎

患者：马某，女，26岁。

主诉：牙龈肿痛伴出血3年。

病史：3年前开始无明原因牙龈肿痛，刷牙和咬硬物出血，口服消炎药无明显好转，近半年右下后牙明显松动，咬合疼痛，近1个月上下前牙松动，咬合无力即来就诊。否认血液及其他系统疾病病史。

检查：多个牙牙龈红肿伴牙龈退缩，探诊出血，上前牙松动，46牙松动3度伴牙龈红肿明显，口腔卫生一般，少许软垢和牙石位于龈缘，X线片示46牙牙槽骨吸收3度，16牙牙槽骨吸收2～3度，其余牙牙槽骨吸收1～2度。

病症诊断：重度侵袭性牙周炎伴牙松动和牙龈炎。

治疗计划：

① 口腔卫生指导和局部冲洗，② 0.25MPa 高压氧治疗 10 次，③ 牙周维护治疗。

处理：

分期作局部冲洗、高压氧治疗和牙周维护治疗。

预后：

高压氧治疗后牙龈炎症明显好转，牙松动改善。但本病例未作牙周局部刮治，建议必要时进一步局部治疗。

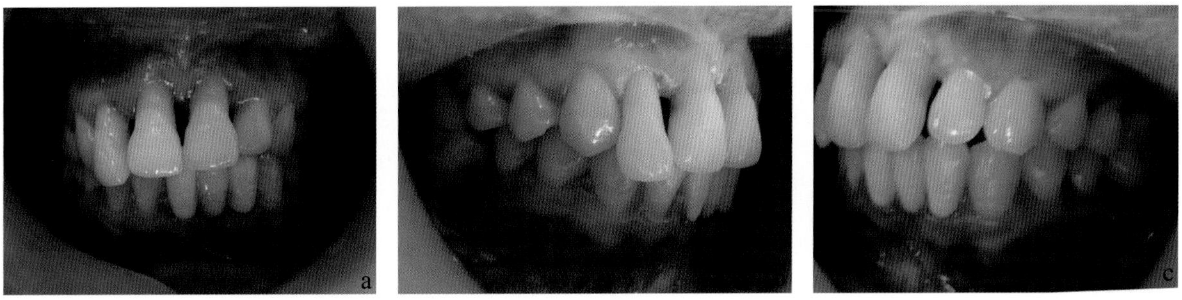

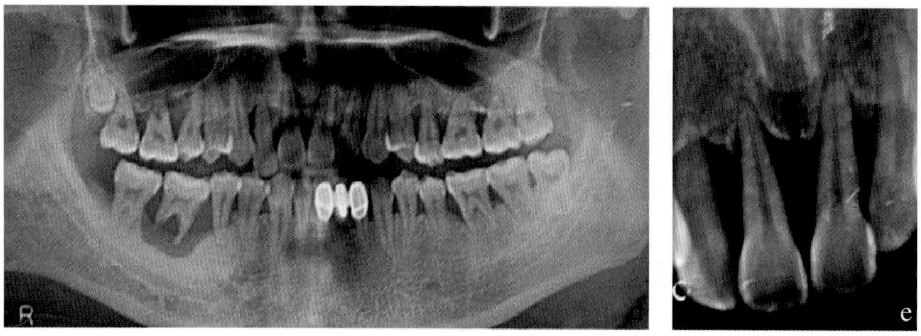

图 23-1　初诊时口内照和 X 线片：青年患者，多个牙牙龈红肿和退缩，探诊出血，上前牙松动，46 牙松动Ⅲ度伴牙龈红肿，口腔卫生一般，少许软垢位于龈缘，X 线片示 46 牙牙槽骨吸收 3 度，16 牙牙槽骨吸收 2 ～ 3 度，其余牙牙槽骨吸收 1 ～ 2 度。

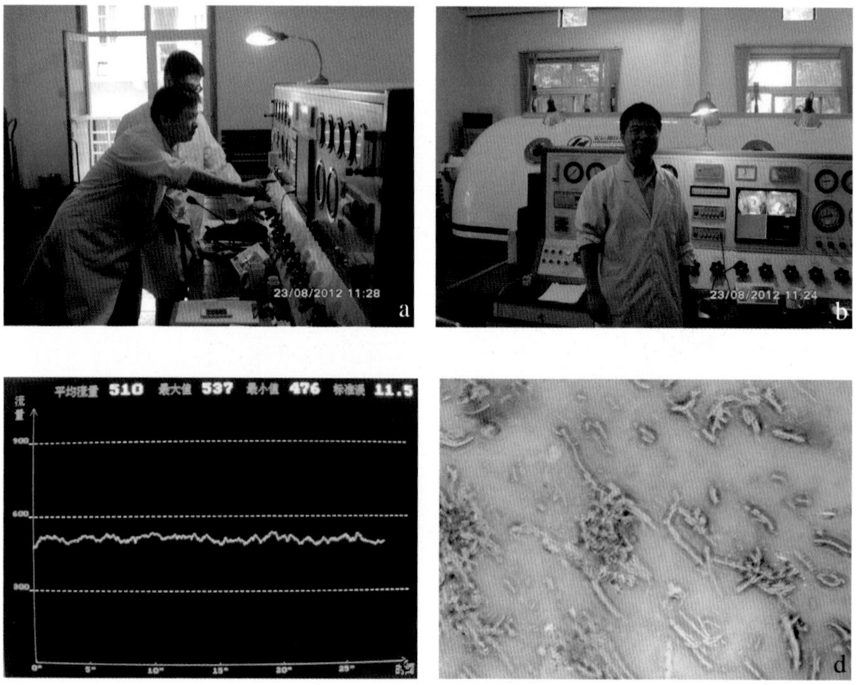

图 23-2　高压氧治疗舱室、治疗前牙龈血流量和牙周袋底菌斑形态学变化：用 LDF-3 型激光多普勒血流仪测定牙龈血流量，时间常数（Time Constant）0.22s，频率选择（Freq-Selection）12 KHz，增益（Gain）×3，将信号输入电脑，用 JI-200 激光微循环动态分析软件系统对 LDF-3 所测信号进行描计，测定时先将患牙牙龈吹干，探头与测定部位垂直，轻轻接触牙龈并放于患牙龈缘下 3mm 中央部位记录牙龈血流量。用刚果红负性染色法测定菌斑形态学变化，测定时先将牙面擦干，用无菌标准刮治器取等量牙周袋底菌斑，涂于光洁玻片上，用 2% 刚果红负性染色法染色，根据菌体形态分为球菌、杆菌、梭状菌和螺旋体，在显微镜下随机选择视野，计数 200 个细菌，求不同细菌百分比。结果发现治疗前袋底梭杆菌和螺旋体比率明显增多，牙龈血流量较低（510）。在 0. 25MPa（2. 5ATA）加压舱内面罩吸入纯氧 45min×2，中间吸空气 10min，1 次 / 日，连续治疗 10 次，治疗结束后观察各指标变化。

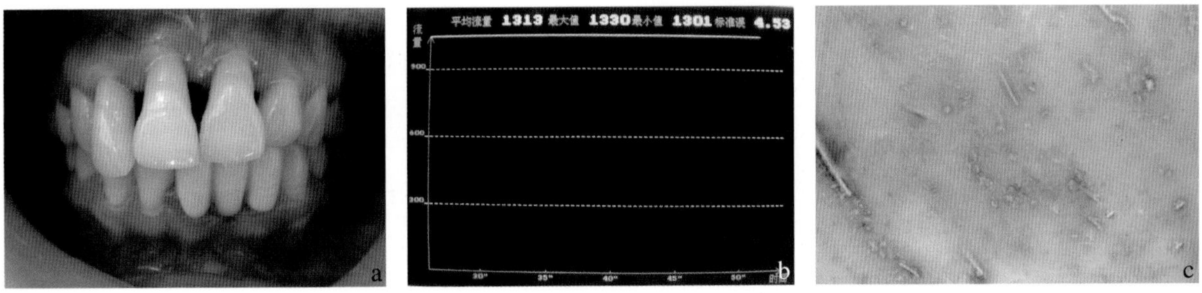

图 23-3　高压氧治疗后 1 周口内照、牙周袋底菌斑和牙龈血流量变化曲线：牙龈红肿明显好转，松动度明显改善；治疗后袋底梭杆菌和螺旋体比率明显减少，球菌比率明显增多，牙龈血流量增加为 1313。

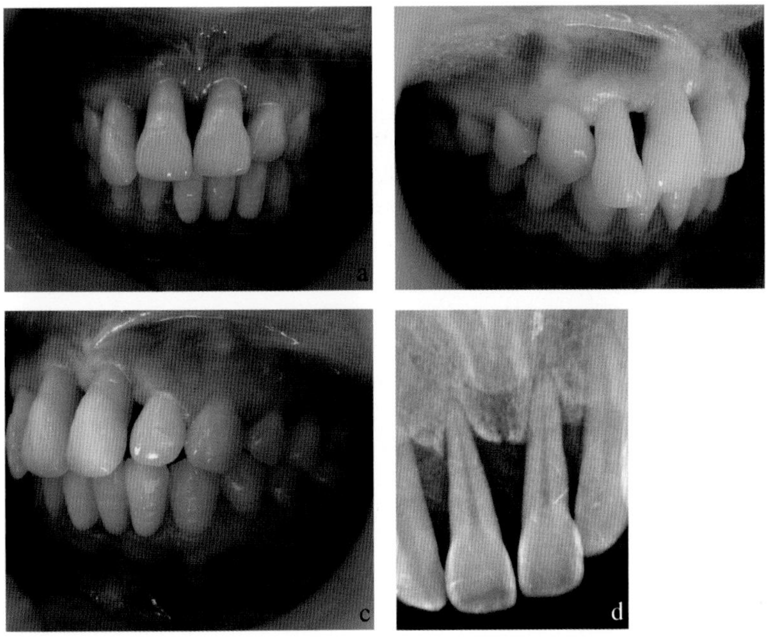

图 23-4　高压氧治疗 1 年后口腔照、X 线片及牙龈血流量：牙龈红肿未见复发，松动度无明显加重，左右侧后牙牙龈红肿明显好转，46 牙已拔除；牙槽骨无明显吸收加重，牙槽骨密度轻度增加，牙龈血流量为 1100，维持在较好状态。建议患者注意口腔卫生，定期牙周维护治疗。

［述评］ 高压氧对重度牙周炎的作用

高压氧（hyperbaric oxygen）是在超过 1 个大气压环境下，呼吸纯氧或高浓度氧气以治疗疾病的方法，即高压氧治疗。国际水下及高气压医学会高压氧治疗专业委员会 1999 年年会中指出，患者在大于一个大气压环境下吸入 100% 氧治疗疾病的过程叫高压氧治疗。高压氧治疗应在专科医生指导下进行，根据患者情况选择不同氧浓度和吸氧方式。普通吸氧是在一个大气压环境下，且吸入的不是纯氧，氧气浓度和压力小没有高压氧效果好。1. 高压氧治疗机制复杂：可能包括（1）提高氧分压、增加血氧和组织氧含量；（2）提高氧弥散率和增加氧有效弥散距离；（3）可促进侧枝循环形成保护缺血区内神经细胞，大量微血管形成能修复病变区血管；（4）预防血栓形成、促进血栓吸收，改善脑代谢；（5）促醒作用：1974 年 Hayakwa 发现，在 200KPa 氧压下，椎动脉血流量增加 18%，使脑干网状结构系统氧分压增高，利于上行激活系统，促进觉醒及生命中枢功能活动；（6）纠正代谢障碍、防止心肌缺血、缺氧及肺水肿、肺内感染，提高机体防卫功能。2. 高压氧治疗作用：（1）压力使血管收缩，增加局部组织氧含量：高压氧有 α —肾上腺素的作用使血管收缩，通过血液带入组织氧量增加。（2）抑菌作用：氧本身对厌氧菌繁殖有明显抑制和杀灭作用，对需氧菌也有一定抗菌作用。3. 高压氧治疗原理：（1）快速提高脑组织和周围组织氧含量及氧储量，改善组织缺氧，减少细胞变性坏死；（2）增加组织毛细血管氧弥散距离，弥补因组织水肿使毛细血管间距离加大而出现缺氧区域；（3）增加对血肿周围受损细胞供氧，加速受损细胞恢复；（4）加速血肿清除，加速胶原纤维和毛细血管再生，促进病灶修复；（5）提高超氧化物歧化酶（SOD）、过氧化氢酶（CAT）、谷胱甘肽过氧化物酶含量，清除自由基和抗氧化能力，减少再灌注损伤；（6）抑制细菌生长，有利于对继发感染的控制；（7）可降低血小板聚集力，抑制血小板大量释放 5- 羟色胺，加速 5- 羟色胺耗竭，改善微循环状态；（8）使血氧含量增加，氧有效弥散距离增加，组织细胞代谢旺盛，使组织功能恢复；（9）明显提高氧分压，增强人体细胞、组织和器官代谢，增强各器官功能，提高机体免疫力。4. 高压氧舱有两种：（1）纯氧舱：用纯氧加压，稳压后患者直接呼吸舱内的氧。优点：体积小，价格低，易于运输，受中小医院欢迎。缺点：加压介质为氧气，极易引起火灾，进舱人员必须着全棉衣物进舱，国内外氧舱燃烧事故多发生在该种舱型；每次只允许一个患者进舱治疗，医务人员不能进舱。（2）空气加压舱：用空气加压，稳压后根据病情，患者通过面罩吸氧。优点：安全；体积较大，一次可容纳多个患者进舱治疗，治疗环境比较轻松；允许医务人员进舱，利于危重患者和病情不稳定病人救治，如有必要可在舱内实施手术。缺点：体积较大，运输不便，价格昂贵。

本部分有 1 例患者，为重度侵袭性牙周炎，经过高压氧治疗协助局部过氧化氢冲洗治疗，观察 1 年发现疗效稳定，明显减少了牙周袋内致病菌，提高了牙龈血流量，改善了牙龈红肿和松动，牙槽骨密度有改善，其疗效维持 1 年以上。本病例表明高压氧对重度侵袭性牙周炎有一定疗效，但其详细作用及机制尚需进一步研究。

参考文献

[1] Mulawarmanti D,Parisihni K,Widyastuti W. The impact of hyperbaric oxygen therapy on serum c-reactive protein levels, osteoprotegerin expression, and osteoclast numbers in induced-periodontitis diabetic rats. Eur J Dent,2020,14(3), 404-9.

[2] Guentherman R, Bishop JG, Collings KC,et al.The effect of increased blood oxygen tensions on induced periodontal disease. J Periodontol, 1972, 43(4):233-6.

[3] Shannon MD, Hallmon WW, Mills MP,et al. Periodontal wound healing responses to varying oxygen concentrations and atmospheric pressures. J Clin Periodontol, 1988, 15(4):222-6.

[4] Picarella E, Epperson J, and Walkinshaw M. Descending necrotizing soft tissue infection of periodontal origin. Ann Plast Surg, 2009, 63(1): 74–6.

[5] Galler G, Epstein JB,.Guze KA, et al. The development of osteoradionecrosis from sites of periodontal disease activity: report of 3 cases. J Periodontol, 1992, 63(4):310-6.

[6] Signoretto C, Bianchi F, Burlacchini G,et al. Microbiological evaluation of the effects of hyperbaric oxygen on periodontal disease. New Microbiologica, 2007, 30(4):431-7.

[7] Nogueira-Filho GR, Rosa BT,David-Neto JR. Effects of hyperbaric oxygen therapy on the treatment of severe cases of periodontitis. Undersea Hyperbaric Medicine, 2010, 37(2):107-14.

[8] Chang H, Oh SE, Oh S,et al. Four-week histologic evaluation of grafted calvarial defects with adjunctive hyperbaric oxygen therapy in rats. J Periodontal Implant Sci, 2016, 46(4):244-53.

[9] Chen TL,et al.Effects of hyperbaric oxygen on aggressive periodontitis and subgingival

anaerobes in Chinese patients. J Indian Society Periodont,2012, 16(4):492-7.

[10] Chen TL,et al.Biological effects of hyperbaric oxygen on human severe periodontitis. Undersea Hyperbaric Medicine, 2002, 29(3):159-66.

[11] 陈铁楼, 刘景昌. 高压氧对人牙周炎袋底专性、兼性厌氧菌及产黑色素菌的作用. 实用口腔医学杂志, 2010, 26(1)：75-8.

[12] 陈铁楼, 刘国勤. 高压氧对牙周炎舰员牙龈血流量、厌氧菌和谷胱甘肽过氧化物酶作用. 第二军医大学学报, 2010, 31(5):569-71

[13] 陈铁楼　蔺世龙　刘景昌, 等. 高压氧对牙周炎组织前列腺素的作用及机理分析. 中华口腔医学杂志, 2002, 37(3):228-30

[14] 陈铁楼, 蔺世龙, 刘国勤, 等. 高压氧对人重度牙周炎的作用及疗效维持时间. 上海口腔医学, 2003, 12（6）:403-5.

[15] Lombardo G,Pardo A,Signoretto C,et al. Hyperbaric oxygen therapy for the treatment of moderate to severe periodontitis: a clinical pilot study. Undersea Hyperb Med ,2020, 47(4):571-80.

[16] Gajendrareddy PK,Junges R,Cygan G,et al. Increased oxygen exposure alters collagen expression and tissue architecture during ligature-induced periodontitis. J Periodontal Res, 2017,52(3):644-9.

[17] Chen TL, wang SF, Zhang XH, et al. Synergistic effects of hyperbaric Oxygen Combining with platelet rich plasma on bone defects repair: A mini-review. J Dent Oral Disord, zozo; 6(4):1140.

[18] Chen TL, Wang SF, Zhang XH, et al. Possible mechanism of combining hyperbaric oxygen with parathyroid hormone to promote bone regeneration. Oral Diseases, 2020; 26:1827-9.